Meßmer · Witte †
Jähne · Neuhaus

Was gibt es Neues in der Chirurgie?

Jahresband 2004

ecomed UMWELTINFORMATION

Das vorliegende Werk besteht aus umweltverträglichen und ressourcenschonenden Materialien. Da diese Begriffe im Zusammenhang mit den Qualitätsstandards zu sehen sind, die für den Gebrauch unserer Verlagsprodukte notwendig sind, wird im Folgenden auf einzelne Details hingewiesen.

Einband/Ordner:

Der innere Kern von Loseblatt-Ordnern und Hardcover-Einbänden besteht aus 100 % Recycling-Pappe. Neue Bezugsmaterialien und Softcover-Einbände bestehen alternativ aus langfaserigem Naturkarton oder aus Acetat-Taftgewebe. Der Kartoneinband beruht auf chlorfrei gebleichtem Sulfat-Zellstoff, ist nicht absolut säurefrei und hat einen alkalisch eingestellten Pigmentstrich (Offsetstrich). Der Einband wird mit oxidativ trocknenden Farben (Offsetfarben) und einem scheuerfesten Drucklack bedruckt, dessen Lösemittel Wasser ist. Das Acetat-Gewebe wird aus Acetat-Cellulose hergestellt. Die Kaschiermaterialien Papier und Dispersionskleber sind frei von Lösemitteln (insbesondere chlorierte Kohlenwasserstoffe) sowie hautreizenden Stoffen. Die Fertigung geschieht ohne Formaldehyd, und die Produkte sind biologisch abbaubar. Im Vergleich zu den früher verwendeten Kunststoff-Einbänden mit Siebdruck-Aufschriften besteht die Umweltfreundlichkeit und Ressourcenschonung in einer wesentlich umweltverträglicheren Entsorgung (Deponie und Verbrennung) sowie einer umweltverträglicheren Verfahrenstechnik bei der Herstellung der Grundmaterialien. Bei dem wesentlichen Grundbestandteil „Zellstoff" handelt es sich um nachwachsendes Rohmaterial, das einer industriellen Nutzung zugeführt wird.

Papier:

Die in unseren Werken verwendeten Offsetpapiere werden zumeist aus Sulfit-Zellstoff, einem industriell verwerteten, nachwachsenden Rohstoff, hergestellt. Dieser wird chlorfrei (Verfahren mit Wasserstoffperoxid) gebleicht, wodurch die im früher angewendeten Sulfatprozess übliche Abwasserbelastung durch Organchlorverbindungen, die potentiellen Vorstufen für die sehr giftigen polychlorierten Dibenzodioxine (PCDD) und Dibenzofurane (PCDF) darstellen, vermieden wird. Die Oberflächenverleimung geschieht mit enzymatisch abgebauter Kartoffelstärke. Bei gestrichenen Papieren dient Calciumcarbonat als Füllstoff. Alle Papiere werden mit den derzeit üblichen Offsetfarben bedruckt.

Verpackung:

Kartonagen bestehen aus 100 % Recycling-Pappe, Pergamin-Einschlagpapier entsteht aus ungebleichten Sulfit- und Sulfatzellstoffen. Folienverschweißungen bestehen aus recyclingfähiger Polypropylenfolie.

H i n w e i s : Die ecomed-verlagsgesellschaft ist bemüht, die Umweltfreundlichkeit ihrer Produkte im Sinne wenig belastender Herstellverfahren der Ausgangsmaterialien sowie Verwendung ressourcenschonender Rohstoffe und einer umweltverträglichen Entsorgung ständig zu verbessern. Dabei ist der Verlag bestrebt, die Qualität beizubehalten oder zu verbessern. Schreiben Sie uns, wenn Sie hierzu Anregungen oder Fragen haben.

Meßmer · Witte † · Jähne · Neuhaus

Was gibt es Neues in der Chirurgie?

Berichte zur chirurgischen Fort- und Weiterbildung

In Zusammenarbeit mit

der DEUTSCHEN GESELLSCHAFT FÜR CHIRURGIE

und dem BERUFSVERBAND DER DEUTSCHEN CHIRURGEN

Jahresband 2004

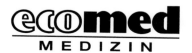

Die Deutsche Bibliothek – CIP-Einheitsaufnahme:

Was gibt es Neues in der Chirurgie? : Berichte zur chirurgischen
Fort- und Weiterbildung / Meßmer ; Witte. In Zusammenarbeit mit
der Deutschen Gesellschaft für Chirurgie und dem Berufsverband der
Deutschen Chirurgen. – Landsberg/Lech : ecomed-Verl.-Ges.
Grundwerk. 1999
ISBN 3-609-76960-2

Meßmer, Witte †, Jähne, Neuhaus
Was gibt es Neues in der Chirurgie? Jahresband 2004
© 2004 ecomed verlagsgesellschaft AG & Co. KG
Justus-von-Liebig-Str. 1, 86899 Landsberg/Lech, Telefon 08191/125-0, Telefax 08191/125-292,
Internet: http://www.ecomed.de
Alle Rechte, insbesondere das Recht der Vervielfältigung und Verbreitung sowie der Übersetzung, vorbehal-
ten. Kein Teil des Werkes darf in irgendeiner Form (durch Fotokopie, Microfilm oder ein anderes Verfahren)
ohne schriftliche Genehmigung des Verlages reproduziert oder unter Verwendung elektronischer Systeme ge-
speichert, verarbeitet, vervielfältigt oder verbreitet werden.
Satz: Fotosatz H. Buck, Kumhausen
Druck: Druckerei Himmer, Augsburg
Printed in Germany 760 975
ISBN 3-609-76975-0

Wir trauern um unseren Präsidenten, Prof. Dr. Jens Witte

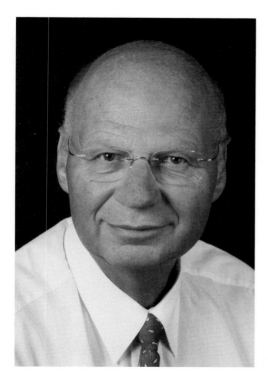

Jens Witte wurde am 14.02.1941 in einer Chirurgen-Familie in Perleburg geboren. Seine Schulzeit verbrachte er in Hamburg. Nach seinem Abitur diente er bei der Bundesmarine. Anschließend studierte er von 1961 bis 1968 Humanmedizin an den medizinischen Fakultäten in Homburg/Saar, Hamburg und Berlin. Von 1968 bis 1970 absolvierte er seine Medizinalassistentenzeit in Krankenhäusern in Bielefeld und Hamburg sowie an einem Missionskrankenhaus in Tansania. Seine chirurgische

und wissenschaftliche Lehrzeit genoss er in den Chirurgischen Universitätskliniken in Köln und München unter Prof. Dr. Georg Heberer, die er 1976 mit dem Facharzt für Chirurgie abschloss. 1978 erwarb er die Schwerpunktbezeichnungen Viszeral- und Gefäßchirurgie.

1979 habilitierte Professor Witte sich mit dem Thema „Endotoxinämie und hyperdynamer septischer Schock: Pathobiochemie ausgewählter Gerinnungs- und anderer Plasmaproteinparameter" und erhielt die Venia legendi. Die Ernennung zum Professor erfolgte 1982, 1985 die Wahl zum Direktor der Klinik für Allgemein- und Visceralchirurgie im Klinikum Augsburg, Lehrkrankenhaus seiner Alma mater, der LMU München.

1975 wurde er Mitglied des Berufsverbandes und zeigte früh sein persönliches Engagement für die Entwicklung und Interessensvertretung der Berufsbelange der Chirurgen, insbesondere auf dem Gebiet der Weiter- und Fortbildung. So wurde er 1986 mit dem Aufbau der Akademie für chirurgische Weiterbildung und praktische Fortbildung beauftragt und führte im selben Jahr das erste Weiterbildungsseminar des BDC für angehende Fachärzte für Chirurgie durch.

1986 fand auch der erste Chirurgentag des BDC für chirurgische Weiterbildung und praktische Fortbildung statt. Professor Witte wurde 1987 zum Leiter der Akademie ernannt und war seither Mitglied des BDC-Präsidiums. Zum Vizepräsident wurde er 1994 gewählt. 1998 folgte er Prof. Kilian, Prof. Müller-Osten und Prof. Hempel als vierter Präsident des

BDC und war seither Mitglied des Präsidiums der Deutschen Gesellschaft für Chirurgie.

Nach dem Fall der Mauer 1989 hat sich Jens Witte mit hohem persönlichem Einsatz für die faire und gleichberechtigte Integration unserer chirurgischen Kollegen in den neuen Ländern engagiert.

Professor Witte zeichnete sich in seiner Arbeit und Führungsweise durch Geradlinigkeit, Aufrichtigkeit und Fairness aus. Seine berufspolitische Kompetenz wurde in allen Gremien der Politik und Selbstverwaltung hoch geschätzt.

Besondere Verdienste erwarb er sich als Vorsitzender der gemeinsamen Weiterbildungskommission des BDC und der Deutschen Gesellschaft für Chirurgie in der Erarbeitung einer von allen Fachgesellschaften der chirurgischen Gebiete und Schwerpunkte getragenen Weiterbildungsordnung. Die in der Entwicklung dieses Konzeptes gezeigte Stringenz, Fairness und Gleichgewichtung der Interessen aller chirurgischen Fachgesellschaften haben ihm hohes Ansehen verschafft.

In der Sicherung und Kontrolle der Qualität der chirurgischen Tätigkeit galt sein Bemühen der Einführung moderner Lehr- und Lernmethoden zur kontinuierlichen Fortbildung (CME) und beruflichen Entwicklung (CPD).

Als Präsident der größten europäischen Chirurgenorganisation war es sein oberstes Ziel, die Interessen aller Chirurgen, gleich welcher Fachrichtung, national und international zu vertreten. So war es für ihn auch ein besonderes Anliegen, sich für das „Gemeinsame Haus der Chirurgen" in Deutschland einzusetzen. Durch geschickte Verhandlungsführung gelang es ihm und Jürgen Bauch 1998 – noch während des Rechtsstreits um das Langenbeck-Vir-chow-Haus in Berlin –, der Deutschen Gesellschaft für Chirurgie, dem BDC und den chirurgischen Fachgesellschaften den vorzeitigen Einzug in das traditionsreiche Gebäude zu sichern. Heute haben elf chirurgische Gesellschaften ihren Sitz und ihre Sekretariate in diesem Haus, das im April 2003 seinen rechtmäßigen Besitzern, der Deutschen Gesellschaft für Chirurgie und der Berliner Medizinischen Gesellschaft, zurück übertragen wurde.

Früh die Unabwendbarkeit des neuen Entgeltsystems im Gesundheitswesen erkennend, hat er sich durch Mitgründung der gemeinsamen DRG-Kommission für eine sachgerechte Umsetzung sowie die Schulung der Chirurgen auf diesem Gebiet eingesetzt.

International verschaffte sich Jens Witte hohes Ansehen als deutsches Mitglied in der Sektion Chirurgie der UEMS in Brüssel. Von 1993 bis 2002 war er Sekretär der Sektion und seit 2002 deren Präsident. Er war Mitglied im Royal College of Surgeons, dem American College of Surgeons, der International Society of Surgery sowie Ehrenmitglied der Chilenischen Chirurgischen Gesellschaft und hat die deutschen Chirurgen über unsere Landesgrenzen hinaus hervorragend vertreten.

Jens Wittes Wille zur Einheit der deutschen Chirurgen ist dem Berufsverband Vermächtnis und Antrieb für die zukünftige Arbeit.

Wir haben in ihm eine herausragende Persönlichkeit als Mensch und Chirurg verloren.

Jens Witte hat sich um den Beruf des Chirurgen sehr verdient gemacht.

Professor M.-J. Polonius, Vizepräsident, für den Berufsverband der Deutschen Chirurgen.

Lassen Sie sich Ihre Fortbildung „zertifizieren"!

Sehr geehrte Abonnentin, sehr geehrter Abonnent,

das am 1. Januar 2004 in Kraft getretene Gesundheits-Modernisierungs-Gesetz (GMG) legt im § 95d SGB V ab 1. Juli eine Fortbildungspflicht speziell für Vertragsärztinnen und Vertragsärzte fest. Im § 137 SGB V wird den in der stationären Versorgung tätigen Kolleginnen und Kollegen eine entsprechende Fortbildung „nachhaltig" nahe gelegt. Aufgrund der bisherigen Abstimmungen zwischen der Bundesärztekammer und der Kassenärztlichen Bundesvereinigung ist davon auszugehen, dass das Freiwillige Fortbildungszertifikat als der im SGB V geforderte Fortbildungsnachweis anerkannt wird (siehe auch Kap. XXVII).

Der Jahresband 2004 des Werkes „Was gibt es Neues in der Chirurgie" beinhaltet wie bereits der Jahresband 2003 Fragen zu den Kapiteln (am Ende des Buches nach dem Gesamtstichwortverzeichnis), mit deren Beantwortung Sie Punkte für den Erwerb eines Freiwilligen Fortbildungszertifikates Ihrer Landesärztekammer sammeln können.

Das Fortbildungszertifikat für bei der Bayerischen LÄK gemeldete Ärztinnen und Ärzte wird ausgestellt, wenn

– die/der bei der Bayerischen LÄK gemeldete approbierte Ärztin/Arzt in **3 Jahren 150 Fortbildungspunkte** erworben sowie dokumentiert und

– einen Antrag bei der Bayerischen LÄK gestellt hat.

Die Grundeinheit der Fortbildungsaktivitäten ist der „Fortbildungspunkt"; er entspricht i.d.R. einer abgeschlossenen Fortbildungsstunde (45 min). Fortbildungspunkte können regulär nur für die Teilnahme an vorher von der für den Veranstaltungsort zuständigen Ärztekammer anerkannten Fortbildungsmöglichkeiten (s. Tab. 1) erworben werden. Tabelle 1 stellt außerdem dar, in welchem Umfang und unter welchen Bedingungen grundsätzlich Fortbildungspunkte vergeben werden können. Siehe hierzu auch Kap. XXVII. Ihre zuständige Landesärztekammer informiert Sie, ob das Fortbildungssystem (150 Punkte in 3 Jahren) auch in Ihrem Kammerbereich gilt und stellt ggfs. auf Antrag das Zertifikat aus.

Mit Hilfe von „Was gibt es Neues in der Chirurgie 2004" können Sie Fortbildungspunkte der **Kategorie D** erwerben. **Hierzu müssen Sie die im Anhang des Buches hinter dem Gesamtstichwortverzeichnis befindlichen Fragen zu den einzelnen Kapiteln beantworten und dem Verlag zur Auswertung zusenden.**

Für die Fortbildungspunkte der Kategorie D ist derzeit ein Maximum von 30 Punkten innerhalb von 3 Jahren bzw. von 10 Punkten pro Jahr vorgesehen; diese Begrenzung wird möglicherweise erhöht werden. Entsprechende Informationen über den aktuellen Stand gibt Ihnen die für Sie zuständige Landesärztekammer.

Die genauen Regularien zur Vergabe von Punkten waren bei Redaktionsschluss noch nicht verabschiedet. Bitte erkundigen Sie sich hierzu bei der für Sie zuständigen Landesärztekammer.

Beachten sie allerdings die oben genannte Obergrenze für Fortbildungspunkte aus der Kategorie D.

Tab. 1: Fortbildungszertifikat-Punkte (150 Punkte/drei Jahre). Empfehlungen des 106. Deutschen Ärztetages (Mai 2003) zur Beschlussfassung des Vorstandes der BLÄK (März 2004)

Fortbildungsveranstaltungen	Bewertung	Bemerkungen
Kategorie A	Vortrag mit Diskussion	8 • pro Tag 4 • pro halber Tag
Kategorie B	Kongress	6 • pro Tag; max. 60 •/3 Jahre 3 • pro halber Tag
Kategorie C	Workshops (u.a.)	1 • pro Stunde; 1 Zusatz • bis 4 Stunden; max. 2 Zusatz • pro Tag
Kategorie D	Interaktive Fortbildung (Fachpresse und Online)	1• pro Lerneinheit max. 60 • pro 3 Jahre
Kategorie E	Selbststudium wissen- schaftlicher Literatur	30 • pro 3 Jahre – grundsätzlich –
Kategorie F	Autor/Referent	1 • pro Artikel bzw. Präsentation
Kategorie G	Hospitation	8 • pro Tag, 1 • pro Stunde max. 60 • pro 3 Jahre
Jeweils zuzüglich 1 • je Evaluation pro Tag		
>> bundesweit harmonisierte Fortschreibung!		

So gehen Sie vor, wenn Sie die Fortbildungspunkte „Interaktive Fortbildung" (Kategorie D), erwerben wollen:

1. Beantworten Sie beliebig viele der Frageneinheiten zu den einzelnen Kapiteln; Punktevergabe s.o. oder auf Antwortbogen. Es gilt dabei die oben genannte Obergrenze für Fortbildungspunkte aus der Kategorie D.

2. Schicken Sie den ausgefüllten Antwortbogen zusammen mit einem frankierten Rückumschlag oder der Angabe Ihrer Faxnummer oder Ihrer e-mail-Adresse **bis spätestens 31.12.2004** (Datum des Poststempels) an die **Redaktion „Was gibt es Neues in der Chirurgie?", ecomed verlagsgesellschaft AG & Co. KG, Postfach 1752, 86877 Landsberg** oder an **Fax 08191/125-292, z.Hd. Redaktion „Was gibt es Neues in der Chirurgie?", ecomed verlagsgesellschaft AG & Co. KG.**

3. Dieses Angebot gilt nur für Abonnenten! Es ist daher sehr wichtig, dass Sie Ihre Rechnungsnummer oder, wenn Sie Ihr Abonnement über den Buchhandel beziehen, den Namen ihrer Buchhandlung auf dem Antwortbogen angeben. Ansonsten kann Ihr Antwortbogen leider nicht bearbeitet werden.

4. Wenn Sie die erforderliche Anzahl an Fragen pro Kapitel richtig beantwortet haben, wird Ihnen der Antwortbogen mit der Bestätigung der Fortbildungspunkte vom Verlag zugesandt.

5. Sobald Sie die für ein freiwilliges Fortbildungszertifikat erforderlichen Punkte gesammelt haben, schicken Sie die Gesamtpunktzahl an Ihre Landesärztekammer, sofern von dieser ein Freiwilliges Fortbildungszertifikat vergeben wird.

Die Fortbildungspunkte aus der Kategorie D für „Was gibt es Neues in der Chirurgie" werden durch die Bayerische LÄK anerkannt. Weitere Informationen finden Sie auch unter www.bdc.de und www.blaek.de, Fortbildung.

Vorwort

Wenige Tage nachdem wir im Verlag zusammen mit Herrn Professor Jens Witte den Jahresband 2004 von „Was gibt es Neues in der Chirurgie?" besprochen und den Inhalt festgelegt hatten, erreichte uns die Nachricht von seinem Ableben. Diese Nachricht hat uns zutiefst erschüttert, bedeutete sie doch das jähe Ende des Projektes, welches wir mit Professor Witte im Jahre 1998 konzipiert und mit viel Schwung und Energie in die Tat umgesetzt hatten.

Neben seiner klinisch-chirurgischen Tätigkeit waren die chirurgische Weiter- und Fortbildung Anliegen von Jens Witte, das er mit Leib und Seele verfolgte. Mit dem Fortsetzungswerk „Was gibt es Neues in der Chirurgie?" konnten wir eine Lücke im Bereich der deutschsprachigen chirurgischen Literatur füllen und den Lesern die Möglichkeit zur raschen Information über die neuesten Ergebnisse und Entwicklungen in den verschiedenen Bereichen der Chirurgie bieten. Verlag und Herausgeber haben sich bemüht, den mit Professor Witte im Juni 2003 für das Jahr 2004 konzipierten Fortschrittsbericht im geplanten Umfang zu realisieren. Entsprechend sind in den vorliegenden Band die Kapitel „Was gibt es Neues beim Life Support?", „Was gibt es Neues in der Stomachirurgie?" und „Was gibt es Neues in der Chirurgischen Weiter- und Fortbildung?" neu aufgenommen worden.

Da, wie im vergangenen Jahr wieder nicht auf allen Gebieten wesentliche Neuerungen publiziert worden sind, bleiben auch in diesem Jahr einige Kapitel ohne Aktualisierung, auch haben einige Autoren gewechselt. Mit diesen Änderungen soll die Aktualität der Berichterstattung erhalten werden. Ganz im Sinne von Professor Witte werden wir auch in Zukunft die EBM-Klassifizierung und die Möglichkeit des CME-Punkteerwerbs weiterführen.

Durch das Ausscheiden von Professor Witte als klinischer Herausgeber musste für die entstandene Vakanz eine Lösung gefunden werden, um den bisherigen Ansprüchen bezüglich akademischer und klinischer Kompetenz gerecht bleiben zu können. Nach Konsultationen mit dem Generalsekretär der Deutschen Gesellschaft für Chirurgie, Herrn Professor Dr. H. Bauer und mit dem Vizepräsidenten des Berufsverbandes der Chirurgen, Herrn Professor Dr. M. J. Polonius konnten die Herren Professor Dr. P. Neuhaus, Berlin und Professor Dr. J. Jähne, Hannover als neue Mitherausgeber gewonnen werden. Persönlich und im Namen des Verlages möchte ich beiden Kollegen sehr herzlich für die Bereitschaft danken, das mit Professor Witte begonnene Werk gemeinsam weiterzuführen. Seine Einsatzbereitschaft und sein leidenschaftliches Engagement für die Sache der Chirurgen werden uns stete Verpflichtung sein.

Wiederum bitten wir die Leser um Anregungen und Vorschläge für die weitere Gestaltung des Werkes. Den Autoren danken wir für ihre hervorragende Mitarbeit. Ein ganz besonderer Dank gilt Frau Isabella de la Rosée für die fachkundige und engagierte Betreuung des Werkes im Verlag.

Für die Herausgeber
Konrad Meßmer,
München, April 2004

Herausgeber- und Autorenverzeichnis

Herausgeber

Prof. Dr. Dr. h.c. mult. K. Meßmer
Institut für Chirurgische Forschung
Ludwig-Maximilians-Universität München
Klinikum Großhadern
Marchioninistraße 15
81377 München

Prof. Dr. J. Witte †

Prof. Dr. J. Jähne
Henriettenstiftung Hannover
Klinik für Allgemein-, Visceral- und
Gefäßchirurgie
Marienstraße 72
30171 Hannover

Prof. Dr. P. Neuhaus
Charité Campus Virchow Klinikum
Klinik für Allgemein-, Visceral- und
Transplantationschirurgie
Augustenburger Platz 1
13353 Berlin

Autoren

Dr. J. Ansorg
BDC Service GmbH
Luisenstraße 58/59
10117 Berlin

PD Dr. E. P. Bauer
Kerckhoff-Klinik GmbH
Abt. für Thorax- und Kardiovaskularchirurgie
Benekestraße 2–8
61231 Bad Nauheim

Prof. Dr. Dr. h.c. H. D. Becker
Universitätsklinik für Allgemeine Chirurgie
Universitätsklinikum Tübingen
Hoppe-Seyler-Straße 3
72076 Tübingen

Dr. S. Beckert
Universitätsklinik für Allgemeine Chirurgie
Universitätsklinikum Tübingen
Hoppe-Seyler-Straße 3
72076 Tübingen

Frau Dr. A. Beyer
Klinik für Anästhesiologie
Interdisziplinäre Schmerzambulanz
Klinikum Großhadern
Ludwig-Maximilians-Universität München
Marchioninistraße 15
D-81377 München

PD Dr. B. Bouillon
Chirurgische Klinik
Städt. Krankenhaus Köln-Merheim
Universität zu Köln
Ostmerheimer Straße 200
51109 Köln

Dr. M. Brauckhoff
Universitätsklinik und Poliklinik
für Allgemein-, Viszeral- und Gefäßchirurgie
Martin-Luther-Universität Halle-Wittenberg
Klinikum Kröllwitz
Ernst-Grube-Straße 40
06097 Halle

Prof. Dr. H.-P. Bruch
Klinik für Chirurgie
Universitätsklinikum Lübeck
Ratzeburger Allee 160
23538 Lübeck

Prof. Dr. M. W. Büchler
Abt. für Allgemeine, Viszerale und
Unfallchirurgie
Chirurgisches Universitätsklinikum
Ruprecht-Karls-Universität
Im Neuenheimer Feld 110
69120 Heidelberg

PD Dr. S. Coerper
Universitätsklinik für Allgemeine Chirurgie
Universitätsklinikum Tübingen
Hoppe-Seyler-Straße 3
72076 Tübingen

Prof. Dr. H. Denecke
Chirurgische Klinik 1
Leopoldina-Krankenhaus gGmbH
Gustav-Adolf-Straße 8
97422 Schweinfurt

Prof. Dr. H. Dienemann
Chirurgische Abteilung
Thoraxklinik-Heidelberg gGmbH
Amalienstraße 5
69126 Heidelberg

Prof. Dr. H. Dralle
Universitätsklinik und Poliklinik
für Allgemein-, Viszeral- und Gefäßchirurgie
Martin-Luther-Universität Halle-Wittenberg
Klinikum Kröllwitz
Ernst-Grube-Straße 40
06097 Halle

Dr. O. Drognitz
Abt. Allgemein- u. Viszeralchirurgie mit
Poliklinik
Chirurgische Universitätsklinik
Universitätsklinikum Freiburg
Hugstetter Straße 55
79106 Freiburg

Prof. Dr. A. Ekkernkamp
Unfallkrankenhaus Berlin
Krankenhaus Berlin Marzahn
Warener Straße 7
12683 Berlin

Prof. Dr. W. Ertel
Klinik für Unfall- und
Wiederherstellungschirurgie
Charité – Universitätsmedizin Berlin
Campus Benjamin Franklin
Hindenburgdamm 30
12200 Berlin

Dr. F. Fischer
Klinik für Chirurgie
Universitätsklinikum Lübeck
Ratzeburger Allee 160
23538 Lübeck

Prof. Dr. G. Germann
Klinik für Hand-, Plastische und
Rekonstruktive Chirurgie
Schwerbrandverletztenzentrum
Berufsgenossenschaftliche Unfallklinik
Ludwig-Guttmann-Straße 13
67071 Ludwigshafen

Dr. O. Gimm
Universitätsklinik und Poliklinik
für Allgemein-, Viszeral- und Gefäßchirurgie
Martin-Luther-Universität Halle-Wittenberg
Klinikum Kröllwitz
Ernst-Grube-Straße 40
06097 Halle

Frau Prof. Dr. S. Haas
Institut für Experimentelle Onkologie und
Therapieforschung
Technische Universität München
Ismaninger Straße 22
81675 München

PD Dr. W. H. Hartl
Chirurgische Klinik und Poliklinik
Klinikum Großhadern
Ludwig-Maximilians-Universität München
Marchioninistraße 15
81377 München

Dr. W. Hartwig
Abt. für Allgemeine, Viszerale und
Unfallchirurgie
Chirurgisches Universitätsklinikum
Ruprecht-Karls-Universität
Im Neuenheimer Feld 110
69120 Heidelberg

Prof. Dr. A. M. Holschneider
Kinderchirurgische Klinik
Kliniken der Stadt Köln
Amsterdamerstraße 59
50678 Köln

Dr. H. H. Homann
Klinik für Plastische Chirurgie und Schwer-
brandverletzte – Handchirurgiezentrum
BG-Kliniken Bergmannsheil
Ruhr-Universität Bochum
Bürkle-de-la-Camp-Platz 1
44789 Bochum

Prof. Dr. Dr. h.c. U. T. Hopt
Abt. Allgemein- u. Viszeralchirurgie mit
Poliklinik
Chirurgische Universitätsklinik
Universitätsklinikum Freiburg
Hugstetter Straße 55
79106 Freiburg

Prof. Dr. K.-W. Jauch
Chirurgische Klinik und Poliklinik
Klinikum Großhadern
Ludwig-Maximilians-Universität München
Marchioninistraße 15
81377 München

Frau Dr. N. K. Jesch
Kinderchirurgische Klinik
Medizinische Hochschule Hannover
Carl-Neuberg-Straße 1
30625 Hannover

Prof. Dr. W.-P. Klövekorn
Kerckhoff-Klinik GmbH
Abt. für Thorax- und Kardiovaskularchirurgie
Benekestraße 2–8
61231 Bad Nauheim

Dr. S. Krasnici
Klinik für Unfall- und
Wiederherstellungschirurgie
Charité – Universitätsmedizin Berlin
Campus Benjamin Franklin
Hindenburgdamm 30
12200 Berlin

Dr. Y. Kulu
Chirurgische Abteilung
Universität Lausanne CHUV
Rue du Bugnon 46
CH-1011 Lausanne

Prof. Dr. Chr. K. Lackner
Institut für Notfallmedizin und
Medizinmanagement
Klinikum der Universität München –
Innenstadt
Seidlstraße 13–15
80335 München

Dr. S. Langer
Klinik für Plastische Chirurgie und Schwer-
brandverletzte – Handchirurgiezentrum
BG-Kliniken Bergmannsheil
Ruhr-Universität Bochum
Bürkle-de-la-Camp-Platz 1
44789 Bochum

Dr. K. Lorenz
Universitätsklinik und Poliklinik
für Allgemein-, Viszeral- und Gefäßchirurgie
Martin-Luther-Universität Halle-Wittenberg
Klinikum Kröllwitz
Ernst-Grube-Straße 40
06097 Halle

Dr. B. M. Meiser
Herzchirurgische Klinik und Poliklinik
Klinikum Großhadern
Ludwig-Maximilians-Universität München
Marchioninistraße 15
81377 München

Prof. Dr. M. D. Menger
Universitätskliniken des Saarlandes
Chirurgische Klinik und Poliklinik
Abteilung für Klinisch-Experimentelle
Chirurgie
Kirrberger Straße
66421 Homburg/Saar

Dr. L. Mirow
Klinik für Chirurgie
Universitätsklinikum Lübeck
Ratzeburger Allee 160
23538 Lübeck

Prof. Dr. W. E. Mutschler
Chirurgische Klinik und Poliklinik
Klinikum der Universität München –
Innenstadt
Nußbaumstraße 20
80336 München

PD Dr. D. Ockert
Abteilung für Allgemein-, Viszeral- und
Gefäßchirurgie
Brüderkrankenhaus Trier
Nordallee 1
54292 Trier

Dr. S. Pistorius
Klinik und Poliklinik für Viszeral-,
Thorax- und Gefäßchirurgie
Universitätsklinikum Carl Gustav Carus
Fetscherstraße 74
01307 Dresden

Dr. M. Przybilski
Klinik für Hand-, Plastische und
Rekonstruktive Chirurgie
Schwerbrandverletztenzentrum
Berufsgenossenschaftliche Unfallklinik
Ludwig-Guttmann-Straße 13
67071 Ludwigshafen

Prof. Dr. H. Reichenspurner
Klinik und Poliklinik für Herz- und
Gefäßchirurgie
Universitätsklinikum Hamburg Eppendorf
Martinistraße 52
20246 Hamburg

Dr. P. Rittler
Chirurgische Klinik und Poliklinik
Klinikum Großhadern
Ludwig-Maximilians-Universität München
Marchioninistraße 15
81377 München

Prof. Dr. H. D. Saeger
Klinik und Poliklinik für Viszeral-,
Thorax- und Gefäßchirurgie
Universitätsklinikum Karl Gustav Carus
Fetscherstraße 74
01307 Dresden

PD Dr. T. H. K. Schiedeck
Klinik für Chirurgie
Universitätsklinikum Lübeck
Ratzeburger Allee 160
23538 Lübeck

Dr. B. M. Schmied
Chirurgische Abteilung
Universität Lausanne CHUV
Rue du Bugnon 46
CH-1011 Lausanne

Prof. Dr. A. Seekamp
Abteilung für Unfall-, Hand- und
Wiederherstellungschirurgie
Chirurgische Klinik und Poliklinik
Universitätsklinik des Saarlandes
Kirrberger Straße
66421 Homburg/Saar

Dr. P. F. Stahel
Klinik für Unfall- und
Wiederherstellungschirurgie
Charité – Universitätsmedizin Berlin
Campus Benjamin Franklin
Hindenburgdamm 30
12200 Berlin

Prof. Dr. H. U. Steinau
Klinik für Plastische Chirurgie und Schwer-
brandverletzte – Handchirurgiezentrum
BG-Kliniken Bergmannsheil
Ruhr-Universität Bochum
Bürkle-de-la-Camp-Platz 1
44789 Bochum

Dr. M. Steinberger
Klinik für Anästhesiologie
Interdisziplinäre Schmerzambulanz
Klinikum Großhadern
Ludwig-Maximilians-Universität München
Marchioninistraße 15
81377 München

Dr. L. Steinsträsser
Klinik für Plastische Chirurgie und Schwer-
brandverletzte – Handchirurgiezentrum
BG-Kliniken Bergmannsheil
Ruhr-Universität Bochum
Bürkle-de-la-Camp-Platz 1
44789 Bochum

Prof. Dr. J. A. Sturm
Klinik für Unfallchirurgie
Klinikum Lippe-Detmold GmbH
Röntgenstraße 18
32756 Detmold

Dr. H. Treede
Klinik und Poliklinik für Herz- und
Gefäßchirurgie
Universitätsklinikum Hamburg Eppendorf
Martinistraße 52
20246 Hamburg

Dr. J. Ukkat
Universitätsklinik und Poliklinik
für Allgemein-, Viszeral- und Gefäßchirurgie
Martin-Luther-Universität Halle-Wittenberg
Klinikum Kröllwitz
Ernst-Grube-Straße 40
06097 Halle

Dr. A. Ulrich
Abt. für Allgemeine, Viszerale und
Unfallchirurgie
Chirurgisches Universitätsklinikum
Ruprecht-Karls-Universität
Im Neuenheimer Feld 110
69120 Heidelberg

Prof. Dr. B. M. Ure
Kinderchirurgische Klinik
Medizinische Hochschule Hannover
Carl-Neuberg-Straße 1
30625 Hannover

Frau Prof. Dr. med. B. Vollmar
Abteilung für Experimentelle Chirurgie
Universität Rostock
Schillingallee 70
18055 Rostock

PD Dr. M. Weis
Medizinische Klinik I
Klinikum Großhadern
Ludwig-Maximilians-Universität München
Marchioninistraße 15
D-81377 München

Dr. K. Z'graggen
Chirurgische Abteilung
Universität Lausanne CHUV
Rue du Bugnon 46
CH-1011 Lausanne

PD Dr. M. Ziegler
Unfallkrankenhaus Berlin
Krankenhaus Berlin Marzahn
Warener Straße 7
12683 Berlin

Inhalt – Übersicht

Bei den *kursiv* gesetzten Kapiteln gibt es im Jahresband 2004 keine Neuerungen.

Bei den *kursiv* gesetzten Kapiteln gibt es im Jahresband 2004 keine Neuerungen.

Inhalt – Gesamtverzeichnis

Kein neuer Beitrag

XV   WAS GIBT ES NEUES IN DER PLASTISCHEN CHIRURGIE?
(S. LANGER, L. STEINSTRÄSSER, H. U. STEINAU und H. H. HOMANN)

XVI   WAS GIBT ES NEUES IN DER HIGH-TECH-CHIRURGIE?

Kein neuer Beitrag

XVII   WAS GIBT ES NEUES IN DER POSTOPERATIVEN SCHMERZ-THERAPIE?
(M. STEINBERGER und A. BEYER)

XVIII   WAS GIBT ES NEUES IN DER THROMBO-EMBOLIEPROPHYLAXE?
(S. HAAS)

XIX   WAS GIBT ES NEUES IM QUALITÄTSMANAGEMENT?
(M. Ziegler und A. Ekkernkamp)

XX   WAS GIBT ES NEUES IN DER KLINIKHYGIENE?

Kein neuer Beitrag

XXI   WAS GIBT ES NEUES IN DER ORTHOPÄDIE?

Kein neuer Beitrag

XXII   WAS GIBT ES NEUES IN DER WUNDBEHANDLUNG?
(S. Coerper, S. Beckert und H. D. Becker)

XXIII   WAS GIBT ES NEUES IN DER AMBULANTEN CHIRURGIE?

Kein neuer Beitrag

XXIV   WAS GIBT ES NEUES IN DER GENETISCHEN CHIRURGIE?

Kein neuer Beitrag

XXV   WAS GIBT ES NEUES BEIM LIFE SUPPORT?
(Chr. K. Lackner, B. Bouillon, A. Seekamp, J. A. Sturm, W. E. Mutschler und AG Notfallmedizin der DGU und DGC)

I Was gibt es Neues in der Chirurgischen Forschung? Speziell: Ischämie und Reperfusion

B. Vollmar und M. D. Menger

Die Schwerpunkte und Themengebiete chirurgischer Forschung und deren individuelle Fortschritte und Entwicklungen sind zu vielseitig und unterschiedlich, als dass sie in einem Kapitel sinnvoll zusammengefasst und umfassend dargestellt werden könnten. Wenige Bereiche in der operativen Medizin haben in den letzten Jahren einen der Transplantationschirurgie viszeraler und thorakaler Organe vergleichbaren Erfolg erzielt. Der zunehmend wachsende Bedarf an Spenderorganen steht in krassem Gegensatz zu der Zahl an verfügbaren Organen und zwingt, die Verwendung von Organen marginaler Qualität in Erwägung zu ziehen [1]. Aktuelle Schwerpunkte chirurgischer Forschung haben daher unverändert die Entwicklung neuer Strategien zum Ziel, welche eine Limitierung des mit der Transplantation von Organen immanent verbundenen Ischämie-Reperfusionsschadens erlauben. Dieses Kapitel ist daher dem Thema „Ischämie und Reperfusion" unter besonderer Berücksichtigung therapeutischer Möglichkeiten zur Reduktion der postischämischen Organdysfunktion gewidmet.

Der ischämische Insult mit fehlender nutritiver Versorgung des Gewebes sowie die inflammatorische Antwort bei Wiederherstellung der Perfusion nach temporärer Ischämie prägen die Pathophysiologie einer Vielzahl chirurgischer Erkrankungen und deren Komplikationen. Experimentelle Untersuchungen der letzten Jahre konnten zweifelsfrei nachweisen, dass postischämische Störungen der Mikrozirkulation einer Manifestation des Gewebeschadens vorausgehen und gleichzeitig eine Determinante der Reperfusions-assoziierten Organdysfunkti-

on darstellen [2–4]. Der mit Transplantation, aber auch temporärer vaskulärer Exklusion von Organen oder Organregionen einhergehende Ischämie-Reperfusionsschaden [5, 6] beinhaltet zwei pathophysiologische Entitäten: Während das kapillare Perfusionsversagen (‚no-reflow') durch prolongierte Hypoxie eine Verstärkung des Schadens bewirkt, handelt es sich bei ‚reflow-paradox' um eine entzündliche Reaktion, welche mit der Wiederperfusion des Organs einhergeht und über proinflammatorische Mediatoren sowie Aktivierung und Rekrutierung von Leukozyten und Thrombozyten zur Beeinträchtigung der Endothelintegrität und Organfunktion beiträgt (Abb. 1). Hierbei geben jüngste Untersuchungen Hinweis, dass neben dem nekrotischen Zelltod auch der apoptotische Zelluntergang eine wesentliche Komponente des postischämischen Organparenchymschadens darstellt [7].

Im folgenden und ersten Teil dieses Kapitels werden aktuelle Forschungskonzepte vorgestellt, welche auf pharmakologischer Basis spezifisch (i) die Mikrozirkulation und Vasomotordysfunktion sowie (ii) die Mediator-aktivierte Zellkommunikation und (iii) den apoptotischen Gewebeschaden beinhalten. Hierbei werden die Rolle der vasoreaktiven Mediatoren Stickstoffmonoxid und Endothelin, Möglichkeiten der Modulation inflammatorischer Zell-Zell-Interaktion sowie anti-apoptotische Strategien besprochen. Das zweite Kapitel beinhaltet gentherapeutische Ansätze, welche über einen gezielten Mediator-/Enzymsystem-Transfer Mechanismen der postischämischen Organschädigung zu inhibieren erlauben. Während die in Abschnitt 1 und insbesondere

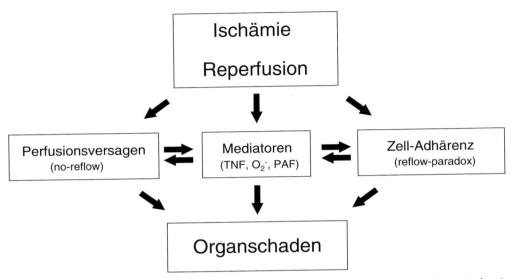

Abb. 1: Schematische Darstellung der wesentlichen pathogenetischen Komponenten, welche den postischämischen Gewebeschaden verursachen.

Abschnitt 2 genannten Aspekte bislang experimenteller Natur sind, werden im dritten Abschnitt kliniknahe chirurgische Interventionen, wie die ischämische Präkonditionierung, Maschinen-kontrollierte Perfusion und retrograde Reperfusion, zur Prävention der Organschädigung durch Ischämie und Reperfusion angesprochen.

1 Pharmakologische Strategien zur Prävention des postischämischen Gewebeschadens

1.1 Mikrozirkulation und Vasomotordysfunktion

Mit Identifizierung von ‚endothelium-derived relaxing factor‘ als Stickstoffmonoxid (NO) [8] und Klonierung der am NO-Stoffwechsel beteiligten Enzymsysteme (NO-Synthasen) [9,

10] sowie der etwa zeitgleichen Isolierung und Identifikation der Peptidfamilie der Endotheline (ET) [11] ist deren Bedeutung für die Regulation des Gefäßtonus und die Modulation der Entzündungsreaktion in den letzten Jahren Gegenstand intensivster Forschung geworden. So zeigen aktuelle Untersuchungen, dass eine gestörte Balance von ET und NO entscheidend zur postischämischen Mikrozirkulationsstörung transplantierter Organe, wie Leber, Pankreas und Niere beitragen [12–16]. In einer ersten Studie aus dem Jahre 1994 konnte durch Verabreichung von ET-1-Antiserum die Konstriktion hepatischer Sinusoide verhindert und damit der Perfusionsausfall während postischämischer Reperfusion der Leber verringert werden [17]. Neben der Reduktion des sinusoidalen Perfusionsversagens [14, 18–21] wurden durch ET_A-Rezeptor-Blockade die Gewebe-Sauerstoffversorgung erhöht [20, 22], sowie die Leberschädigung, Parenchymdysfunktion und Mortalität vermindert [18, 20, 21, 23]. Intravitalfluoreszenzmikroskopische Untersuchungen zeigten vergleichbare Ergebnisse nach Dünndarmtransplantation und Behandlung mit dem ET-Rezeptorantagonist ETR-p1/fl-

Peptid [24]. In Analogie zu ET konnte auch für Rezeptor-Antagonisten oder Antikörper anderer vasokonstriktiver Mediatoren, wie Thromboxan [25] und Angiotensin [26], ein protektiver Effekt bei Ischämie und Reperfusion aufgezeigt werden.

Die Bedeutung des Gegengewichtes von NO in der ET/NO-Balance wurde dadurch nachgewiesen, dass die Blockade von endogen produziertem NO während postischämischer Reperfusion von Leber, Pankreas, Niere und Dünndarm den mikrovaskulären und zellulären Schaden deutlich verstärkt [14, 19, 27–32]. Umgekehrt führt die exogene Applikation von NO-Donoren, wie L-Arginin, Na-Nitroprussid oder FK409 bei warmer Ischämie und Reperfusion von Dünndarm und Pankreas sowie bei Leber- und Pankreastransplantation zur Verbesserung der Mikrozirkulation und Gewebeoxygenierung sowie zur Einschränkung des apoptotischen und nekrotischen Transplantatschadens mit Erhalt der Organfunktion [16, 27, 32–36].

1.2 Inflammation und Zell-Zell-Interaktion

Neben mikrovaskulärer Dysfunktion tragen die Aktivierung von Entzündungszellen mit Freisetzung aggressiver Mediatoren, wie reaktiver Sauerstoffspezies, Hydrolasen und Proteasen, Arachidonsäuremetabolite sowie Zyto- und Chemokine, entscheidend zum postischämischen Reperfusionsschaden bei. Mit Wiederperfusion, d.h. Reoxygenation des Gewebes während Reperfusion führt speziell die erhöhte Bildung von reaktiven Sauerstoffspezies zur Aktivierung und Akkumulation von Leukozyten und Thrombozyten, welche nach Hochregulation spezifischer Oberflächenadhäsionsmoleküle mit dem mikrovaskulären Endothel interagieren und – einem chemotaktischen Gradienten folgend – das Gewebe infiltrieren (Abb. 2). In der Leber stellen die durch Ischämie aktivierten Kupfferzellen die Hauptquelle reaktiver Sauerstoffspezies dar [37]. Durch Aktivierung des mikrovaskulären Endothels und

Rekrutierung weiterer Zellen sowie Bildung von Mediatoren entsteht ein Circulus vitiosus, welcher zunehmend zur Störung der Mikrozirkulation mit Destruktion des Endothels und interstitieller Ödembildung führt. Der erhöhte Gewebedruck beeinträchtigt seinerseits wiederum die kapillare Perfusion und verstärkt – obgleich der Reperfusion – über fokale Ischämie den Gewebeschaden [38] (Abb. 2).

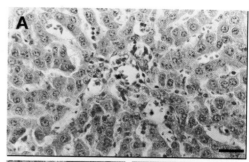

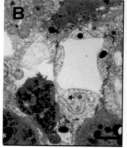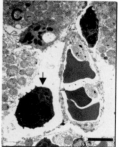

Abb. 2: (A) Lichtmikroskopische Darstellung gewebeinfiltrierender Leukozyten nach Ischämie und Reperfusion der Rattenleber. Chlorazetatesterase-Färbung (Balken entspricht 50 µm). (B und C) Elektronenmikroskopische Aufnahmen einer postischämischen Leber der Ratte mit Darstellung der ausgeprägten Sinusendothelzellschwellung (B; Stern) und perisinusoidalen Extravasation von Leukozyten (C; Pfeil). Zu beachten ist zusätzlich der erhebliche Integritätsverlust benachbarter Hepatozyten (Balken entsprechen jeweils 5 µm).

Anti-adhäsive Strategien richten sich daher gegen Oberflächenadhäsionsmoleküle auf endothelialer wie auch leukozytärer und thrombozytärer Seite und führen über Blockade der mikrovaskulären Adhäsion und nachfolgenden

Emigration ins Gewebe zur Reduktion des Schadens [39–43]. Untersuchungen mit Immunsuppressiva, wie Cyclosporin und FK506, weisen – neben Granulozyten – auf eine Beteiligung von Lymphozyten am Pathomechanismus von Ischämie und Reperfusion hin [44, 45]. So rekrutieren TNF-α und IL-1 CD4$^+$ positive Lymphozyten [46], welche ihrerseits über G-CSF und INF-γ die Kupferzell-Aktivierung und das Leukozyten-Rekruitment amplifizieren [47]. Unlängst konnte gezeigt werden, dass der hepatische Reperfusionsschaden durch Blockade der CD154-CD40 Co-Stimulation von T-Zellen, wohl durch gleichzeitige Hochregulation des zytoprotektiven Hitzeschockproteins HSP32, inhibiert werden kann [48]. Die Inhibition zytotoxischer Co-Stimulation könnte speziell beim transplantierten Patienten eine zukünftige Strategie zur Verhinderung des Reperfusionsschadens darstellen.

Vergleichbar den Lymphozyten sind auch die Thrombozyten in den letzten Jahren vermehrt in die Kaskaden pathophysiologischer Konzepte als komplexe zelluläre Blutbestandteile integriert worden. Sie verfügen über ein Armamentarium an proinflammatorischen und prokoagulatorischen Mediatoren [49, 50], sind aufgrund ihres Zytoskeletts in der Lage, zu migrieren, und besitzen die Fähigkeit, leukozytäre Funktionen zu modulieren [51]. So induzieren aktivierte Thrombozyten über einen P-Selektin-abhängigen Mechanismus die Superoxidanion-Produktion durch Monozyten und Neutrophile [52] und fördern – ebenso über P-Selektin vermittelt – die intravaskuläre Leukozyten-Akkumulation mit nachfolgender Fibrin-Deposition [53]. Darüber hinaus wird durch P-Selektin-abhängige Adhäsion von Thrombozyten an Neutrophile deren möglicher Zelltod inhibiert [54]. Damit können adhärente Thrombozyten die Halbwertszeit von Leukozyten, einschließlich ihrer gewebeschädigenden Funktionen, wie oxidativer Burst und Freisetzung proteolytischer Substanzen, deutlich verlängern [54]. Eine Reihe von Untersuchungen zu Ischämie und Reperfusion am Dünndarm [55], am Herzen [56], an der Lunge [57], an der Nie-

re [58], am Pankreas [59], sowie an der Leber [60–62] zeigen die Akkumulation von Thrombozyten im postischämisch-reperfundierten Organ. Die mittels mechanischer Filtration durchgeführte Eliminierung von Thrombozyten und Leukozyten führte zur Reduktion der Lipidperoxidation und der Thromboxan-A$_2$/Prostacyclin-Ratio sowie zum hepatozellulären Erhalt der endogenen Sauerstoffradikalfänger α-Tocopherol und Glutathion [60]. Einen wesentlichen Nachweis der Beteiligung von Thrombozyten am Gewebeschaden liefern Untersuchungen an P-Selektin-defizienten Mäusen [63], welche zeigten, dass diese Tiere im Gegensatz zu Wildtyp-Tieren eine 90-minütige partielle Ischämie der Leber überleben und einen signifikant geringeren Anstieg der Transaminasen im Serum aufweisen. Dies kann u.a. auf die fehlende Akkumulation von Thrombozyten und Leukozyten in den Lebersinusoiden und damit auf die Verhinderung der Obstruktion des Gefäßlumens und des konsekutiven Gewebeuntergangs zurückgeführt werden [63]. Die Bedeutung von P-Selektin für die Vermittlung der thrombozytären, insbesondere aber auch der leukozytären Adhäsion im Rahmen der postischämischen Reperfusion der Leber konnte in zahlreichen Studien durch Verwendung von P-Selektin-Inhibitoren wie sPSGL-1, rPSGL-Ig und sLew^x bestätigt werden [64–67].

Einhergehend mit den experimentell erhobenen Daten konnten frühe Untersuchungen an humanen Leberbiopsien bereits aufzeigen, dass der Grad der intravaskulären Adhäsion von Thrombozyten zum Zeitpunkt der Organentnahme eine prädiktive Größe für die Leukozyteninfiltration und Gewebenekrose während nachfolgender Reperfusion darstellt, und dass der Grad der thrombozytären Adhäsion während initialer Reperfusion die Langzeit-Transplantat-Funktion und das Transplantat-Überleben bestimmt [68]. Im ex vivo-Modell der kalten Konservierung der Ratten-Leber mit nachfolgender Reperfusion mit Krebs-Henseleit-Puffer sequestrieren syngene Thrombozyten bei Applikation während der Reperfusion, und führen damit zu einer Verstärkung des kalten Konservierungsschadens der Leber mit vermehrter Sinusendothelzell-Apoptose [69]. Untersuchungen derselben Arbeitsgruppe im Modell der warmen Ischämie und Reperfusion der Leber zeigten, dass die initiale Sinusendothelzell-Apoptose von hepatozellulärer Apoptose gefolgt ist, welche durch Calpainprotease-Inhibitoren inhibiert werden kann [70, 71]. Mit der Tatsache, dass Thrombozyten in Gegenwart von TNF-α mit Zellen fusionieren [72] und damit ihre proinflammatorischen und proapoptotischen Mediatoren, wie TGF-β [73] und Calpain [74], zur Induktion des Zelltodes in die Zielzelle transferieren können, unterstreichen diese Ergebnisse eine gegebenenfalls kausale Rolle von Thrombozyten in der Vermittlung des postischämischen Gewebeschadens.

1.3 Apoptose und Nekrose

Während bei kalter Ischämie und Reperfusion von Organen, insbesondere der Leber, der Endothelzellschaden im Vordergrund steht, führt die warme Ischämie vornehmlich zur Parenchymzellschädigung. In diesem Zusammenhang weisen vielfältigste Studien anhand einer erhöhten Konzentration von Gluthation, Myeloperoxidase und Produkten der Lipidperoxidation auf eine Sauerstoffradikal-vermittelte Zerstörung zellulärer Membranen durch die Peroxidation von Lipiden hin. Ebenso unterstreichen die Abnahme endogener Sauerstoffradikalfänger (α-Tocopherol, reduziertes CoQ$_9$, reduziertes Glutathion) sowie, vice versa, die protektiven Effekte von Sauerstoffradikalfängern die Hypothese des Radikal-vermittelten Schadens [37, 75]. Sauerstoffradikale, insbesondere das in Mitochondrien gebildete Hydroxylradikal (OH•), sind in der Lage, über mitochondrialen Integritätsverlust, mitochondriale DNA-Strangbrüche und gestörte Transkription sowie über Aktivierung von Caspasen apoptotischen Zelltod zu induzieren. Hypoxie und Reoxygenation kultivierter Hepatozyten führen zur Aktivierung von Kinasen, wie der c-Jun N-terminalen Kinase 1 und der Stress-aktivierten Proteinkinase 1 (JNK1/SAPK1), zur Hochregulation nukleärer Transkriptionsfaktoren und zur Induktion von Apoptose. Diese kann durch Sauerstoffradikalfänger, wie N-Acetylcystein, Di-Phenyleneiodonium und Deferoxamin, komplett inhibiert werden [76]. Anhaltende Kontroverse besteht aber hinsichtlich der Frage, inwieweit in vivo der Parenchymzellschaden nach Ischämie und Reperfusion auf einen nekrotischen und/oder apoptotischen Zelluntergang zurückgeführt werden kann [7, 75, 77, 78].

Mehrere Autoren berichten von einem fast ausschließlich nekrotischen Zelltod und fehlender Protektion durch anti-apoptotische Strategien [77], während in anderen Studien durch spezifische Inhibition von Apoptose der Parenchymzellschaden verbessert und damit das Überleben nach Ischämie und Reperfusion verlängert werden konnte [79–82]. Zunehmend mehren sich die Hinweise, dass Apoptose einen frühen pathologischen Prozess während postischämischer Reperfusion darstellt und dabei eventuell dem nekrotischen Parenchymschaden vorausgeht oder auch mit diesem überlappt. In Übereinstimmung damit wurde die Theorie der Nekrapoptose formuliert [83]. Dabei löst initial ein gemeinsames Todessignal oder ein toxischer Stimulus einen Prozess aus, der – in Abhängigkeit von Umgebungsfaktoren, wie ATP – oder Fettgehalt des Gewebes, vornehmlich Zell-Lyse, also nekrotischen Zelltod oder aber Zell-Resorption, also Apoptose, bzw. auch beide Formen des Zelltodes gleichzeitig bewirkt [7, 83, 84].

Ziel anti-apoptotischer Strategien sind u.a. die Caspasen, welche zur Familie der Cysteinproteasen gehören. Die Initiatorcaspase 8 spaltet und aktiviert weitere Caspasen, wie die Effektorcaspase 3, die ausschließlich zelluläre Substrate, wie die Zytoskelettproteine Aktin und Plectin, spaltet und Endonukleasen aktiviert, wodurch das morphologische und biochemische Bild der Apoptose bestimmt wird. Es liegen eine Reihe von aktuellen tierexperimentellen Untersuchungen vor, welche durch Anwendung von Caspase- oder Endonuklease-Inhibitoren eine Reduktion des Schadens nach kalter und/oder warmer Ischämie der Leber [81, 85, 86] und des Herzens [87] aufzeigen konnten. Die Inhibition der Cysteinproteasen Calpaine, welche sowohl Apoptose [88] als auch Nekrose [89] modulieren, erscheint hinsichtlich der Reduktion des postischämischen Parenchymschadens vergleichbar wirksam [90–93]. Trotz dieser vielversprechenden Ergebnisse bleibt zu klären, inwieweit durch die Inhibition von Apoptose das Risiko maligner Zellentartung steigt und damit derartige Strategien – wenn überhaupt – nur unter strengstem Monitoring klinischen Einsatz am Patienten finden können.

2 Gentherapeutische Maßnahmen zur Prävention des postischämischen Gewebeschadens

Mit der Entwicklung von Adenoviren und Zunahme deren Zell- bzw. Organspezifität sowie aufgrund deren hoher Infektivität und Replikationsdefizienz ist ihr gezielter Einsatz beim Menschen im Rahmen der Organtransplantation mit dem Ziel der Resistenzerhöhung des Transplantats gegenüber nachfolgender Ischämie und Reperfusion vorstellbar geworden [94]. Die Behandlung von Mäusen 48 Stunden vor Transplantation mit dem Replikations-defekten Adenovirusvektor (deltaE1), welcher das humane Bcl-2-Gen (AdCMVhBcl-2) trägt, führte zu einer erheblichen Steigerung der hepatischen Toleranz gegenüber kalter Ischämie und Reperfusion, wie anhand der reduzierten Transaminasenaktivitäten in der Konservierungslösung, insbesondere aber an dem deutlichen geringeren apoptotischen Zellschaden nach Reperfusion und Wiedererwärmung der Leber erkenntlich wurde [95]. Im Modell der

warmen Ischämie und Reperfusion der Leber führte dieser Gentransfer nicht nur zur Reduktion des apoptotischen, sondern auch des nekrotischen Zellschadens mit signifikanter Zunahme der Überlebensrate [96]. Erstaunlicherweise führt die anti-apoptotische Strategie des Transfers des Gens von Bag-1, einem Bcl-2-Bindungsprotein [97], aufgrund der Reduktion der Parenchymzell-Nekrose zur Verbesserung der Histomorphologie kalt konservierter und transplantierter Lebern [98]. Vorteile des Bcl-2-Gentransfers zeigten sich auch bei Isolierung Langerhans'scher Inseln zur kurativen Therapie des Diabetes mellitus mit Reduktion der Apoptose post transplantationem und damit Erhalt einer funktionellen Inselmasse zur Gewährleistung physiologischer Glukosewerte [99, 100].

In Kenntnis der dem Ischämie-Reperfusionsschaden zugrunde liegenden Mechanismen erfolgte in aktuellen Untersuchungen auch der Gentransfer anti-inflammatorischer und antioxidativer Mediatoren [101], wie z.B. von IL-10 mit Reduktion der Inflammation und Verbesserung der frühen Organfunktion nach Lungentransplantation [102]. Interessanterweise führte der IL-10-Gentransfer nicht zur Reduktion des zellulären Gesamtschadens, sondern modulierte lediglich die Art des Zelltodes mit Reduktion des nekrotischen bei gleichzeitiger Zunahme des apoptotischen Zelltodes [103]. Der Gentransfer von Enzymen wie der Superoxiddismutase (SOD), welcher erstmals 1998 mittels adenoviralem Vektor im Mausmodell zum Einsatz kam [104], zielt auf einen erhöhten anti-oxidativen Schutz während postischämischer Reperfusion ab und kann die Sauerstoffradikal-vermittelte Aktivierung der Transkriptionsfaktoren NF-κB und AP-1 verhindern [104]. Die Tatsache, dass vor allem zytosolisch und mitochondrial vorliegende SOD, nicht aber die extrazellulär exprimierte SOD Organprotektion vermittelt, spricht für den bei Ischämie und Reperfusion vornehmlich intrazellulären oxidativen Stress [105]. Im Modell der partiellen Leberischämie der Ratte inhibierte der Liposomen- oder Adenoviren-basierte Transfer des IL-1 Rezeptorantagonisten dosisabhängig die Freisetzung proinflammatorischer Cytokine mit der Konsequenz einer geringeren Leberschädigung und einer höheren 7-Tages-Überlebensrate [106]. Die Überexpression des Th2-Zytokins IL-13 führte in einem Modell der kalten Konservierung der Leber mit nachfolgender Transplantation ebenfalls zur Reduktion des Leberschadens und zur Verbesserung der Langzeitüberlebensrate, wobei dies wohl auf die gleichzeitige Induktion anti-apoptotischer und anti-oxidativer Gene, wie Bcl-2 und Hämoxygenase-1 (HO-1), zurückzuführen ist [107]. Damit übereinstimmend konnte gezeigt werden, dass der Gentransfer von HO-1 durch Inhibition der Expression der induzierbaren, nicht aber der konstitutiv exprimierten endothelialen NO-Synthase, durch Hochregulation der anti-apoptotischen Proteine Bcl-2 und Bag-1 sowie durch Inhibition von Caspase 3 das Überleben steatotischer Lebertransplantate signifikant verlängert [108]. Weiterhin zeigte der Gentransfer von I-κB, von Bcl-2, der endothelialen NO-Synthase sowie von SOD, HO-1 und HSP70 einen gegenüber Ischämie und Reperfusion protektiven Effekt auf das Myokard [109–114]. Schlussendlich konnte gezeigt werden, dass der Transfer von 7TN, einer Mutante des MCP (monocyte chemoattractant protein)-1 Gens, welche das Signaling von MCP-1 mit dem CCR2 Rezeptor verhindert, über eine reduzierte Makrophagen-Infiltration in transplantierte Nieren zur Verbesserung deren Funktion und Lebensdauer führt [115].

Wenngleich die Gentherapie einen eleganten Weg darstellt, um protektive Mechanismen mit dem Ziel der Reduktion des postischämischen Reperfusionsschadens zu induzieren, bleiben eine Reihe grundlegender Aspekte, speziell auch der Ethik, zu klären, bevor an eine sichere und erfolgversprechende Anwendung am Patienten zu denken ist.

3 Chirurgische Interventionen zur Prävention des postischämischen Gewebeschadens

3.1 Ischämische Präkonditionierung

Mit der Erstbeschreibung durch Murry et al. [116] am Myokard des Hundes im Jahre 1986 wurde das Phänomen der ischämischen Präkonditionierung bekannt und als schnelle adaptive Antwort des Gewebes auf kurze Ischämie definiert, welche den Gewebeuntergang während einer folgenden länger anhaltenden Ischämieperiode reduziert. Mittlerweile konnte an nahezu allen Organen und Organsystemen, wie Skelettmuskel [117–119], Herz [120], Gehirn [121–123], Rückenmark [124], Niere [125], Retina [126], Lunge [127, 128], Darm [129–131], Leber [132–137] und Pankreas [138] die Protektion gegenüber postischämischer Schädigung durch ischämische Präkonditionierung bestätigt werden. Die Intervention, welche z.B. an der Leber eine 5–10-minütige Phase der Ischämie gefolgt von einer 10–15-minütigen Reperfusion beinhaltet, kann ideal einer längerdauernden vaskulären Okklusion im Rahmen einer ausgedehnten Teilresektion [139] oder einer Organexplantation zur Gewebeprotektion vorangestellt werden. Weitere klinische Ansätze sind beispielsweise die Optimierung der Myokardprotektion im Rahmen herz-thoraxchirurgischer Eingriffe [140].

Obwohl der Nutzen der ischämischen Präkonditionierung unbestritten und zumindest im Tierexperiment hinreichend nachgewiesen wurde, sind der exakte Mechanismus der Protektion und dessen molekulare und humorale Grundlage nicht umfassend geklärt [141]. Nach heutigem Wissen muss von einem multifaktoriellen Geschehen ausgegangen werden, welches u.a. Adenosin, NO [142], oxidativen

Stress, Hitzeschockproteine [143] und TNF-α [144] beinhaltet. So kann die ischämische Präkonditionierung durch Gabe von Adenosin oder Aktivierung von Adenosin-A1-Rezeptoren simuliert werden [145]. Die intrazelluläre Signalkette beinhaltet weiterhin die Stimulation eines inhibitorischen Pertussis-sensitiven G-Proteins, die nachfolgende Translokation der Proteinkinase C aus dem Zytosol zur Zellmembran sowie die Aktivierung ATP-abhängiger Kalium-Kanäle [141]. Entsprechend führen K_{ATP}-Kanal-Antagonisten zur Aufhebung des protektiven Effektes der ischämischen Präkonditionierung bzw. zeigen K_{ATP}-Kanal-Agonisten eine der ischämischen Präkonditionierung vergleichbare Wirksamkeit gegenüber der Gewebeschädigung durch nachfolgende Phasen länger anhaltender Ischämie [146, 147]. Zusätzlich wird die Proteinkinase C-abhängige Translokation der 5'-Nukleotidase an die Zellmembran als protektiver Mechanismus diskutiert, da dieser Vorgang die Zunahme der intrazellulären Adenosin-Bildung und die Inhibition der Adhärenz neutrophiler Granulozyten zur Folge hat [148]. Während die initialen Mechanismen der ischämischen Präkonditionierung Proteinsynthese-unabhängig sind, scheint eine zweite spätere Phase der Gewebeprotektion durch eine gesteigerte de-novo-Synthese zytoprotektiver Proteine bedingt zu sein [149, 150].

In Analogie zur ischämischen Präkonditionierung wurden in der Vergangenheit eine Vielzahl von Strategien der pharmakologischen sowie hyperthermen Konditionierung erarbeitet. Diese haben ebenfalls zum Ziel, die Empfindlichkeit des Gewebes gegenüber Ischämie und Reperfusion zu minimieren. Erhöhte Temperaturen führen zur Hitzestress-Antwort im Gewebe, welche die Induktion und erhöhte Expression der zytoprotektiven Hitzeschockproteine HSP70 und HSP32 beinhaltet [151]. Überexpression dieser Moleküle führt zur Ischämietoleranz bzw. Ischämieresistenz in Herz [152–154], Leber [155, 156], Lunge [157], Gehirn [158], Rückenmark [159], Darm [157], Niere [160, 161], Haut [162] und Muskel

[163]. Wenngleich auch die systemische oder lokale Hitze-Exposition in nur ausgewählten klinischen Situationen denkbar ist, wird das Verständnis der zugrunde liegenden Mechanismen entscheidend zur weiteren Entwicklung von Strategien zur Erhöhung der Ischämietoleranz beitragen.

Im Gegensatz zur ischämischen oder hyperthermen Exposition ist der Einsatz von Pharmaka zur Konditionierung des Gewebes klinisch gegebenenfalls leichter und besser realisierbar [164, 165]. Neueste Untersuchungen konnten zeigen, dass der kombinierte Einsatz eines G-Protein-gekoppelten Rezeptoragonisten, eines K_{ATP}-Kanalöffners und eines NO-Donors am isoliert perfundierten Herzen die Protektion durch ischämische Präkonditionierung imitieren kann [166, 167]. Ebenso erscheint auch die Applikation von Adenosin und/oder Adenosin-Rezeptoragonisten zur Konditionierung von Gehirn, Herz und Leber erfolgversprechend [168–170]. In diesem Zusammenhang fanden experimentelle Untersuchungen zur Organ-Konditionierung durch volatile Anästhetika besondere Aufmerksamkeit [171–173]. Inwieweit aber andererseits Cytostatika, wie Doxorubicin, das – wie experimentelle Untersuchungen unlängst zeigen konnten – über eine HO-1-Induktion Leber und Lunge gegenüber Sauerstoffradikal-induzierter Gewebeschädigung schützt [174, 175], zur pharmakologischen Konditionierung risikoarm eingesetzt werden können, bleibt zu klären.

3.2 Extrakorporale Maschinenperfusion und retrograde Perfusion

Beschränkt auf den Einsatz in der Transplantationsmedizin stellt die maschinelle Organ-Perfusion eine attraktive Möglichkeit dar, über kontinuierliche Zufuhr essentieller Substrate, wie Aminosäuren, Nukleotide, Zucker und Sauerstoff bei gleichzeitigem Abtransport von Stoffwechselmetaboliten Zellintegrität und Zellvitalität und damit die Organqualität trotz

Konservierung aufrecht zu erhalten bzw. zu verbessern [176]. So konnte unlängst am Modell der Schweineleber gezeigt werden, dass im Gegensatz zur kalten 24-Stunden-Lagerung des Organs in UW-Lösung die maschinelle Blutperfusion über 24 Stunden die Organvitalität erhält und in einer signifikant höheren Glukoseutilisation und Galleproduktion sowie geringerer Transaminasenfreisetzung resultiert [177]. Zusatz von Gallensalzen zum oxygenierten Blut erlaubt eine Optimierung der Organqualität mit Aufrechterhaltung der hepatobiliären Exkretionsfunktion und Verhinderung einer Schädigung des kanalikulären Gallengangssystems [178]. Weitere Modifikationen der Perfusionssysteme betreffen das Flussprofil (oszillierende/pulsatile Flussprofile [179, 180]), die Temperatur (Normothermie [177, 178, 181] versus Hypothermie [182–184]) sowie die Dialyse des Perfusats zur Optimierung des pH-Wertes und zur Eliminierung von Toxinen [185]. Gleichzeitig erlauben maschinelle Perfusionssysteme die Qualität kritischer Organe, wie z.B. die von nicht herzschlagenden Spendern, zu evaluieren [186]. So konnte bereits in einer frühen Untersuchung an maschinell perfundierten Pankreata des Hundes gezeigt werden, dass die Perfusionsflussrate mit der warmen Ischämiezeit und der Organqualität nach Allotransplantation signifikant korreliert [187]. Mittlerweile stellt, in ausgewählten Transplantationszentren, die hypotherme pulsatile Organperfusion einen integralen Bestandteil des Programms zur Transplantation von Organen nicht herzschlagender Spender dar [186].

Die retrograde Reperfusion erweist sich als simples chirurgisches Vorgehen, welches – aktuellen Berichten, basierend auf tierexperimentellen Studien und Untersuchungen am Patienten folgend – mit einer Verbesserung der Transplantatfunktion einhergeht [188–190]. So wird im Falle der Lebertransplantation nach Fertigstellung der Piggy-back-Anastomose die Vena cava eröffnet und eine retrograde Niedrigdruck-Perfusion des Organs mit venösem sauerstoffarmen Blut zugelassen. Die fehlende Okklusion der Spender-Pfortader gewährleistet einen geringen Ausflusswiderstand und damit optimale retrograde Perfusionsbedingungen. Nach Fertigstellung der Pfortaderanastomose wird dann die Leber antegrad über die Pfortader perfundiert, gefolgt von leberarterieller Durchblutung nach Fertigstellung der Anastomose der A. hepatica [188]. Es wird angenommen, dass u.a. die aufgrund des niedrigen Sauerstoffgehalts des venösen Blutes geringere Freisetzung reaktiver Sauerstoffmetabolite für die Reduktion des postischämischen Reperfusionsschadens verantwortlich ist. In einer 42 Patienten umfassenden Studie zeigten Herztransplantate mit Ischämiezeiten > 90 Minuten bei kontinuierlicher retrograder Reperfusion mit warmem Blut einen geringeren Anstieg von Troponin-I im Serum im Vergleich zu Transplantaten ohne Reperfusion nach kalter Kardioplegie [189]. Ähnlich wiesen retrograd über den linken Vorhof perfundierte Lungen nach 24 Stunden kalter Lagerung eine bessere Compliance, eine höhere pO_2/FiO_2-Ratio, und im Vergleich zu antegrad perfundierten Organen einen geringeren Anstieg des Lungenwassergehaltes auf [191]. In Übereinstimmung damit profitierten auch Lungen von nicht-herzschlagenden Hunden von der retrograden Perfusion und zeigten einen besseren Gasaustausch und weniger Gewebeödem [190].

4 Ausblick

Eine Vielzahl von experimentellen Untersuchungen hat unser Verständnis der pathophysiologischen Ereignisse, welche während Ischämie, in Sonderheit aber während Reperfusion zum Gewebeschaden und Funktionsverlust des betreffenden Organs führen, wesentlich erweitert. Ebenso liegen zahlreiche therapeutische Ansätze vor, deren Effektivität zumindest im Tierexperiment aufgezeigt werden konnte. Wie bereits erwähnt, sind aber bislang nur wenige Strategien auf dem Weg, klinische Realität zu werden und erfordern substantielle klinische Evaluierung. Daher erscheinen im Moment vor allem die zuletzt genannten chirurgischen Interventionen erfolgversprechend, um die Erfordernis, den postischämischen Reperfusionschaden zu reduzieren, adäquat umsetzen zu können.

Abkürzungen

AP-1	Activator Protein-1
CCR	C-C Chemokin-Rezeptor
CD	‚cluster of differentiation‘
ET	Endothelin
FiO_2	inspiratorische Sauerstoff-Fraktion
G-CSF	Granulozyten-Koloniestimulierender Faktor
HO-1	Hämoxygenase-1
HSP	Hitzeschockprotein (‚heat shock protein‘)
IFN-γ	Interferon-γ
IL	Interleukin
MCP-1	monocyte chemoattractant protein-1
NF-κB	nukleärer Faktor-κB
NO	Stickstoffmonoxid (‚nitric oxide‘)
pO_2	Sauerstoffpartialdruck
PSGL	P-Selektin Gykoprotein Ligand
rPSGL	rekombinanter P-Selektin Gykoprotein Ligand
sPSGL	löslicher (‚soluble‘) P-Selektin Gykoprotein Ligand
sLew^X	Sialyl Lewis (x) Oligosaccharid
SOD	Superoxiddismutase
TGF-β	transformierender Wachstumsfaktor-β
TNF-α	Tumor-Nekrosefaktor-α
UW	University of Wisconsin

Literatur

[1] Busuttil RW, Tanaka K: The utility of marginal donors in liver transplantation. Liver Transpl 9 (2003) 651–663.

[2] Hammersen F, Messmer K: Ischemia and reperfusion. Prog Appl Microcirculation (1989) vol 13.

[3] Menger MD, Vollmar B: Impact of microcirculatory dysfunction on manifestation of postischemic liver injury. Chir Gastroenterol 18 Suppl 1 (2002) 46–51.

[4] Vollmar B, Glasz J, Leiderer R et al.: Hepatic microcirculatory perfusion failure is a determinant of liver dysfunction in warm ischemia-reperfusion. Am J Pathol 145 (1994) 1421–1431.

[5] Imamura H, Takayama T, Sugawara Y et al.: Pringle's manoeuvre in living donors. Lancet 360 (2002) 2049–2050.

[6] Land W, Messmer K, Zweier J et al.: Proceedings of an international symposium on postischemic reperfusion injury and kidney transplantation. Transplant Proc 30 (1998) 4217–4303.

[7] Jaeschke H, Lemasters JJ: Apoptosis versus oncotic necrosis in hepatic ischemia/reperfusion injury. Gastroenterology 125 (2003) 1246–1257.

[8] Palmer RM, Ferrige AG, Moncada S: Nitric oxide release accounts for the biological activity of endothelium-derived relaxing factor. Nature 327 (1987) 524–526.

[9] Bredt DS, Hwang PM, Glatt CE et al.: Cloned and expressed nitric oxide synthase structurally resembles cytochrome P-450 reductase. Nature 351 (1991) 714–718.

[10] Moncada S, Higgs A: The L-arginine-nitric oxide pathway. N Engl J Med 329 (1993) 2002–2012.

[11] Yanagisawa M, Kurihara H, Kimura S et al.: A novel potent vasoconstrictor peptide produced by vascular endothelial cells. Nature 332 (1988) 411–415.

[12] Clemens MG, Bauer M, Pannen BH et al.: Remodeling of hepatic microvascular responsiveness after ischemia/reperfusion. Shock 8 (1997) 80–85.

[13] Inman SR, Plott WK, Pomilee RA et al.: Endothelin-receptor blockade mitigates the adverse effect of preretrieval warm ischemia on posttransplantation renal function in rats. Transplantation 75 (2003) 1655–1659.

[14] Pannen BH, Al-Adili F, Bauer M et al.: Role of endothelins and nitric oxide in hepatic reperfusion injury in the rat. Hepatology 27 (1998) 755–764.

[15] Serracino-Inglott F, Habib NA, Mathie RT: Hepatic ischemia-reperfusion injury. Am J Surg 181 (2001) 160–166.

[16] Vollmar B, Janata J, Yamauchi JI et al.: Attenuation of microvascular reperfusion injury in rat pancreas transplantation by L-arginine. Transplantation 67 (1999) 950–955.

[17] Marzi I, Takei Y, Rücker M et al.: Endothelin-1 is involved in hepatic sinusoidal vasoconstriction after ischemia and reperfusion. Transpl Int 7 (1994) S503–S506.

[18] Dhar DK, Yamanoi A, Ohmori H et al.: Modulation of endothelin and nitric oxide: a ra-

tional approach to improve canine hepatic microcirculation. Hepatology 28 (1998) 782–788.

[19] Koeppel TA, Kraus T, Thies JC et al.: Effects of mixed ETA and ETB-receptor antagonist (Ro-47-0203) on hepatic microcirculation after warm ischemia. Dig Dis Sci 42 (1997) 1316–1321.

[20] Mitsuoka H, Suzuki S, Sakaguchi T et al.: Contribution of endothelin-1 to microcirculatory impairment in total hepatic ischemia and reperfusion injury. Transplantation 67 (1999) 514–520.

[21] Zhang XY, Francis RJ, Sun CK et al.: Endothelin receptor A blockade ameliorates hypothermic ischemia-reperfusion-related microhemodynamic disturbances during liver transplantation in the rat. J Surg Res 102 (2002) 63–70.

[22] Scommotau S, Uhlmann D, Löffler B-M et al.: Involvement of endothelin/nitric oxide balance in hepatic ischemia/reperfusion injury. Langenbecks Arch Surg 384 (1999) 65–70.

[23] Urakami A, Todo S, Zhu Y et al.: Attenuation of ischemic liver injury by monoclonal anti-endothelin antibody, AwETN40. J Am Coll Surg 185 (1997) 358–364.

[24] Wolfard A, Szalay L, Kaszaki J et al.: Dynamic in vivo observation of villus microcirculation during small bowel autotransplantation: effects of endothelin-A receptor inhibition. Transplantation 73 (2002) 1511–1513.

[25] Sugawara Y, Harihara Y, Takayama T et al.: Suppression of cytokine production by thromboxane A2 inhibitor in liver ischemia. Hepatogastroenterology 45 (1998) 1781–1786.

[26] Araya J, Tsuruma T, Hirata K et al.: TCV-116, an angiotensin II type 1 receptor antagonist, reduces hepatic ischemia-reperfusion injury in rats. Transplantation 73 (2002) 529–534.

[27] Benz S, Obermaier R, Wiessner R et al.: Effect of nitric oxide in ischemia/reperfusion of the pancreas. J Surg Res 106 (2002) 46–53.

[28] Koeppel TA, Thies JC, Schemmer P et al.: Inhibition of nitric oxide synthesis in ischemia/reperfusion of the rat liver is followed by impairment of hepatic microvascular blood flow. J Hepatol 27 (1997) 163–169.

[29] Morisue A, Wakabayashi G, Shimazu M et al.: The role of nitric oxide after a short period of liver ischemia-reperfusion. J Surg Res 109 (2003) 101–109.

[30] Sola A, De Oca J, Gonzalez R et al.: Protective effect of ischemic preconditioning on cold preservation and reperfusion injury associated with rat intestinal transplantation. Ann Surg 234 (2001) 98–106.

[31] Torras J, Herrero-Fresneda I, Lloberas N et al.: Promising effects of ischemic preconditioning in renal transplantation. Kidney Int 61 (2002) 2218–2227.

[32] Yagnik GP, Takahashi Y, Tsoulfas G et al.: Blockade of the L-arginine/NO synthase pathway worsens hepatic apoptosis and liver transplant preservation injury. Hepatology 36 (2002) 573–581.

[33] Benz S, Schnabel R, Weber H et al.: The nitric oxide donor sodium nitroprusside is protective in ischemia/reperfusion injury of the pancreas. Transplantation 66 (1998) 994–999.

[34] Jones SM, Thurman RG: L-arginine minimizes reperfusion injury in a low-flow, reflow model of liver perfusion. Hepatology 24 (1996) 163–168.

[35] Kalia N, Pockley AG, Wood RF et al.: Effects of FK409 on intestinal ischemia-reperfusion injury and ischemia-induced changes in the rat mucosal villus microcirculation. Transplantation 72 (2001) 1875–1880.

[36] Vollmar B, Janata J, Yamauchi J et al.: Exocrine, but not endocrine, tissue is susceptible to microvascular ischemia/reperfusion injury following pancreas transplantation in the rat. Transpl Int 12 (1999) 50–55.

[37] Jaeschke H: Reactive oxygen and mechanisms of inflammatory liver injury. J Gastroenterol Hepatol 15 (2000) 718–724.

[38] Menger MD, Rücker M, Vollmar B: Capillary dysfunction in striated muscle ischemia/reperfusion: on the mechanisms of capillary „no-reflow". Shock 8 (1997) 2–7.

[39] De Greef KE, Ysebaert DK, Ghielli M et al.: Neutrophils and acute ischemia-reperfusion injury. J Nephrol 11 (1998) 110–122.

[40] Jordan JE, Zhao ZQ, Vinten-Johansen J: The role of neutrophils in myocardial ischemia-reperfusion injury. Cardiovasc Res 43 (1999) 860–878.

[41] Kubes P, Payne D, Woodman RC: Molecular mechanisms of leukocyte recruitment in postischemic liver microcirculation. Am J Physiol Gastrointest Liver Physiol 283 (2002) G139–147.

[42] Chamoun F, Burne M, O'Donnell M et al.: Pathophysiologic role of selectins and their ligands in ischemia reperfusion injury. Front Biosci 5 (2000) E103–109.

[43] Khandoga A, Biberthaler P, Enders G et al.: Platelet adhesion mediated by fibrinogen-intercelllular adhesion molecule-1 binding induces tissue injury in the postischemic liver in vivo. Transplantation 74 (2002) 681–688.

[44] Askar I, Bozkurt M: Protective effects of immunosuppressants and steroids against ischemia-reperfusion injury in cremaster muscle flap at microcirculatory level. Microsurgery 22 (2002) 361–366.

[45] Mizuta K, Ohmori M, Miyashita F et al.: Effect of pretreatment with FTY720 and cyclosporin on ischaemia-reperfusion injury of the liver in rats. J Pharm Pharmacol 51 (1999) 1423–1428.

[46] Zwacka RM, Zhang Y, Halldorson J et al.: CD4(+) T-lymphocytes mediate ischemia/reperfusion-induced inflammatory responses in mouse liver. J Clin Invest 100 (1997) 279–289.

[47] Kokura S, Wolf RE, Yoshikawa T et al.: T-lymphocyte-derived tumor necrosis factor exacerbates anoxia-reoxygenation-induced neutrophil-endothelial cell adhesion. Circ Res 86 (2000) 205–213.

[48] Shen XD, Ke B, Zhai Y et al.: CD154-CD40 T-cell costimulation pathway is required in the mechanism of hepatic ischemia/reperfusion injury, and its blockade facilitates and depends on heme oxygenase-1 mediated cytoprotection. Transplantation. 74 (2002) 315–319.

[49] Leo R, Pratico D, Iuliano L et al.: Platelet activation by superoxide anion and hydroxyl radicals intrinsically generated by platelets that had undergone anoxia and then reoxygenated. Circulation 95 (1997) 885–891.

[50] Barry OP, Pratico D, Lawson JA et al.: Transcellular activation of platelets and endothelial cells by bioactive lipids in platelet microparticles. J Clin Invest 99 (1997) 2118.

[51] Faint RW: Platelet-neutrophil interactions: their significance. Blood Rev 6 (1992) 83–91.

[52] Nagata K, Tsuji T, Todoroki N et al.: Activated platelets induce superoxide anion release by monocytes and neutrophils through P-selectin (CD62). J Immunol 151 (1993) 3267–3273.

[53] Palabrica T, Lobb R, Furie BC et al.: Leukocyte accumulation promoting fibrin deposition is mediated in vivo by P-selectin on adherent platelets. Nature 359 (1992) 848–851.

[54] Andonegui G, Trevani AS, Lopez DH et al.: Inhibition of human neutrophil apoptosis by platelets. J Immunol 158 (1997) 3372–3377.

[55] Massberg S, Enders G, Leiderer R et al.: Platelet-endothelial cell interactions during ischemia/reperfusion: the role of P-selectin. Blood 92 (1998) 507–515.

[56] Flores NA, Sheridan DJ: The pathophysiological role of platelets during myocardial ischaemia. Cardiovasc Res 28 (1994) 295–302.

[57] Okada Y, Marchevsky A, Zuo X et al.: Accumulation of platelets in rat syngeneic lung transplants. Transplantation 64 (1997) 801–806.

[58] Chintala MS, Bernardino V, Chiu PJ: Cyclic GMP but not cyclic AMP prevents renal platelet accumulation after ischemia-reperfusion in anesthetized rats. J Pharmacol Exp Ther 271 (1994) 1203–1208.

[59] Kuroda T, Shiohara E, Homma T et al.: Effects of leukocyte and platelet depletion on ischemia-reperfusion injury to dog pancreas. Gastroenterology 107 (1994) 1125–1134.

[60] Kuroda T, Shiohara E: Leukocyte and platelet depletion protects the liver from damage induced by cholestasis and ischemia-reperfusion in the dog. Scand J Gastroenterol 31 (1996) 182–190.

[61] Cywes R, Packham MA, Tietze L et al.: Role of platelets in hepatic allograft preservation injury in the rat. Hepatology 18 (1993) 635–647.

[62] Khandoga A, Biberthaler P, Enders G et al.: P-selectin mediates platelet-endothelial cell interactions and reperfusion injury in the mouse liver in vivo. Shock 18 (2002) 529–535.

[63] Yadav SS, Howell DN, Steeber DA et al.: P-selectin mediates reperfusion injury through neutrophil and platelet sequestration in the warm ischemic mouse liver. Hepatology 29 (1999) 1494–1502.

[64] Misawa K, Toledo-Pereyra LH, Phillips ML et al.: Role of sialyl Lewis^x in total hepatic ischemia and reperfusion. J Am Coll Surg 182 (1996) 251–256.

[65] Dulkanchainun TS, Goss JA, Imagawa DK et al.: Reduction of hepatic ischemia/reperfusion injury by a soluble P-selectin glycoprotein ligand-1. Ann Surg 227 (1998) 832–840.

[66] Amersi F, Dulkanchainun T, Nelson SK et al.: A novel iron chelator in combination with a P-selectin antagonist prevents ischemia/reperfusion injury in a rat liver model. Transplantation 71 (2001) 112–118.

[67] Amersi F, Farmer DG, Shaw GD et al.: P-selectin glycoprotein ligand-1 (rPSGL-Ig)-mediated blockade of CD62 selectin molecules protects rat steatotic liver grafts from ischemia/reperfusion injury. Am J Transplant 2 (2002) 600–608.

[68] Cywes R, Mullen BM, Stratis MA et al.: Prediction of the outcome of transplantation in man by platelet adherence in donor liver allografts. Evidence of the importance of preservation injury. Transplantation 56 (1993) 316–323.

[69] Sindram D, Porte RJ, Hoffman MR et al.: Platelets induce sinusoidal endothelial cell apoptosis upon reperfusion of the cold ischem-

ic rat liver. Gastroenterology 118 (2000) 183–191.

[70] Kohli V, Selzner M, Madden JF et al.: Endothelial cell and hepatocyte deaths occur by apoptosis after ischemia-reperfusion injury in the rat liver. Transplantation 67 (1999) 1099–1105.

[71] Kohli V, Madden JF, Bentley RC et al.: Calpain mediates ischemic injury of the liver through modulation of apoptosis and necrosis. Gastroenterology 116 (1999) 168–178.

[72] Lou J, Donati YR, Juillard P et al.: Platelets play an important role in TNF-induced microvascular endothelial cell pathology. Am J Pathol 151 (1997) 1397–1405.

[73] Gressner AM, Lahme B, Roth S: Attenuation of TGF-β-induced apoptosis in primary cultures of hepatocytes by calpain inhibitors. Biochem Biophys Res Comm 231 (1997) 457–462.

[74] Schoenwaelder SM, Yuan Y, Cooray P et al.: Calpain cleavage of focal adhesion proteins regulates the cytoskeletal attachment of integrin alphaIIb-beta3 (platelet glycoprotein IIb/IIIa) and the cellular retraction of fibrin clots. J Biol Chem 272 (1997) 1694–1702.

[75] Selzner N, Rudiger H, Graf R et al.: Protective strategies against ischemic injury of the liver. Gastroenterology 125 (2003) 917–936.

[76] Crenesse D, Gugenheim J, Hornoy J et al.: Protein kinase activation by warm and cold hypoxia-reoxygenation in primary-cultured rat hepatocytes-JNK(1)/SAPK(1) involvement in apoptosis. Hepatology 32 (2000) 1029–1036.

[77] Gujral JS, Bucci TJ, Farhood A et al.: Mechanism of cell death during warm hepatic ischemia-reperfusion in rats: apoptosis or necrosis? Hepatology 33 (2001) 397–405.

[78] Clavien PA, Rudiger HA, Selzner M: Mechanism of hepatocyte death after ischemia: apoptosis versus necrosis. Hepatology 33 (2001) 1555–1557.

[79] Natori S, Selzner M, Valentino KL et al.: Apoptosis of sinusoidal endothelial cells occurs during liver preservation injury by a caspase-dependent mechanism. Transplantation 68 (1999) 89–96.

[80] Rudiger HA, Kang KJ, Sindram D et al.: Comparison of ischemic preconditioning and intermittent and continuous inflow occlusion in the murine liver. Ann Surg 235 (2002) 400–407.

[81] Cursio R, Gugenheim J, Ricci JE et al.: A caspase inhibitor fully protects rats against lethal normothermic liver ischemia by inhibition of liver apoptosis. FASEB J 13 (1999) 253–261.

[82] Selzner M, Rudiger HA, Selzner N et al.: Transgenic mice overexpressing human Bcl-2 are resistant to hepatic ischemia and reperfusion. J Hepatol 36 (2002) 218–225.

[83] Lemasters JJ: V. Necrapoptosis and the mitochondrial permeability transition: shared pathways to necrosis and apoptosis. Am J Physiol 276 (1999) G1–G6.

[84] Selzner M, Rudiger HA, Sindram D et al.: Mechanisms of ischemic injury are different in the steatotic and normal rat liver. Hepatology 32 (2000) 1280–1288.

[85] Cursio R, Gugenheim J, Ricci JE et al.: Caspase inhibition protects from liver injury following ischemia and reperfusion in rats. Transpl Int 13 (2000) S568–S572.

[86] Natori S, Higuchi H, Contreras P et al.: The caspase inhibitor IDN-6556 prevents caspase activation and apoptosis in sinusoidal endothelial cells during liver preservation injury. Liver Transpl 9 (2003) 278–284.

[87] Zhao ZQ, Morris CD, Budde JM et al.: Inhibition of myocardial apoptosis reduces infarct size and improves regional contractile dysfunction during reperfusion. Cardiovasc Res 59 (2003) 132–142.

[88] Squier MK, Miller AC, Malkinson AM et al.: Calpain activation in apoptosis. J Cell Physiol 159 (1994) 229–237.

[89] Arora AS, de Groen P, Emori Y et al.: A cascade of degradative hydrolase activity contributes to hepatocyte necrosis during anoxia. Am J Physiol 270 (1996) G238–G245.

[90] Upadhya GA, Topp SA, Hotchkiss RS et al.: Effect of cold preservation on intracellular calcium concentration and calpain activity in rat sinusoidal endothelial cells. Hepatology 37 (2003) 313–323.

[91] Ikeda Y, Young LH, Lefer AM: Attenuation of neutrophil-mediated myocardial ischemia-reperfusion injury by a calpain inhibitor. Am J Physiol Heart Circ Physiol 282 (2002) H1421–H1426.

[92] Sakamoto YR, Nakajima TR, Fukiage CR et al.: Involvement of calpain isoforms in ischemia-reperfusion injury in rat retina. Curr Eye Res 21 (2000) 571–580.

[93] Sindram D, Kohli V, Madden JF et al.: Calpain inhibition prevents sinusoidal endothelial cell apoptosis in the cold ischemic rat liver. Transplantation 68 (1999) 136–140.

[94] Bagley J, Iacomini J: Gene therapy progress and prospects: gene therapy in organ transplantation. Gene Ther 10 (2003) 605–611.

[95] Bilbao G, Contreras JL, Gomez-Navarro J et al.: Genetic modification of liver grafts with an adenoviral vector encoding the Bcl-2 gene im-

proves organ preservation. Transplantation 67 (1999) 775–783.

[96] Bilbao G, Contreras JL, Eckhoff DE et al.: Reduction of ischemia-reperfusion injury of the liver by in vivo adenovirus-mediated gene transfer of the antiapoptotic Bcl-2 gene. Ann Surg 230 (1999) 185–193.

[97] Takayama S, Sato T, Krajewski S et al.: Cloning and functional analysis of BAG-1: a novel Bcl-2-binding protein with anti-cell death activity. Cell 80 (1995) 279–284.

[98] Sawitzki B, Amersi F, Ritter T et al.: Upregulation of Bag-1 by ex vivo gene transfer protects rat livers from ischemia/reperfusion injury. Hum Gene Ther 13 (2002) 1495–1504.

[99] Contreras JL, Bilbao G, Smyth C et al.: Gene transfer of the Bcl-2 gene confers cytoprotection to isolated adult porcine pancreatic islets exposed to xenoreactive antibodies and complement. Surgery 130 (2001) 166–174.

[100] Contreras JL, Bilbao G, Smyth CA et al.: Cytoprotection of pancreatic islets before and early after transplantation using gene therapy. Kidney Int Suppl 61 Suppl 1 (2002) 79–84.

[101] Jaeschke H: Antioxidant gene therapy and hepatic ischemia-reperfusion injury. Hepatology 36 (2002) 243–245.

[102] de Perrot M, Fischer S, Liu M et al.: Impact of human interleukin-10 on vector-induced inflammation and early graft function in rat lung transplantation. Am J Respir Cell Mol Biol 28 (2003) 616–625.

[103] Fischer S, De Perrot M, Liu M et al.: Interleukin 10 gene transfection of donor lungs ameliorates posttransplant cell death by a switch from cellular necrosis to apoptosis. J Thorac Cardiovasc Surg 126 (2003) 1174–1180.

[104] Zwacka RM, Zhou W, Zhang Y et al.: Redox gene therapy for ischemia/reperfusion injury of the liver reduces AP1 and NF-kappaB activation. Nat Med 4 (1998) 698–704.

[105] Wheeler MD, Katuna M, Smutney OM et al.: Comparison of the effect of adenoviral delivery of three superoxide dismutase genes against hepatic ischemia-reperfusion injury. Hum Gene Ther 12 (2001) 2167–2177.

[106] Harada H, Wakabayashi G, Takayanagi A et al.: Transfer of the interleukin-1 receptor antagonist gene into rat liver abrogates hepatic ischemia-reperfusion injury. Transplantation 74 (2002) 1434–1441.

[107] Ke B, Shen XD, Lassman CR et al.: Cytoprotective and antiapoptotic effects of IL-13 in hepatic cold ischemia/reperfusion injury are heme oxygenase-1 dependent. Am J Transplant 3 (2003) 1076–1082.

[108] Coito AJ, Buelow R, Shen XD et al.: Heme oxygenase-1 gene transfer inhibits inducible nitric oxide synthase expression and protects genetically fat Zucker rat livers from ischemia-reperfusion injury. Transplantation 74 (2002) 96–102.

[109] Li Q, Guo Y, Xuan YT et al.: Gene therapy with inducible nitric oxide synthase protects against myocardial infarction via a cyclooxygenase-2-dependent mechanism. Circ Res 92 (2003) 741–748.

[110] Squadrito F, Deodato B, Squadrito G et al.: Gene transfer of IkappaBalpha limits infarct size in a mouse model of myocardial ischemia-reperfusion injury. Lab Invest 83 (2003) 1097–1104.

[111] Abunasra HJ, Smolenski RT, Yap J et al.: Multigene adenoviral therapy for the attenuation of ischemia-reperfusion injury after preservation for cardiac transplantation. J Thorac Cardiovasc Surg 125 (2003) 998–1006.

[112] Chatterjee S, Stewart AS, Bish LT et al.: Viral gene transfer of the antiapoptotic factor Bcl-2 protects against chronic postischemic heart failure. Circulation 106 (2002) I212–I217.

[113] Melo LG, Agrawal R, Zhang L et al.: Gene therapy strategy for long-term myocardial protection using adeno-associated virus-mediated delivery of heme oxygenase gene. Circulation 105 (2002) 602–607.

[114] Jayakumar J, Suzuki K, Sammut IA et al.: Heat shock protein 70 gene transfection protects mitochondrial and ventricular function against ischemia-reperfusion injury. Circulation 104 (2001) 1303–1307.

[115] Furuichi K, Wada T, Iwata Y et al.: Gene therapy expressing amino-terminal truncated monocyte chemoattractant protein-1 prevents renal ischemia-reperfusion injury. J Am Soc Nephrol 14 (2003) 1066–1071.

[116] Murry CE, Jennings RB, Reimer KA: Preconditioning with ischemia: a delay of lethal cell injury in ischemic myocardium. Circulation 74 (1986) 1124–1136.

[117] Pang CY, Yang RZ, Zhong A et al.: Acute ischaemic preconditioning protects against skeletal muscle infarction in the pig. Cardiovasc Res 29 (1995) 782–788.

[118] Bushell AJ, Klenerman L, Davies H, Grierson I, McArdle A, Jackson MJ: Ischaemic preconditioning of skeletal muscle 2. Investigation of the potential mechanisms involved. J Bone Joint Surg Br 84 (2002) 1189–1193.

[119] Bushell AJ, Klenerman L, Taylor S et al.: Ischaemic preconditioning of skeletal muscle. 1. Protection against the structural changes induced by ischaemia/reperfusion injury. J Bone Joint Surg Br 84 (2002) 1184–1188.

[120] Laurikka J, Wu ZK, Iisalo P et al.: Regional ischemic preconditioning enhances myocardial performance in off-pump coronary artery bypass grafting. Chest 121 (2002) 1183–1189.

[121] Glazier SS, O'Rourke DM, Graham DI et al.: Induction of ischemic tolerance following brief focal ischemia in rat brain. J Cereb Blood Flow Metab 14 (1994) 545–553.

[122] Hayashi T, Saito A, Okuno S et al.: Induction of GRP78 by ischemic preconditioning reduces endoplasmic reticulum stress and prevents delayed neuronal cell death. J Cereb Blood Flow Metab 23 (2003) 949–961.

[123] Cantagrel S, Krier C, Ducrocq S et al.: Hypoxic preconditioning reduces apoptosis in a rat model of immature brain hypoxia-ischaemia. Neurosci Lett 347 (2003) 106–110.

[124] Sakurai M, Hayashi T, Abe K et al.: Enhancement of heat shock protein expression after transient ischemia in the preconditioned spinal cord of rabbits. J Vasc Surg 27 (1998) 720–725.

[125] Turman MA, Bates CM: Susceptibility of human proximal tubular cells to hypoxia: effect of hypoxic preconditioning and comparison to glomerular cells. Ren Fail 19 (1997) 47–60.

[126] Roth S, Li B, Rosenbaum PS et al.: Preconditioning provides complete protection against retinal ischemic injury in rats. Invest Ophthalmol Vis Sci 39 (1998) 777–785.

[127] Du ZY, Hicks M, Winlaw D et al.: Ischemic preconditioning enhances donor lung preservation in the rat. J Heart Lung Transplant 15 (1996) 1258–1267.

[128] Friedrich I, Spillner J, Lu EX et al.: Ischemic pre-conditioning of 5 minutes but not of 10 minutes improves lung function after warm ischemia in a canine model. J Heart Lung Transplant 20 (2001) 985–995.

[129] Hotter G, Closa D, Prados M et al.: Intestinal preconditioning is mediated by a transient increase in nitric oxide. Biochem Biophys Res Commun 222 (1996) 27–32.

[130] Cinel I, Avlan D, Cinel L et al.: Ischemic preconditioning reduces intestinal epithelial apoptosis in rats. Shock 19 (2003) 588–592.

[131] Wang SF, Li GW: Early protective effect of ischemic preconditioning on small intestinal graft in rats. World J Gastroenterol 9 (2003) 1866–1870.

[132] Kume M, Yamamoto Y, Saad S et al.: Ischemic preconditioning of the liver in rats: implications of heat shock protein induction to increase tolerance of ischemia-reperfusion injury. J Lab Clin Med 128 (1996) 251–258.

[133] Peralta C, Closa D, Hotter G et al.: Liver ischemic preconditioning is mediated by the inhibitory action of nitric oxide on endothelin.

[134] Peralta C, Bulbena O, Xaus C et al.: Ischemic preconditioning: a defense mechanism against the reactive oxygen species generated after hepatic ischemia reperfusion. Transplantation 73 (2002) 1203–1211.

[135] Hardy KJ, McClure DN, Subwongcharoen S: Ischaemic preconditioning of the liver: a preliminary study. Aust N Z J Surg 66 (1996) 707–710.

[136] Schauer RJ, Gerbes AL, Vonier D et al.: Induction of cellular resistance against Kupffer cell-derived oxidant stress: a novel concept of hepatoprotection by ischemic preconditioning. Hepatology 37 (2003) 286–295.

[137] Glanemann M, Vollmar B, Nussler AK et al.: Ischemic preconditioning protects from hepatic ischemia/reperfusion-injury by preservation of microcirculation and mitochondrial redox-state. J Hepatol. 38 (2003) 59–66.

[138] Dembinski A, Warzecha Z, Ceranowicz P et al.: Ischemic preconditioning reduces the severity of ischemia/reperfusion-induced pancreatitis. Eur J Pharmacol 473 (2003) 207–216.

[139] Clavien PA, Yadav S, Sindram D et al.: Protective effects of ischemic preconditioning for liver resection performed under inflow occlusion in humans. Ann Surg 232 (2000) 155–162.

[140] Raeburn CD, Zimmerman MA, Arya J et al.: Ischemic preconditioning: fact or fantasy? J Card Surg 17 (2002) 536–542.

[141] Carden DL, Granger DN: Pathophysiology of ischaemia-reperfusion injury. J Pathol 190 (2000) 255–266.

[142] Peralta C, Hotter G, Closa D et al.: Protective effect of preconditioning on the injury associated to hepatic ischemia-reperfusion in the rat: role of nitric oxide and adenosine. Hepatology 25 (1997) 934–937.

[143] Redaelli CA, Tian YH, Schaffner T et al.: Extended preservation of rat liver graft by induction of heme oxygenase-1. Hepatology 35 (2002) 1082–1092.

[144] Peralta C, Fernandez L, Panes J, Prats N, Sans M, Pique JM, Gelpi E, Rosello-Catafau J: Preconditioning protects against systemic disorders associated with hepatic ischemia-reperfusion through blockade of tumor necrosis factor-induced P-selectin up-regulation in the rat. Hepatology 33 (2001) 100–113.

[145] Ren Z, Yang Q, Floten HS et al.: ATP-sensitive potassium channel openers may mimic the effects of hypoxic preconditioning on the coronary artery. Ann Thorac Surg 71 (2001) 642–647.

Biochem Biophys Res Commun 229 (1996) 264–270.

[146] Jerome SN, Akimitsu T, Gute DC et al.: Ischemic preconditioning attenuates capillary no-reflow induced by prolonged ischemia and reperfusion. Am J Physiol 268 (1995) H2063–H2067.

[147] Auchampach JA, Gross GJ: Adenosine A1 receptors, KATP channels, and ischemic preconditioning in dogs. Am J Physiol 264 (1993) H1327–H1336.

[148] Kitakaze M, Hori M, Morioka T et al.: Infarct size-limiting effect of ischemic preconditioning is blunted by inhibition of 5'-nucleotidase activity and attenuation of adenosine release. Circulation 89 (1994) 1237–1246.

[149] Marber MS, Latchman DS, Walker JM et al.: Cardiac stress protein elevation 24 hours after brief ischemia or heat stress is associated with resistance to myocardial infarction. Circulation 88 (1993) 1264–1272.

[150] Zubakov D, Hoheisel JD, Kluxen FW et al.: Late ischemic preconditioning of the myocardium alters the expression of genes involved in inflammatory response. FEBS Lett 547 (2003) 51–55.

[151] Schlesinger MJ: Heat shock proteins. J Biol Chem 265 (1990) 12111–12114.

[152] Joyeux M, Bouchard JF, Lamontagne D et al.: Heat stress-induced protection of endothelial function against ischaemic injury is abolished by ATP-sensitive potassium channel blockade in the isolated rat heart. Br J Pharmacol 130 (2000) 345–350.

[153] Xi L, Tekin D, Bhargava P et al.: Whole body hyperthermia and preconditioning of the heart: basic concepts, complexity, and potential mechanisms. Int J Hyperthermia 17 (2001) 439–455.

[154] Yamashita N, Hoshida S, Taniguchi N et al.: Whole-body hyperthermia provides biphasic cardioprotection against ischemia/reperfusion injury in the rat. Circulation 98 (1998) 1414–1421.

[155] Yamagami K, Enders G, Schauer RJ et al.: Heat-shock preconditioning protects fatty livers in genetically obese Zucker rats from microvascular perfusion failure after ischemia reperfusion. Transpl Int 16 (2003) 456–463.

[156] Yamagami K, Yamamoto Y, Toyokuni S et al.: Heat shock preconditioning reduces the formation of 8-hydroxy-2'-deoxyguanosine and 4-hydroxy-2-nonenal modified proteins in ischemia-reperfused liver of rats. Free Radic Res 36 (2002) 169–176.

[157] Thomas S, Pulimood A, Balasubramanian KA: Heat preconditioning prevents oxidative stress-induced damage in the intestine and lung following surgical manipulation. Br J Surg 90 (2003) 473–481.

[158] Xu H, Aibiki M, Nagoya J: Neuroprotective effects of hyperthermic preconditioning on infarcted volume after middle cerebral artery occlusion in rats: role of adenosine receptors. Crit Care Med 30 (2002) 1126–1130.

[159] Zhang P, Abraham VS, Kraft KR et al.: Hyperthermic preconditioning protects against spinal cord ischemic injury. Ann Thorac Surg 70 (2000) 1490–1495.

[160] Redaelli CA, Tien YH, Kubulus D et al.: Hyperthermia preconditioning induces renal heat shock protein expression, improves cold ischemia tolerance, kidney graft function and survival in rats. Nephron 90 (2002) 489–497.

[161] Redaelli CA, Wagner M, Kulli C et al.: Hyperthermia-induced HSP expression correlates with improved rat renal isograft viability and survival in kidneys harvested from non-heart-beating donors. Transpl Int 14 (2001) 351–360

[162] Minh TC, Ichioka S, Nakatsuka T et al.: Effect of hyperthermic preconditioning on the survival of ischemia-reperfused skin flaps: a new skin-flap model in the mouse. J Reconstr Microsurg 18 (2002) 115–119.

[163] Lepore DA, Knight KR, Anderson RL et al.: Role of priming stresses and Hsp70 in protection from ischemia-reperfusion injury in cardiac and skeletal muscle. Cell Stress Chaperones 6 (2001) 93–96.

[164] Opie LH: Preconditioning: we do not need more experiments, because our current knowledge already permits us to develop pharmacological agents. Basic Res Cardiol 92 (1997) 46–47.

[165] Yellon DM, Downey JM: Preconditioning the myocardium: from cellular physiology to clinical cardiology. Physiol Rev 83 (2003) 1113–1151.

[166] Uchiyama Y, Otani H, Okada T et al.: Integrated pharmacological preconditioning in combination with adenosine, a mitochondrial KATP channel opener and a nitric oxide donor. J Thorac Cardiovasc Surg 126 (2003) 148–159.

[167] Otani H, Okada T, Fujiwara H et al.: Combined pharmacological preconditioning with a G-protein-coupled receptor agonist, a mitochondrial KATP channel opener and a nitric oxide donor mimics ischaemic preconditioning. Clin Exp Pharmacol Physiol 30 (2003) 684–693.

[168] Abbracchio MP, Cattabeni F: Brain adenosine receptors as targets for therapeutic intervention in neurodegenerative diseases. Ann N Y Acad Sci 890 (1999) 79–92.

[169] Baxter GF: Role of adenosine in delayed preconditioning of myocardium. Cardiovasc Res 55 (2002) 483–494.

[170] Howell JG, Zibari GB, Brown MF et al.: Both ischemic and pharmacological preconditioning decrease hepatic leukocyte/endothelial cell interactions. Transplantation 69 (2000) 300–303.

[171] Preckel B, Mullenheim J, Schlack W: Myocardial protection by volatile anesthetics. Anaesthesiol Reanim 27 (2002) 116–123.

[172] Zaugg M, Lucchinetti E, Spahn DR et al.: Volatile anesthetics mimic cardiac preconditioning by priming the activation of mitochondrial K(ATP) channels via multiple signaling pathways. Anesthesiology 97 (2002) 4–14.

[173] Zaugg M, Lucchinetti E, Uecker M et al.: Anaesthetics and cardiac preconditioning. Part I. Signalling and cytoprotective mechanisms. Br J Anaesth 91 (2003) 551–565.

[174] Kume M, Yamamoto Y, Yamagami K et al.: Pharmacological hepatic preconditioning: involvement of 70-kDa heat shock proteins (HSP72 and HSP73) in ischaemic tolerance after intravenous administration of doxorubicin. Br J Surg 87 (2000) 1168–1175.

[175] Ito K, Ozasa H, Nagashima Y et al.: Pharmacological preconditioning with doxorubicin. Implications of heme oxygenase-1 induction in doxorubicin-induced hepatic injury in rats. Biochem Pharmacol 62 (2001) 1249–1255.

[176] Butler AJ, Rees MA, Wight DG et al.: Successful extracorporeal porcine liver perfusion for 72 hr. Transplantation. 73 (2002) 1212–1218.

[177] St Peter SD, Imber CJ, Lopez I et al.: Extended preservation of non-heart-beating donor livers with normothermic machine perfusion. Br J Surg 89 (2002) 609–616.

[178] Imber CJ, St Peter SD, de Cenarruzabeitia IL et al.: Optimisation of bile production during normothermic preservation of porcine livers. Am J Transplant 2 (2002) 593–599.

[179] Polyak MM, Arrington BO, Stubenbord WT et al.: The influence of pulsatile preservation on renal transplantation in the 1990s. Transplantation 69 (2000) 249–258.

[180] Neuhaus P, Blumhardt G: Extracorporeal liver perfusion: applications of an improved model for experimental studies of the liver. Int J Artif Organs 16 (1993) 729–739.

[181] Schon MR, Kollmar O, Wolf S et al.: Liver transplantation after organ preservation with normothermic extracorporeal perfusion. Ann Surg 233 (2001) 114–123.

[182] Lee CY, Zhang JX, Jones JW Jr, Southard JH, Clemens MG: Functional recovery of preserved livers following warm ischemia: improvement by machine perfusion preservation. Transplantation 74 (2002) 944–951.

[183] Lee CY, Zhang JX, deSilva H et al.: Heterogeneous flow patterns during hypothermic machine perfusion preservation of livers. Transplantation 70 (2000) 1797–1802.

[184] Lauschke H, Olschewski P, Tolba R et al.: Oxygenated machine perfusion mitigates surface antigen expression and improves preservation of predamaged donor livers. Cryobiology 46 (2003) 53–60.

[185] Schon MR, Puhl G, Gerlach J et al.: Hepatocyte isolation from pig livers after warm ischaemic injury. Transpl Int 7 Suppl1 (1994) S159–S162.

[186] Balupuri S, Strong A, Hoernich N et al.: Machine perfusion for kidneys: how to do it at minimal cost. Transpl Int 14 (2001) 103–107.

[187] Kenmochi T, Asano T, Nakagouri T et al.: Prediction of viability of ischemically damaged canine pancreatic grafts by tissue flow rate with machine perfusion. Transplantation 53 (1992) 745–750.

[188] Kniepeiss D, Iberer F, Grasser B et al.: A single-center experience with retrograde reperfusion in liver transplantation. Transpl Int 2003 Jun 18, epub ahead.

[189] Fiocchi R, Vernocchi A, Mammana C et al.: Continuous retrograde warm blood reperfusion reduces cardiac troponin I release after heart transplantation: a prospective randomized study. Transpl Int 13 Suppl 1 (2000) S240–S244.

[190] Hayama M, Date H, Oto T et al.: Improved lung function by means of retrograde flush in canine lung transplantation with non-heart-beating donors. J Thorac Cardiovasc Surg 125 (2003) 901–906.

[191] Struber M, Hohlfeld JM, Kofidis T et al.: Surfactant function in lung transplantation after 24 hours of ischemia: advantage of retrograde flush perfusion for preservation. J Thorac Cardiovasc Surg 123 (2002) 98–103.

II Was gibt es Neues in der Intensivmedizin?

W. H. Hartl, P. Rittler und K.-W. Jauch

1 Künstliche Ernährung

Eine strenge Kontrolle des Blutzuckerspiegels ist heute fester Bestandteil der Therapie des kritisch kranken Patienten. Unklar war bisher, welcher der beiden Faktoren (Senkung des Blutzuckerspiegels, Zufuhr von Insulin) für die bislang beschriebenen, günstigen klinischen Effekte verantwortlich war. Zur Beantwortung dieser Frage wurden Daten aus einer jüngst zu diesem Thema publizierten kontrollierten Studie gezielt ausgewertet. In dieser vorangegangenen Studie war eine konventionelle Zuckereinstellung mit Spiegeln zwischen 180 bis 200 mg/dl mit einer aggressiven Insulintherapie (Blutzuckerspiegel zwischen 80 bis 110 mg/dl) verglichen worden. Die Autoren konnten mittels multivariabler logistischer Regressionsanalyse zeigen, dass eindeutig das Absenken der Blutzuckerkonzentration und nicht die Menge des zugeführten Insulins für die vorteilhaften Auswirkungen auf Letalität, Critical-Illness-Polyneuropathie, Bakteriämie und inflammatorische Reaktionen verantwortlich war [1].

Umstritten ist jedoch die genaue Höhe des Blutzuckerspiegels, auf den die Patienten eingestellt werden müssen, um einen günstigen klinischen Effekt hervorzurufen. Eine prospektive Beobachtungsstudie an 531 chirurgischen Intensivpatienten versuchte, eine Assoziation zwischen der Höhe des Blutzuckerspiegels und der damit verbundenen Letalität auf der Intensivstation bzw. im Krankenhaus zu finden. Auch hier ergab sich anhand einer multivariablen logistischen Regressionsanalyse, dass eindeutig eher die Kontrolle des Blutzuckerspie-

gels als die Zufuhr höherer Mengen von Insulin für die bessere Prognose der Patienten verantwortlich war. Unter Verwendung von speziellen Regressionsmodellen konnten die Autoren zusätzlich zeigen, dass bereits unterhalb einer Blutzuckerkonzentration von 145 mg/dl eine Verbesserung der Letalität zu erwarten ist [2].

Im Gegensatz zur strengen Kontrolle der Blutzuckerkonzentration ist die Zufuhr immunmodulierender Substrate bei kritisch kranken Patienten hinsichtlich ihrer klinischen Wirkung weiterhin umstritten. Eine italienische kontrollierte Studie untersuchte die Effizienz einer enteralen Immunonutrition bei Patienten mit schwerer Sepsis. Die Interimanalyse nach Einschluss von nur 39 Patienten ergab im Vergleich zur komplett parenteral ernährten Kontrollgruppe eine signifikant erhöhte Letalität in der Behandlungsgruppe. Bei diesen septischen Patienten mit Mehrfachorganversagen war die Zufuhr immunmodulierender Substanzen wie Arginin, Omega-3-Fettsäuren bzw. Nukleotiden mit einer signifikanten Erhöhung der Sterblichkeit auf der Intensivstation von 14,3 auf 44,4 % verbunden [3]. Ein ähnlich ungünstiger Effekt wurde kürzlich in Abstraktform aus einer weiteren kontrollierten Studie mitgeteilt, in der kritisch kranke Patienten entweder eine enterale Kontrolldiät oder eine immunmodulierende Diät mit zusätzlich Arginin und Omega-3-Fettsäuren bzw. Antioxidanzien erhielten. Bei insgesamt 170 randomisierten Patienten erhöhte sich die Letalität unter Immunonutrition von 9,6 auf 23 %, obwohl die Ausgangscharakteristika in beiden Studienarmen vergleichbar waren [4]. Zur Zeit wird die vermehrte Zufuhr von Arginin im Rahmen der Immunonutrition als mögliche Ursache für diese negativen Ergebnisse verantwortlich gemacht. Arginin kann unter hyperinflammatorischen Bedingungen zu einer weiteren Aktivierung dieser potentiell autoaggressiv wirkenden Mediatorkaskaden führen. Somit wird zum gegenwärtigen Zeitpunkt der unkritische Einsatz der Immunonutrition, insbesondere von Arginin-haltigen Produkten, bei kritisch kranken septischen Patienten nicht empfohlen [5].

Ebenfalls umstritten ist die enterale Zufuhr von zusätzlichem Glutamin. Zwei kontrollierte Studien untersuchten zuletzt klinische Effekte bei Verbrennungspatienten, bzw. bei Intensivpatienten mit künstlicher Beatmung [6, 7].

In der Studie an Verbrennungspatienten zeigte sich, dass die zusätzliche Glutaminsupplementierung bei insgesamt 41 randomisierten Patienten sowohl die Morbidität (Infektionen, Anzahl positiver Blutkulturen) als auch die Letalität signifikant reduzierte. Diese günstigen klinischen Auswirkungen waren jedoch nicht mit einer verbesserten Funktion polymorphkerniger mononukleärer Zellen (Phagozytosefähigkeit) verbunden [6]. Im Gegensatz dazu ergab eine prospektive Untersuchung bei insgesamt 363 künstlich beatmeten Intensivpatienten trotz zusätzlicher enteraler Zufuhr von 20 g Glutamin/Tag keinen Hinweis auf günstige klinische Effekte. Insbesondere waren die Letalität auf der Intensivstation sowie bis zu 6 Monaten nach Einschluss in die Studie vergleichbar. Auch in der Gruppe der Patienten mit schwerer Sepsis fanden sich keine günstigen klinischen Auswirkungen. Sekundärparameter wie entzündliche Komplikationen oder Ausmaß des Organversagens konnten ebenfalls nicht vorteilhaft beeinflusst werden [7].

Weitere neuere ernährungsmedizinische Konzepte befinden sich derzeit noch im Stadium der Erprobung. Hier liegen nur Ergebnisse hinsichtlich der Beeinflussung von Surrogatvariablen vor. So gelingt es, durch die parenterale Zufuhr von Fettemulsionen auf Fischölbasis die proinflammatorischen Reaktionen des Or-

ganismus deutlich positiv zu modifizieren. Derartige antiinflammatorische Effekte (Unterdrückung der TNF, IL-1-, IL-6- und IL-8-Freisetzung aus Monozyten), ferner eine verringerte Anhaftung von Monozyten am Endothel bzw. weniger transendotheliale monozytäre Migration lassen sich sowohl an gesunden Probanden [8] wie auch bei septischen Patienten [9] nachweisen. Inwieweit diese Art der Immunmodulation tatsächlich klinisch effizient ist, bleibt Gegensand zukünftiger Untersuchungen.

Neben immunmodulatorischen Ansätzen wird zusätzlich versucht, hormonell die negativen Veränderungen des Eiweißstoffwechsels bei kritisch kranken Patienten zu beeinflussen. Relativ gut evaluiert sind dabei Testosteron-Analoga. So kann die Verabreichung von Oxandrolon über eine Woche bei Verbrennungspatienten signifikant den Eiweißkatabolismus am Skelettmuskel verringern. Diesen Veränderungen auf Substratebene entsprechen adaptive Vorgänge auf genetischer Ebene. Hier kommt es zu einer gesteigerten Exprimierung von Genen für anabole Reaktionsabläufe, z.B. solche, die den Aufbau der leichten Kette des Myosins oder des Tubulins steuern [10]. Auch bei diesen Ansatz wird jedoch die klinische Effizienz noch in Zukunft zu zeigen sein.

2 Infektion/Sepsis/Mehrfachorganversagen

2.1 Definition und Epidemiologie der Sepsis

Auf einer 2001 abgehaltenen Konsensuskonferenz wurden die Definitionen von Sepsis und SIRS erneut bestätigt [11]. Der Abschlussbericht dieser Konferenz wurde im letzten Jahr publiziert. Auf dieser Konferenz wurden die bis heute gültigen Definitionen dieser Krankheitsbilder im Wesentlichen weiter festgeschrieben. Ausdrücklich wird an dem Konzept des SIRS auf Grund seiner klinischen Relevanz festgehalten. Kritisiert wird jedoch, dass die SIRS-Kriterien (Leukozytose oder Leukopenie, Tachykardie, Tachypnoe, Temperaturabfall bzw. Temperaturanstieg) zu sensitiv sind und dadurch die Spezifität dieses Kriteriums verringert wird. Die Einteilung der Krankheitsbilder in Sepsis, schwere Sepsis und septischer Schock nach den bisher gängigen Kriterien bleibt so bestehen. Allerdings wird festgestellt, dass anhand dieser Definitionen keine präzise Einteilung hinsichtlich der Reaktionen eines Organismus auf eine Infektion möglich ist. Auch ein genaues Staging des septischen Krankheitsbildes kann dadurch nicht erfolgen.

Im letzten Jahr wurden retrospektive Analysen von sehr großen Datensätzen zur Epidemiologie der Sepsis veröffentlich [12, 13]. In den USA zeigt sich, dass zwischen 1979 und dem Jahr 2000 mehr als 10 Mio. Menschen an einer Sepsis litten. In diesem Zeitraum kam es zu einem jährlichen Anstieg der Sepsisinzidenz von etwa 8,7 % (in Zahlen: von 82,7 Fälle pro 100.000 Einwohner im Jahr 1979 auf 240,4 Fälle pro 100.000 Einwohner im Jahr 2000). Gleichzeitig beobachtete man eine deutliche Zunahme von septischen Krankheitsbildern auf der Basis von Pilzinfektionen (insgesamt um 207 %). Nach 1987 waren insbesondere grampositive Bakterien die überwiegenden, Sepsis-auslösenden Pathogene. Im gleichen Zeitraum fiel jedoch interessanterweise die Krankheitsletalität von 27,8 % auf 17,9 %, obwohl gleichzeitig die Gesamtzahl der an der Sepsis versterbenden Patienten kontinuierlich zunahm. Zusätzlich ergeben sich Unterschiede bei der Sepsisinzidenz bezüglich der Rasse und des Geschlechtes [12].

Ferner scheint sich auch die Ausprägung der Sepsis in den letzten Jahren signifikant zu verändern. Eine Analyse von über 100.000 auf die Intensivstation aufgenommenen Patienten in Frankreich ergab eine Zunahme der Inzidenz des septischen Schocks von 7,0 auf 9,7 pro 100 auf die Intensivstation aufgenommenen Patienten in den Jahren zwischen 1993 bis 2000. Parallel dazu erhöhte sich die Anzahl pulmonaler

Infekte und die Zahl der septischen Schockzustände, die durch multiresistente Bakterien ausgelöst wurden. Ähnlich wie die gesamte Letalität der Sepsis verringerte sich auch die Letalität des septischen Schocks im untersuchten Zeitraum von 62,1 % auf 55,9 % [13]. Somit lässt sich feststellen, dass in den letzten Jahren Anzahl und Ausmaß septischer Krankheitsbilder signifikant zunahmen. Dieser Anstieg kann nur relativ durch den medizinischen Fortschritt kompensiert werden. Absolut gesehen resultiert daraus eine weiterhin zunehmende Letalität und Morbidität. Daraus lässt sich ableiten, dass in den nächsten Jahren deutlich mehr Ressourcen zur Prävention und Therapie der Sepsis zur Verfügung gestellt werden müssen, um die demografieassoziierte Ausbreitung dieses Krankheitsbildes effektiv zu bekämpfen.

Die dabei aufzuwendenden Kosten sind bekanntermaßen enorm. Besonders aufwendig sind dabei Patienten mit schwerer Sepsis, die im Mittel nach Aufnahme in der Klinik in den USA Kosten in der Höhe von knapp 45.000 US$ verursachen. Überleben diese Patienten, so steigen die kumulativen Gesamtkosten nach einem Jahr auf 78.000 US$ und nach fünf Jahren auf fast 120.000 US$ weiter an. Wird die Sepsis akut überlebt, so bleibt auch in der Folge die Letalität weiterhin erhöht. Im Krankenhaus beträgt diese bei großen Kollektiven quer durch alle Diagnosen im Mittel 21 %, und steigt bei den Überlebenden ein Jahr nach Entlassung auf gut 51 % an. Die 5-Jahres-Letalität liegt etwa bei 75 % und bewegt sich damit auf dem Niveau fortgeschrittener aggressiver Tumorerkrankungen [14]. Diese Zahlen beruhen auf Abrechnungsunterlagen amerikanischer Versicherungsunternehmen.

Neben der abnormal erhöhten Letalität nach Krankenhausentlassung leiden Patienten nach prolongierter Sepsis auch an einer deutlichen Einschränkung der Lebensqualität. Diese Einschränkungen sind zu einem großen Teil Folge der sogenannten Critical-Illness-Polyneuropathie. So zeigen sich mehr als drei Jahre nach Entlassung immer noch deutliche funktionelle Störungen. Fast zwei Drittel der Patienten weisen motorische oder sensorische Defizite auf und bei fast allen Patienten finden sich die elektromyografischen Zeichen einer chronischen partiellen Denervierung als Hinweis für eine vorangegangene axonale Neuropathie. Somit muss auch im Langzeitverlauf ein besonderes Augenmerk auf die physikalisch-medizinische Rehabilitation von Patienten mit derartiger Anamnese gelegt werden [15].

2.2 Infektiologie

Die selektive Darmdekontamination (SDD) war im letzten Jahr Gegenstand intensiver, sehr kontroverser Diskussionen. Ausgelöst wurde diese Kontroverse durch eine in Holland durchgeführte kontrollierte Studie, in der insgesamt 934 Patienten randomisiert wurden und zwar hinsichtlich Placebo oder oraler/enteraler Verabreichung von Polymyxin B, Tobramycin und Amphotericin B in Kombination mit einer initialen viertägigen intravenösen Applikation von Cefotaxim. Primäre Endpunkte dieser Studie waren die Krankenhausletalität und der Erwerb resistenter Bakterien. Es zeigte sich, dass SDD im Vergleich zur Kontrollgruppe die Sterblichkeit auf der Intensivstation signifikant von 23 % auf 15 % verringerte. Dem entsprach eine Reduktion der Krankenhausletalität von 31 % auf 24 %. Eine Kolonisierung mit gramnegativen Bakterien mit Resistenz gegenüber Ceftazidim, Ciprofloxacin, Imipenem, Polymyxin B oder Tobramycin wurde bei 16 % der SDD-Patienten und bei 26 % der Kontroll-Patienten beobachtet. Keine Rolle spielten Kolonisierungen mit VRE und MRSA [16]. Diese Studie führte zu heftigen Kommentaren in der einschlägigen Fachliteratur [17]. Dabei wurde insbesondere kritisiert, dass die niederländische Studie ein fragwürdiges Randomisierungsmuster angewandt hatte. Die Patienten wurden nämlich nach Randomisierung getrennten Stationen (mit bzw. ohne routinemäßige SDD) zugewiesen. Somit ist nicht gesichert, ob tatsächlich alle eingeschlossenen Patienten die gleiche adjuvante intensivmedizinische Behandlung erfuhren. Insbesondere überraschte die ausgeprägte Reduktion der Letalität auch nach Verlassen der Intensivstation. Diese unerwartet ausgeprägte Letalitätsreduktion war mehr als zweifach so hoch, als es die bisher optimistischsten Metaanalysen zum Thema SDD erwarten ließen. Ein weiterer Kritikpunkt war, dass die Ausgangslage hinsichtlich der Antibiotikaresistenzen in der niederländischen Studie sehr günstig war mit praktisch keinem Nachweis von MRSA in entsprechenden Überwachungskulturen vor Beginn der Studie. Es erscheint fragwürdig, wie eine derartig ausgeprägte Verringerung der Letalität gefunden werden konnte, obwohl andere Studien in den letzten 20 Jahren durchwegs nicht in der Lage waren, auch nur annähernd ähnliche Ergebnisse zu produzieren [17]. Dieser kritischen Haltung wird von Seiten der SDD-Befürworter vehement entgegengetreten [18]. Die Auseinandersetzungen zwischen den sogenannten Befürwortern (Häretikern) und Gegnern (Traditionalisten) der SDD erreichen dabei sogar in Schriftform persönliches Niveau und gipfeln in gegenseitigen Vorwürfen der Bestechlichkeit, des Opportunismus und der bewussten Unterdrückung und Fehlinterpretation wissenschaftlicher Evidenz [18].

Eine weitere Untersuchung zur Beeinflussung des mikrobiellen Spektrums unter SDD kann die verworrene Lage auch nicht klären [19]. So führte die Applikation von SDD (inkl. systemischer Prophylaxe von Cefazolin über drei Tage) in einem Zeitraum von über sechs Jahren nicht zu einer wesentlichen Veränderung des mikrobiellen Spektrums auf einer einzelnen Intensivstation. Bis auf die klinisch nicht relevante, diskrete Zunahme von Methicillin-resistentem Staphylococcus epidermidis ließen sich weder vermehrt MRSA noch multiresistente Enterobacteriaceae, Pseudomonaden oder Azetobacter nachweisen. Allerdings handelte es sich hierbei nur um die Untersuchung und Langzeitbeobachtung bei einem hochselektionierten Patientengut (junge Polytrauma-Patienten). Problematisch bei dieser Studie ist ferner, dass die Datenanalyse retrospektiv erfolgte und als Kontrollgruppe ein Kollektiv verwendet wurde, das weder hinsichtlich der Diagnose (Einschlusskriterium nur die mechanische Beatmung) noch hinsichtlich des Alters mit dem Studienkollektiv vergleichbar war. Eine echte Randomisierung erfolgte nicht. Somit muss zum gegenwärtigen Zeitpunkt festgestellt werden, dass der breitgefächerte Einsatz der SDD bei Intensivpatienten immer noch nicht bedenkenlos empfohlen werden kann.

Nachteilig ist insbesondere, dass bisher alle zum Thema vorliegenden Studien immer topische mit systemischer Antibiotikaprophylaxe kombinierten, somit der Einfluss der tatsächlichen exklusiven SDD auf die Morbidität und Letalität der Patienten bis heute nicht bekannt ist. Rein auf der Basis allgemein gültiger Kriterien zur antimikrobiellen Therapie kann der unkritische Einsatz einer pauschalen postoperativen oder posttraumatischen systemischen Antibiotikaprophylaxe nicht empfohlen werden. Somit ist es zukünftigen Studien vorbehalten, den Stellenwert einer exklusiven SDD im Intensivbereich zu klären.

Es kann heute als eindeutig gesichert gelten, dass die breite Anwendung stark wirksamer Antibiotika die Ausbildung spezifischer Resistenzen begünstigt. Die bisher größte, zu diesem Thema durchgeführte Untersuchung wurde letztes Jahr publiziert. Darin wurden Resistenzmuster von insgesamt über 35.000 gramnegativen aeroben Keimen im Verlauf zwischen 1994 und 2000 in den USA analysiert [20]. Die Entwicklung der Resistenzmuster wurde mit dem landesweiten Verbrauch von Quinolonen verglichen. Es zeigte sich, dass die Aktivität der meisten antimikrobiell wirksamen Substanzen gegen gramnegative aerobe Keime im Untersuchungszeitraum im Mittel um 6 % abnahm. Insbesondere die Empfindlichkeit gegenüber Ciprofloxacin reduzierte sich kontinuierlich von 96 % im Jahr 1994 auf 76 % im Jahr 2000 und korrelierte signifikant mit der zunehmenden Verwendung von Quinolonen. Die Korrelation mit dem Quinolon-Einsatz ist deswegen interessant, da diese Substanzklasse besonders häufig bei Harnwegsinfektionen und Lungenentzündungen sowohl ambulant als auch stationär zum Einsatz kommt. Daraus ergibt sich auch die Notwendigkeit, diese Substanzen so weiter zu entwickeln, dass die zur Zeit vorhandenen Resistenzmechanismen wieder überwunden werden können. Als wichtigstes Ergebnis ist jedoch festzuhalten, dass der unkritische Einsatz jeglicher Art von Antibiotika auch in Zukunft so weit wie möglich vermieden werden muss.

Neben dem Einsatz von Antibiotika spielen auch andere intensivmedizinische Maßnahmen bei der Entwicklung von Infektionen mit spezifischen Keimen eine Rolle. Bekanntermaßen stellt die bakterielle Kolonisierung von intraluminal liegenden Kathetern durch grampositive Keime ein besonderes Risiko bei Intensivpatienten dar. Hierbei könnten über diese Katheter zugeführte Katecholamine begünstigend sein. Positiv inotrop wirkende Substanzen sind nämlich in der Lage, die Proliferation von Bakterien zu stimulieren und die Ausbildung eines bakteriellen Biofilms auf Kunststoffmaterialien zu fördern [21]. Als möglicher Mechanismus dieser Katecholaminwirkung kommt die Freisetzung von Eisen aus Transferrin in Frage. Eisen ist eines der wichtigsten Substrate für die Staphylokokken-Proliferation, insbesondere bei Staphylococcus epidermidis. Dieser Mechanismus ist auch deswegen interessant, da fast 50 % aller Patienten auf Intensivstationen mit positiv inotropen Substanzen behandelt werden.

Ein besonderes Problem stellt weiterhin die Besiedelung bzw. Infektion mit Methicillin-resistentem Staphylococcus aureus (MRSA) dar. Neben entsprechenden Hygienemaßnahmen stehen insbesondere Screeninguntersuchungen im Vordergrund, um frühzeitig das Vorhandensein entsprechender Keime auf einer Intensivstation zu erkennen. Eine prospektive Studie an über 600 Patienten, die während eines Jahres auf einer britischen Intensivstation aufgenommen wurden, ergab, dass routinemäßig durchgeführte Nasenabstriche hierbei hilfreich sein können. So ließ sich bei 20 % der Patienten Methicillin-empfindlicher Staphylococcus aureus nachweisen, bei immerhin 3 % der Patienten fand sich MRSA, der vorher nicht bekannt war [22]. Insbesondere in Regionen mit hoher Prävalenz von MRSA scheint es somit ratsam, ein derartiges Screening routinemäßig nach Aufnahme des Patienten auf der Intensivstation durchzuführen.

2.3 Molekularbiologie der Sepsis

Die Pathogenese der Abszessbildung, insbesondere bei intraabdomineller Sepsis, ist auf molekularbiologischer Ebene bis heute nur unvollkommen geklärt. Im Wesentlichen handelt es sich dabei um Ereignisse nach fäkaler Kontamination der Peritonealhöhle. Es gibt Hinweise dafür, dass T-Zellen bei dieser Pathogenese eine wichtige Rolle spielen. So lässt sich zeigen, dass Abszess-verursachende Bakterien wie Staphylococcus aureus oder Bacteroides fragilis spezielle Polysaccharide freisetzen, die CD4+-T-Zellen aktivieren. Eine künstliche genetische Eliminierung dieser CD4+-T-Zellen verhindert nach bakterieller Exposition die Ausbildung von derartigen intraabdominellen Abszessen. Diese speziellen T-Zellen bilden üblicherweise die Abszesswand und produzieren IL-17 an dieser Stelle. Letzteres Zytokin scheint in der Endstrecke für die eigentliche Abszessbildung verantwortlich zu sein, da entsprechend spezifische Antikörper die Ausbildung von Abszessen tierexperimentell ebenfalls hemmen können [23].

In der Regel sind es jedoch die Zellen des unspezifischen Immunsystems, die für die proinflammatorischen Reaktionen des Organismus nach Exposition von Mikroben bzw. deren Toxinen verantwortlich sind. Es zeigt sich zunehmend, dass auch innerhalb einzelner Zelltypen Subdifferenzierungen bestehen mit sehr individuellen Reaktionsausprägungen und Abläufen. So scheint die bei septischen Patienten erfolgende Freisetzung von TNF aus Monozyten auf das Konto einer speziellen Zelllinie zu gehen, nämlich den Präkursorzellen für die sogenannten dendritischen Zellen. Diese Präkursorzellen umfassen etwa 1 % der PBMC. Interessanterweise steigt bei Patienten mit schwerer

Sepsis im Vergleich zu gesunden Individuen der Anteil dieser Präkursorzellen im Blut von etwa 0,9 % auf fast 5 % an. Somit ist diese Zelllinie ein zentraler Bestandteil der Mechanismen, die unter diesen Umständen proinflammatorische Zytokine freisetzen [24].

Die Mechanismen, die in diesen Zellen selbst zur Zytokinfreisetzung führen, sind weiterhin Gegensatz intensiver Untersuchung. Bekanntlich spielt dabei der tollähnliche Rezeptor (TLR) eine wichtige Rolle bei der transmembranösen Signalüberleitung. Seit langem ist schon gesichert, dass immunkompetente Zellen von septischen Patienten verstärkt auf mikrobielle Stimuli reagieren. Es lässt sich nun zeigen, dass auf Ebene der Rezeptoren nicht eine gesteigerte Oberflächenexprimierung, sondern eine Verstärkung der intrinsischen Aktivität der TLRs für dieses Phänomen mit verantwortlich ist [25].

Die intrazelluläre Signalübertragung wird zu einem großen Teil über den sogenannten myeloiden Differenzierungsfaktor 88 (MyD 88) abgewickelt. Interessanterweise kommt es bei entsprechenden künstlichen genetischen Defekten immer noch zu einer gewissen intrazellulären Signalweiterleitung. Letztes Jahr ist es gelungen, hier einen weiteren Reaktionsweg zu identifizieren. Es handelt sich dabei um ein sogenanntes Toll-Interleukin-1-Rezeptor/Resistenz (TIR)-Adaptorprotein, welches als Trif bezeichnet wird. Entsprechend künstlich erzeugte genetische Trif-Defekte eliminieren fast vollständig die toxischen Wirkungen von bakteriellem Lipopolysaccharid [26]. Interessanterweise sind derartig modifizierte Tiere extrem empfindlich gegenüber Zytomegalie-Virusinfektionen, da bestimmte Interferone nicht mehr produziert werden können. Die komplette Elimination von Trif und MyD 88 unterbricht dabei auch komplett alle LPS-induzierten Reaktionen. Allerdings lassen sich bei Makrophagen noch einzelne Zelllinien finden, die trotz dieser doppelten Eliminierung auf LPS reagieren. Somit muss zumindest in selektierten Zellen noch ein zusätzlicher Signalweg vorliegen, dessen Natur bisher nicht bekannt ist [26].

Ebenfalls seit längerem ist bekannt, dass die proinflammatorischen Reaktionen im unspezifischen Immunsystem von parallel ausgelösten antiinflammatorischen Feedbackmechanismen begleitet werden. Innerhalb dieser Mechanismen konnten letztes Jahr zahlreiche neuere Reaktionsabläufe charakterisiert bzw. weiter aufgeklärt werden. Eine derartig antiinflammatorisch wirksame Substanz ist dabei Ubiquitin. Ubiquitin kommt sowohl intra- wie extrazellulär vor und ist üblicherweise für seine Rolle bei der Proteolyse bekannt. Extrazelluläre Ubiquitin-Konzentrationen variieren dabei mit charakteristischen klinischen Situationen. So finden sich Konzentrationserhöhungen bei infektiösen Krankheitsbildern oder im Organversagen. Die Bedeutung dieser Veränderungen war bisher nicht bekannt. Genauere Untersuchungen zeigten nun, dass erhöhte Ubiquitin-Spiegel signifikant mit einer Verringerung der TNF-Freisetzung aus PBMC korrelieren. In vitro erhöhten Ubiquitin-Antikörper bei entsprechender Inkubation mit Serum die Freisetzung von TNF-α nach Endotoxinstimulation [27]. Der zugehörige Reaktionsmechanismus beruht möglicherweise auf einer Freisetzung von Ubiquitin aus zerstörtem Gewebe. Ubiquitin wird anschließend konzentrationsabhängig von immunkompetenten Zellen aufgenommen und führt über den gesteigerten Abbau intrazellulärer Strukturen zu einer Hemmung der Mediatorfreisetzung.

Ebenfalls antiinflammatorisch wirksam sind Chylomikronen. Schon seit längerem ist bekannt, dass Plasmalipoproteine Endotoxin binden können. Derartige Komplexe werden anschließend durch Hepatozyten aufgenommen, in der Folge gelangt LPS in die Galle und wird dort durch Gallensäuren inaktiviert. Dieser Mechanismus der LPS-Elimination scheint ganz wesentlich durch Chylomikronen vermittelt zu werden. Eine zusätzliche Rolle spielt dabei das LPS-bindende Protein (LBP). Es lässt sich nun zeigen, dass LBP mit Chylomikronen Komplexe bildet. Diese LBP-Chylomikronen-Komplexe befähigen die Chylomikronen dazu, rasch bakterielle Toxine zu binden und da-

durch die Aktivierung immunkompetenter Zellen zu verhindern. Möglicherweise ist dieser Reaktionsweg zentraler Bestandteil örtlicher Abwehrmechanismen im Intestinaltrakt, vor allem in Hinblick auf translozierte bakterielle Toxine [28].

Es lassen sich auch weitere spezielle Immunglobuline mit antiinflammatorischen Wirkungen im Plasma finden. So existiert ein sogenanntes SIGIRR (single immunoglobulin IL-1R related molecule), welches eine Reihe von Immunreaktionen hemmen kann. Entsprechende genetische Defekte führen zu massiv gesteigerten hyperinflammatorischen Reaktionen, insbesondere nach Exposition von IL-1. Auf molekularbiologischer Ebene wirkt SIGIRR dadurch, dass es als Ligand an die tollähnlichen Rezeptoren bindet und damit die Signalweiterleitung an dieser Stelle für andere Liganden (Endotoxin) blockiert [29].

Für die Einwanderung immunkompetenter Zellen in Entzündungsregionen sind bestimmte Chemokine verantwortlich. Deren Wirkung wird über spezifische Rezeptoren, wie z.B. den CXC-Rezeptor 2, vermittelt. Interessanterweise ist bei septischen Patienten die Rezeptorexprimierung auf neutrophilen Granulozyten massiv verringert. Durch entsprechend künstlich erzeugte genetische Defekte lässt sich zeigen, dass das Fehlen derartiger Chemokinrezeptoren antiinflammatorisch wirksam ist [30]. So verringert die Verabreichung spezifischer Antikörper gegen Chemokinrezeptoren sowie die genetische Eliminierung dieser Rezeptoren die Letalität septischer Tiere signifikant. Damit muss das klinisch beobachtete Absinken der Chemokinrezeptor-2-Dichte auf entsprechenden Zellen als autoprotektiv gewertet werden.

Ein weiterer antiinflammatorischer Mechanismus beruht auf der Aktivierung des Nervus vagus. Das parasympathische Nervensystem kann bekanntlich rasch die Freisetzung von TNF aus Makrophagen hemmen und dadurch proinflammatorische Reaktionen dämpfen. Letztes Jahr konnte der Rezeptor isoliert werden, über den der sogenannte cholinergische antiinflammatorische Reaktionsmechanismus wirkt. Es handelt sich dabei um einen nikotinischen Acetylcholinrezeptor α 7, an den Acetylcholin aus parasympathischen Nervenenden auf Makrophagen binden kann. Genauer gesagt handelt es sich um die α-7-Untereinheit des Acetylcholinrezeptors, die für die antiinflammatorischen Effekte des Acetylcholins verantwortlich ist. Somit könnten sich in Zukunft cholinergische agonistische Substanzen entwickeln lassen, die antiinflammatorisch wirksam wären und neue Möglichkeiten der Immuntherapie bieten würden [31].

Es sollte allerdings nicht vergessen werden, dass eine übermäßige Ausprägung antiinflammatorischer Reaktionen speziell im spezifischen Immunsystem ebenfalls das Überleben des Organismus bedrohen könnten. Insbesondere in den Strukturen, die zwischen spezifischem und unspezifischem System überlappen, wie z.B. den dendritischen Zellen, könnten derartige Veränderungen unerwünscht sein. So sind dendritische Zellen in ihren Vorstufen, wie oben beschrieben, potente Produzenten von proinflammatorischen Zytokinen, sie sind andererseits auch essentiell für die Aktivität und das Überleben von B- und T-Zellen. Es lässt sich zeigen, dass unmittelbar nach Entwicklung eines septischen Krankheitsbildes ein biphasischer Verlauf besteht. Im Rahmen der frühen Aktivierung proinflammatorischer Reaktionen kann man so etwa ein bis zwei Tage nach Krankheitsbeginn eine deutliche Ausbreitung derartiger dendritischer Zellen in der Milz feststellen, wobei diese Zellen fast vollständig das Lymphgewebe ausfüllen, das üblicherweise B-Zellen enthält. In der Folge kommt es jedoch in den nächsten 12 bis 24 Stunden zu einer massiven Apoptose dieser dendritischen Zellen, so dass zuletzt in der Milz nur noch eine ganz geringe Anzahl vorhanden ist. Die Apoptose der dendritischen Zellen wird dabei zum Teil durch Caspase 3 vermittelt. Eine derartige Verarmung an dendritischen Zellen könnte somit die ebenfalls bereits seit langem bekannte sekundäre Störung im B- und T-Zellsystem

nach Sepsis oder Trauma erklären und somit für die Immunsuppression im spezifischen Immunsystem verantwortlich sein [32].

Neben dem Verlust spezieller immunkompetenter Zelllinien an sich scheint auch die Art des Zellverlustes (Apoptose versus Nekrose) mit dem Überleben des Organismus zu korrelieren, wobei hier sekundäre immunologische Reaktionen den Ausschlag geben. Werden nekrotische bzw. apoptotische Splenozyten auf septische Tiere übertragen, so erhöhen apoptotische Zellen die Letalität deutlich, während im Gegensatz dazu nekrotische Zellen das Überleben signifikant verlängern. Diese Auswirkungen scheinen ganz wesentlich durch die spiegelbildlichen Veränderungen in der splenozytären Interferon-Gamma-Produktion vermittelt zu sein, die nach Übertragung nekrotischer Splenozyten deutlich zunimmt. Der Überlebensvorteil nach Übertragung nekrotischer Zellen lässt sich durch die Gabe von Interferon-Antikörpern bzw. durch künstliche genetische Elimination der Interferon-Gamma-Produktion wieder aufheben [33]. Somit scheinen apoptotische Zellen über eine Hemmung der Interferon-Verfügbarkeit sekundär eine Immunsuppression hervorzurufen, die ihrerseits das Überleben des Organismus gefährdet.

2.4 Neue experimentelle therapeutische Konzepte

2.4.1 C1-Inhibitor

C1-Inhibitor ist die einzig natürlich vorkommende Hemmsubstanz der Proteasen des klassischen Komplementsystems. C1-Inhibitor wird mittels limitierter Proteolyse durch Elastase aus aktivierten neutrophilen Granulozyten inaktiviert. Es gibt Hinweise, dass der C1-Inhibitor das Überleben septischer Tiere verlängern kann. Die genauen Mechanismen waren bisher jedoch nicht bekannt. Letztes Jahr konnte gezeigt werden, dass sowohl aktivierter wie inaktivierter C1-Inhibitor die LBP-abhängige Bindung von Lipopolysaccharid an Makrophagen blockieren kann. In der Folge lässt sich dadurch auch eine Reduktion der LPS-induzierten TNF-mRNA-Expression erreichen. Die gleichen Mechanismen lassen sich auch in menschlichem Vollblut zeigen. Somit scheint C1-Inhibitor neben seiner Funktion als Proteasehemmer auch eine zusätzliche antiinflammatorische Funktion zu besitzen. Dadurch könnte diese Substanz das Potential besitzen, auch klinisch zur Verbesserung der Prognose septischer Patienten beizutragen [34].

2.4.2 IL-6-Blockade

Bereits seit längerem ist bekannt, dass tierexperimentell Antikörper, die IL-6 neutralisieren, die Letalität der Sepsis senken können. Auf Grund der unsicheren Wirkung von Interleukin 6 und positiver Korrelationen zwischen den IL-6-Serumspiegeln und der Prognose septischer Patienten war dieses Konzept jedoch hinsichtlich seiner klinischen Relevanz umstritten. Letztes Jahr konnte ein überzeugender Mechanismus präsentiert werden, der für die deletären Auswirkungen von IL-6 verantwortlich ist, und der sich durch entsprechende Antikörperbehandlung unterbrechen lässt [35]. Es konnte nämlich gezeigt werden, dass Interleukin 6 die C5a-Rezeptorexpression in der Lunge, der Leber, der Niere und im Herzen bei der Entwicklung eines septischen Krankheitsbildes stimuliert. IL-6-Blockade reduziert dabei die Expression entsprechender Rezeptoren signifikant und verbessert somit das Überleben. Da C5a ein bekannter, etablierter proinflammatorischer Mediator der Sepsis ist, dessen negative Auswirkungen in zahlreichen Modellen dokumentiert wurden, kann so eine Brücke zwischen der IL-6-Hemmung und den beobachteten günstigen Auswirkungen geschlagen werden. Somit scheint das Konzept der IL-6-Neutralisierung soweit entwickelt, dass klinische Untersuchungen zur Effizienz gerechtfertigt sind [35].

2.5 Adjuvante Therapie der Sepsis

Die PROWESS-Studie ist im letzten Jahr weiter hinsichtlich ihrer klinischen Effizienz und des damit verbundenen Kosten-Nutzen-Verhältnisses aufgearbeitet worden. Zwei zu diesem Thema publizierte Arbeiten untersuchten die klinische Wirksamkeit in speziellen Subpopulationen [36, 37]. Die Auswertung der Patientensubgruppe mit Mehrfachorganversagen ergab, dass insgesamt 75 % der gesamten Studienpopulation ein derartiges Kriterium erfüllten (1271 Patienten). Es fand sich wie im Gesamtkollektiv ein signifikanter Überlebensvorteil unter der Therapie mit Drotrecogin α (aktiviert), wobei die Letalität unter Behandlung von 33,9 % (Placebo) auf 26,5 % abfiel. Allerdings zeigte sich auch eine statistisch signifikante Zunahme von kleineren Blutungskomplikationen unter Therapie (2,4 % im Vergleich zu 1,3 % bei Placebo) [36].

Interessant war, dass bei der weiteren Analyse spezieller Formen des Organversagens insbesondere solche Patienten von der Therapie durch aktiviertes Protein C profitierten, die bei Einschluss in die Studie nicht zuvor operiert worden waren, jedoch mechanisch beatmet waren und mit Katecholaminen therapiert wurden. Bezüglich der Infektlokalisation schnitten Patienten mit pulmonaler Sepsis am besten ab, bei intraabdominellen Sepsisherden war der Behandlungsvorteil nicht mehr signifikant [37]. Die Auswertung des Therapieeffekts im Hinblick auf die zu erwartende Letalität des jeweiligen Krankheitsbildes ergab, dass Drotrecogin α (aktiviert) bei den Patienten am effizientesten ist, die bereits bei Einschluss in die Studie das höchste Letalitätsrisiko aufweisen. Eine Assoziation zwischen dem erhöhten Blutungsrisiko, der Therapie und der zu erwartenden Letalität bestand jedoch nicht [37].

Die Therapie mit Drotrecogin α (aktiviert) ist extrem teuer. Anhand der PROWESS-Studie wurden zuletzt subtile Kosten-Nutzen-Analysen durchgeführt. In den ersten 28 Tagen nach Beginn der Therapie erhöht Drotrecogin so die Behandlungskosten um knapp 10.000 US$, gleichzeitig werden 0,061 Leben pro behandelten Patienten gerettet. Diese Zahlen lassen sich umrechnen auf 160.000 US$ pro gerettetes Leben. In Bezug auf die zu erwartende Überlebenszeit ergibt sich letztendlich unter Berücksichtigung aller Kosten, die bei der Therapie von Patienten mit schwerer Sepsis auflaufen und unter Berücksichtigung entsprechender Einschränkungen der Lebensqualität nach Entlassung und unter weiterer Berücksichtigung der eingeschränkten Lebenserwartung von überlebenden Patienten nach schwerer Sepsis eine Gesamtsumme von fast 50.000 US$, die pro qualitätsadaptiertes gewonnenes Lebensjahr anfällt [38].

Diese Summe kann man mit den Kosten anderer Interventionen im medizinischen bzw. nichtmedizinischen Kontext vergleichen. So müssen z.B. 44.000 US$ pro qualitätsadaptiertes gewonnenes Lebensjahr für eine Lungentransplantation angesetzt werden (geschätzte mittlere Überlebenszeit nach Transplantation: zehn Jahre), oder 157.000 US$ für die Verwendung eines implantierbaren Defibrillators im Vergleich zur exklusiven Verwendung von Amiodaron, oder 72.000 US$, wenn Beifahrer- und Fahrerairbags mit Airbags nur auf der Fahrerseite verglichen werden. Somit zählt die Therapie mit Drotrecogin α (aktiviert) auch im Vergleich zu anderen medizinischen Maßnahmen mit zu den teuersten Therapien, die bisher Bestandteil medizinischer Routine geworden sind. Rein aus psychologischer Sicht ist die Entscheidung, einem geeigneten Patienten die Therapie mit Drotrecogin vorzuenthalten, mit der Verweigerung einer Lungentransplantation bei bestehender Indikation gleichzusetzen. Die zukünftigen ökonomischen Entwicklungen im Gesundheitssystem, aber auch im medizinisch-industriellen Komplex werden zeigen müssen, inwieweit derartig kostspielige Therapien einerseits von den Medizinern angeboten, andererseits von den Patienten gewünscht oder gefordert werden, und ob die Gesellschaft sich derartiges noch wird leisten können [38].

Ein weiteres Resultat der PROWESS-Studie war die Aufklärung der prognostischen Relevanz einer Faktor-V-Punkt-Mutation (Faktor-V-Leiden). Die Analyse aller in die Studie einbezogenen Patienten ergab eine Prävalenz von 4,1 % für den heterozygoten Faktor-V-Leiden. Interessanterweise war die 28-Tagesletalität bei Patienten mit dieser Mutation signifikant niedriger als bei Trägern des homozygoten Allels. Die Punkt-Mutation des Faktor V führt dazu, dass Faktor Va teilweise nicht durch aktiviertes Protein C inaktiviert werden kann. In der Folge kommt es dann zu einer vermehrten Thrombinbildung. Die sich daran anschließende beschleunigte Komplexbildung von Thrombin und Thrombomodulin kann schließlich die endogenen Spiegel von aktiviertem Protein C erhöhen. Somit könnten verstärkt günstige vasoaktive und zytoprotektive Wirkungen von aktiviertem Protein C auf die vaskulären Endothelzellen entstehen und damit möglicherweise die schützenden Effekte einer heterozygoten Faktor-V-Leiden-Mutation erklären [39].

Der gleiche protektive Mechanismus der Faktor-V-Leiden-Mutation lässt sich auch im Tiermodell mit entsprechend künstlichem genetischen Defekt nach Endotoxin-Gabe nachweisen [39]. So zeigen Tiere mit einer homozygoten Faktor-V-Leiden-Mutation wieder eine erhöhte Letalität, möglicherweise dadurch bedingt, dass durch diesen jetzt maximal ausgeprägten Defekt zu viel Thrombin zur Verfügung steht mit konsekutiver übermäßiger Aktivierung einer disseminierten intravasalen Gerinnung. Letzterer Mechanismus scheint dabei die günstigen Auswirkungen von vermehrt aktiviertem Protein C wieder aufzuheben.

Dass die Verfügbarkeit, bzw. Freisetzung von aktiviertem Protein C in der Sepsis eine Voraussetzung für eine Verbesserung der Überlebenswahrscheinlichkeit darstellt, lässt sich auch tierexperimentell zeigen. So verändert ein künstlicher heterozygoter Gendefekt für aktiviertes Protein C im Mausmodell nach Endotoxin-Verabreichung den klinischen Verlauf signifikant mit deutlich erhöhter Letalität und verringerter Überlebensdauer [40]. Der Mangel an aktiviertem Protein C ist dabei mit deutlich erhöhten Spiegeln von proinflammatorischen Zytokinen verbunden als Hinweis für die potentielle Interaktion zwischen Protein C und dem Immunsystem.

Im Gegensatz zur Verabreichung von aktiviertem Protein C waren andere alternative Konzepte zur klinischen Beeinflussung des Gerinnungssystems bei Patienten mit schwerer Sepsis bisher nicht erfolgreich. Dazu zählt inzwischen auch die Behandlung mit Tifacogin (recombinant tissue factor pathway inhibitor/rTFPI). In einer kontrollierten Multicenterstudie wurden insgesamt 1754 Patienten mit schwerer Sepsis und verlängerter PTT randomisiert. Tifacogin wurde dabei über 96 Stunden verabreicht. Zentrales Ergebnis der Studie war eine unbeeinflusste 28-Tagesletalität. Der klinische Effekt blieb aus, obwohl Tifacogin die Spiegel des Prothrombinfragments 1.2 und des Thrombin-/Antithrombin-Komplexes signifikant senkte [41]. Gleichzeitig fand sich jedoch ein Anstieg ernsterer Nebenwirkungen unter Therapie mit deutlich mehr Blutungskomplikationen (6,5 % unter Tifacogin, 4,8 % unter Placebo).

Möglicherweise war in dieser Studie der verwendete Hemmmechanismus für den Gewebsfaktor ausschlaggebend. TFPI ist ein endogener Proteasehemmer, der von Endothelzellen freigesetzt wird und der den Faktor Xa direkt und den Faktor VIIa/Gewebsfaktorkomplex in einer Xa-abhängigen Weise hemmt. Neben der rekombinanten Herstellung von TFPI sind jedoch noch andere Möglichkeiten der Gewebsfaktorblockade möglich. Bekannterweise führt ja die inflammatorische Reaktion zu einer erhöhten Ausprägung des Gewebsfaktors. Letzterer setzt die Gerinnungskaskade dadurch in Gang, dass sich aktivierter Faktor VII an ihn bindet. Der so entstandene Gewebsfaktor-Faktor-VIIa-Komplex verursacht neben den prokoagulatorischen Reaktionen weitere immunologische Veränderungen wie eine Potenzierung der Ausschüttung proinflammatorischer Zytokine. Die Bildung des Gewebsfaktor-Faktor-VIIa-Komplexes kann durch Gabe von exogenem inaktivierten Faktor VIIa kompetitiv gehemmt werden. In der Folge kommt es zu

einer deutlich abgeschwächten Signalweiterleitung über den Gewebsfaktor-Faktor-VIIa-Komplex, der nur noch in geringem Ausmaß entsteht. Die Verabreichung eines derartig inaktivierten Faktor VIIa verringert im Großtierexperiment (Escherichia-coli-Infusion bei Affen) das Ausmaß des Organversagens, insbesondere die Störungen der Lungenfunktion. Gleichzeitig beobachtete man eine verbesserte Nierenfunktion und eine Abschwächung prokoagulatorischer Reaktionswege. Außerdem waren die Plasmaspiegel proinflammatorischer Zytokine (IL-6, TNF) unter Behandlung deutlich erniedrigt [42]. Zukünftige Studien werden zeigen müssen, ob dieses alternative Konzept der Gewebsfaktorblockade auch klinisch relevant ist.

Auch weiteren Konzepten der adjuvanten Sepsistherapie war in letzter Zeit kein Erfolg beschieden. Zu diesen nichtwirksamen Therapieansätzen gehört die selektive Hemmung der sezernierten Phospholipase A_2 (Gruppe IIa). Das zugrunde liegende Konzept beruht darauf, dass im Rahmen der proinflammatorischen Reaktion Phospholipase A_2 vermehrt freigesetzt wird, in der Folge erhöht sich damit die Verfügbarkeit von Arachnoidon-Säure und schließlich von proinflammatorischen, möglicherweise schädlichen Zytokinen. Zwischenzeitlich stehen synthetische Phospholipase-A_2-Hemmer (LY 315920 Na/S-5920) zur Verfügung, die effizient dieses Enzym im Serum blockieren können. Allerdings musste eine kontrollierte Multicenterstudie frühzeitig abgebrochen werden, weil nach Randomisierung von bereits 586 Patienten mit schwerer Sepsis klar war, dass ein relevanter Effekt auf die Letalität nicht mehr nachzuweisen sein würde. Nur in einer Subgruppenanalyse konnte ein signifikanter Effekt auf die 28-Tagesletalität gezeigt werden. Es handelte sich dabei um Patienten, bei denen die Testsubstanz innerhalb der ersten 18 Stunden nach Auftreten des ersten Sepsis-induzierten Organversagens verabreicht worden war. Die Letalität konnte dabei von 44 % auf 21 % gesenkt werden. Ernste Nebenwirkungen traten unter Therapie nicht auf. Allerdings zeigte sich spiegelbildlich zu den Patienten, bei denen die Testsubstanz sehr früh eingesetzt wurde, bei den Patienten, die erst knapp zwei Tage nach Beginn des Organversagens eingeschlossen wurden, eine signifikant höhere Letalität unter Therapie. Somit kann der Einsatz synthetischer Phospholipase-A_2-Hemmer zum gegenwärtigen Zeitpunkt ohne genauere Aufklärung der zugrunde liegenden Wirkungs- bzw. Nebenwirkungsmechanismen nicht empfohlen werden [43].

Ebenfalls nicht erfolgreich war die Behandlung mit einem monoklonalen Antikörper gegen Antigenstrukturen aus Enterobacteriaceae [44]. Es handelt sich dabei um ein spezielles Oberflächenantigen, das in enger Verbindung zu Lipopolysaccharid steht und bei allen Mitgliedern der Enterobacteriaceae zu finden ist. Der monoklonale Antikörper (ein Immunglobulin Typ M) MAB-T 88 ist in der Lage, entsprechende Mikroorganismen mit diesem Oberflächenantigen mittels Opsonisierung und Komplementfixierung effektiv aus dem Organismus zu entfernen. Inwieweit derartige Mechanismen auch klinisch relevant sind, wurde in einer kontrollierten Multicenterstudie an insgesamt 826 eingeschlossenen Patienten untersucht [44]. Alle Patienten litten an einer gramnegativen schweren Sepsis. Die Verabreichung dieses Antikörpers veränderte die 28-Tagesletalität jedoch nicht. Bei bakteriämischen Patienten fand sich unter Therapie sogar eine signifikant höhere Rate an Nebenwirkungen, insbesondere im kardiovaskulären System.

Eine weitere Substanz, die zuletzt in Hinblick auf die Therapie der Sepsis, insbesondere in Verbindung mit Pneumonie untersucht wurde, ist Filgrastim. Filgrastim ist ein rekombinanter humaner G-CSF, der sowohl die Produktion von neutrophilen Granulozyten wie auch deren Funktion effektiv steigern kann. In einer kontrollierten Multicenterstudie wurden 701 Patienten randomisiert. Alle Patienten litten an einer schweren Sepsis auf der Basis einer entweder ambulant erworbenen oder nosokomialen Pneumonie. Trotz einer dramatischen Erhö-

hung in der Zahl der Leukozyten (von 12,3 auf 31,7 G/l) zeigte sich kein relevanter Effekt auf die 28-Tagesletalität. Ebenfalls unbeeinflusst blieben Intensität und Dauer des Organversagens bzw. der Verweildauer auf der Intensivstation. Schwere Nebenwirkungen wurden jedoch nicht beobachtet [45].

3 Pathophysiologie und Behandlung spezieller Organfunktionsstörungen

3.1 Herz-Kreislaufsystem

Ein bisher ungelöstes Problem bei der Kreislauftherapie von Intensivpatienten ist die Indikation zur Albuminzufuhr, insbesondere bei hypoalbuminämischen Patienten. Eine Metaanalyse wertete zu diesem Thema insgesamt 90 Studien mit fast 300.000 Patienten aus [46]. Zunächst zeigte sich, dass die Hypalbuminämie per se einen ausgeprägten Risikofaktor hinsichtlich des Überlebens darstellt. Als unabhängige Vorhersagevariable war jede Abnahme der Serumalbuminkonzentration um 10 g/l mit einer Erhöhung der Letalität um 137 % und der Morbidität um 89 % verbunden. Des Weiteren wurden die Aufenthaltsdauer auf der Intensivstation und im Krankenhaus signifikant verlängert. Zusammenhänge mit dem Ernährungszustand und dem Ausmaß der Hyperinflammation bestanden dabei nicht. Weiterhin bleibt jedoch unklar, inwieweit diese Assoziation tatsächlich eine kausale Verkettung bedeutet oder nur ein Epiphänomen darstellt.

In der Metaanalyse aller Studien konnte insgesamt keine Verringerung der Morbidität unter Albuminzufuhr gezeigt werden. Allerdings kann diese Aussage nicht als endgültig gewertet werden, da insbesondere die unter Therapie erzielten Albuminspiegel stark schwanken. Es lässt sich jedoch die Hypothese aufstellen, dass erst über einem Albuminspiegel von 30 g/l ein signifikanter klinischer Effekt zu erwarten wäre. Überzeugende klinische Auswirkungen einer derartig massiven Albuminsubstitution wurden bisher fast ausschließlich bei pädiatrischen bzw. neonatologischen Patienten gefunden. Somit bleibt es zukünftigen, sorgfältig geplanten Studien überlassen, die Effizienz der Albuminsubstitution bei kritisch kranken Patienten endgültig zu klären [46].

Ebenfalls nicht gesichert ist die Wertigkeit von synthetischem Hämoglobin bei der Therapie des hämorrhagischen Schocks. Als synthetisches Hämoglobin war das sogenannte Diaspirin-Cross-linked-Hemoglobin (DCLHb) verfügbar. In einer kontrollierten Studie an 121 Patienten im hämorrhagischen Schock wurde der Einsatz eines derartigen Produkts im Vergleich zur konventionellen Therapie untersucht. Es zeigte sich jedoch kein Vorteil hinsichtlich der Inzidenz und des Schweregrades des Organversagens und der Überlebensraten nach 28 Tagen. Somit wurde die Studie frühzeitig nach einer Interimanalyse abgebrochen. Einzig günstige Nebenwirkung war der verringerte Bedarf an Blutprodukten nach Initialtherapie mit DCLHb [47]. Es lässt sich jedoch daraus folgern, dass zumindest in einer Situation, in der autologe Blutprodukte nicht zur Verfügung stehen, derartige synthetische Sauerstoffträger effizient eingesetzt werden könnten, ohne dass schädliche Nebenwirkungen für den Patienten zu erwarten sind.

Die Frage der Blutsubstitution ist insbesondere relevant, da auch der nicht akut blutende Intensivpatient von einer chronischen Abnahme der Hämoglobinkonzentration betroffen ist. Auch ohne makroskopischen Blutverlust nimmt die Hämoglobinkonzentration typischerweise um etwa 0,5 g/dl pro Tag während der ersten Tage des Intensivaufenthaltes ab. Dieser Abfall stagniert in der Folge bei nichtseptischen Patienten, ist jedoch weiterhin bei septischen Krankheitsbildern zu beobachten, insbesondere in Verbindung mit Sepsis-induziertem Organversagen. Ursächlich für diesen Verlauf sind zunächst die täglichen Routineblutabnahmen. Eine bedeutsamere Rolle spielen wohl aber die bei septischen Patienten verstärkt ausgeschütteten proinflammatorischen Mediatoren, die über eine Verringerung der Erythropoetin-Wirkung die Blutbildung des Patienten negativ beeinflussen können [48].

Neben der Gabe von Blutprodukten ist die effiziente Wiederherstellung der Kreislauffunktion mittels Infusion von kolloidalen bzw. kristallinen Lösungen Ziel der intensivmedizinischen Akutversorgung. Es hat sich inzwischen durchgesetzt, dass eine derartige Kreislauftherapie frühzeitig, d.h. noch vor Beginn des Organversagens, erfolgen sollte, wobei das periphere Sauerstoffangebot auf über 600 ml/min und m² Körperoberfläche anzuheben ist. Diese Art der Kreislauftherapie lässt sich nur dann durchführen, wenn ausreichende Mengen an kristalloiden Lösungen infundiert werden. Die entsprechenden Volumina können dabei in den ersten 24 Stunden zum Teil deutlich über der 10-Liter-Marke liegen. Zu berücksichtigen ist jedoch, dass die zugrunde liegende massive Verschiebung von Flüssigkeit in den intestitiellen Raum auch intraabdominell stattfinden kann. Dabei besteht ein erhöhtes Risiko für die Entwicklung eines intraabdominellen Kompartmentsyndroms. Bei entsprechend aggressiver Kreislauftherapie weisen immerhin nach Polytrauma 42 % der Patienten einen intraabdominell erhöhten Druck (> 20 mmHg) bzw. 16 % ein manifestes abdominelles Kompartmentsyndrom (intraabdomineller Druck > 25 mmHg) auf [49]. Somit muss insbesondere in Verbindung mit intraabdominellen Organfunktionsstörungen auch an eine derartige Nebenwirkung bei aggressiver Kreislauftherapie gedacht werden.

Allerdings scheint zur Kontrolle solch einer aggressiven Kreislauftherapie der Einsatz eines Pulmonaliskatheters nicht erforderlich zu sein. Eine kontrollierte Studie untersuchte den Nutzen eines derartig invasiven Monitorings in einem chirurgischen Hochrisikokollektiv. Die Patienten waren älter als 60 Jahre und wiesen einen ASA-Score Grad III oder IV auf, wobei alle Patienten routinemäßig postoperativ auf der Intensivstation überwacht wurden [50]. Insgesamt wurden fast 2000 Patienten hinsichtlich einer zielgerichteten Therapie mittels Pulmonaliskatheterüberwachung bzw. hinsichtlich eines Standardüberwachungskonzepts randomisiert. Die Auswertung der Daten ergab, dass der Einsatz eines Pulmonaliskatheters die Letalität nicht reduzierte. Dies betraf sowohl die Krankenhausletalität wie auch die Überlebensraten sechs bzw. zwölf Monate nach Entlassung. Die Krankheitsverweildauer war ebenfalls vergleichbar. Bemerkenswerterweise fand sich nach Einschwemmen eines Pulmonaliskatheters eine signifikant erhöhte Rate an Lungenembolien im Vergleich zur Kontrollgruppe. Auf der Basis dieser Daten lässt sich folgern, dass ein derart aggressives Monitoring routinemäßig auch bei chirurgischen Hochrisikopatienten nicht angezeigt ist. Zukünftige Studien werden zeigen müssen, ob eventuell doch Vorteile bei Patienten im ARDS oder bei manifestem kardiogenen/septischen Schock bestehen.

Seit einiger Zeit ist bekannt, dass eine gewisse Assoziation zwischen katecholaminpflichtigem septischem Schock und endogener Nebennierenrindeninsuffizienz besteht. Bisher war jedoch unklar, wie viele Patienten in der schweren Sepsis überhaupt an derartigen Defiziten leiden. Eine prospektive Studie an 100 Patienten mit schwerer Sepsis untersuchte die Häufigkeit solcher Phänomene mittels gezielter Stimulationstests [51]. Hauptbefund war, dass etwa 9 % der Erwachsenen, die mit entsprechenden Krankheitsbildern in die Klinik eingeliefert werden, einen pathologischen ACTH-Test aufweisen. Es zeigt sich dabei eine starke Assoziation mit verringerten Natrium- oder Glukosekonzentrationen. Bei der Hälfte der insuffizienten Patienten fand sich dabei eine sekundäre Nebennierenrindeninsuffizienz, wie sie sich aus einem normalen Aldosteron-Anstieg nach ACTH-Stimulation ergibt. Das Bemerkenswerte an dieser Studie ist, dass hier nicht die umstrittene Größe des absoluten Cortisol-Anstiegs nach ACTH-Gabe als Zielvariable genommen wurde, sondern dass nur solche Patienten als nebennierenrindeninsuffizient galten, bei denen nach ACTH-Gabe die Serumcortisolkonzentration 20 µg/dl nicht überstieg.

Somit ist die Inzidenz der Nebennierenrindeninsuffizienz bei schwerer Sepsis nach diesem Kriterium deutlich geringer, als wenn der Absolutanstieg nach ACTH als Zielgröße genommen wird. Unter Verwendung des letzteren Kriteriums finden sich Häufigkeiten von bis zu 40 % in der Literatur. Allerdings muss festgestellt werden, dass diese Veränderungen häufig temporärer Natur sind und die Nebennierenrindenfunktion sich wieder erholen kann. Damit hängen entsprechend festgestellte Häufigkeiten immer auch vom Zeitpunkt der Untersuchung ab.

Die wahrscheinlich doch relativ seltene Nebennierenrindeninsuffizienz bei septischen Patienten überrascht, da die bisherigen klinischen Studien zur Cortison-Substitution im septischen Schock bei der Mehrzahl der Patienten zu vorteilhaften klinischen Effekten führten. Möglicherweise spielen doch allgemeinere antiinflammatorische Wirkungen des Cortisons bei septischen Patienten eine Rolle, wobei kein unmittelbarer Zusammenhang mit einer Nebennierenrindeninsuffizienz bestehen muss. Es lässt sich auch klinisch bei septischen Patienten zeigen, dass die Zufuhr von geringen Mengen an Cortison unabhängig von der Nebennierenfunktion (250 mg Hydrocortison pro Tag) eindeutig antiinflammatorische Wirkungen entfaltet. So findet sich ein Abfall der Interleukin-6 und -8-Konzentrationen bzw. der Marker für eine Aktivierung des Endothels bzw. neutrophiler Granulozyten. Zusätzlich besteht auch eine Dämpfung der antiinflammatorischen Reaktionen selbst (TNF-Rezeptor 1 und 2, Interleukin 10). Andererseits ist unter einer derartig moderaten Cortison-Therapie die HLA DR-Expression auf Monozyten praktisch unverändert und gleichzeitig findet sich sogar in vitro eine verbesserte Phagozytose und Freisetzung von Interleukin 12 aus Monozyten. Parallel dazu konnte ein Anstieg des arteriellen Mitteldrucks und des peripher vaskulären Widerstands, und ein Abfall des Herzindex und des Norepinephrinbedarfs beobachtet werden [52].

Trotz entsprechender Katecholamin- und Cortison-Therapie ist es gelegentlich bei Patienten mit schwerer Sepsis nicht möglich, ausreichende Perfusionsdrucke zu erzielen. In derartig extremen Situationen kann heute die Verabreichung von Vasopressin zur Anwendung kommen. Dieser potente Vasokonstriktor zeigt jedoch signifikante Nebenwirkungen. Bei einer kontinuierlichen Verabreichung von Vasopressin bis zu zwei Tagen entwickeln etwa 30 % der Patienten schwere ischämische Hautläsionen, die nicht nur die Extremitäten, sondern auch den Stamm und die Zunge betreffen können [53]. Patienten mit vorbestehender peripher-arterieller Verschlusserkrankung oder mit einer Sepsis als Schockursache scheinen dabei besonders gefährdet zu sein.

3.2 Respiratorisches System

Das Schlüsselereignis des septischen Lungenversagens besteht in der raschen Anhäufung von neutrophilen Granulozyten im engen Lumen der pulmonalen Kapillaren. Durch die sich daraus entwickelnden Endothelzellschäden und Permeabilitätserhöhungen kommt es über die Zunahme der intestitiellen Flüssigkeit zur Ausprägung des klinisch bekannten ARDS. Die Mechanismen, die zur Anhäufung der Leukozyten im pulmonalen Kapillarstromgebiet führen, sind jedoch bis heute nicht exakt geklärt. Eine wesentliche Rolle bei der initialen Signalauslösung spielen bakterielle Toxine wie das Lipopolysaccharid, welche über die tollähnlichen Rezeptoren (speziell TLR 4) an Makrophagen oder neutrophile Granulozyten binden können und sie dadurch aktivieren. Es lässt sich nun in eleganten Experimenten zeigen, dass trotz genetischer Inaktivierung der Leukozyten nach LPS-Gabe weiterhin neutrophile Granulozyten in die Lunge sequestrieren. Ein derartiger Mechanismus kann nur dann blockiert werden, wenn zusätzlich auch die En-

dothelzellen genetisch ihres TLR 4 beraubt werden [54].

Somit muss die bisherige Hypothese, dass LPS nur über die Aktivierung der neutrophilen Granulozyten zur Ausprägung des ARDS führt, revidiert werden, da die gleichzeitige Aktivierung von lokalen Endothelzellen in der Lunge mindestens genauso bedeutsam ist und nicht von einer vorangegangenen Aktivierung neutrophiler Granulozyten abhängt.

In den Endothelzellen selbst laufen anschließend charakteristische Veränderungen ab, die schließlich zu einer erhöhten Permeabilität führen. Die Durchlässigkeit des pulmonal kapillären Endothels wird ganz wesentlich durch die intrazellulären zytoskeletalen Kontraktions-/Relaxationszyklen kontrolliert und zusätzlich noch durch extrazelluläre Adhäsionscharakteristika moduliert. Diese Kontraktions-/Relaxationszyklen entstehen durch sich kontrahierende Myosin-Moleküle (Leichtketten) in Abhängigkeit von ihrem jeweiligen Phosphorylierungszustand. Die Phosphorylierung dieser Moleküle wird durch spezielle Proteinkinasen wie die MLCK (myosin light chain kinase) reguliert. Die Bedeutung dieser erst vor kurzem entdeckten Kinasen für die Pathophysiologie des septischen ARDS und die Kapillardurchlässigkeit war bisher nicht bekannt. Es lassen sich nun gezielte genetische Defekte dieser Kinasen erzeugen. Derartig defiziente Tiere entwickeln ein deutlich geringeres Lungenversagen nach Injektion von Lipopolysaccharid und leben auch unter anschließender mechanischer Beatmung signifikant länger [55]. Es lassen sich inzwischen auch synthetisch MLCK-Inhibitoren entwickeln, die auf Aminopyridazin-Basis hergestellt werden. Die Verabreichung dieser Hemmsubstanzen schützt septische Tiere vor einem sekundären Lungenversagen und vor dem Versterben in Folge von Komplikationen der mechanischen Beatmung. Somit scheint hier ein neues Kapitel der Pharmakotherapie des ARDS aufgeschlagen. Inwieweit dieses Konzept klinisch effizient sein wird, können nur zukünftige Studien zeigen.

Die Therapie des akuten Lungenversagens/ ARDS ist bis heute nur in wenigen Teilaspekten wissenschaftlich fundiert (evidence-based). Zu den Maßnahmen, die hinsichtlich der Prognoseverbesserung bisher nicht gesichert sind, gehört die Lagerungstherapie (Bauchlage). Die zu diesem Thema durchgeführten Studien waren jedoch nur eingeschränkt zu verwerten, da die Behandlungsmodalitäten (u.a. Dauer der Bauchlage) möglicherweise nicht ausreichend waren. In einer retrospektiven Datenauswertung von 125 ARDS-Patienten wurden Prognosefaktoren untersucht. In einer Multivarianzanalyse ergab sich u.a., dass die Lagerungstherapie als unabhängige Variable mit einer signifikanten Prognoseverbesserung verbunden war [56]. Der frühzeitige Einsatz einer derartigen Behandlung reduzierte die Letalität signifikant nach 28 Tagen, nach zwei Monaten und nach sechs Monaten. Diese, wenn auch nicht prospektiv erhobenen Daten sprechen doch eindeutig für den Einsatz der Lagerungstherapie, insbesondere bei Patienten mit ausgeprägten Gasaustauschstörungen auf der Basis eines ARDS.

Das Management der ARDS-Patienten bleibt jedoch weiterhin kompliziert. Insbesondere problematisch sind die intermittierend regelhaft durchzuführenden Absaugmanöver im Rahmen der Bronchialtoilette. Hier können ausgeprägte unerwünschte Nebenwirkungen auftreten. Eine prospektive Studie untersuchte zwei verschiedene Modalitäten, einmal die nur bedarfsadaptiert durchgeführte minimalinvasive Absaugung mittels eines 29 cm langen Absaugkatheters, und im Vergleich dazu die routinemäßige, tief endotracheal durchgeführte Absaugung mittels eines 49 cm langen Absaugkatheters [57]. Insgesamt wurden 383 beatmete Patienten so randomisiert. Es zeigte sich in Hinblick auf die Prognose (Dauer der Beatmung, Aufenthalt auf der Intensivstation, Letalität auf der Intensivstation, Häufigkeit pulmonaler Infekte) kein signifikanter Unterschied. Allerdings konnten unerwünschte Nebeneffekte wie ein Abfall der O_2-Sättigung, ein Anstieg des systolischen Blutdrucks und das Auftreten

von blutigem Trachealsekret unter Verwendung der modifizierten Technik in ihrer Häufigkeit signifikant reduziert werden. Somit spricht vieles für ein derartig minimalinvasives, bedarfsadaptiertes Absaugmanöver.

Bisher war auch unklar, inwieweit Patienten mit ARDS und hoher PEEP-Beatmung gefahrlos einer Punktionstracheotomie unterzogen werden können. Eine prospektive Studie untersuchte die Häufigkeit von Komplikationen derartiger minimalinvasiver Tracheotomien entweder bei hohem (> 10 mbar) oder bei niedrigem (≤ 10 mbar) PEEP. Insgesamt wurden 203 konsekutive Patienten ausgewertet [58]. Es zeigte sich, dass sich der Gasaustausch auch bei Beatmung mit hohen PEEP-Niveaus während und bis zu 24 Stunden nach perkutaner Dilatationstracheotomie nicht signifikant veränderte. Dies war sogar bei den Patienten so, die einen äußerst schlechten Horowitz-Quotienten (im Mittel 130) und einen PEEP von im Mittel 17 mbar aufwiesen. Somit stellt ein aggressives Beatmungsschema mit schwerer respiratorischer Insuffizienz per se keine Kontraindikation gegen eine derartige minimalinvasive Tracheotomie dar [58].

In der Regel besteht bei beatmeten Patienten mit ARDS die Notwendigkeit für eine begleitende Sedierung. In der Praxis erweist es sich jedoch manchmal schwierig, die exakte Tiefe der Sedierung korrekt abzuschätzen. Zu diesem Zweck stehen mehrere in ihrer Validität und Reproduzierbarkeit bis heute nicht eindeutig evaluierte Scores bzw. Skalierungssysteme zur Verfügung. Einer dieser Scores ist der sogenannte RASS (Richmond Agitation Sedation Scale). Zur Erstellung entsprechender Punktwerte wird der Patient in Hinblick auf seine spontane Beweglichkeit beobachtet, und es werden die Reaktionen auf verbale sowie körperliche Stimulationen registriert. Entsprechend der jeweiligen Intensität wird ein Punktwert vergeben, der dann anschließend aufsummiert wird. Eine Besonderheit des RASS ist die Tatsache, dass dieser Test im Gegensatz zu allen anderen Verfahren die Dauer des Blickkontaktes nach Ansprache als zentralen Bestandteil zur Steuerung der Sedierungstiefe beinhaltet [59]. Der RASS wurde nun in Hinblick auf seine Reproduzierbarkeit und die Zuverlässigkeit in einer prospektiven Studie an insgesamt 275 beatmeten Patienten evaluiert. U.a. erfolgten Vergleiche zwischen der Begutachtung durch einen erfahrenen Neurologen und durch die behandelnde Krankenschwester. Die Reproduzierbarkeit wurde getestet und es wurden Korrelationen mit elektroenzephalografischen Befunden bzw. der Menge an zugeführten sedierenden Medikamenten angestellt. Es zeigte sich, dass der RASS eine ausgezeichnete Reproduzierbarkeit auch zwischen unterschiedlichen Untersuchern besitzt. Es fanden sich ferner eindeutig signifikante Korrelationen mit den zugeführten Dosen an Analgetika bzw. Sedativa. Auch die Übereinstimmung mit EEG-Befunden war hochsignifikant. Somit scheint dieser Test zur Zeit das beste Verfahren zu sein, das zur Langzeitkontrolle der Sedierungstiefe bei beatmeten Patienten zur Verfügung steht.

Die adjuvante Therapie des ARDS ist weiter Gegenstand intensiver wissenschaftlicher Bemühungen. Ein bereits seit längerem propagiertes Konzept ist die Applikation von Surfactant. Bekanntlich ist die Funktion dieser Substanz bei ARDS-Patienten eingeschränkt, und im Tiermodell sowie bei Neugeborenen kann das ARDS signifikant durch exogene transbronchiale Surfactant-Zufuhr verbessert werden. Die bisherigen klinischen Studien an Erwachsenen waren jedoch nicht erfolgreich, unabhängig davon, ob natürliches Surfactant oder ein synthetisches, proteinfreies Surfactant mittels Instillation oder Aerosolisation über das Bronchialsystem zugeführt wurde. Inzwischen ist es möglich, ein rekombinantes Surfactant-Protein C herzustellen, welches besondere hydrophobische Eigenschaften aufweist. In einer prospektiven Phase-I/II-Untersuchung wurden 40 Patienten hinsichtlich einer derartigen Behandlung randomisiert [60]. In diesem kleinen Kollektiv zeigte sich erwartungsgemäß kein klinischer Vorteil. In der bronchoalveolären Lavageflüssigkeit konnten die exogenen Surfactant-Komponente nachgewiesen wer-

den, ohne dass jedoch eine echte Funktionsverbesserung stattfand. Allerdings waren die Interleukin-6-Konzentrationen unter Therapie signifikant niedriger als in der Kontrollgruppe. Somit kann zunächst festgestellt werden, dass rekombinantes Surfactant nebenwirkungsfrei Patienten im akuten Lungenversagen zugeführt werden kann. Insgesamt scheint wohl die verwendete Dosis bzw. die Dauer der Applikation zu gering gewesen zu sein, so dass in den zur Zeit laufenden Phase-III-Studien ein modifiziertes Therapieschema zur Anwendung kommt. Die Ergebnisse dieser Studien werden letztendlich über die klinische Relevanz dieses Therapiekonzeptes entscheiden müssen [60].

Ein weiteres Therapiekonzept beruht auf der Inaktivierung von PAF (Platelet-activating-factor). Das Enzym PAF-Acetylhydrolase (PAF-AH) ist dabei für den PAF-Abbau verantwortlich, gleichzeitig jedoch bei septischen Patienten mit ARDS nur noch in sehr geringen Mengen verfügbar. Eine kontrollierte Multicenterstudie untersuchte an 127 Patienten, die eine schwere Sepsis, jedoch noch kein ARDS aufwiesen, die klinische Effizienz einer PAF-AH-Substitution. Die Therapie wurde insgesamt gut vertragen, allerdings ließ sich die in der Folge beobachtete Häufigkeit des ARDS durch die Behandlung nicht signifikant senken. Andererseits wiederum fand sich in der Patientengruppe, die mit der geringeren PAF-AH-Dosis behandelt worden war (1,0 mg/kg Körpergewicht), ein signifikanter Abfall der Letalität von 44 % auf 21 %. In der höheren Dosisgruppe (5,0 mg/kg KG) war die Letalität mit 28 % jedoch nicht signifikant von der in der Kontrollgruppe verschieden [61]. Ingesamt erscheint die Elimination des proinflammatorischen Mediators PAF anhand dieser vorliegenden Daten einen vielversprechenden Ansatz zur adjuvanten Therapie der Sepsis und möglicherweise auch des ARDS darzustellen. Größere kontrollierte Studien werden zeigen müssen, inwieweit diese Hypothese tatsächlich klinisch auch bestätigt werden kann.

Die Prognose des Patienten, der ein ARDS überlebt hat, ist seit längerem Gegensatz intensiver Untersuchungen. Die erste prospektive Studie, in der individuell physiologische (funktionelle) und lebensqualitätbezogene Variablen im ersten Jahr nach ARDS untersucht wurden, wurde letztes Jahr publiziert [62]. Ingesamt wurden 109 Patienten beobachtet und drei, sechs und zwölf Monate nach Entlassung untersucht. Es zeigte sich, dass alle Patienten zum Zeitpunkt der Entlassung von einer signifikanten Eiweißkatabolie betroffen waren (mittlerer Körpergewichtsverlust 18 %). Das Lungenvolumen und spirometrische Messungen normalisierten sich nach 6 Monaten, allerdings blieb die CO_2-Diffusionskapazität auch nach einem Jahr noch abnormal niedrig. Eine zusätzliche Gabe von Sauerstoff war bei keinem Patienten erforderlich, obwohl 6 % der Patienten Sauerstoffsättigungen von unter 88 % bei Belastung aufwiesen. Persistierend auch nach zwölf Monaten waren jedoch die Einschränkungen der Körperfunktion. Insbesondere fand sich eine geringere körperliche Belastbarkeit mit Verkürzung der Gehstrecke. Somit stellt die funktionelle Behinderung das zentrale Langzeitproblem bei Patienten nach ARDS dar, die jedoch in der Regel auf extrapulmonalen Ursachen beruht [62]. Die Auswertung der bekannten Studien zur lungenprotektiven Beatmung ergab jedoch, dass diese Beeinträchtigung der Lungenfunktion im Langzeitverlauf nicht von der Höhe der Atemzugvolumina abhängt [63]. Die sich insbesondere unter Belastung manifestierenden Einschränkungen der Lungenfunktion (Sättigungsabfall) sind auch noch fast drei Jahre nach Krankenhausentlassung nachweisbar [64]. Auch zu diesem Zeitpunkt finden sich weiterhin relevante Einschränkungen der körperlichen Leistungsfähigkeit [65]. Trotz dieser Beeinträchtigung sind fast alle Patienten in der Lage, ein selbständiges Leben zu führen und sich selbst zu versorgen. Aus diesen Untersuchungen ergibt sich somit zwingend die Notwendigkeit, auch noch lange nach Entlassung des Patienten intensive physikalisch-medizinische Maßnahmen zur weiteren Rehabilitation und Verbesserung der Lebensqualität durchzuführen.

Bei beatmeten Patienten erfolgt die Entwöhnung vom Beatmungsgerät in der Regel durch ein Atemschema, welches die spontane Atemtätigkeit des Patienten in die Beatmungstherapie mit einbezieht. Dazu existieren zwei verschiedene Beatmungsformen, die beide die Spontanatmung des Patienten initial noch entsprechend unterstützen, nämlich die druckunterstützte Beatmung (pressure support ventilation/PSV) und die sogenannte Proportional Assist Ventilation (PAV). Die Besonderheit von PAV besteht darin, dass sich die Druckunterstützung bei der spontanen Einatmung an die individuellen Fähigkeiten des Patienten flexibel anpasst. Je stärker der Patient versucht einzuatmen, um so größer ist die darauffolgende Druckunterstützung. Eine echte klinische Überlegenheit von PAV gegenüber PSV konnte jedoch bisher nicht nachgewiesen werden. Inzwischen sind mehrere prospektive Studien zu diesem Thema publiziert. So wurde bei intubierten, spontanatmenden Patienten ohne COPD die Auswirkung von PAV bzw. PSV auf die Atemarbeit untersucht [66]. Es zeigte sich jedoch in beiden spontanatmenden Patientengruppen eine vergleichbare Atemarbeit, bei Patienten, die mit PAV 50 (50%ige Fluss- und Volumenunterstützung) beatmet wurden, bestanden sogar die Zeichen einer zunehmenden respiratorischen Insuffizienz. Somit muss unter PAV mindestens eine 80%ige Fluss- und Volumenunterstützung appliziert werden [66].

Ähnlich enttäuschende Ergebnisse fanden sich auch bei Patienten, die nicht-invasiv beatmet wurden. Obwohl PAV komfortabler und besser toleriert wurde, bestanden keine wesentlichen Unterschiede in Hinblick auf die Intubationshäufigkeit, die Letalität und die Aufenthaltsdauer [67]. Somit ist nach 10 Jahren PAV-Beatmung festzustellen, dass diese Technik zwar eine interessante Alternative zu den bisher zur Verfügung stehenden Beatmungsmodi darstellt. Auf Grund der komplexen Ventilatoreinstellung konnte sich dieses Verfahren jedoch bisher nicht in der Routine durchsetzen. Somit bleibt PAV zwar von hohem wissenschaftlichem und intellektuellem Interesse, eine routinemäßige Einführung dieses Verfahrens scheint jedoch zur Zeit in weite Ferne gerückt [68].

Nichtsdestotrotz besitzt die nicht-invasive Beatmung heute einen festen Stellenwert in der Atemtherapie des kritisch kranken Patienten. Neben den etablierten Indikationen bei exazerbierter COPD und kardialem Lungenversagen scheint die nicht-invasive Beatmung inzwischen auch eine Rolle bei der Entwöhnung vom Respirator zu spielen. In einer prospektiven Studie wurden intubierte Patienten, die sich mittels eines konventionellen Weaning-Schemas (Spontanatmung über Tubus und Teestück) nicht vom Respirator entwöhnen ließen, hinsichtlich zweier Behandlungsmodalitäten randomisiert. Die eine Gruppe wurde trotzdem extubiert und anschließend nicht-invasiv beatmet, die andere Patientengruppe wurde erneut an das Beatmungsgerät genommen und weiter einem konventionellen Weaning-Verfahren der Intubation zugeführt [69]. Es handelte sich dabei um eine prospektive randomisierte Studie, die auf Grund der ausgeprägten Effekte bereits bei einer geplanten Interimanalyse abgebrochen werden musste. Es zeigte sich nämlich, dass die frühzeitige Extubation mit anschließender nicht-invasiver Beatmung dem Standardvorgehen deutlich überlegen war (kürzere Dauer der invasiven Beatmung, des Aufenthaltes auf der Intensivstation und im Krankenhaus, geringerer Bedarf an Tracheotomien, geringere Inzidenz an nosokomialen Pneumonien und septischem Kreislaufversagen). Am eindrucksvollsten war die verbesserte Letalität sowohl auf der Intensivstation als auch in einem Beobachtungszeitraum von 90 Tagen. Somit muss bei ineffektivem Weaning heute auf jeden Fall die Option einer vorzeitigen Extubation mit anschließender nicht-invasiver Beatmung in das therapeutische Konzept mit einbezogen werden [69].

Die genauen Modalitäten der nicht-invasiven Beatmung sind ebenfalls zur Zeit Gegenstand intensiver Untersuchungen. Insbesondere wird darüber nachgedacht, inwieweit der Ersatz des Luft-Sauerstoff-Gemisches durch ein Helium-Sauerstoff-Gemisch von klinischem Vorteil sein könnte. Bisherige Studien zeigten, dass derartige Helium-Sauerstoff-Gemische, insbesondere bei Patienten mit dekompensierter COPD, die Dyspnoe, den arteriellen CO_2-Partialdruck und die Atemarbeit im Vergleich zur konventionellen Gaszufuhr deutlich günstiger beeinflussen. Inwieweit ein derartiges Konzept auch klinisch von Vorteil ist, war bisher nicht bekannt. In einer prospektiven randomisierten Studie wurden insgesamt 123 Patienten, die nicht-invasiv beatmet wurden, hinsichtlich der unterschiedlichen Gasgemische randomisiert [70]. Es zeigte sich dabei, dass die Intubationsrate sowie die Aufenthaltsdauer auf der Intensivstation vergleichbar waren. Allerdings war die gesamte Krankenhausverweildauer bei Verwendung des Helium-Sauerstoff-Gemisches signifikant verringert. Obwohl das Helium-Sauerstoff-Gemisch teurer ist als das konventionelle Raumluftgemisch, war diese Art der Beatmung doch mit einer Kostenreduktion von etwa 3300 \$ pro Patient verbunden. Somit könnte trotz des höheren Preises der Einsatz des Helium-Sauerstoff-Gemisches bei nicht-invasiver Beatmung ein kosteneffektives Konzept darstellen und helfen, die Behandlungskosten zu reduzieren [70].

Zur Gasapplikation bei nicht-invasiver Beatmung stehen entweder standardisierte Gesichtsmasken oder komplette Helme zur Verfügung. An gesunden Probanden wurde untersucht, inwieweit sich diese Applikationsarten hinsichtlich ihrer Effizienz unterscheiden. Zielgröße war dabei das Druck-/Zeitprodukt in den Luftwegen. Zusätzlich wurde die Atemarbeit registriert. Es zeigte sich, dass bei reiner CPAP-Atmung insbesondere mit niedrigen Flussraten der Helm der Gesichtsmaske überlegen ist. Bei druckkontrollierter Beatmung ergaben sich jedoch eindeutige Vorteile für die Gesichtsmaske [71].

Nicht vergessen werden sollte jedoch, dass die nicht-invasive Beatmung mit zwar seltenen, aber in ihren klinischen Auswirkungen zum Teil beeindruckenden Nebenwirkungen verbunden sein kann. Sehr häufig kommt es unter nicht-invasiver Beatmung zu einer Aerophagie mit Luftanfüllung im Magen, und bei entsprechender Füllung bzw. Passagebehinderung sind Regurgitationen bzw. Aspirationen nicht auszuschließen. Ferner wird inzwischen über massive Luftüberblähungen des gesamten Intestinaltrakts berichtet, die zu einer Erhöhung des intraabdominellen Drucks und letztendlich zum abdominellen Kompartmentsyndrom führen können. In der Folge kann sich daraus sogar ein manifestes kardiopulmonales Organversagen entwickeln, welches jedoch rasch durch Einbringen einer Magensonde und entsprechende Luftentlastung korrigiert werden kann [72]. Somit sollte unter nicht-invasiver Beatmung das Abdomen hinsichtlich einer möglichen Überblähung überwacht werden. In chirurgischen Kollektiven mit potentiell ausgeprägter Passagestörung muss unter Umständen regelhaft prophylaktisch eine Magensonde bei nicht-invasiver Atemtherapie eingebracht werden.

Literatur

[1] Van den Berghe G, Wouters PJ, Bouillon R et al.: Outcome benefit of intensive insulin therapy in the critically ill: Insulin dose versus glycemic control. Crit Care Med 31 (2003) 359–366. [EBM Ib]

[2] Finney SJ, Zekveld C, Elia A, Evans TW: Glucose control and mortality in critically ill patients. JAMA 290 (2003) 2041–2047. [EBM IIa]

[3] Bertolini G, Iapichino G, Radrizzani D et al.: Early enteral immunonutrition in patients with severe sepsis: results of an interim analysis of a randomized multicentre clinical trial. Intensive Care Med 29 (2003) 834–840. [EBM Ib]

[4] Heyland DK, Samis A: Does immunonutrition in patients with sepsis do more harm than good? Intensive Care Med 29 (2003) 669–671. [EBM IV]

[5] Heyland DK, Dhaliwal R, Drover JW, Gramlich L, Dodek P; Canadian Critical Care Clinical Practice Guidelines Committee: Canadian clinical practice guidelines for nutrition support in mechanically ventilated, critically ill adult patients. JPEN 27 (2003) 355–373. [EBM Ia]

[6] Garrel D, Patenaude J, Nedelec B et al.: Decreased mortality and infectious morbidity in adult burn patients given enteral glutamine supplements: a prospective, controlled, randomized clinical trial. Crit Care Med 31 (2003) 2444–2449. [EBM Ib]

[7] Hall JC, Dobb G, Hall J et al.: A prospective randomized trial of enteral glutamine in critical illness. Intensive Care Med 29 (2003) 1710–1716. [EBM IIb]

[8] Mayer K, Meyer S, Reinholz-Muhly M et al.: Short-time infusion of fish oil-based lipid emulsions, approved for parenteral nutrition, reduces monocyte proinflammatory cytokine generation and adhesive interaction with endothelium in humans. J Immunol 171 (2003) 4837–4843. [EBM IIb]

[9] Mayer K, Gokorsch S, Fegbeutel C et al.: Parenteral nutrition with fish oil modulates cytokine response in patients with sepsis. Am J Respir Crit Care Med 167 (2003) 1321–1328. [EBM IIb]

[10] Wolf SE, Thomas SJ, Dasu MR et al.: Improved net protein balance, lean mass, and gene expression changes with oxandrolone treatment in the severely burned. Ann Surg 237 (2003) 801–811. [EBM IIb]

[11] Levy MM, Fink MP, Marshall JC, Abraham E, Angus D, Cook D, Cohen J, Opal SM, Vincent JL, Ramsay G; International Sepsis Definitions Conference: 2001 SCCM/ESICM/ACCP/ATS/SIS International Sepsis Definitions Conference. Intensive Care Med 29 (2003) 530–538. [EBM IV]

[12] Martin GS, Mannino DM, Eaton S, Moss M: The epidemiology of sepsis in the United States from 1979 through 2000. N Engl J Med 348 (2003) 1546–1554. [EBM III]

[13] Annane D, Aegerter P, Jars-Guincestre MC, Guidet B; CUB-Rea Network: Current epidemiology of septic shock: the CUB-Rea Network. Am J Respir Crit Care Med 168 (2003) 165–172. [EBM III]

[14] Weycker D, Akhras KS, Edelsberg J et al.: Long-term mortality and medical care charges in patients with severe sepsis. Crit Care Med 31 (2003) 2316–2323. [EBM III]

[15] Fletcher SN, Kennedy DD, Ghosh IR et al.: Persistent neuromuscular and neurophysiologic abnormalities in long-term survivors of prolonged critical illness. Crit Care Med 31 (2003) 1012–1016. [EBM III]

[16] de Jonge E, Schultz MJ, Spanjaard L et al.: Effects of selective decontamination of digestive tract on mortality and acquisition of resistant bacteria in intensive care: a randomised controlled trial. Lancet 362 (2003) 1011–1016. [EBM Ib]

[17] Bonten MJ, Brun-Buisson C, Weinstein RA: Selective decontamination of the digestive tract: to stimulate or stifle? Intensive Care Med 29 (2003) 672–676. [EBM IV]

[18] van Saene HK, Petros AJ, Ramsay G, Baxby D: All great truths are iconoclastic: selective decontamination of the digestive tract moves from heresy to level 1 truth. Intensive Care Med 29 (2003) 677–690. [EBM IV]

[19] Leone M, Albanese J, Antonini F et al.: Long-term (6-year) effect of selective digestive decontamination on antimicrobial resistance in intensive care, multiple-trauma patients. Crit Care Med 31 (2003) 2090–2095. [EBM IIb]

[20] Neuhauser MM, Weinstein RA, Rydman R et al.: Antibiotic resistance among gram-negative bacilli in US intensive care units: implications for fluoroquinolone use. JAMA 289 (2003) 885–888. [EBM III]

[21] Lyte M, Freestone PP, Neal CP et al.: Stimulation of Staphylococcus epidermidis growth and biofilm formation by catecholamine inotropes. Lancet 361 (2003) 130–135. [EBM IIb]

[22] Porter R, Subramani K, Thomas AN, Chadwick P: Nasal carriage of Staphylococcus aureus on admission to intensive care: incidence and prognostic significance. Intensive Care Med 29 (2003) 655–658. [EBM III]

[23] Chung DR, Kasper DL, Panzo RJ et al.: CD4+ T cells mediate abscess formation in intra-abdominal sepsis by an IL-17-dependent mechanism. J Immunol 170 (2003) 1958–1963. [EBM IIb]

[24] de Baey A, Mende I, Baretton G et al.: A subset of human dendritic cells in the T cell area of mucosa-associated lymphoid tissue with a high potential to produce TNF-alpha. J Immunol 170 (2003) 5089–5094. [EBM IIb]

[25] Paterson HM, Murphy TJ, Purcell EJ et al.: Injury primes the innate immune system for enhanced Toll-like receptor reactivity. J Immunol 171 (2003) 1473–1483. [EBM IIb]

[26] Hoebe K, Du X, Georgel P et al.: Identification of Lps2 as a key transducer of MyD88-independent TIR signalling. Nature 424 (2003) 743–748. [EBM IIb]

[27] Majetschak M, Krehmeier U, Bardenheuer M et al.: Extracellular ubiquitin inhibits the TNF-alpha response to endotoxin in peripheral blood mononuclear cells and regulates endotoxin hyporesponsiveness in critical illness. Blood 101 (2003) 1882–1890. [EBM IIb]

[28] Vreugdenhil AC, Rousseau CH, Hartung T et al.: Lipopolysaccharide (LPS)-binding protein mediates LPS detoxification by chylomicrons. J Immunol 170 (2003) 1399–1405. [EBM IIb]

[29] Wald D, Qin J, Zhao Z et al.: SIGIRR, a negative regulator of Toll-like receptor-interleukin 1 receptor signaling. Nat Immunol 4 (2003) 920–927. [EBM IIb]

[30] Ness TL, Hogaboam CM, Strieter RM, Kunkel SL: Immunomodulatory role of CXCR2 during experimental septic peritonitis. J Immunol 171 (2003) 3775–3784. [EBM IIb]

[31] Wang H, Yu M, Ochani M et al.:. Nicotinic acetylcholine receptor alpha7 subunit is an essential regulator of inflammation. Nature 421 (2003) 384–388. [EBM IIb]

[32] Tinsley KW, Grayson MH, Swanson PE et al.: Sepsis induces apoptosis and profound depletion of splenic interdigitating and follicular dendritic cells. J Immunol 171 (2003) 909–914. [EBM IIb]

[33] Hotchkiss RS, Chang KC, Grayson MH et al.: Adoptive transfer of apoptotic splenocytes worsens survival, whereas adoptive transfer of necrotic splenocytes improves survival in sepsis. Proc Natl Acad Sci USA 100 (2003) 6724–6729. [EBM IIb]

[34] Liu D, Cai S, Gu X et al.: C1 inhibitor prevents endotoxin shock via a direct interaction with lipopolysaccharide. J Immunol 171 (2003) 2594–2601. [EBM IIb]

[35] Riedemann NC, Neff TA, Guo RF et al.: Protective effects of IL-6 blockade in sepsis are linked to reduced C5a receptor expression. J Immunol 170 (2003) 503–507. [EBM IIb]

[36] Dhainaut JF, Laterre PF, Janes JM, Bernard GR, Artigas A, Bakker J, Riess H, Basson BR, Charpentier J, Utterback BG, Vincent JL; Recombinant Human Activated Protein C Worldwide Evaluation in Sepsis (PROWESS) Study Group: Drotrecogin alfa (activated) in the treatment of severe sepsis patients with multiple-organ dysfunction: data from the PROWESS trial. Intensive Care Med 29 (2003) 894–903. [EBM Ib]

[37] Ely EW, Laterre PF, Angus DC, Helterbrand JD, Levy H, Dhainaut JF, Vincent JL, Macias WL, Bernard GR; PROWESS Investigators: Drotrecogin alfa (activated) administration across clinically important subgroups of patients with severe sepsis. Crit Care Med 31 (2003)12–19. [EBM Ib]

[38] Angus DC, Linde-Zwirble WT, Clermont G, Ball DE, Basson BR, Ely EW, Laterre PF, Vincent JL, Bernard G, van Hout B; PROWESS Investigators. Cost-effectiveness of drotrecogin alfa (activated) in the treatment of severe sepsis. Crit Care Med 31 (2003) 1–11. [EBM Ib]

[39] Kerlin BA, Yan SB, Isermann BH et al.: Survival advantage associated with heterozygous factor V Leiden mutation in patients with severe

sepsis and in mouse endotoxemia. Blood 102 (2003) 3085–3092. [EBM IIb]

[40] Levi M, Dorffler-Melly J, Reitsma P et al.: Aggravation of endotoxin-induced disseminated intravascular coagulation and cytokine activation in heterozygous protein-C-deficient mice. Blood 101 (2003) 4823–4827. [EBM IIb]

[41] Abraham E, Reinhart K, Opal S, Demeyer I, Doig C, Rodriguez AL, Beale R, Svoboda P, Laterre PF, Simon S, Light B, Spapen H, Stone J, Seibert A, Peckelsen C, De Deyne C, Postier R, Pettila V, Artigas A, Percell SR, Shu V, Zwingelstein C, Tobias J, Poole L, Stolzenbach JC, Creasey AA; OPTIMIST Trial Study Group: Efficacy and safety of tifacogin (recombinant tissue factor pathway inhibitor) in severe sepsis: a randomized controlled trial. JAMA 290 (2003) 238–247. [EBM Ib]

[42] Carraway MS, Welty-Wolf KE et al.: Blockade of tissue factor: treatment for organ injury in established sepsis. Am J Respir Crit Care Med 167 (2003) 1200–1209. [EBM IIb]

[43] Abraham E, Naum C, Bandi V et al.: Efficacy and safety of LY315920Na/S-5920, a selective inhibitor of 14-kDa group IIA secretory phospholipase A2, in patients with suspected sepsis and organ failure. Crit Care Med 31 (2003) 718–728. [EBM Ib]

[44] Albertson TE, Panacek EA, MacArthur RD, Johnson SB, Benjamin E, Matuschak GM, Zaloga G, Maki D, Silverstein J, Tobias JK, Haenftling K, Black G, Cowens JW; MABT88 Sepsis Study Group. Multicenter evaluation of a human monoclonal antibody to Enterobacteriaceae common antigen in patients with Gram-negative sepsis. Crit Care Med 31 (2003) 419–427. [EBM Ib]

[45] Root RK, Lodato RF, Patrick W, Cade JF, Fotheringham N, Milwee S, Vincent JL, Torres A, Rello J, Nelson S; Pneumonia Sepsis Study Group: Multicenter, double-blind, placebo-controlled study of the use of filgrastim in patients hospitalized with pneumonia and severe sepsis. Crit Care Med 31 (2003) 367–373. [EBM Ib]

[46] Vincent JL, Dubois MJ, Navickis RJ, Wilkes MM: Hypoalbuminemia in acute illness: is there a rationale for intervention? A meta-analysis of cohort studies and controlled trials. Ann Surg 237 (2003) 319–334. [EBM Ia]

[47] Kerner T, Ahlers O, Veit S, Riou B, Saunders M, Pison U; European DCLHb Trauma Study Group: DCL Hb for trauma patients with severe hemorrhagic shock: the European „OnScene" multicenter study. Intensive Care Med 29 (2003) 378–385. [EBM Ib]

[48] Nguyen BV, Bota DP, Melot C, Vincent JL: Time course of hemoglobin concentrations in nonbleeding intensive care unit patients. Crit Care Med 31 (2003) 406–410. [EBM III]

[49] Balogh Z, McKinley BA, Cocanour CS et al.: Supranormal trauma resuscitation causes more cases of abdominal compartment syndrome. Arch Surg 138 (2003) 637–643. [EBM IIb]

[50] Sandham JD, Hull RD, Brant RF, Knox L, Pineo GF, Doig CJ, Laporta DP, Viner S, Passerini L, Devitt H, Kirby A, Jacka M; Canadian Critical Care Clinical Trials Group: A randomized, controlled trial of the use of pulmonary-artery catheters in high-risk surgical patients. N Engl J Med 348 (2003) 5–14. [EBM Ib]

[51] Manglik S, Flores E, Lubarsky L et al.: Glucocorticoid insufficiency in patients who present to the hospital with severe sepsis: a prospective clinical trial. Crit Care Med 31 (2003) 1668–1675. [EBM III]

[52] Keh D, Boehnke T, Weber-Cartens S et al.: Immunologic and hemodynamic effects of „lowdose" hydrocortisone in septic shock: a double-blind, randomized, placebo-controlled, crossover study. Am J Respir Crit Care Med 167 (2003) 512–520. [EBM Ib]

[53] Dunser MW, Mayr AJ, Tur A et al.: Ischemic skin lesions as a complication of continuous vasopressin infusion in catecholamine-resistant vasodilatory shock: incidence and risk factors. Crit Care Med 31 (2003) 1394–1398. [EBM III]

[54] Andonegui G, Bonder CS, Green F et al.: Endothelium-derived Toll-like receptor-4 is the key molecule in LPS-induced neutrophil sequestration into lungs. J Clin Invest 111 (2003) 1011–1020. [EBM IIb]

[55] Wainwright MS, Rossi J, Schavocky J et al.: Protein kinase involved in lung injury susceptibility: evidence from enzyme isoform genetic knockout and in vivo inhibitor treatment. Proc Natl Acad Sci USA 100 (2003) 6233–6238. [EBM IIb]

[56] Venet C, Guyomarc'h S, Pingat J et al.: Prognostic factors in acute respiratory distress syndrome: a retrospective multivariate analysis including prone positioning in management strategy. Intensive Care Med 29 (2003) 1435–1441. [EBM III]

[57] van de Leur JP, Zwaveling JH, Loef BG, van der Schans CP: Endotracheal suctioning versus minimally invasive airway suctioning in intubated patients: a prospective randomised controlled trial. Intensive Care Med 29 (2003) 426–432. [EBM Ib]

[58] Beiderlinden M, Groeben H, Peters J: Safety of percutaneous dilational tracheostomy in patients ventilated with high positive end-expiratory pressure (PEEP). Intensive Care Med 29 (2003) 944–948. [EBM IIa]

[59] Ely EW, Truman B, Shintani A et al.: Monitoring sedation status over time in ICU patients: reliability and validity of the Richmond Agitation-Sedation Scale (RASS). JAMA 289 (2003) 2983–2991. [EBM III]

[60] Spragg RG, Lewis JF, Wurst W et al.: Treatment of acute respiratory distress syndrome with recombinant surfactant protein C surfactant. Am J Respir Crit Care Med 167 (2003) 1562–1566. [EBM Ib]

[61] Schuster DP, Metzler M, Opal S, Lowry S, Balk R, Abraham E, Levy H, Slotman G, Coyne E, Souza S, Pribble J; Pafase ARDS Prevention Study Group: Recombinant platelet-activating factor acetylhydrolase to prevent acute respiratory distress syndrome and mortality in severe sepsis: Phase IIb, multicenter, randomized, placebo-controlled, clinical trial. Crit Care Med 31 (2003) 1612–1619. [EBM Ib]

[62] Herridge MS, Cheung AM, Tansey CM, Matte-Martyn A, Diaz-Granados N, Al-Saidi F, Cooper AB, Guest CB, Mazer CD, Mehta S, Stewart TE, Barr A, Cook D, Slutsky AS; Canadian Critical Care Trials Group: One-year outcomes in survivors of the acute respiratory distress syndrome. N Engl J Med 348 (2003) 683–693. [EBM III]

[63] Orme J Jr, Romney JS, Hopkins RO et al.: Pulmonary function and health-related quality of life in survivors of acute respiratory distress syndrome. Am J Respir Crit Care Med 167 (2003) 690–694. [EBM III]

[64] Neff TA, Stocker R, Frey HR et al.: Long-term assessment of lung function in survivors of severe ARDS. Chest 123 (2003) 845–853. [EBM III]

[65] Combes A, Costa MA, Trouillet JL et al.: Morbidity, mortality, and quality-of-life outcomes of patients requiring >or=14 days of mechanical ventilation. Crit Care Med 31 (2003) 1373–1381. [EBM III]

[66] Delaere S, Roeseler J, D'hoore W et al.: Respiratory muscle workload in intubated, spontaneously breathing patients without COPD: pressure support vs proportional assist ventilation. Intensive Care Med 29 (2003) 949–954. [EBM IIa]

[67] Fernandez-Vivas M, Caturla-Such J, Gonzalez de la Rosa J et al.: Noninvasive pressure support versus proportional assist ventilation in acute respiratory failure. Intensive Care Med 29 (2003) 1126–1133. [EBM Ib]

[68] Vitacca M: New things are not always Better: proportional assist ventilation vs. pressure support ventilation. Intensive Care Med 29 (2003) 1038–1040. [EBM IV]

[69] Ferrer M, Esquinas A, Arancibia F et al.: Noninvasive ventilation during persistent weaning failure: a randomized controlled trial. Am J Respir Crit Care Med 168 (2003) 70–76. [EBM Ib]

[70] Jolliet P, Tassaux D, Roeseler J et al.: Helium-oxygen versus air-oxygen noninvasive pressure support in decompensated chronic obstructive disease: A prospective, multicenter study. Crit Care Med 31 (2003) 878–884. [EBM Ib]

[71] Chiumello D, Pelosi P, Carlesso E et al.: Noninvasive positive pressure ventilation delivered by helmet vs. standard face mask. Intensive Care Med 29 (2003) 1671–1679. [EBM Ib]

[72] De Keulenaer BL, De Backer A, Schepens DR et al.: Abdominal compartment syndrome related to noninvasive ventilation. Intensive Care Med 29 (2003) 1177–1181. [EBM IV]

III Was gibt es Neues in der Verbrennungsmedizin?

M. Przybilski und G. Germann

Die Behandlung von Verbrennungspatienten hat in der klinischen Routine während der letzten zwölf Monate keine signifikanten Änderungen erfahren. Auch im Bereich der intensivmedizinischen Therapie und der Entwicklung von Hautersatzmaterialien sind die bereits etablierten Strategien unverändert geblieben. Nach wie vor wird mit Nachdruck an der Weiterentwicklung von biologischem Dermisersatz gearbeitet. Schwerpunkte sind hier der Ersatz dermaler Strukturen, die Verbesserung der Einheilungsrate und die Optimierung der Wiederstandsfähigkeit der Transplantate gegen Druck und Scherkräfte. Zusätzlich ist die Entwicklung von Keratinozyten in einer Fibrinträgerlösung, die auf die Wunde aufgesprüht werden kann, weiter vorangegangen, so dass hier möglicherweise in naher Zukunft die ersten Ergebnisse aus kontrolliert klinischen Studien zur Verfügung stehen werden.

Im Laufe der letzten Jahre hat es sich weltweit durchgesetzt, dass Patienten mit toxisch epidermaler Nekrolyse (TEN) und Stevens-Johnson-Syndrom (SJS) routinemäßig in Verbrennungszentren therapiert werden. Charakteristisch ist in beiden Fällen der ausgedehnte Verlust epidermaler Schichten durch Blasenbildung und Exfoliation. Als Synonym wird diese Erkrankung daher auch das „Syndrom der verbrühten Haut" genannt und ist vom klinischen Bild dem einer großflächigen Verbrennung sehr ähnlich. Übereinstimmung, dass diese Patienten vorzugsweise in spezialisierten Verbrennungszentren therapiert werden, besteht dahingehend, dass hier die intensivmedizinische Betreuung und aufwendige Wundbehandlung von erfahrenem Personal in einer auf die besonderen Bedürfnisse der Patienten eingerichteten Umgebung erfolgen können.

1 Toxisch epidermale Nekrolyse (TEN)

Im Jahre 1922 beschrieben Stevens und Johnson erstmals ein Syndrom bei Kindern, das durch eine fieberhafte, erosive Stomatitis, schwere Augenbeteiligung und disseminierte Ausbildung kutaner Makulae mit zum Teil zentralen Nekrosen charakterisiert war [1]. Lyell beschrieb in 1956 die toxische epidermale Nekrolyse in Bezug auf Patienten, die mit großflächigen Ablösungen der Epidermis in Kombination mit Nekrosen dem Erscheinungsbild von verbrühter Haut ähnelten [2].

Die toxisch epidermale Nekrolyse und das Stevens-Johnson-Syndrom beschreiben unterschiedliche Schweregrade ein und desselben Krankheitsbildes. In beiden Fällen kommt es zu ausgedehnten Erosionen der Schleimhäute sowie Blasenbildung und epidermaler Ablösung der Haut. Histologisch zeigt sich eine dermo-epidermale Separation mit umschriebenen Nekrosen, die durch Apoptose von Keratinozyten entstehen. SJS nennt man einen Hautbefall von bis zu 10 % der Körperoberfläche (KOF). Ab 30 % betroffener KOF handelt es sich definitionsgemäß um eine TEN. Der Bereich zwischen 10 und 30 % gilt als Grauzone mit fließenden Übergängen zwischen SJS und TEN [3, 4]. Die Pathophysiologie der Erkrankung ist noch nicht vollständig geklärt, meistens ist jedoch eine medikamenteninduzierte

Überempfindlichkeitsreaktion der Auslöser. In diesen Fällen geht die Gabe von Antibiotika (Sulfonamiden), Allopurinol, oder verschiedener Antikonvulsiva und nichtsteroidaler Antiphlogistika der Ausbildung von Symptomen voraus [5]. Unabhängig von verabreichten Arzneimitteln können auch die Graft-versus-Host-Reaktion oder infektiöse Grunderkrankungen (Mykoplasmenpneumonie, Virusinfektionen) als Ursache dienen. Das Risiko eine TEN/SJS zu entwickeln, erhöht sich bei Vorliegen einer HIV-Infektion oder Autoimmunerkrankung (z.B. systemischer Lupus) [6]. Die Inzidenz wird in verschiedenen Quellen unterschiedlich angegeben und liegt für die TEN bei 0,4–1,4 Erkrankungen pro einer Million Einwohner und für das SJS bei 1–7 Krankheitsfällen pro einer Million Einwohner [7, 8].

Das Prodromalstadium ähnelt mit seiner unspezifischen Symptomatik wie Unwohlsein, Husten und Fieber einem Infekt der oberen Atemwege. Im Anschluss bildet sich zunächst ein großflächiges Erythem auf dem Boden konfluierender Makulae, deren unterschiedliche Koloration von Hellrot bis Lila variieren kann. Im Rahmen der Epidermolyse kommt es dann zur Blasenbildung, das Nikolski-Phänomen (Ablösung der Epidermis durch Druck und minimale Scherkräfte) ist immer positiv. Typischerweise sind oft auch verschiedene Schleimhautregionen beteiligt [9]. Die Erosionen betreffen häufig den Oropharynx, die Konjunktiven, aber auch die Genital- und Analschleimhaut. Bei der TEN ist eine zusätzliche Beteiligung der Atemwege und weniger häufig, des Gastrointestinaltraktes, möglich. In der Literatur beschrieben sind weiterhin Organmanifestationen an Leber und Nieren, die entweder mit einer Entzündung und/oder Nekrosen des jeweiligen Organs einhergehen können [10]. In Abhängigkeit von der betroffenen Körperoberfläche und dem Schleimhautbefall geht das klinische Bild sukzessive mit einer signifikanten Verschlechterung des Allgemeinzustandes einher. Die Therapie besteht im Falle einer medikamentösen Genese zunächst in der raschen Identifizierung und dem konsequenten Abset-

zen des auslösenden Agens. In jedem Fall sollte jedoch die frühzeitige histologische Sicherung des Befundes erfolgen. Das entsprechende Management von Volumensubstitution, Ausgleich des Elektrolythaushaltes, Ernährungstherapie und begleitender physiotherapeutischer Maßnahmen ist der Behandlung von Verbrennungspatienten sehr ähnlich. Trotzdem sind TEN- und Verbrennungspatienten nicht identisch. Verbrennungen ereignen sich innerhalb weniger Sekunden und die betroffenen Areale dehnen sich im Verlauf nicht weiter aus. Die Ausbildung eines SJS oder einer TEN entwickelt sich hingegen über mehrere Tage und die Ausbildung von Symptomen geht oft über den Zeitpunkt der stationären Aufnahme hinaus. Nekrosen sind meistens tiefer und ausgedehnter bei Verbrennungen als bei TEN. Die subkutane Ödembildung ist im Gegensatz zu Verbrennungen bei der TEN eher ungewöhnlich. Dies ist wahrscheinlich auf die geringere Schädigung der Blutgefäße und das damit fehlende „capillary leak" zurückzuführen. Daher ist das benötigte Volumen bei SJS und TEN deutlich niedriger als bei Schwerstverbrannten und muss bei Verwendung der geläufigen Formeln zur Errechnung des Volumenbedarfs (Parkland-Formel, Ludwigshafener-Formel) um ca. zwei Drittel bis drei Viertel nach unten korrigiert werden. Periphere Zugänge sollten bei schwächeren Verlaufsformen bevorzugt und in gesunden Hautarealen eingebracht werden. Sofern ein zentraler Weg erforderlich ist, verstehen sich die gründliche Katheterpflege und regelmäßiger Wechsel der Zugänge mit Kultur der Katheterspitze. Da Läsionen auf die Epidermis beschränkt und Haarfollikel ausgenommen sind, besteht die Möglichkeit einer schnellen Regeneration der Epidermis bei Patienten mit einer TEN oder SJS.

Die medikamentöse Therapie sollte sich streng an den jeweiligen Erfordernissen orientieren, gemäß dem Prinzip „weniger ist mehr". Erforderlich sind die Antikoagulation für die Dauer des stationären Aufenthaltes und die Prophylaxe von Stressulzera. Zur Durchführung einer wirksamen Analgesie bieten sich Morphinderivate an. Eine engmaschige Kontrolle der Keimbesiedelung von Oberfläche, Harn- und Respirationstrakt ist unerlässlich, die Therapie mit Antibiotika sollte nur im Falle einer klinisch relevanten Infektion oder bei drohender Sepsis erfolgen. Die prophylaktische Applikation oraler Antimykotika (Nystatin) zur Prävention eines Pilzbefalls der intestinalen Schleimhaut ist jedoch empfehlenswert und erfolgt in unserem Haus routinemäßig. Die Gabe von Kortikosteroiden wird äußerst kontrovers diskutiert. Da noch keine randomisierten klinischen Studien durchgeführt wurden, stehen uns heute nur Erfahrungsberichte und retrospektive Analysen zur Verfügung. Wegen einer Verlängerung der Wundheilung, erhöhtem Infektionsrisiko, Maskierung früher Sepsiszeichen, erhöhtem Risiko einer gastrointestinalen Blutung und erhöhter Mortalität lehnen viele Autoren die hochdosierte Gabe von Kortikosteroiden ab. Andere, retrospektive Studien beschreiben wiederum keine Veränderung der Infektionsrate und der Sterblichkeit bei Patients, die Steroide im frühen Verlauf der Erkrankung erhielten [11, 12, 13, 14]. Zusammenfassend hat die frühe Administration systemischer Steroide möglicherweise einen unbewiesenen positiven Effekt auf den Krankheitsverlauf, ist aber sicher kontraindiziert in fortgeschrittenen Stadien von TEN.

Es konnte gezeigt werden, dass bei SJS/TEN hohe Serumspiegel zirkulierender Fas-Ligand-Moleküle ursächlich für die Apoptose von Keratinozyten verantwortlich sind. Daher ist als neue, adjuvante Therapiestrategie die derzeit in der Erprobung befindliche, intravenöse Verabreichung von Immunglobulinen zu nennen [15, 16, 17]. Hier ist die Komplettierung und Auswertung der zur Zeit laufenden klinischen Studien abzuwarten.

Sind die Atemwege betroffen, wird u.U. die frühzeitige Intubation und maschinelle Beatmung erforderlich. Das Ausmaß von Epidermolysen im Bereich der Alveolen und Bronchien mit konsekutiver Ausbildung einer Bronchiopneumonie gilt als entscheidender prognostischer Faktor für den Krankheitsverlauf

[18]. Regelmäßige Bronchialtoilette, Gabe von Mukolytika und Atemgymnastik sind in jedem Fall indiziert.

Die topische Wundbehandlung beinhaltet schließlich das sorgfältige Debridement der gelösten Epidermisanteile und die anschließende Desinfektion mit antimikrobiellen Substanzen (z.B. Lavasept™) zur Prävention einer Besiedelung der Oberfläche mit pathogenen Keimen. Im frühen Stadium bevorzugen wir zunächst die Anlage von Vaseline-Verbänden und beschränken das Debridement auf verschobene und bereits vertrocknete oder eingerollte Epidermisanteile. Die übrige Epidermis wird, wenn auch abgelöst, als biologischer Wundverband so lange wie möglich in situ belassen. Die Anlage von Biobrane™-Verbänden oder die temporäre Deckung mit Schweine- und Leichenhaut sind ebenfalls typische Vorgehensweisen zum Schutz vor Flüssigkeitsverlusten, Förderung der Wundheilung, und zur Schmerzreduktion.

Aufgrund der häufigen Beteiligung der Konjunktiven sollte die Mitbetreuung der Patienten durch einen Augenarzt erfolgen. Die Therapie besteht vorwiegend in der regelmäßigen Verabreichung von Augentropfen und Augensalbe um ein Verkleben der Konjunktiven zu verhindern und gegebenenfalls in der topischen Applikation von Antibiotika. Hinzu kommt die kontinuierliche Entfernung von Verschorfungen und Reinigung der Augen mit in physiologischer Kochsalzlösung getränkten, sterilen Watteträgern. Es kann zur Ausbildung schwerer, entzündlicher Kornealäsionen kommen, die über Monate voranschreiten und zu ausgeprägten Visusverlusten führen [19]. Die Gabe von Kortikosteroiden als Augentropfen hat sich als wenig wirksam erwiesen, die topische Anwendung von Cyclosporin ist in seiner Wirksamkeit noch nicht bestätigt. Synechien und Verklebungen an Augen, Mund und Genitalien sind beschrieben und stellen Komplikationen dar, die mitunter einer chirurgischen Therapie bedürfen [20]. Strikturen des Ösophagus führen zur Dysphagie. Weiterhin sollte der Blutzucker regelmäßig kontrolliert werden, da

sich gelegentlich ein Diabetes mellitus im Anschluss an ein SJS oder TEN entwickelt [6].

2 Fazit

Die Therapie von Patienten mit toxisch epidermaler Nekrolyse und Stevens-Johnson-Syndrom ist ein fester Bestandteil des Spektrums
von Verbrennungseinheiten geworden. Hier
sind die entsprechenden Voraussetzungen für
ein differenziertes Wundmanagement mit entsprechender intensivmedizinischer Therapie
durch adäquate Ausstattung und routiniertes
Personal gegeben.

Trotz aller Fortschritte im Bereich der Ver-
brennungsmedizin hat sich die Überlebensrate
schwerverbrannter Patienten in den letzten
fünf Jahren nicht signifikant erhöht. Dies liegt
zum einen daran, dass der definitive Wundverschluss auch bei Einsatz moderner Tissue-Engi-
neering-Verfahren noch immer ein Problem
darstellt und gerade bei großflächig Verbrann-
ten häufig zu einem Wettlauf mit der katabolen
Stoffwechselsituation und der generalisierten
Infektion des Patienten wird. Andererseits blieben die erhofften Quantensprünge im Bereich
der Sepsistherapie bzw. der Verhütung des
Multiorganversagens aus. Alle klinischen
Studien, die sich mit der Unterbrechung der
Cytokin-Kaskade bzw. der anti-inflammatori-
schen Reaktion beschäftigten (z.B. Interferon-
Substitution, TNF-α und IL-6-Blockade) ha-
ben bisher keine signifikante Verbesserung der
Überlebensrate erbracht.

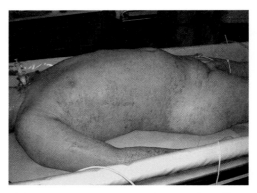

Abb. 1a: Patient mit TEN und 100 % betroffener
KOF

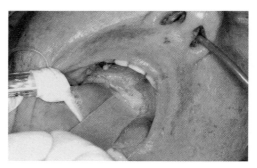

Abb. 1b: ausgedehnte Schleimhautablösungen im
Mundbereich

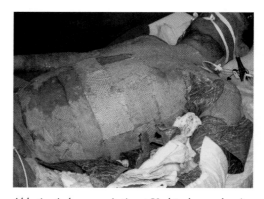

Abb. 1c: Anlage von Acticoat-Verbänden an den Ar-
men und temporäre Deckung der Oberfläche am
Thorax mit Fremdhaut

Literatur

[1]   Stevens AM, Johnson FC: A new eruptive fever associated with stomatitis and ophtalmia: report of two cases in children. Am J Dis Child 24 (1922) 526–533. [EBM IV]

[2]   Lyell A: Toxic epidermal necrolysis. an eruption resembling scalding of the skin. Br J Dermatol 68 (1956) 355–361. [EBM IV]

[3]   Roujeau JC, Stern RS: Severe cutaneous reactions to drugs. N Engl J Med 331 (1994) 1272–1285. [EBM III]

[4]   Bastuji-Garin S, Rzany B, Stern RS et al.: Clinical classification of cases of toxic epidermal necrolysis, Stevens-Johnson Syndrome, and erythema multiforme. Arch Dermatol 129 (1993) 92–96. [EBM IV]

[5]   Roujeau JC, Kelly JP, Naldi L et al.: Medication use and the risk of Stevens-Johnson Syndrome or of toxic epidermal necrolysis. N Engl J Med 333 (1995) 1600–1607. [EBM IV]

[6]   Ghislain PD, Roujeau JC: Treatment of severe drug reactions: Stevens-Johnson Syndrome, Toxic Epidermal Necrolysis and Hypersensitivity syndrome. Dermatology Online J 8 (2003) 1–14. [EBM IV]

[7]   Rzany B, Mockenhaupt M, Baur S et al.: Epidemiology of erythema exsudativum multiforme majus, Stevens-Johnson Syndrome, and toxic epidermal necrolysis in Germany (1990–1992): structure and results of a population-based registry. J Clin Epideiol 49 (1996) 769–773. [EBM Ib]

[8]   Chan HL, Stern RS, Arndt KA, et al.: The incidence of erythema multiforme, Stevens-Johnson Syndrome, and toxic epidermal necrolysis. A population-based study with particular reference to reactions caused by drugs among outpatients. Arch Dermatol 126 (1990) 37–42. [EBM Ib]

[9]   Becker DS: Toxic epidermal necrolysis. Lancet 351 (1998) 1417–1420. [EBM Ib]

[10] Roujeau JC, Chosidow O, Saiag P, Guillaume JC: Toxic epidermal necrolysis (Lyell Syndrome). J Am Acad Dermatol 23 (1990) 1039. [EBM IV]

[11] Kelemen JJ, Cioffii WG, McManus et al.: Burn center care for patients with toxic epidermal necrolysis. J Am Coll Surg 180 (1995) 273–278. [EBM IV]

[12] Engelhardt SL, Schurr MJ, Helgerson RB: Toxic epidermal necrolysis: an analysis of reveral patterns and steroid usage. J Burn Care Rehab 18 (1997) 520–524. [EBM III]

[13] Schulz JT, Sheridan RL, Ryan CM et al.: A 10-year experience with toxic epidermal necrolysis. J Burn Care Rehab 21 (2000) 199–204. [EBM III]

[14] Halebian PH, Corder VJ, Madden MR et al.: Improved burn center survival of patients with toxic epidermal necrolysis managed without corticosteroids. Ann Surg 204 (1986) 503–512. [EBM III]

[15] Abe R, Shimizu T, Shibaki A, Shimizu H et al.: Toxic Epidermal Necrolysis and Stevens-Johnson Syndrome are induced by soluble Fas Ligand. Am J Pathol 162 (2003) 1515–1520. [EBM Ia]

[16] Sidwell RU, Swift S, Yan CL et al.: Treatment of toxic epidermal necrolysis with intravenous immunglobulin. Int J Clin Pract 57 (2003) 643–645. [EBM Ib]

[17] Prins C, Kerdel FA, Padilla RS et al.: TEN-IVIGM Study Group. Toxic epidermal necrolysis-intravenous immunglobuline. Treatment of toxic epidermal necrolysis with high-dose intravenous immunglobulins: multicenter retrospective analysis of 48 consecutive cases. Arch Dermatol 139 (2003) 26–32. [EBM IIb]

[18] Lebargy F, Wolkenstein P, Gisselbrecht M et al.: Pulmonary complications in toxic epidermal necrolysis: a prospective clinical study. Intensive Care Med 23 (1997) 1237–1244. [EBM Ib]

[19] Spies M, SanfordAP, Low JFA et al.: Treatment of extensiv toxic epidermal necrolysis in children. Pediatrics 108 (1999) 1162. [EBM IV]

[20] Sheridan RL, Weber JM, Schulz JT et al.: Management of severe toxic epidermal necrolysis in children. J Burn Care Rehabil 20 (1999) 497. [EBM IV]

IV Was gibt es Neues in der Transplantationschirurgie?

U. T. Hopt und O. Drognitz

1 Einleitung

Leber-, Nieren- und Pankreastransplantation sind zwischenzeitlich gut etablierte Verfahren, die ihren klaren Stellenwert in der Behandlung verschiedener Krankheitsbilder haben. Die Kurzzeitergebnisse sind ausgezeichnet und vermutlich kaum mehr zu verbessern. Im Zentrum des Interesses steht deswegen zunehmend die Langzeitproblematik. Hier ist vor allem das Problem des chronischen Transplantatversagens zu nennen. Die Notwendigkeit einer chronischen Dialyse ist heutzutage bei jedem vierten neuen Patienten durch ein chronisches Versagen des Nierentransplantates bedingt. Dementsprechend könnte die Anzahl der dialysepflichtigen Patienten und damit die Zahl der potentiellen Transplantatempfänger deutlich reduziert werden, wenn die Inzidenz der chronischen Transplantatnephropathie verringert würde. Hierzu gibt es eine ganze Reihe neuer Studien. Eng damit verbunden ist die Problematik der Langzeitnebenwirkungen der derzeitigen immunsuppressiven Standardtherapie. Von Bedeutung ist dabei nicht nur die chronische Nephrotoxizität der Calcineurinantagonisten, sondern vor allem auch das gesamte, wohl bekannte Spektrum sonstiger Nebenwirkungen. Strategien zur Lösung dieses Problems beinhalten zum einen eine Modifikation der immunsuppressiven Langzeittherapie durch Dosisreduktion, Ausschleichen einzelner Medikamente oder Kombination unterschiedlicher Immunsuppressiva, um die notwendige Menge einzelner Medikamente und damit ihre Nebenwirkungen zu verringern. Zum anderen gibt es jetzt immer mehr Hinweise, dass ein größerer Teil der Transplantatempfänger im Langzeitverlauf eine wesentlich geringere immunsuppressive Therapie benötigt als bisher angenommen und allgemein durchgeführt wurde. Es gibt eine große Anzahl an Publikationen, die sich mit den o.g. Problemen beschäftigen. In der folgenden Übersicht werden aber wie in den vergangenen Jahren nur die Arbeiten referiert, die entweder prospektiv randomisiert durchgeführt wurden, sich auf die Zahlen großer Register stützen, oder die exemplarisch aktuelle Neuentwicklungen erstmals aufzeigen.

2 Lebertransplantation

2.1 Medikamentöse Therapie

2.1.1 Immunsuppression

Im Jahr 2003 gab es keine großen multizentrischen, randomisierten Studien zur Frage der initialen Immunsuppression nach Lebertransplantation. Eine Reihe von Studien beschäftigte sich aber mit Fragen der Langzeitimmunsuppression nach Lebertransplantation.

In der kanadischen Tacrolimus-versus-Cyclosporin-A-(Neoral)-Studie wurde untersucht, ob die Steroide nach erfolgreicher Lebertransplantation frühzeitig abgesetzt werden können. Voraussetzung für einen Steroidentzug war Freiheit von Abstoßungsreaktionen für mindestens drei Monate und eine Prednisolon-Dosis von < 0,1 mg/kg pro die. Von allen in Frage kommenden Patienten waren nach einem Jahr über 80 % steroidfrei – in der Tacrolimusgruppe aber mit 75 % aller Patienten etwas mehr als in der Cyclosporin-A-Gruppe mit 63 %. Das 1-Jahres-Patienten- bzw. -Transplantat-Überleben war in der Tacrolimusgruppe mit 97 %/97 % besser als in der Cyclosporin-A-Gruppe mit 89 %/86 %. Die Gesamtinzidenz an akuten Abstoßungsreaktionen während des ersten Jahres betrug bei den mit Tacrolimus behandelten Patienten 35 % gegenüber 43 % bei den mit Cyclosporin A behandelten Patienten. Während des Steroidentzugs betrug die Abstoßungsinzidenz in beiden Gruppen nur 5 % [1]. Ein frühzeitiger Steroidentzug, beginnend vier Monate nach Lebertransplantation, ist also sicher. Die überwiegende Mehrzahl der lebertransplantierten Patienten benötigt offensichtlich keine langfristige Steroidmedikation. Dies gilt sowohl für die mit Tacrolimus als auch für die mit Cyclosporin A behandelten Patienten.

Ob eine primär steroidfreie Immunsuppression nach Lebertransplantation möglich ist, wurde in einer weiteren randomisierten monozentrischen Studie überprüft. Alle Patienten erhielten als Basisimmunsuppression Tacrolimus und MMF. In der steroidfreien Gruppe wurden die Patienten zusätzlich mit einer Induktionstherapie, bestehend aus zwei Gaben von Antithymozytenglobulin (Sangstat), behandelt. Die Kontrollgruppe erhielt intraoperativ einen Steroidbolus von 1000 mg Methylprednisolon. Die postoperative Steroidtherapie wurde rasch reduziert und nach drei Monaten beendet. In beiden Gruppen wurde das MMF frühzeitig ausgeschlichen. Patientenüberleben und Transplantatüberleben waren in beiden Therapiegruppen gleich. Die Häufigkeit von Abstoßungsreaktionen betrug in der steroidfreien Gruppe 35 %, in der Steroidgruppe 31 %. Abstoßungen wurden zunächst durch eine Erhöhung des Tacrolimusspiegels behandelt. Bei Nichtansprechen erhielten die Patienten eine Steroidbolustherapie. Ein solcher Steroidbolus war bei 50 % aller Abstoßungsreaktionen in der Steroidgruppe, dagegen nur bei 6,6 % in der steroidfreien Gruppe erforderlich [2]. Die Studie repräsentiert die größte Serie an völlig

steroidfrei behandelten lebertransplantierten Patienten. Sie zeigt klar, dass Lebertransplantationen ohne den Einsatz von Steroiden möglich sind, und dass sich beim größten Teil der Patienten die langfristige Immunsuppression auf eine Monotherapie mit Tacrolimus beschränken kann.

Tacrolimus bzw. mikroemulgiertes Cyclosporin A stellten weiterhin den Goldstandard für die Basisimmunsuppression nach Lebertransplantation dar. In einer ersten Monozenterstudie konnte jetzt erstmals bei 170 konsekutiven Patienten gezeigt werden, dass auch eine Primärtherapie mit Sirolimus bei lebertransplantierten Patienten exzellente Ergebnisse liefert. Von Interesse ist, dass in dieser Serie die Inzidenz an Wundkomplikationen bei den mit Sirolimus behandelten Patienten im Vergleich zu historischen Kontrollen völlig identisch war. Gleiches galt auch für das Risiko einer arteriellen Komplikation [3]. Sirolimus hat demnach offensichtlich das Potential, die bisher üblichen Calcineurinantagonisten in der Basisimmunsuppression nach Lebertransplantation zu ersetzen.

2.1.2 Antiinfektiöse Therapie

Patienten mit einer Hepatitis-B-bedingten Zirrhose werden derzeit nach Lebertransplantation langfristig mit Hepatitis-B-Hyperimmunglobulin behandelt, um eine Reinfektion des Transplantates zu verhindern. In einer randomisierten Studie wurde nun untersucht, ob eine Lamivudine-Monotherapie als Dauermedikation ausreicht, oder ob zusätzlich Hyperimmunglobulin verabreicht werden muss. Nach einem follow up von 18 Monaten waren alle Patienten in beiden Therapiegruppen ohne Zeichen eines Hepatitis-B-Rezidivs. Alle Patienten waren HbsAg- und HBV-DNA-negativ [4]. Eine Lamivudine-Monotherapie nach einer kurzfristigen Applikation von HBV-Hyperimmunglobulin ist wesentlich kostengünstiger und offensichtlich gleich effektiv wie eine Langzeitapplikation von Hyperimmunglobulin.

Bei Patienten mit Hepatitis-C-bedingter Zirrhose kann eine Reinfektion des Transplantates durch Hepatitis C bisher nicht verhindert werden. 10–20 % der Patienten entwickeln innerhalb von fünf Jahren auch im Transplantat eine Zirrhose. In einer randomisierten Studie wurde daher die Wirksamkeit von Interferon Alpha 2b in Kombination mit Ribavirin bei Patienten überprüft, die im Transplantat histologisch Zeichen einer chronischen Hepatitis-C-Infektion aufwiesen. Im Vergleich zu den mit Placebo behandelten Patienten, bei denen sich keine Änderung hinsichtlich der HCV-RNA im Serum ergab, war bei 32 % der mit Verum behandelten Patienten am Ende der einjährigen Therapie und nach weiteren sechs Monaten noch bei 21 % keine HCV-RNA im Serum mehr nachweisbar. Allerdings musste bei 33 % der Patienten die Therapie wegen erheblicher Nebenwirkungen – vor allem einer ausgeprägten Anämie – abgebrochen werden. Entgegen den Erwartungen kam es nicht zu einer erhöhten Rate an Abstoßungsreaktionen [5]. Die Studie zeigt zum ersten Mal, dass durch eine spezifische medikamentöse Therapie bei einem kleineren Teil der HCV-infizierten lebertransplantierten Patienten eine lang anhaltende Virusfreiheit erreicht werden kann. Der Prozentsatz an erfolgreich behandelten Patienten ist allerdings noch relativ gering, die Nebenwirkungsrate hoch.

Pilzinfektionen stellen bei lebertransplantierten Patienten weiterhin ein erhebliches Problem dar. In einer randomisierten Studie wurde daher geprüft, ob eine Prophylaxe mit Itraconazol sinnvoll und effektiv ist. Die Prophylaxe wurde maximal zwei Monate durchgeführt. In der Placebogruppe traten bei 24 % der Patienten Pilzinfektionen auf, die eine Amphotericin-B-Therapie erforderlich machten. Im Gegensatz dazu war dies nur bei einem Patienten, d.h. 4 %, in der Itraconazol-Gruppe der Fall [6]. Eine Pilzprophylaxe mit Itraconazol nach Lebertransplantation ist demnach bei minimaler Nebenwirkungsrate hoch effektiv.

In vielen Transplantationszentren ist die CMV-Prophylaxe nach Lebertransplantation Standard. In einer randomisierten Studie wurde nun die Effektivität einer zweimonatigen oralen Prophylaxe mit Ganciclovir bzw. Acyclovir untersucht. Alle Patienten erhielten primär für 14 Tage Ganciclovir i.v. In der Ganciclovirgruppe entwickelten 35 % der Patienten eine reversible Leukopenie, während dies nur bei 18 % in der Acyclovirgruppe der Fall war. Eine CMV-Erkrankung trat aber bei den mit oralem Ganciclovir behandelten Patienten nur in 0,9 % der Fälle auf verglichen mit 7,3 % in der Acyclovirgruppe. Ganciclovirresistente Virenstämme konnten während des Studienzeitraumes nicht nachgewiesen werden [7]. Eine orale dreimonatige Gabe von Ganciclovir ist demnach einer oralen Gabe von Acyclovir eindeutig überlegen und eliminiert fast vollständig das Risiko einer CMV-Erkrankung nach Lebertransplantation.

2.2 Indikation

Die Indikation zur Lebertransplantation bei akutem Leberversagen stützt sich derzeit weitgehend auf die King's-College-Kriterien bzw. die Clichy-Kriterien. In einer Metaanalyse des Verlaufs nach Acetaminophenvergiftung konnte jetzt aber gezeigt werden, dass diese Kriterien zwar sehr spezifisch sind (Spezifität über 92 %), dass die Sensitivität aber z.B. bei den King's-Kriterien nur 69 % beträgt. Dies bedeutet, dass ein signifikanter Anteil der Patienten, die tatsächlich eine Transplantation benötigen, nicht oder nicht rechtzeitig identifiziert werden. Hinsichtlich der Sensitivität scheint der Apache-II-Score (> 15) mit 81 % wesentlich besser zu sein [8].

In einer weiteren Studie wurde analysiert, welche präoperativen Kriterien einen Einfluss auf die Langzeitüberlebensrate nach Lebertransplantation bei Patienten mit fulminantem Leberversagen haben. Ohne Transplantation liegt die Überlebensrate von Patienten mit fulminantem Leberversagen bei nur etwa 10–20 %. Anhand einer großen Serie von lebertransplantierten Patienten mit fulminantem Leberversagen (> 200 Patienten) konnte gezeigt werden, dass etwa 75 % dieser Patienten nach Lebertransplantation langfristig überleben. Risikofaktoren für ein postoperatives Versterben dieser Patienten waren eine kurze Zeitspanne zwischen Gelbsucht und Encephalopathie (< 3,5 Tage), ein INR-Wert von < 2,48 und vor allem ein Kreatininwert von > 1,45 mg %. Das Patientenüberleben nach einem Jahr sank dabei von über 90 % bei normalem Serum-Kreatinin auf unter 60 % ab [9]. Ein Langzeitüberleben von im Mittel 70 % ist bei diesen extrem kranken Patienten ein exzellentes Ergebnis und unterstützt die Berechtigung für eine Indikation zur Lebertransplantation.

Die Indikation zu einer Leber-Retransplantation wird unter medizinischen, ökonomischen und ethischen Aspekten weiter heftig diskutiert. In einer großen monozentrischen Studie wurden die Ergebnisse einer Leber-Retransplantation bei 139 Patienten untersucht. Die 1-Jahres-Überlebensrate war mit 61 % gegenüber 82 % signifikant geringer als nach primärer Lebertransplantation. Als kritische Faktoren für das Langzeitüberleben konnten die Dringlichkeit der Retransplantation, das Alter der Patienten, das Kreatinin, das totale Bilirubin und die Höhe des Prothrombins im Serum identifiziert werden. Bei entsprechender Gewichtung dieser Faktoren schwankte die Wahrscheinlichkeit eines Langzeitüberlebens zwischen 15 % und 83 % [10]. Eine Leber-Retransplantation stellt unter günstigen Voraussetzungen weiterhin ein effektives Therapieverfahren mit exzellenten Spätergebnissen dar. Dies gilt aber vor allem für die elektive Retransplantation. Eine Retransplantation unter Notfallbedingungen bei gleichzeitigem Vorliegen weiterer prognostisch ungünstiger Faktoren (s.o.) hat dagegen eine sehr schlechte Prognose und sollte nur in Ausnahmefällen durchgeführt werden.

Die Indikation zur Lebertransplantation bei Patienten mit nicht resektablem hepatozellulärem Karzinom ist weiterhin umstritten. Allgemein akzeptiert ist die Indikation bei Vorliegen der Mailand-Kriterien, d.h. eine Einzelläsion ≤ 5 cm oder bis zu drei Läsionen jeweils < 3

cm. Problematisch für solche Patienten ist allerdings die Wartezeit bis zur Zuteilung eines Transplantates, da mit zunehmender Wartezeit das Risiko eines weiteren Tumorwachstums zunimmt und damit auch die Möglichkeit besteht, dass der Patient die o.g. Kriterien nicht mehr erfüllt und damit eine Transplantation nicht mehr in Frage kommt. In den Vereinigten Staaten wird diese Problematik bei der Organvergabe jetzt berücksichtigt. Als Kriterium für die Zuteilung eines Lebertransplantates gilt dort seit kurzem der MELD (Model for Endstage Liver Disease)-Score. Mit Hilfe dieses Scores kann relativ präzise das Risiko des Versterbens eines Patienten auf der Warteliste vorhergesagt werden. Damit Patienten mit einem kleinen Leberzellkarzinom aber noch relativ guter Leberfunktion weiterhin eine realistische Chance haben, rechtzeitig ein Transplantat zu erhalten, wird diesen Patienten je nach Größe des Tumors ein erhöhter MELD-Score zugeordnet. Der Score erhöht sich außerdem mit zunehmender Wartezeit. Mit dieser Modifikation kann die kumulative Wahrscheinlichkeit für ein Überschreiten der Mailand-Kriterien nach sechs bis zwölf Monaten Wartezeit von 25,3 % auf 7,3 % gedrückt werden [11]. Damit haben auch Tumorpatienten trotz des problematischen Organmangels eine gute Chance, ein Lebertransplantat zu erhalten. Eine entsprechende Regelung ist im Eurotransplantbereich bisher noch nicht in Kraft.

Patienten mit einem Leberzellkarzinom, welche nicht mehr die Mailand-Kriterien erfüllen, werden bei der Vergabe von Leichenorganen nicht berücksichtigt. Eine Möglichkeit für diese Patienten, doch noch transplantiert zu werden, stellt die Leber-Lebendspende dar. In einer Serie von 56 Leber-Lebendtransplantationen bei Patienten mit hepatozellulärem Karzinom überlebten 19 von 20 Patienten, die die Mailand-Kriterien erfüllten, ohne Rezidiv. Von denen, die die Mailand-Kriterien nicht mehr erfüllten, waren aber immerhin bei einer Beobachtungszeit von drei bis 33 Monaten 15 von 20 Patienten ebenfalls ohne Rezidiv. Das tumorfreie 2-Jahres-Überleben betrug bei diesen

Patienten 76 %, nach drei Jahren noch 54 %. Das Rezidivrisiko war eindeutig korreliert mit dem histologischen Grading und dem Vorliegen einer mikroskopisch nachweisbaren portalen Gefäßinvasion [12]. Die Mailand-Kriterien sind demnach nur bedingt geeignet zur Selektion von Transplantationskandidaten, wenn die Möglichkeit einer Leber-Lebendspende gegeben ist. Für Patienten mit fortgeschrittenem Karzinom ist diese Art der Therapie die einzige Chance auf ein Langzeitüberleben. Die Ergebnisse sind mindestens gleich gut oder sogar deutlich besser als die von nicht transplantierten Patienten, bei denen unter kurativer Intention andere viszerale Karzinome reseziert werden.

2.3 Lebendspende

Die Leber-Lebendspende gewinnt zunehmend an Bedeutung. Im Vordergrund der Diskussion steht weiterhin die Sicherheit der Organspender. Führend bei der Leber-Lebendspende sind im Moment die asiatischen Staaten, da dort Lebern von hirntoten Organspendern überhaupt nicht oder nur in geringer Anzahl zur Verfügung stehen. Bei einer Analyse des Datenpools der japanischen Transplantationsgesellschaft traten bei 1852 Leber-Lebendtransplantationen in 12 % der Fälle beim Spender perioperative Komplikationen auf. Keiner der Patienten verstarb postoperativ. Die Komplikationsrate war bei Entnahme des rechten Leberlappens mit 19 % doppelt so groß als bei Entnahme der linkslateralen Segmente mit 8,2 %. Reoperationen waren nur bei 23 Spendern notwendig. Häufigste Komplikation nach Entnahme des rechten Leberlappens war mit 10,2 % eine Gallefistel [13].

In einer weiteren gemeinsamen retrospektiven Analyse von fünf großen asiatischen Lebertransplantationszentren fand sich bei einer Gesamtzahl von 1508 Leber-Lebendtransplantationen bei den Spendern eine analoge Komplikationsrate von 15,8 %. Nur 1,1 % der Spender mussten reoperiert werden. Auch hier war die Komplikationsrate bei Spende eines rechten Leberlappens mit 28 % deutlich höher als bei Entnahme der linkslateralen Segmente mit 9,3 %. Bei Entnahme des rechten Leberlappens traten folgende Komplikationen beim Spender auf: Eine Cholestase bei 10,3 %, ein Galleleck bei 6,1 %, eine Gallengangstriktur bei 1,1 %, eine Portalvenenthrombose bei 0,5 %, eine intraabdominelle Blutung bei 0,5 % sowie eine Lungenembolie ebenfalls bei 0,5 % der Spender. Keiner der Spender verstarb perioperativ [14].

Bei einer Risikoanalyse bei 449 Erwachsenen zu Erwachsenen Leber-Lebendtransplantationen in den Vereinigten Staaten betrug die Komplikationsrate beim Spender insgesamt 14,5 %, die Reoperationsrate lag bei 4,5 %. Eine erneute stationäre Behandlung war bei 8,5 % der Spender notwendig. Ein Spender verstarb. Die Komplikationsrate war eindeutig abhängig von der Häufigkeit an Leber-Lebendtransplantationen in dem jeweiligen Transplantationsprogramm. Die Zahl der Zentren, die eine Leber-Lebendspende beim Erwachsenen vornahmen, stieg in den USA von 27 im Jahr 1999 auf 50 im Jahr 2001. Nur drei dieser Zentren führten aber mehr als zehn derartige Transplantationen durch. Etwa drei Viertel der Programme, die bisher noch keine Lebendspende vorgenommen haben, möchten ein solches Programm etablieren [15]. Das Mortalitätsrisiko bei Leber-Lebendspende ist auch bei Entnahme des rechten Leberlappens gering, aber nicht null. Bisher ist in den asiatischen Ländern zwar noch kein derartiger Spender verstorben, in den Vereinigten Staaten und in Deutschland liegt aber das Mortalitätsrisiko für solche Leber-Lebendspender bei 0,2 % bis 0,8 %. Die postoperative Komplikationsrate beim Spender ist jedoch erheblich. Sowohl in den Vereinigten Staaten als auch in Asien gibt es aber bisher keine Studien zum Langzeitverlauf nach einer Erwachsenen zu Erwachsenen Leber-Lebendspende. So lagen z.B. in der oben zitierten großen Untersuchung aus Asien [14] nur bei 15 % der Spender überhaupt Informationen über den Verlauf drei Monate nach Organspende vor.

Wie wichtig solche Untersuchungen sind, zeigt eine Umfrage bei Personen, denen in der Zeit zwischen 1992 und 1999 ein linkslaterales Lebersegment zur Transplantation eines Kindes entnommen wurde. Alle Spender hatten zwischenzeitlich ihre vor der Spende durchgeführten häuslichen und beruflichen Aktivitäten wieder in vollem Umfang aufgenommen. Ein Viertel der Patienten benötigte allerdings länger als 4 Monate bis zur kompletten Erholung, 5 % der Spender sogar länger als ein Jahr. 27 % der Spender berichteten, dass trotz eines postoperativen Schmerzprogrammes mit Epiduralanästhesie und patientenkontrollierter Analgesie die postoperativen Schmerzen deutlich stärker waren als sie es erwartet hatten. Von Bedeutung ist auch, dass bei einer vom Transplantationszentrum dokumentierten, den Spender betreffenden, postoperativen Komplikationsrate in Höhe von 10 % bis 15 % bei nachträglicher Befragung der Spender selbst 29 % den postoperativen Verlauf subjektiv als kompliziert empfanden [16]. Für Patienten, die einen rechten Leberlappen spenden, liegen diesbezüglich noch keinerlei Untersuchungen vor. Die langfristigen Auswirkungen einer derartigen, wesentlich größeren Operation auf den Spender sind also noch weitgehend ungeklärt und werden möglicherweise bisher unterschätzt.

Auch die operative Technik bei Entnahme und Transplantation eines rechten Leberlappens von einem Lebendspender ist immer noch im Fluss. Umstritten ist z.B. weiterhin, ob die mittlere Lebervene an der linken Restleber beim Spender oder an der rechten zur Transplantation entnommenen Leberhälfte verbleiben soll. Es gibt diesbezüglich ganz unterschiedliche Ansichten [17, 18]. Da der venöse Abstrom sowohl des rechten als auch des linken Leberlappens zum Teil über die mittlere Lebervene erfolgt, kann es in Teilen der Leberhälfte, welche ohne mittlere Lebervene verbleibt, zu einer signifikanten venösen Stauung kommen. An oberster Stelle steht natürlich die Sicherheit des Spenders, andererseits ist klar, dass bei Auftreten einer venösen Stauung in größeren Teilen des entnommenen Transplantates das Morbiditäts- und Mortalitätsrisiko beim Empfänger signifikant ansteigt.

3   Pankreastransplantation/Inseltransplantation

3.1   Immunsuppression

Eine vierfache immunsuppressive Therapie bestehend aus Tacrolimus, MMF und Steroiden sowie einer Antikörperinduktionstherapie stellt weiterhin den Standard in den meisten Pankreastransplantationszentren dar. Damit kann die Inzidenz einer akuten Abstoßungsreaktion auf 20 % bis 30 % reduziert werden. Diskutiert wird weiterhin die Frage nach der optimalen Induktionstherapie. In einer großen randomisierten Multizenterstudie wurde jetzt der Effekt einer Induktionstherapie mit dem IL2-Rezeptor-Antagonisten Daclizumab in unterschiedlicher Dosierung, d.h. 5 x 1 mg/kg Körpergewicht alle 14 Tage bzw. 2 x 2 mg/kg Körpergewicht im Ablauf von 14 Tagen mit einem Kontrollkollektiv ohne Induktionstherapie verglichen. Die 5fache Applikation von Daclizumab führte dabei zu einer Reduktion der Abstoßungsinzidenz von 32 % in der Kontrollgruppe auf 24 %. Bei zweimaliger Gabe einer erhöhten Dosis konnte die Abstoßungsinzidenz sogar auf 17 % gesenkt werden. Der Zeitpunkt der ersten Abstoßungsreaktion wurde durch Daclizumab deutlich verzögert. Bei einer Analyse der 6-Monatsergebnisse trat der gemeinsame Endpunkt (akute Abstoßungsreaktion, Transplantatverlust oder Tod) in der Kontrollgruppe bei 77 % Patienten wesentlich häufiger auf als in den beiden Daclizumab-Gruppen mit 66 % bzw. 56 % [19]. Eine Induktionstherapie mit Daclizumab ist sicher und effektiv. Eine zweimalige Applikation von 2 mg/kg Körpergewicht erscheint wesentlich effektiver als die fünfmalige Gabe der Standard-Dosis dieses Antikörpers.

Auch bei der Pankreastransplantation wird zunehmend die Effektivität von Sirolimus untersucht. In einer Single-Centerstudie wurde bei 18 Patienten die Immunsuppression mit Thymoglobulin als Induktionstherapie sowie Sirolimus und Steroiden begonnen. Nach Abfall des Kreatinins auf < 2,5 mg % erhielten die Patienten eine reduzierte Dosis an Cyclosporin A. Die Therapie erwies sich als sehr effektiv. Patienten-, Nieren- und Pankreasüberleben nach einem Jahr waren 100 %, 100 % und 94 %. Die Rate an akuten Abstoßungsreaktionen lag bei nur 19 %. Kein Patient entwickelte eine opportunistische Infektion. Drei Monate nach Transplantation wiesen aber die Hälfte der Patienten eine Hyperlipidämie auf. Nach einem Jahr lagen zwar die Lipidwerte aller Patienten im Normalbereich, 77 % der Patienten standen aber unter einer Therapie mit HMG-CoA-Reduktase-Inhibitoren. Von Bedeutung ist, dass 27 % der Patienten Narbenhernien entwickelten [20]. Sirolimus ist offensichtlich auch bei der Pankreastransplantation hoch effektiv. Die Studie weist aber erneut darauf hin, dass ein frühzeitiger Einsatz von Sirolimus offensichtlich die Wundheilung beeinträchtigt und zu entsprechenden postoperativen Komplikationen führen kann.

3.2 Spender

Die zunehmende Akzeptanz der Pankreastransplantation und vor allem der Nachweis, dass die Pankreastransplantation bei niereninsuffizienten Typ-1-Diabetikern gegenüber einer isolierten Leichen-Nierentransplantation einen hoch signifikanten lebensverlängernden Effekt hat, hat dazu geführt, dass die Wartelisten für eine kombinierte Pankreas-Nieren- bzw. eine isolierte Pankreastransplantation deutlich länger geworden sind. Leider gibt es auch bei der Pankreastransplantation das Problem des Organmangels. Dies ist eigentlich verwunderlich, da die Zahl der Multiorganspender pro Jahr um ein vielfaches höher ist als die Zahl der jährlich durchgeführten Pankreas-

transplantationen. Ähnlich wie in Europa wurde in den Vereinigten Staaten bisher im Landesdurchschnitt nur bei 26 % der Leberspender auch das Pankreas zur Transplantation entnommen. Bei fast der Hälfte aller Organspender wurde dagegen eine Herzentnahme durchgeführt. Ein Problem ist offensichtlich, dass viele Multiorganspender als „nicht ideale" Pankreasspender deklariert werden. Gründe sind das Alter (< 10 oder > 45 Jahre), ein stark erhöhtes Körpergewicht, eine erhöhte Serumamylase oder die Situation eines „non-heartbeating"-Spenders. Bei einer Analyse von 620 primären Pankreas-Nieren-Transplantationen in Madison konnte nun gezeigt werden, dass die Pankreastransplantate von solchen „nicht idealen" Pankreasspendern durchaus exzellente Langzeitergebnisse ermöglichen. In Madison konnte durch Verwendung solcher „nicht idealer" Pankreasspender die Zahl an Pankreastransplantaten lokal um 43 % erhöht werden. Von den erwähnten Risikofaktoren war lediglich ein Spenderalter von über 45 Jahren relevant. Bei Verwendung von Pankreastransplantaten von „alten" Spendern stieg die Inzidenz an chirurgischen Komplikationen (Thrombose, Anastomosenprobleme und intraabdominelle Infektionen) signifikant an. Die 1- und 5-Jahres-Pankreastransplantatfunktionsrate sank von 90 % bzw. 80 % auf 76 % bzw. 65 % ab. Obwohl ein erhöhtes Körpergewicht per se keinen erhöhten Risikofaktor darstellte, wurde bei alten Spendern durch gleichzeitiges Übergewicht das Risiko additiv erhöht [21]. Kinder als Pankreasspender, ein hohes Körpergewicht bei jungen Spendern, „nonheart-beating"-Spender und eine erhöhte Serumamylase sollten keine Kontraindikation gegen eine Pankreasspende darstellen. Bei hirntoten Patienten über 45 Jahren muss jedoch wegen des etwas erhöhten Risikos für den Empfänger je nach Situation individuell entschieden werden. Gesamtziel muss es sein, auch in Deutschland die Zahl der Pankreasentnahmen bei Multiorganspendern, bei denen eine Leber entnommen wird, deutlich zu erhöhen.

3.3 Langzeiteffekte

Für Typ-1-Diabetiker mit einer terminalen Niereninsuffizienz gibt es folgende Therapieoptionen: Chronische Dialyse, isolierte Leichen-Nierentransplantation, isolierte Lebendnierentransplantation, Pankreas- nach Lebendnierentransplantation und simultane Pankreas-Nierentransplantation. Welche dieser Therapieoptionen dem einzelnen Patients empfohlen werden sollte, wird weiterhin lebhaft diskutiert. Anhand einer Analyse der englischsprachigen Literatur von 1995 bis 2001 wurden für die einzelnen Therapieoptionen die Kriterien „absolute Lebenserwartung" und „Lebenserwartung unter Berücksichtigung der Lebensqualität" (QUALY) analysiert. Dabei zeigte sich erneut, dass Patienten ohne einen Lebendspender nach einer erfolgreichen simultanen Pankreas-Nierentransplantation die größte Lebenserwartung haben. Bei Patienten mit einer Lebend-Nierentransplantation betrug die absolute Lebenserwartung 18,3 Jahre gegenüber 17,2 Jahre nach Pankreas- nach Nierentransplantation. Die Lebenserwartung unter Berücksichtigung der Lebensqualität war im Durchschnitt gleich. Diese Ergebnisse sind jedoch entscheidend davon abhängig, wie stabil die diabetische Stoffwechsellage ist, und wie stark der Patient die Probleme des Diabetes subjektiv empfindet. Bei Patienten mit starkem Leidensdruck bzw. instabiler Stoffwechsellage ist die Pankreas- nach Nierentransplantation der isolierten Nierenlebendspende vorzuziehen [22]. Nicht berücksichtigt wurde in dieser Studie die Problematik von progredienten diabetischen Spätschäden, die durch eine Pankreastransplantation langfristig stabilisiert werden können. Offen bleibt ferner, ob bei präemptiver simultaner Pankreas-Nierentransplantation, die ja hinsichtlich des Langzeitüberlebens der Patienten deutliche Vorteile hat, der Unterschied zu Patienten mit isolierter Lebendnierentransplantation weiter bestehen bleibt.

Die Pankreastransplantation führt auch bei Typ-2-Diabetikern zu einer Normalisierung des Blutzuckers. Patienten- und Transplantat-überleben sind, soweit die Datenlage Aussagen darüber zulässt, ähnlich gut wie bei Transplantation eines Typ-1-Diabetikers. Aufgrund des Organmangels ist im Eurotransplantbereich die Transplantation von Typ-2-Diabetikern nur in ganz speziellen Ausnahmefällen erlaubt. In den Vereinigten Staaten gibt es keine derartigen offiziellen Restriktionen bei der Organvergabe, aber auch dort sind nur 1,8 % aller pankreastransplantierter Patienten Typ-2-Diabetiker. In einer landesweiten Umfrage zeigte sich, dass vor allem das hohe Lebensalter und das häufig vorhandene Übergewicht bei vielen niereninsuffizienten Typ-2-Diabetikern bereits primär als Kontraindikation für eine Pankreastransplantation angesehen werden [23]. Im Hinblick auf den überall bestehenden Organmangel ist daher bis auf weiteres nicht damit zu rechnen, dass die Pankreastransplantation für Typ-2-Diabetiker eine zahlenmäßig relevante Therapieoption darstellt.

3.4 Inselzelltransplantation

Die Erfolgsrate nach Transplantation von Langerhans'schen Inseln hat sich seit Einführung des Edmonton-Protokolls deutlich verbessert, ist aber immer noch wesentlich niedriger als nach Pankreastransplantation. Der Versuch, die exzellenten Ergebnisse der Edmonton-Gruppe zu reproduzieren, erbrachte unterschiedliche Resultate. In einer konsekutiven Serie von 6 Patienten mit labilem Typ-1-Diabetes konnte nur bei 50 % der Patienten eine Insulinunabhängigkeit erreicht werden. Bei zwei Patienten traten relevante Komplikationen auf, nämlich eine partielle Portalvenenthrombose und eine intraabdominelle Blutung. Die Nebenwirkungen der immunsuppressiven Therapie waren erheblich. Es handelte sich vor allem um orale Ulcera, Diarrhoe, Gewichtsverlust, Myelosuppression und eine Hypercholesterinämie. Bei drei Patienten musste die immunsuppressive Therapie, bestehend aus Sirolimus und Tacrolimus, aufgrund nicht akzeptabler Nebenwirkungen abgesetzt werden [24].

In einer anderen Studie mit neun konsekutiv inseltransplantierten Patienten mit labilem Typ-1-Diabetes konnte dagegen bei sieben Patienten eine Insulinfreiheit erreicht werden. Bei drei Patienten gelang dies sogar mit den aus einem einzelnen Spenderpankreas isolierten Inseln [25]. Von zentraler Bedeutung im Hinblick auf den Organmangel ist natürlich, ob aus einem Spenderpankreas ausreichend Inseln isoliert werden können. Dies wird wesentlich von der Inselisolationstechnik beeinflusst.

Eine Möglichkeit, um die Anzahl der für eine Inseltransplantation notwendigen Spenderorgane zu reduzieren, scheint der Einsatz von oxydiertem Perfluorohydrocarbon und der so genannten Zweischichttechnik zu sein. Bei Verwendung dieser neuen Technik waren acht von 15 aufgearbeiteten Pankreata für eine klinische Inseltransplantation geeignet, bei einer früheren Kontrollgruppe waren es dagegen nur zwei von 18 Organen [26]. Dass eine Inseltransplantation, wenn sie zur absoluten Insulinfreiheit führt, hinsichtlich der Normalisierung des Glukosestoffwechsels und des Langzeitüberlebens der Patienten ähnlich günstige Resultate ergibt wie eine Pankreastransplantation, wird immer wahrscheinlicher. Bei Verwendung eines kontinuierlichen subkutanen Glukosemonitorings über einen Zeitraum von 72 Stunden konnte eindeutig gezeigt werden, dass die mittlere Glukosekonzentration, die Variabilität des Glukosespiegels im Subkutanbereich sowohl bei Transplantation eines Pankreas als auch bei erfolgreicher Inseltransplantation völlig normalisiert wird. Beide Therapieverfahren sind damit einer intraperitonealen Insulinzufuhr über eine implantierbare Pumpe hoch signifikant überlegen. Von Bedeutung ist, dass bei den Patienten, bei denen die Inseltransplantation nur zu einer Reduktion, nicht aber zu einer vollständigen Freiheit von exogenem Insulin geführt hatte, die Häufigkeit von hypoglykämischen Episoden im Durchschnitt von 4,12 pro drei Tage auf 0,66 pro drei Tage hoch signifikant reduziert wurde [27]. Eine Inseltransplantation ist also, falls sie zur Insulinunabhängigkeit führt, hinsichtlich der Normalisierung des Blutzuckers einer Pankreastransplantation ebenbürtig. Inseltransplantationen, die aufgrund einer Partialfunktion des Transplantates nicht zu einer Insulinfreiheit führen, sind nicht als völliger Fehlschlag anzusehen, sondern führen zu einer Verbesserung der metabolischen Stabilität der Patienten.

Eine erfolgreiche Pankreastransplantation führt bei niereninsuffizienten Typ-1-Diabetikern zu einer hoch signifikanten Verlängerung des Langzeitüberlebens verglichen mit Patienten mit alleiniger Leichennierentransplantation. Jetzt konnten erstmals bei einer Analyse von 34 Typ-1-Diabetikern mit erfolgreicher Inseltransplantation ähnlich günstige Befunde wie für die Pankreastransplantation nachgewiesen werden. Bei einer Beobachtungsdauer von über sieben Jahren war das Langzeitüberleben von Patienten mit funktionierendem Insel-Nierentransplantat mit 90 % signifikant besser als bei den Patienten, bei denen das Inseltransplantat frühzeitig seine Funktion verloren hatte. Die 7-Jahres-Überlebensrate lag in dieser Gruppe nur bei 51 %. Ursache für diese günstigen Langzeiteffekte eines funktionsfähigen Inseltransplantates sind vor allem eine verringerte kardiovaskuläre Todesrate der Patienten, eine geringere Zunahme der Dicke der Intima/Media und eine Reduktion des in Hautbiopsien nachweisbaren Endothelschadens [28]. Diese Ergebnisse bestätigen erneut, dass für niereninsuffiziente Typ-1-Diabetiker eine isolierte Leichennierentransplantation keine ausreichende Therapie darstellt, sondern dass zusätzlich eine Normalisierung des Glukosestoffwechsels, ob durch Pankreastransplantation oder durch Inseltransplantation, soweit irgend möglich erreicht werden sollte.

4 Dünndarmtransplantation

Die Dünndarmtransplantation stellt ein hoch komplexes Verfahren zur Behandlung des

Kurzdarmsyndroms dar. Die Ergebnisse sind weiterhin unbefriedigend. Die 1-Jahres-Patienten- bzw. -Transplantatüberlebensrate liegt bei 79 % bzw. 64 %, die entsprechenden 5-Jahres-Werte bei 50 % bzw. 38 %. Die Ergebnisse nach kombinierter Dünndarm-Lebertransplantation sind deutlich schlechter und liegen nach einem Jahr bei 50 % bzw. 49 % und nach fünf Jahren bei 37 % bzw. 36 % Patienten- bzw. Transplantatüberleben. Die Dünndarmtransplantation ist dementsprechend bis auf weiteres nur bei Patienten indiziert, bei denen es zu gravierenden Komplikationen im Rahmen der totalen parenteralen Ernährung gekommen ist. Ein umfassender Überblick über das Problem des Kurzdarmsyndroms und der Dünndarmtransplantation wurde jetzt von der American Gastroenterological Association veröffentlicht [29]. Wie schwierig der Aufbau eines Dünndarmtransplantationsprogrammes ist, wird aus den Übersichtsdaten aus England und Wales ersichtlich. Dort sind 1996 zwei Zentren mit dem Aufbau eines Dünndarmtransplantationsprogrammes beauftragt worden. Von 36 potentiellen Kandidaten wurden 14 transplantiert. Nach fünf Jahren waren von diesen aber nur noch drei am Leben [30].

Eine interessante technische Neuerung für Patienten mit Dünndarmtransplantation stellt die gleichzeitige Verpflanzung eines über die Vasa epigastrica inferiora vaskularisierten Bauchdeckentransplantates dar. Patienten mit Kurzdarmsyndrom haben häufig eine weitgehend zerstörte Bauchdecke aufgrund von Verletzungen, wiederholten Laparotomien, Wundinfektionen, Tumoren, enterokutanen Fisteln oder Stomaanlagen. Viele haben außerdem nach vorausgegangener Resektion des Dünndarms ein völlig geschrumpftes abdominelles Kompartment. Für diese Patienten stellt die Transplantation einer vaskularisierten Bauchdecke eine wesentliche Erleichterung beim Verschluss des Abdomens dar. Die Bauchdeckentransplantation kann einzeitig bei gleichzeitiger Entnahme zusammen mit dem Dünndarmtransplantat von dem selben Spender oder zweizeitig, das heißt mehrere Tage nach der Dünndarmtrans-

plantation bei Entnahme von einem weiteren geeigneten Spender erfolgen. Immunologisch ergeben sich keine wesentlichen Probleme, da die Patienten wegen der Dünndarmtransplantation ohnehin stark immunsupprimiert sind und Abstoßungen der Haut relativ einfach schon vom äußeren Aspekt her bzw. mittels Biopsie diagnostiziert werden können [31]. Die Transplantation eines vaskularisierten Bauchdeckentransplantates ist ein Verfahren, das bei Patienten mit komplexen abdominellen Defekten im Rahmen der Dünndarmtransplantation bzw. Multiviszeraltransplantation zum Standardverfahren für die Rekonstruktion und den Verschluss des abdominellen Kompartments werden könnte.

5 Nierentransplantation

5.1 Immunsuppression

5.1.1 Cyclosporin A, Tacrolimus

Sowohl mit Cyclosporin A als auch mit Tacrolimus lassen sich exzellente 1-Jahres-Transplantatfunktionsraten nach allogener Nierentransplantation erzielen. In verschiedenen randomisierten Studien war aber immer wieder gezeigt worden, dass die Häufigkeit von akuten Abstoßungsreaktionen unter Therapie mit Tacrolimus niedriger ist als bei Gabe von Cyclosporin A. Die langfristige Bedeutung einer verringerten Abstoßungsinzidenz während des ersten Jahres blieb aber umstritten. Jetzt liegen zwei weitere Studien vor, die sich mit diesem Problem beschäftigen.

In einer dreiarmigen Studie, in der die Patienten mit Tacrolimus und Mycophenolat-Mofetil (MMF) bzw. Tacrolimus und Azathioprin oder mikroemulgiertem Cyclosporin A und MMF behandelt wurden, war nach drei Jahren die Patientenüberlebensrate gleich. Im Gesamtkollektiv betrug die 3-Jahres-Transplantatfunktionsrate bei Tacrolimus und MMF 80,6 % gegenüber 73,3 % bei Behandlung mit Cyclosporin A und MMF. Diese Differenz war nicht signifikant. Bei Analyse der Patienten mit verzögerter Transplantatfunktion zeigte sich allerdings eine signifikant bessere 3-Jahres-Transplantationsfunktionsrate mit 84,1 % bei Gabe von Tacrolimus und MMF gegenüber 49,9 % bei Behandlung mit Cyclosporin A und MMF [32]. Der günstige Langzeiteffekt von Tacrolimus scheint demnach vor allem bei Risikogruppen wie bei Patienten mit ATN nach Nierentransplantation von Bedeutung zu sein.

Ganz analoge Ergebnisse fanden sich auch bei einem 6-Jahres-Follow-up von 232 nierentransplantierten Patienten, die entweder mit Tacrolimus oder Cyclosporin A (Neoral) im Rahmen einer Triple-Therapie behandelt wurden. Auch hier zeigte sich eindeutig die Überlegenheit von Tacrolimus. Die 6-Jahres-Transplantatsfunktionsrate betrug bei Gabe von Tacrolimus 81 % gegenüber 60 % bei Gabe von Neoral. Die Relevanz dieses Unterschieds zeigt sich daran, dass die berechnete Transplantathalbwertszeit bei Gabe von Tacrolimus 15 Jahre gegenüber nur zehn Jahre bei Cyclosporin-A-Therapie beträgt. Diese je nach Therapie unterschiedlichen Halbwertszeiten sind praktisch identisch mit denen einer früher publizierten großen europäischen Langzeitstudie [33]. Wichtig hinsichtlich der Langzeitfunktion sind vor allem auch die Befunde, dass das Ausmaß der interstitiellen Fibrose im Transplantat unter Gabe von Tacrolimus offensichtlich signifikant geringer war. Gleiches gilt für die kardiovaskulären Risikofaktoren. Das Lipidprofil, der arterielle Blutdruck und der Homocysteinspiegel waren in der Tacrolimusgruppe wesentlich günstiger als in der Cyclosporin-A-Gruppe [34].

Die chronische Transplantatnephropathie ist histologisch gekennzeichnet durch eine Glomerulosklerose, eine interstitielle Fibrose und eine Transplantatvaskulopathie. Ursächlich ist unter anderem eine exzessive Ablagerung von extrazellulären Matrixproteinen, die zur Fibrose führt. Bei Patienten, die randomisiert entweder mit Tacrolimus oder Neoral behandelt wurden, fand sich bei Protokollbiopsien ein Jahr

nach Transplantation eine signifikant verringerte Fibrose im Tacrolimus-Arm [35]. Obwohl Tacrolimus eine ähnliche nephrotoxische Wirkung wie Cyclosporin A hat, scheint das Risiko einer chronischen Transplantatnephropathie unter Therapie mit Tacrolimus auf lange Sicht deutlich geringer zu sein.

Der positive Effekt von Tacrolimus auf den Lipidstoffwechsel, das kardiovaskuläre Risikoprofil und die Nierenfunktion zeigte sich in einer weiteren randomisierten Studie, bei der Patienten mit stabiler Nierenfunktion die primäre Cyclosporintherapie beibehielten oder auf Tacrolimus umgestellt wurden. In der Tacrolimusgruppe sanken der Blutdruck, das lowdensity Lipoprotein Cholesterol, das Apolipoprotein B, die Triglyceride und der Fibrinogenspiegel im Serum hoch signifikant ab. Auch der Serumkreatininspiegel besserte sich. Insgesamt führte die Umstellung von Cyclosporin A auf Tacrolimus zu einer signifikanten Reduktion des kardiovaskulären Framingham-Risiko-Scores [36]. Unter dem Aspekt, dass Tod mit funktionierendem Transplantat zunehmend zu einer führenden Ursache des Transplantatverlustes wird und 63 % der transplantierten Patienten letztendlich an kardiovaskulären Ursachen versterben, dürften diese Ergebnisse nicht nur für die Langzeittransplantatfunktion, sondern vermutlich auch für das Langzeitüberleben der Patienten von großer Bedeutung sein.

Eine Alternative zur Konversion von Cyclosporin A auf Tacrolimus ist das vollständige Absetzen von Cyclosporin A und die Weiterführung der Therapie mit MMF oder Sirolimus und Steroiden. Dies ist zwar grundsätzlich möglich, das Risiko einer akuten Abstoßungsreaktion steigt aber deutlich an. In einer randomisierten Studie wurde deswegen geprüft, ob eine Reduktion von Cyclosporin A um 50 % diesbezüglich der bessere Weg ist. Nach Halbierung der Cyclosporin-A-Dosis besserten sich, wie erwartet, die Nierenfunktion und der arterielle Blutdruck. Die Triglyceride und die Harnsäure im Serum sanken ab. Wichtig ist, dass keiner der Patienten eine akute Abstoßungsreaktion entwickelte [37]. Falls also eine

Konversion von Cyclosporin A auf Tacrolimus aus irgendwelchen Gründen problematisch erscheint, sollte im Langzeitverlauf zumindest eine dramatische Dosisreduktion von Cyclosporin A bei stabilen Transplantatempfängern erwogen werden.

Die überlegene immunsuppressive Wirkung von Tacrolimus wird nicht nur bei dessen Einsatz als Basistherapeutikum, sondern auch bei Gabe direkt nach Auftreten der ersten akuten Abstoßungsreaktion sichtbar. Bei einem randomisierten Vergleich von Patienten, die bei Auftreten der ersten akuten Abstoßungsreaktion primär von Cyclosporin A auf Tacrolimus umgestellt wurden bzw. die primäre Cyclosporin-A-Therapie beibehielten, zeigte sich in der Tacrolimusgruppe in 93,4 % der Fälle ein Ansprechen auf die Steroid-Bolustherapie. Dies war nur bei 63,8 % der Patienten der Fall, die weiter mit Cyclosporin A behandelt wurden. Auch die Inzidenz an wiederholten Abstoßungsreaktionen war mit 8,8 % unter Tacrolimustherapie wesentlich geringer als mit 34,1 % bei Weiterführung der Cyclosporin-A-Therapie [38]. Patienten- und Transplantatüberleben nach drei Monaten waren in den beiden Behandlungsgruppen zwar nicht unterschiedlich, die Befunde haben aber sicher eine Bedeutung im Hinblick auf die Problematik der Überwachung von ambulanten Patienten.

Die Furcht vor akuten Abstoßungsreaktionen hat möglicherweise dazu geführt, dass viele Patienten auf lange Sicht viel zu stark immunsupprimiert werden. Dadurch werden die Patienten nicht nur den doch erheblichen Langzeitnebenwirkungen der immunsuppressiven Therapie ausgesetzt, sondern zusätzlich wird dadurch vermutlich auch die immunologische Adaptation des Organismus an das allogene Organtransplantat behindert. In einer bahnbrechenden Arbeit konnte jetzt gezeigt werden, dass bei über der Hälfte der Patienten nach allogener Organtransplantation die Immunsuppression ohne nachteilige Effekte drastisch reduziert werden kann. Ein signifikanter Anteil der Patienten kommt mit einer ein- oder zweimaligen Gabe pro Woche von Tacrolimus als Monotherapie aus [39]. Die immunsuppressionsbedingte Morbidität konnte bei diesen Patienten praktisch vollständig eliminiert werden. Ob dadurch auch die Langzeitfunktion der Transplantate verbessert werden kann, ist bisher noch unklar.

5.1.2 Sirolimus

Sirolimus erhält immer größere Bedeutung als Ergänzung oder als Alternative zu den Calcineurinantagonisten. In einer randomisierten Studie wurde jetzt bei Patienten mit einer Zweifachtherapie aus Tacrolimus und Steroiden geprüft, welche Effekte die zusätzliche Gabe von 0,5 mg, 1 mg oder 2 mg Sirolimus pro Tag hat. Die Inzidenz an akuten Abstoßungsreaktionen innerhalb der ersten drei Monate sank bei zusätzlicher Gabe von Sirolimus (Sirolimus 0,5 mg bzw. 1 mg) von 28,6 % bei Beibehaltung der Zweifachtherapie auf 8 %, bei Gabe von 2 mg Sirolimus sogar auf 3,8 % hoch signifikant ab. Bei Gabe von 2 mg Sirolimus stieg allerdings die Inzidenz einer behandlungsbedürftigen Hypercholesterinämie von 21,4 % auf 50 % an, so dass bei Abwägung der typischen Nebenwirkung von Sirolimus und des zusätzlichen immunsuppressiven Effektes eine niedrigere Sirolimusdosis sicher sinnvoller ist. Interessanterweise traten keine erneuten Abstoßungsreaktionen auf, auch wenn Sirolimus drei bis fünf Monate später abgesetzt wurde [40]. Möglicherweise ist also der Einsatz von Sirolimus nur in der abstoßungsgefährdeten ersten Phase nach Transplantation notwendig.

Als Alternative zum Absetzen von Sirolimus nach drei Monaten kann auch der Calcineurinantagonist abgesetzt werden. In einer randomisierten Studie konnte nachgewiesen werden, dass bei Patienten mit einer Dreifachimmunsuppression bestehend aus Cyclosporin A, Sirolimus und Steroiden und stabiler Transplantatfunktion das Cyclosporin A nach drei Monaten ohne Probleme schrittweise ausgeschlichen werden kann. Der Sirolimus-trough-level wurde bei diesen Patienten auf 8–16 ng/ml eingestellt. Die Abstoßungsinzidenz in den folgenden drei Monaten betrug nur 3 %. Die Beibehaltung einer gering dosierten zusätzlichen Cyclosporin-A-Therapie erbrachte keine Verbesserung der Ergebnisse [41]. Kritisch bei dieser Studie ist allerdings, dass ein Drittel aller primär in Frage kommenden Patienten aus unterschiedlichen Gründen drei Monate nach Nierentransplantation nicht randomisiert wurden. Trotzdem zeigt auch diese Studie, dass bei einem größeren Teil der Patienten im Langzeitverlauf nach Transplantation eine deutliche Reduktion der Immunsuppression möglich ist.

Zu einem ähnlichen Ergebnis kommt eine weitere Studie, bei der nach anfänglicher Gabe von Cyclosporin A, Sirolimus und Steroiden Cyclosporin A nach drei Monaten vollständig abgesetzt wurde. Auch hier führte das Absetzen von Cyclosporin A nicht zu einem Anstieg der Rate an akuten Abstoßungsreaktionen oder einer Verschlechterung des 2-Jahres-Patienten, bzw. Transplantatüberlebens. Die typischen Nebenwirkungen von Cyclosporin A auf die Nierenfunktion und den Blutdruck besserten sich. Andererseits traten aber die typischen Nebenwirkungen von Sirolimus wie eine Hyperlipidämie, eine Thrombozytopenie etc. vermehrt auf [42].

Bei allen bisherigen Untersuchungen war Sirolimus immer nur in Kombination mit Calcineurinantagonisten und Steroiden appliziert worden. In einer innovativen Pilotstudie konnte nun erstmals nachgewiesen werden, dass bei primärer Induktion mit Antithymozytenglobulin (Sangstat) eine Sirolimusmonotherapie offensichtlich bei der Mehrzahl der behandelten Patienten als Immunsuppression nach Nierentransplantation ausreicht. Die Studie wurde bisher aber lediglich an zwölf Patienten durchgeführt. Drei Patienten entwickelten Abstoßungsreaktionen. Die betreffenden Patienten hatten zu diesem Zeitpunkt allerdings einen Sirolimusspiegel von unter 5 µg/l. Als typische Nebenwirkungen zeigten sich bei acht Patienten orale Ulzerationen, sowie bei zehn Patienten eine behandlungspflichtige Hyperlipidämie [43]. Hauptvorteil einer derartigen Therapie ist

die drastische Reduktion der Gesamtimmunsuppression. Das Risiko von opportunistischen Infektionen, das erhöhte Malignomrisiko und die zahlreichen nicht immunologischen Nebenwirkungen der Calcineurinantagonisten und der Steroide dürften damit minimiert werden. Welchen Einfluss eine derartige calcineurin- und steroidfreie Immunsuppression auf die Langzeitfunktion der transplantierten Nieren hat, ist bisher aber noch offen.

5.1.3 Mycophenolat-Mofetil (MMF)

MMF ist wesentlich teurer als Azathioprin und hat auch ein ganz spezifisches Spektrum an gastrointestinalen Nebenwirkungen. Hinsichtlich der immunsuppressiven Wirkung ist es vor allem in Kombination mit Calcineurinantagonisten dem Azathioprin eindeutig überlegen. Diese Aussage bezog sich bisher auf den Verlauf während der ersten Jahre nach Transplantation. Die Langzeiteffekte einer Therapie mit MMF auf die Funktion von Nierentransplantaten waren bisher noch unzureichend untersucht. Bei einer Analyse der Daten von fast 50.000 Nierentransplantationen, die im US-RDS gespeichert sind, konnte nun eindeutig nachgewiesen werden, dass im Vergleich zu einer Azathioprintherapie eine zwölfmonatige Therapie mit MMF langfristig einen protektiven Effekt auf das Transplantat hat und das Risiko einer chronischen Transplantatnephropathie signifikant verringert. Nur 29,6 % der Patienten, die mindestens ein Jahr mit MMF behandelt worden waren, wiesen nach vier Jahren eine verschlechterte Nierenfunktion auf, während dies bei 36,6 % der mit Azathioprin behandelten Patienten der Fall war. Wenn MMF zwei Jahre lang appliziert wurde, verringerte sich das relative Risiko einer Verschlechterung der Nierenfunktion gegenüber der Azathiopringruppe sogar um 34 % [44]. Die Ursachen für diesen günstigen Effekt von MMF sind nicht ganz klar. Möglicherweise handelt es sich um eine direkte Hemmung der Progression der chronischen Transplantatnephropathie. Denkbar ist auch ein besserer Schutz gegen frühe und subklinische Abstoßungsreaktionen. Im Hinblick auf das bisher ungelöste Problem der chronischen Transplantatnephropathie sind diese Befunde von großer Bedeutung.

5.2 Prädiktive Kriterien für die Langzeitfunktion

Die Hälfte der Patienten, die ein Nierentransplantat erhalten, verliert derzeit das Transplantat wieder innerhalb von zehn Jahren. Das Transplantatversagen gehört zur Zeit zu den vier häufigsten Ursachen für das Auftreten einer dialysepflichtigen Niereninsuffizienz. Trotz der enormen Fortschritte in der immunsuppressiven Therapie und der Verbesserung der Nachsorge nach Nierentransplantation zeigte sich diesbezüglich in den letzten Jahren kaum eine Verbesserung. Ein zentrales Problem in diesem Zusammenhang ist die Tatsache, dass alle derzeit vorhandenen Surrogatmarker für einen späten Transplantatverlust eine unzureichende Sensitivität und Spezifität aufweisen. In einer Studie mit 601 Patienten konnte nun erstmals gezeigt werden, dass der arterielle Widerstandsindex in der Transplantatniere drei Monate oder später nach Transplantation eine wesentliche Aussagekraft für die Langzeittransplantatfunktionsrate hat. Nur 12 % der Patienten mit einem Widerstandsindex von unter 80 entwickelten eine chronische Transplantatsverschlechterung, während dies bei 69 % der Patienten mit einem Index von über 80 der Fall war. 47 % der Patienten mit dem hohen Widerstandsindex wurden innerhalb einer Nachbeobachtungszeit von drei oder mehr Jahren dialysepflichtig gegenüber nur 9 % der Patienten mit niedrigem Index. 30 % der Patienten mit hohem Index verstarben innerhalb der Nachbeobachtungszeit gegenüber nur 7 % der Patienten mit einem niedrigen Index [45]. Falls sich diese Befunde bestätigen sollten, ist der Widerstandsindex wesentlich aussagekräftiger für die Langzeit-Transplantatfunktion als alle anderen bisher analysierten Faktoren wie z.B. die Transplantatfunktion am Ende des ersten Jahres, das Auftreten einer Proteinurie, das

Ausmaß der Hypertension, die Anzahl der Mismatches oder ein primäres ATN. Die Ergebnisse müssen allerdings noch von anderen Gruppen prospektiv bestätigt werden, da Doppleruntersuchungen und die Festlegung eines Schwellenwertes natürlich bis zu einem gewissen Grade untersucherabhängig und damit subjektiv beeinflussbar sind. Falls die Bestimmung des Widerstandsindex tatsächlich eine so gute prädiktive Aussage ergibt, wäre sie von entscheidender Bedeutung für die Entwicklung neuer Therapiestrategien zur Verbesserung der Langzeittransplantatfunktion bzw. des Patientenüberlebens.

Die Abschätzung des Langzeitverlaufes von Nierentransplantaten anhand von klinischen Parametern wird für den praktisch tätigen Transplantationsmediziner immer von Interesse sein. Es gibt jetzt aber erste Hinweise dafür, dass die Vorhersage des Langzeitverlaufs von Transplantaten in Zukunft wesentlich zuverlässiger mit Hilfe von molekularbiologischen Analysen von Transplantatbiopsien möglich sein wird. Bei Analyse des Expressionsmusters von zehn verschiedenen Genen in Protokollbiopsien sechs Monate nach Nierentransplantation konnte mit einer Wahrscheinlichkeit von 88 % das Auftreten oder Ausbleiben einer chronischen Abstoßungsreaktion ein Jahr nach Transplantation vorhergesagt werden [46]. Bisher stützte sich die Vorhersage einer Verschlechterung der Transplantatfunktion auf den Nachweis zunehmender morphologischer Veränderungen bzw. spezifischer immunologischer Reaktionen im Transplantat. In dieser Studie wurde dagegen eine molekulare Analyse der Transplantatbiopsien bei gesunden Transplantatempfängern mit guter und stabiler Transplantatfunktion durchgeführt. Die Tatsache, dass bei einem solchen Patientenkollektiv das spätere Auftreten einer chronischen Transplantatnephropathie vorhergesagt werden kann, ist ein entscheidender Fortschritt. Die Befunde unterstützen die Hypothese, dass Veränderungen der Genexpression innerhalb des Transplantates lange vor dem klinischen Nachweis und dem Auftreten histologischer

Veränderungen im Sinne einer chronischen Transplantatnephropathie nachweisbar sind. Die frühzeitige Identifizierung von Risikopatienten ist zentrale Voraussetzung für die Entwicklung neuer Therapiestrategien zur Prävention und Behandlung der chronischen Transplantatnephropathie.

Die zunehmende Bedeutung der Molekularbiologie kommt in einer weiteren wichtigen Publikation zum Ausdruck. Es wurden Nierenbiopsien, die im Rahmen von akuten Abstoßungsreaktionen gewonnen wurden, molekularbiologisch untersucht. Wichtigstes Ergebnis war, dass das Genexpressionsmuster in normalen Nieren, in Nierentransplantaten mit akuter Abstoßung, akuter medikamentenbedingter Nephrotoxizität und in Nierentransplantaten mit chronischer Transplantatnephropathie ganz unterschiedlich ist. Die molekularbiologischen Analysen zeigen weiter, dass die sogenannte akute zelluläre Abstoßungsreaktion, die histologisch ein weitgehend einheitliches Bild zeigt, molekularbiologisch gesehen sehr heterogen ist, und im Moment in drei Subtypen eingeteilt werden kann. Bei immunhistologischer Analyse dieser Subtypen fanden sich Hinweise, dass das Vorliegen von CD-20-positiven B-Zellinfiltraten mit einer hohen Inzidenz an Glukokortikoidresistenz und einer sehr schlechten Langzeitprognose vergesellschaftet ist [47]. Die molekularbiologische Analyse von Transplantatbiopsien ist im Moment noch sehr aufwendig. Sie wird aber in Zukunft immer mehr an Bedeutung gewinnen und zu einer weiteren Differenzierung des therapeutischen Vorgehens bei akuter Abstoßungsreaktion führen.

5.3 Varia

Nierentransplantatempfänger haben bekanntermaßen ein deutlich höheres Risiko, vorzeitig kardiovaskuläre Symptome zu entwickeln. Kardiovaskuläre Ereignisse sind die Haupttodesursache von Patienten mit funktionierendem Nierentransplantat. In einer Langzeitstudie mit einer durchschnittlichen Nachbeobach-

tungszeit von 5,1 Jahren wurde nun untersucht, ob das kardiovaskuläre Risiko nierentransplantierter Patienten durch die Gabe des Lipidsenkers Fluvastatin gesenkt werden kann. In der sog. ALERT-Studie zeigte sich nun, dass zwar die Anzahl an kardial bedingten Todesfällen und nicht tödlichen Myokardinfarkten durch die Fluvastatintherapie zurückging. Die Rate an Koronarinterventionen und die Gesamtmortalität im untersuchten Kollektiv blieb aber durch die Fluvastatintherapie weitgehend unverändert. Ursache dafür ist möglicherweise die Tatsache, dass viele Patienten mit einer präexistierenden schwereren Koronarerkrankung aus der Studie ausgeschlossen wurden, so dass die Studie im Wesentlichen die Effekte einer Primärprävention erfasste. Interessanterweise fand sich auch kein Effekt auf die Entstehung einer chronischen Transplantatnephropathie, obwohl das LDL-Cholesterin durch Fluvastatin um 32 % reduziert wurde [48]. Die Vorstellung, dass eine Hypercholesterinämie bei der Entstehung der chronischen Transplantatnephropathie eine wesentliche Rolle spielt, muss damit in Frage gestellt werden. Die ALERT-Studie zeigt, dass der protektive Effekt einer langfristigen Fluvastatin-Therapie bei nierentransplantierten Patienten mit geringem kardiovaskulären Risiko sehr begrenzt ist. Es ist allerdings durchaus möglich, dass der protektive Effekt dieser Substanz bei Einsatz zur Sekundärprävention wesentlich größer ist.

Das Auftreten einer dialysepflichtigen chronischen Niereninsuffizienz ist eine typische Spätkomplikation nach nicht-renaler Organtransplantation. Bei Analyse von 11.225 Patienten mit nicht-renalen Organtransplantationen fand sich bei 16,5 % der Patienten 36 Monate nach Transplantation eine dialysepflichtige Niereninsuffizienz. Das 5-Jahres-Risiko für die Entwicklung eines chronischen Nierenversagens variierte entsprechend der Art der Organtransplantation und lag z.B. bei Herz-Lungen-transplantierten Patienten bei 6,9 %, bei Patienten mit einem Dünndarmtransplantat aber bei 21,3 %. Unabhängige zusätzliche Risikofaktoren waren das Vorliegen eines Diabetes mellitus, eines Hochdrucks und einer Hepatitis-C-Infektion. Das Auftreten eines chronischen Nierenversagens führte bei diesen organtransplantierten Patienten zu einem hochsignifikanten Anstieg des Mortalitätsrisikos (relatives Risiko 4,45). Eine Nierentransplantation stellt auch für diese Patienten die optimale Therapie dar. Das Mortalitätsrisiko lässt sich dadurch im Vergleich zu einer chronischen Dialysebehandlung hoch signifikant senken (relatives Risiko 0,56) [49]. Ein chronisches Nierenversagen stellt demnach eine relativ häufige Komplikation im Langzeitverlauf nach nichtrenaler Organtransplantation dar. Bei jedem sechsten Patienten stellt sich damit im Langzeitverlauf die Frage nach einer zusätzlichen Nierentransplantation.

6 Xenotransplantation

Die Verwendung xenogener Organe als Organersatz beim Menschen bleibt weiterhin ein Wunschtraum. Die drei zentralen Probleme dieses Verfahrens sind immer noch nicht definitiv gelöst, das heißt: Die immunologische Reaktion des Empfängerorganismus auf das Xenotransplantat, die Möglichkeit einer Infektübertragung und damit die Sicherheitsaspekte bei der humanen Xenotransplantation und schließlich die unterschiedlichen physiologischen Reaktionsmuster und Kapazitäten von xenogenen Organen im Vergleich zu den entsprechenden humanen Organen. Trotzdem wurden im vergangenen Jahr in all diesen Bereichen wieder enorme Fortschritte gemacht.

Zentrales Problem hinsichtlich der Immunologie ist die hyperakute Abstoßungsreaktion. Sie ist antikörpervermittelt und komplementabhängig und kommt durch natürlich vorkommende, T-Zell-unabhängige Antikörper gegen Alpha-1-Gal zustande. Die ursprüngliche Vorstellung, dass durch genetisch veränderte Schweine, die hDAF – ein humanes komplementregulierendes Protein – exprimieren, das Problem gelöst werden könnte, hat sich als

falsch erwiesen. Durch gleichzeitige Gabe eines löslichen Gal-Glycokonjugats und einer massiven immunsuppressiven Therapie konnte jetzt aber die Überlebenszeit von Schweineherzen, die hDAF exprimierten und in Paviane transplantiert wurden, erstmals auf 76 Tage verlängert werden [50]. Möglicherweise kann das Problem der hyperakuten Abstoßung durch Galactosyltransferase-knock-out-Schweine, die das Gal-Epitop nicht mehr exprimieren, gelöst werden. Die ersten derartig genetisch modifizierten Schweine wurden jetzt gezüchtet [51]. Falls dieser Ansatz erfolgreich ist, muss aber als nächstes die akute humorale Xenotransplantatabstoßung, die vermutlich durch T-Zell-abhängige, induzierte Antikörper gegen nicht-Gal-Antigene ausgelöst wird, beherrscht werden. Als weiteres spielt dann die akute zelluläre Xenograftabstoßung, die ebenfalls T-Zell-abhängig ist, eine Rolle. Auch in diesem Bereich gab es wesentliche Fortschritte. Durch Transplantation von Schweinethymus und -nieren in Paviane und eine komplex immunsuppressive Konditionierung der Empfänger konnte eine spenderspezifische T-Zell-Anergie im Empfänger ausgelöst werden [52]. Die fehlende spenderspezifische T-Zell-Antwort wurde bisher allerdings nur in vitro nachgewiesen, da die eingepflanzten Xenotransplantate durch eine humorale Abstoßungsreaktion innerhalb von 30 Tagen verloren gingen. Trotzdem ist dies ein hoch interessanter Ansatz für die Zukunft.

Das Risiko einer Infektübertragung durch ein Xenotransplantat ist aufgrund der zwischenzeitlich von vielen verschiedenen Institutionen erlassenen strikten Vorschriften drastisch reduziert worden. Bei Beurteilung des Risikos muss auch bedacht werden, dass die Xenotransplantation nur eine von vielen möglichen Eintrittsstellen ist, über die infektiöse Strukturen nicht humaner Herkunft in das menschliche Ökosystem gelangen können. Eine Xenotransplantation stellt zwar ohne Zweifel für die Allgemeinheit ein gewisses Risiko dar, dieses ist aber nicht einzigartig. Auch das Risiko einer Übertragung von PERV durch Xenotransplantate von Schweinen ist vermutlich in der Vergangenheit überschätzt worden. Es kann durch Verwendung neu gezüchteter Schweinerassen wahrscheinlich drastisch weiter reduziert werden [53].

7 Organspende

Das Problem des Organmangels ist weiterhin gravierend. In Deutschland beträgt die mittlere Wartezeit für ein Leichen-Nierentransplantat etwa sechs bis sieben Jahre. Aus diesem Grunde werden vielfältige Anstrengungen unternommen, zusätzliche Organtransplantate zu gewinnen. Zu nennen ist hier die Lebendspende, die Verwendung von sehr alten oder ganz jungen Spendern und die Verwendung von „non-heart-beating"-Spendern. Wie wichtig diese zusätzlichen Organspenden sind, zeigt sich an den Zahlen des Transplantationszentrums Freiburg. Im Jahre 2003 wurden hier 109 Nierentransplantationen durchgeführt. Nur 64 % waren reguläre Leichen-Nieren, 23 % kamen von lebenden Spendern, 5 % von sehr alten Spendern im Rahmen des old-for-old-Programms und 8 % von Kindern unter vier Jahren im Rahmen der En-bloc-Transplantation.

Die Lebend-Nierenspende wird immer wichtiger. In den Vereinigten Staaten hat im Jahr 2001 die Zahl an Lebend-Nierentransplantationen die Zahl an Leichen-Nierentransplantationen erstmals überschritten. Die Langzeitergebnisse von Lebend-Nierentransplantationen sind ausgezeichnet und im Allgemeinen besser als bei Transplantation einer Leichenniere. Zu bedenken ist aber immer das potentielle Risiko für den Lebendspender. Obwohl in Deutschland die Krankenkasse des Transplantatempfängers die Kosten für die Voruntersuchungen des Spenders und die Kosten der Organentnahme trägt, verbleibt für den Lebendspender ein geringes, aber im Einzelfall doch mögliches und nur partiell kalkulierbares finanzielles Risiko. Dies betrifft nicht nur mögliche finanzielle Einbußen durch den klinikbedingten Ar-

beitsausfall, sondern auch mögliche berufliche oder private Probleme im Langzeitverlauf [54]. Zentrale Aufgabe aller Zentren, die sich mit Lebendspende befassen, muss es daher sein, derartige Probleme soweit als möglich zu verhindern, bzw. sich bei deren Auftreten unterstützend einzuschalten.

In den Vereinigten Staaten, England, Spanien, den Niederlanden, der Schweiz und Japan gibt es aktive Programme zur Gewinnung von Organen von „non-heart-beating"-Spendern. In anderen Ländern wie z.B. Kanada gibt es starke Bestrebungen „non-heart-beating"-Spender-Programme einzuführen [55]. In der Bundesrepublik Deutschland werden „non-heart-beating"-Spender bisher praktisch nicht genutzt.

Bei Verwendung von Organen aus „non-heart-beating"-Spendern muss grundsätzlich zwischen zwei völlig unterschiedlichen Situationen differenziert werden. Die Organentnahme unter so genannten nicht kontrollierten Bedingungen betrifft Patienten, die nach größerem Trauma und fehlgeschlagener Wiederbelebung tot in die Klinik eingeliefert werden. Bei der Organentnahme von „non-heart-beating"-Spendern unter kontrollierten Bedingungen handelt es sich um Patienten, die bereits im Krankenhaus sind, und bei denen geplant die kreislaufunterstützenden Medikamente entzogen und anschließend nach fünfminütigem Herzstillstand die jeweiligen Organe entnommen werden.

Bis vor kurzem wurde allgemein angenommen, dass die Langzeitergebnisse nach Transplantation von Organen, die bei „non-heart-beating"-Spendern unter unkontrollierten Bedingungen entnommen wurden, aufgrund der unvermeidbar längeren Warmischämiezeit schlecht sind. Dies konnte jetzt eindeutig widerlegt werden. Bei einer Analyse von 188 Nierentransplantationen von unkontrollierten „non-heart-beating"-Spendern fand sich zwar eine deutlich erhöhte Inzidenz an akutem Nierenversagen nach Transplantation. Die 2-Jahres-Ergebnisse waren jedoch identisch oder eher besser als die nach Transplantation von Leichennieren. Interessanterweise führte das Auftreten eines akuten Nierenversagens in den Organen von „non-heart-beating"-Spendern nicht zu einer längerfristigen Verschlechterung der Transplantatfunktion. Bei Transplantationen von Organen hirntoter Spender ist dies bekanntermaßen eindeutig der Fall. Die Langzeitfunktion von Organen von „non-heart-beating"-Spendern, die unter unkontrollierten Bedingungen entnommen wurden, scheint deutlich besser zu sein, als die von sogenannten kontrollierten „non-heart-beating"-Spendern. Durch Etablierung und perfekte Organisation eines entsprechenden „non-heart-beating"-Spenderprogramms kann eine relativ große Zahl an zusätzlichen Organen gewonnen werden. In dem betreffenden Zentrum in Madrid übertrifft zwischenzeitlich die Anzahl an „non-heart-beating"-Spendern die Zahl der hirntoten Nierenspender [56]. Zu gleichen Ergebnissen kommt das Transplantationszentrum Zürich. Auch hier war die Häufigkeit eines postoperativen akuten Nierenversagens mit 48,4 % der Fälle sehr hoch, die Transplantatfunktion nach zehn Jahren war jedoch absolut identisch mit der einer Vergleichsgruppe nach Leichen-Nierentransplantation [57]. „Non-heart-beating"-Spender stellen demnach, was die Langzeit-Funktion angeht, keinesfalls suboptimale oder marginale, sondern im Gegenteil sehr gute Organspender dar, und könnten durchaus den Spenderpool signifikant erhöhen.

Literatur

[1]   Greig P, Lilly L, Scudamore C et al.: Early steroid withdrawal after liver transplantation: the Canadian tacrolimus versus microemulsion cyclosporin A trial: 1-year follow-up. Liver Transpl 9 (2003) 587–595. [EBM Ib]

[2]   Eason JD, Nair S, Cohen AJ et al.: Steroid-free liver transplantation using rabbit antithymocyte globulin and early tacrolimus monotherapy. Transplantation 75 (2003) 1396–1399. [EBM Ib]

[3]   Dunkelberg JC, Trotter JF, Wachs M et al.: Sirolimus as primary immunosuppression in liver transplantation is not associated with he-

patic artery or wound complications. Liver Transpl 9 (2003) 463–468. [EBM III]

[4]   Buti M, Mas A, Prieto M et al.: A randomized study comparing lamivudine monotherapy after a short course of hepatitis B immune globulin (HBIg) and lamivudine with long-term lamivudine plus HBIg in the prevention of hepatitis B virus recurrence after liver transplantation. J Hepatol 38 (2003) 811–817. [EBM Ib]

[5]   Samuel D, Bizollon T, Feray C et al.: Interferon-alpha 2b plus ribavirin in patients with chronic hepatitis C after liver transplantation: a randomized study. Gastroenterology 124 (2003) 642–650. [EBM Ib]

[6]   Sharpe MD, Ghent C, Grant D et al.: Efficacy and safety of itraconazole prophylaxis for fungal infections after orthotopic liver transplantation: a prospective, randomized, double-blind study. Transplantation 76 (2003) 977–983. [EBM Ib]

[7]   Winston DJ and Busuttil RW: Randomized controlled trial of oral ganciclovir versus oral acyclovir after induction with intravenous ganciclovir for long-term prophylaxis of cytomegalovirus disease in cytomegalovirus-seropositive liver transplant recipients. Transplantation 75 (2003) 229–233. [EBM Ib]

[8]   Bailey B, Amre DK, and Gaudreault P: Fulminant hepatic failure secondary to acetaminophen poisoning: a systematic review and meta-analysis of prognostic criteria determining the need for liver transplantation. Crit Care Med 31 (2003) 299–305. [EBM Ib]

[9]   Farmer DG, Anselmo DM, Ghobrial RM et al.: Liver transplantation for fulminant hepatic failure: experience with more than 200 patients over a 17-year period. Ann Surg 237 (2003) 666–675. [EBM III]

[10] Azoulay D, Linhares MM, Huguet E et al.: Decision for retransplantation of the liver. Ann Surg 236 (2002) 713–721. [EBM IV]

[11] Yao FY, Bass NM, Nikolai B et al.: Liver transplantation for hepatocellular carcinoma: analysis of survival according to the intention-to-treat principle and dropout from the waiting list. Liver Transpl 8 (2002) 873–883. [EBM III]

[12] Kaihara S, Kiuchi T, Ueda M et al.: Living-donor liver transplantation for hepatocellular carcinoma. Transplantation 75 (2003) S37–S40. [EBM III]

[13] Umeshita K, Fujiwara K, Kiyosawa K et al.: Operative morbidity of living liver donors in Japan. Lancet 362 (2003) 687–690. [EBM III]

[14] Lo CM: Complications and long-term outcome of living liver donors: a survey of 1,508

cases in five Asian centers. Transplantation 75 (2003) S12–S15. [EBM III]

[15] Brown RS, Jr., Russo MW, Lai M et al.: A survey of liver transplantation from living adult donors in the United States. N Engl J Med 348 (2003) 818–825. [EBM III]

[16] Diaz GC, Renz JF, Mudge C et al.: Donor health assessment after living-donor liver transplantation. Ann Surg 236 (2002) 120–126. [EBM III]

[17] de Villa VH, Chen CL, Chen YS et al.: Right lobe living donor liver transplantation-addressing the middle hepatic vein controversy. Ann Surg 238 (2003) 275–282. [EBM IV]

[18] Fan ST, Lo CM, Liu CL et al.: Safety and necessity of including the middle hepatic vein in the right lobe graft in adult-to-adult live donor liver transplantation. Ann Surg 238 (2003) 137–148. [EBM III]

[19] Stratta RJ, Alloway RR, Lo A et al.: Two-dose daclizumab regimen in simultaneous kidney-pancreas transplant recipients: primary endpoint analysis of a multicenter, randomized study. Transplantation 75 (2003) 1260–1266. [EBM Ib]

[20] Knight RJ, Kerman RH, Zela S et al.: Thymoglobulin, sirolimus, and reduced-dose cyclosporine provides excellent rejection prophylaxis for pancreas transplantation. Transplantation 75 (2003) 1301–1306. [EBM III]

[21] Krieger NR, Odorico JS, Heisey DM et al.: Underutilization of pancreas donors. Transplantation 75 (2003) 1271–1276. [EBM III]

[22] Knoll GA and Nichol G: Dialysis, kidney transplantation, or pancreas transplantation for patients with diabetes mellitus and renal failure: a decision analysis of treatment options. J Am Soc Nephrol 14 (2003) 500–515. [EBM Ia]

[23] Friedman AL and Friedman EA: Pancreas transplantation for type 2 diabetes at U.S. Transplant centers. Diabetes Care 25 (2002) 1896. [EBM Ib]

[24] Hirshberg B, Rother KI, Digon BJ, III et al.: Benefits and risks of solitary islet transplantation for type 1 diabetes using steroid-sparing immunosuppression: the National Institutes of Health experience. Diabetes Care 26 (2003) 3288–3295. [EBM III]

[25] Markmann JF, Deng S, Huang X et al.: Insulin independence following isolated islet transplantation and single islet infusions. Ann Surg 237 (2003) 741–749. [EBM III]

[26] Ricordi C, Fraker C, Szust J et al.: Improved human islet isolation outcome from marginal donors following addition of oxygenated perfluorocarbon to the cold-storage solution.

Transplantation 75 (2003) 1524–1527. [EBM III]

[27] Kessler L, Passemard R, Oberholzer J et al.: Reduction of blood glucose variability in type 1 diabetic patients treated by pancreatic islet transplantation: interest of continuous glucose monitoring. Diabetes Care 25 (2002) 2256–2262. [EBM IIb]

[28] Fiorina P, Folli F, Bertuzzi F et al.: Long-term beneficial effect of islet transplantation on diabetic macro-/microangiopathy in type 1 diabetic kidney-transplanted patients. Diabetes Care 26 (2003) 1129–1136. [EBM III]

[29] Buchman AL, Scolapio J, and Fryer J: AGA technical review on short bowel syndrome and intestinal transplantation. Gastroenterology 124 (2003) 1111–1134. [EBM IV]

[30] Middleton SJ, Pollard S, Friend PJ et al.: Adult small intestinal transplantation in England and Wales. Br J Surg 90 (2003) 723–727. [EBM III]

[31] Levi DM, Tzakis AG, Kato T et al.: Transplantation of the abdominal wall. Lancet 361 (2003) 2173–2176. [EBM III]

[32] Gonwa T, Johnson C, Ahsan N et al.: Randomized trial of tacrolimus + mycophenolate mofetil or azathioprine versus cyclosporine + mycophenolate mofetil after cadaveric kidney transplantation: results at three years. Transplantation 75 (2003) 2048–2053. [EBM Ib]

[33] Mayer AD: Chronic rejection and graft half-life: five-year follow-up of the European Tacrolimus Multicenter Renal Study. Transplant Proc 34 (2002) 1491–1492. [EBM Ib]

[34] Jurewicz WA: Tacrolimus versus cyclosporin immunosuppression: long-term outcome in renal transplantation. Nephrol Dial Transplant 18 Suppl 1 (2003) 17–11. [EBM Ib]

[35] Murphy GJ, Waller JR, Sandford RS et al.: Randomized clinical trial of the effect of microemulsion cyclosporin and tacrolimus on renal allograft fibrosis. Br J Surg 90 (2003) 680–686. [EBM Ib]

[36] Artz MA, Boots JM, Ligtenberg G et al.: Improved cardiovascular risk profile and renal function in renal transplant patients after randomized conversion from cyclosporine to tacrolimus. J Am Soc Nephrol 14 (2003) 1880–1888. [EBM Ib]

[37] Pascual M, Curtis J, Delmonico FL et al.: A prospective, randomized clinical trial of cyclosporine reduction in stable patients greater than 12 months after renal transplantation. Transplantation 75 (2003) 1501–1505. [EBM Ib]

[38] Briggs D, Dudley C, Pattison J et al.: Effects of immediate switch from cyclosporine microemulsion to tacrolimus at first acute rejection

in renal allograft recipients. Transplantation 75 (2003) 2058–2063. [EBM Ib]

[39] Starzl TE, Murase N, Abu-Elmagd K et al.: Tolerogenic immunosuppression for organ transplantation. Lancet 361 (2003) 1502–1510. [EBM III]

[40] van Hooff JP, Squifflet JP, Wlodarczyk Z et al.: A prospective randomized multicenter study of tacrolimus in combination with sirolimus in renal-transplant recipients. Transplantation 75 (2003) 1934–1939. [EBM Ib]

[41] Baboolal K: A phase III prospective, randomized study to evaluate concentration-controlled sirolimus (rapamune) with cyclosporine dose minimization or elimination at six months in de novo renal allograft recipients. Transplantation 75 (2003) 1404–1408. [EBM Ib]

[42] Oberbauer R, Kreis H, Johnson RW et al.: Long-term improvement in renal function with sirolimus after early cyclosporine withdrawal in renal transplant recipients: 2-year results of the Rapamune Maintenance Regimen Study. Transplantation 76 (2003) 364–370. [EBM Ib]

[43] Swanson SJ, Hale DA, Mannon RB et al.: Kidney transplantation with rabbit antithymocyte globulin induction and sirolimus monotherapy. Lancet 360 (2002) 1662–1664. [EBM IV]

[44] Meier-Kriesche HU, Steffen BJ, Hochberg AM et al.: Mycophenolate mofetil versus azathioprine therapy is associated with a significant protection against long-term renal allograft function deterioration. Transplantation 75 (2003) 1341–1346. [EBM III]

[45] Radermacher J, Mengel M, Ellis S et al.: The renal arterial resistance index and renal allograft survival. N Engl J Med 349 (2003) 115–124. [EBM III]

[46] Scherer A, Krause A, Walker JR et al.: Early prognosis of the development of renal chronic allograft rejection by gene expression profiling of human protocol biopsies. Transplantation 75 (2003) 1323–1330. [EBM IIb]

[47] Sarwal M, Chua MS, Kambham N et al.: Molecular heterogeneity in acute renal allograft rejection identified by DNA microarray profiling. N Engl J Med 349 (2003) 125–138. [EBM III]

[48] Holdaas H, Fellstrom B, Jardine AG et al.: Effect of fluvastatin on cardiac outcomes in renal transplant recipients: a multicentre, randomised, placebo-controlled trial. Lancet 361 (2003) 2024–2031. [EBM Ib]

[49] Ojo AO, Held PJ, Port FK et al.: Chronic renal failure after transplantation of a nonrenal organ. N Engl J Med 349 (2003) 931–940. [EBM III]

[50] McGregor CG: Advances in preclinical cardiac xenotransplantation. (abstract Nr. 47). J Heart Lung Transplant 22 (2003) S89. [EBM Ib]

[51] Phelps CJ, Koike C, Vaught TD et al.: Production of alpha 1,3-galactosyltransferase-deficient pigs. Science 299 (2003) 411–414. [EBM IIb]

[52] Barth RN, Yamamoto S, LaMattina JC et al.: Xenogeneic thymokidney and thymic tissue transplantation in a pig-to-baboon model: I. Evidence for pig-specific T-cell unresponsiveness. Transplantation 75 (2003) 1615–1624. [EBM IIb]

[53] Chapman LE: Xenotransplantation: public health risks – patient vs. society in an emerging field. Curr Top Microbiol Immunol 278 (2003) 23–45. [EBM IV]

[54] Jacobs C and Thomas C: Financial considerations in living organ donation. Prog Transplant 13 (2003) 130–136. [EBM IV]

[55] Knoll GA and Mahoney JE: Non-heart-beating organ donation in Canada: Time to proceed? CMAJ 169 (2003) 302–303. [EBM III]

[56] Sanchez-Fructuoso AI, de Miguel MM, Prats D et al.: Non-heart-beating donors: experience from the Hospital Clinico of Madrid. J Nephrol 16 (2003) 387–392. [EBM III]

[57] Weber M, Dindo D, Demartines N et al.: Kidney transplantation from donors without a heartbeat. N Engl J Med 347 (2002) 248–255. [EBM III]

V–1 Was gibt es Neues in der Lungen- und Herz-Lungen-Transplantation?

H. Treede und H. Reichenspurner

1 Einleitung

Seit ihren Anfängen 1983 hat sich die Lungentransplantation zu einem etablierten und erfolgreichen Verfahren zur Behandlung terminaler Lungenerkrankungen entwickelt. Standen in den ersten zehn Jahren noch Details der operativen Technik im Mittelpunkt der Entwicklung, so sind es in den folgenden zehn Jahren Weiterentwicklungen auf dem Gebiet der Lungenkonservierung und der postoperativen medikamentösen Therapie gewesen, die wesentliche Bausteine auf dem Weg zu besseren Überlebenszeiten und gesteigerter postoperativer Lebensqualität darstellten.

Dieses Kapitel widmet sich der Darstellung der allerneuesten Entwicklungen auf dem Gebiet der Immunsuppression, der Behandlung der obliterativen Bronchiolitis als Langzeitkomplikation, der Bronchusanastomosentechnik sowie der Möglichkeiten zur Ausweitung des Spenderpools und damit der Transplantationszahlen.

2 Neueste Entwicklungen

2.1 Immunsuppression und Bronchiolitis obliterans

Nach Angaben der International Society for Heart and Lung Transplantation (ISHLT) im aktuellen Registry-Report von 2003 steigt der Anteil der Patienten die Tacrolimus (Tac) statt Cyclosporin (CsA) als Basisimmunsuppressivum erhalten [1]. Eine Reduktion der akuten Abstoßungsreaktionen nach LTx wurde für Tacrolimus in zahlreichen Studien belegt, allerdings wurde ein signifikanter Unterschied im Auftreten der obliterativen Bronchiolitis bisher nur aus Pittsburgh für die Kombination Tacrolimus/Azathioprin berichtet [2], ein Unterschied der sich im Langzeitverlauf allerdings wieder nivelliert hat [3].

Zuckermann et al. stellten 2003 die 3-Jahres-Daten einer Zwei-Center-Studie der Universitäten München und Wien vor [4]. 74 Patienten erhielten prospektiv randomisiert entweder Tac (n = 37) oder CsA (n = 37) als Basisimmunsuppressivum nach Lungentransplantation. Die Calcineurininhibitoren wurden kombiniert mit Mycophenolat Mofetil (MMF) und Steroiden. Initial erhielten alle Patienten eine Induktionstherapie mit ATG. Beide Gruppen unterschieden sich nicht im Hinblick auf Alter, Geschlecht oder Grunderkrankung. Drei Jahre nach Transplantation war die Bronchiolitis obliterans Syndrom (BOS)-Inzidenz in der CsA-Gruppe signifikant höher als in der Tac-Gruppe (41 % vs. 10 %, p < 0,01). Diese Arbeit zeigt zum ersten Mal einen signifikanten Vorteil bezüglich des Auftretens chronischer Abstoßungsreaktionen für Tac-behandelte Patienten. Ein signifikanter Überlebensvorteil zeichnete sich dabei allerdings nicht ab (3-Jahres-Überleben 68 % in der Tac-Gruppe und 57 % in der CsA-Gruppe). Auch die immunsuppressionsbedingten Nebenwirkungen waren in beiden Gruppen ähnlich, wenn auch die CsA-behandelten Patienten mehr unter arteriellem Hypertonus litten (46 % vs. 13,5 %, p < 0,05) und die Tac-Patienten gehäuft einen neu aufgetreten

Diabetes mellitus verzeichneten (22 % vs. 0 %, p < 0,05).

Zur wissenschaftlichen Absicherung dieser Daten müssen sie im Rahmen großer multizentrischer Studien anhand großer Patientenzahlen validiert werden. Zu diesem Zweck hat sich unter Leitung von Reichenspurner et al. eine internationale Studiengruppe gebildet (The European and Australian Investigators in Lung Transplantation), die in einer ersten Studie 290 Patienten prospektiv randomisiert und nach Diagnose Cystische Fibrose (CF) stratifiziert in zwei Behandlungsgruppen einschließen konnte. Verglichen werden die Kombinationen Tac + MMF + Steroide vs. CsA + MMF + Steroide unter Verzicht auf jegliche Induktionstherapie. Kürzlich wurden die Daten einer Interimsanalyse vorgestellt (105 Patienten, ein Jahr Follow-Up) [5]. Es zeigte sich kein Unterschied in den demographischen Patientendaten, Patienten mit CF waren in beiden Gruppen gleich verteilt. Nach einem Jahr zeigte sich ein deutlicher Trend zu Gunsten Tacrolimus hinsichtlich der Inzidenz akuter Abstoßungsreaktionen (AR) (11,5 % vs. 22,6 %, p = 0,0987). Chronische Abstoßungen im Sinne eines Bronchiolitisobliterans-Syndroms (BOS) traten ebenfalls seltener in der Tac-Gruppe auf als in der CyA-Gruppe (5,8 % vs. 16,9 %, p = 0,068). Dagegen war die 1-Jahres-Überlebensrate mit 80 % (Tac) und 83 % (CsA) in beiden Gruppen gleich gut, kein Unterscheid fand sich außerdem bei den medikamenteninduzierten Nebenwirkungen. Ob die erwähnten Unterschiede Signifikanzniveau erreichen werden, wird die Auswertung der 3-Jahres-Daten erweisen.

Tacrolimus wird mit Erfolg auch als Rescue Immunsuppressivum bei Patienten mit rezidivierenden und therapieresistenten Abstoßungsreaktionen oder bei Patienten mit einer rasch progredient verlaufenden BO eingesetzt. KLEPETKO et al. haben Daten von 328 Patienten aus 13 europäischen Zentren ausgewertet und den Verlauf der Lungenfunktionswerte sechs Monate vor und nach einer Umstellung von CsA auf Tac aufgezeichnet. Indikationen für eine Umstellung waren rezidivierende akute Abstoßungen (n = 110), BOS im Anfangsstadium (BOS 0-p) (n = 26), BOS im fortgeschrittenen Stadium (BOS I-III) (n = 134), Cyclosporin induzierte Nebenwirkungen (n = 54) und andere (n = 4). Die Autoren berichten über eine deutliche Reduktion der Anzahl an akuten Abstoßungsreaktionen und Steroid-Bolus-Therapien bei Patienten mit rezidivierenden akuten Abstoßungsreaktionen wenn sie von CsA auf Tac umgesetzt wurden. 78 % der Patienten zeigten nach Konversion keine Anzeichen einer AR mehr (p < 0,01). Patienten die wegen BOS I-III umgestellt wurden zeigten eine signifikante Stabilisierung der Lungenfunktion (Abfall der FeV1 sinkt von –2,25 % auf –0,29 % pro Monat, bei DLTx von –3,7 % auf –0,9 % / Monat, p < 0,01 und p = 0,04). Dabei kam es zu keinem signifikanten Unterschied in der Infektionsinzidenz vor und nach der Umstellung [6].

In einer weiteren großen multizentrischen prospektiv randomisierten Studie konnte für Patienten, die post transplantationem mit einer Kombination aus CsA und einer festen Dosis MMF (2 g) behandelt wurden, ein signifikanter Überlebensvorteil im Vergleich zu CsA/Aza behandelten Patienten festgestellt werden (88,1 % vs. 79,1 %, p < 0,03) [7].

Neben der chronischen Abstoßung ist auch die Nephrotoxizität der Calcineurininhibitoren ein häufig auftretendes Problem transplantierter Patienten. Rapamycin verspricht als neues antiproliferativ wirkendes Immunsuppressivum ohne Nephrotoxizität die Inzidenz der Niereninsuffizienz im Langzeitverlauf senken zu können. Durch seine hemmende Wirkung auf die Fibroblastenaktivität könnte außerdem eine Reduktion der Bronchiolitis obliterans-Inzidenz erreicht werden, da die progressive Obstruktion der terminalen Bronchiolen Fibroblasten-assoziiert ist. Klinisch ist Rapamycin allerdings erst im Rahmen weniger Studien bei lungentransplantierten Patienten eingesetzt worden.

Die größte Studie (RAD 159) wurde an 200 Patienten von 33 Zentren in neun Ländern durchgeführt. Es handelt sich hierbei um eine doppelblinde, randomisierte Studie an Patienten mit stabiler Lungenfunktion (BOS 0) 3–36 Monate nach Transplantation. Verglichen wurde die Kombination aus RAD (Rapamycin Derivat 1,5 mg bid) + CsA versus Aza (1,0 – 3,0 mg/kg/d) + CsA. Als kombinierter Endpunkt wurde ein Abfall der Lungenfunktion (FeV1) > 15 % oder ein Transplantatversagen oder der Tod des Patienten ausgewertet. Es zeigte sich ein signifikanter Vorteil für RAD-behandelte Patienten (22 % vs. 34 %, p = 0,0455). Die Auswertung des FeV1 Abfalls > 15 % allein war ebenfalls signifikant weniger häufig in der RAD-Gruppe im Vergleich zu Aza (16 % vs. 28 %, p = 0,034). Die Inzidenz therapiebedürftiger akuter Abstoßungsreaktionen betrug 8 % in der RAD Gruppe und 32 % in der Aza-Gruppe, p = 0,034 [8].

SNELL et al. berichten über eine Calcineurin-Inhibitor (CI) sparende Wirkung von Everolimus (SDZ-RAD). Durch Dosisreduzierung oder Absetzen der CI bei Patienten mit stark eingeschränkter Nierenfunktion oder Nierenversagen gelang es, vier von fünf dialysepflichtige Patienten innerhalb von 30 Tagen von der Dialyse zu entwöhnen, 15 von 20 Patienten mit pathologischen Serum Kreatininwerten (> 0,29 mmol/l) zeigten eine deutliche Besserung ihrer Nierenfunktion [9].

Erste Erfahrungen gibt es auch mit dem Einsatz von Rapamycin als Rescue-Therapie bei chronischer Abstoßung nach LTx. USSETTI et al. berichten über den erfolgreichen Einsatz bei drei von vier Patienten die bei obliterativer Bronchiolitis Rapamycin zusätzlich zur Dreifachtherapie bestehend aus CI (CsA oder Tac), niedrig dosiertem MMF und Steroiden verabreicht erhielten. In allen drei Fällen kam es zu einer konsekutiven Besserung und Stabilisierung der Lungenfunktion (Anstieg der FeV1-Werte) im Verlauf [10].

Allerdings scheint der de novo-Einsatz von Rapamycin mit einem erhöhten Risiko an Anastomosendehiszenzen im Bereich der Bronchusanastomose einherzugehen. KING-BIGGS et al. publizierten die Ergebnisse einer Single-Center-Studie, in der bei 15 konsekutiven Lungentransplantationen die Kombination aus Tacrolimus, Rapamycin (Sirolimus) und Steroiden zur Immunsuppression verabreicht wurde. Vier dieser Patienten entwickelten innerhalb von sechs Monaten Bronchusanastomoseninsuffizienzen, drei dieser Patienten starben, woraufhin die initial auf 25 Patienten ausgelegte Studie abgebrochen wurde. Im Vergleich mit einer Kohorte von Patienten die mit Tac oder CsA in Kombination mit MMF und Steroiden behandelt wurden und ansonsten dem Studienkollektiv entsprachen, zeigte sich eine signifikant schlechtere Überlebensrate für de novo-Rapamycin-Patienten (6-Monats-Überlebensrate 73 % vs. 90 %, p = 0,02) [11]. Als Grund für die bronchialen Wundheilungsstörungen ist die durch Rapamycin reduzierte Fibroblastenaktivität anzusehen.

Im Hinblick auf die schlechten Ergebnisse im klinischen de novo-Einsatz muss daher nach aktuellen Empfehlungen eine bronchoskopisch gesicherte Wundheilung an der Bronchusanastomose stattgefunden haben, bevor Rapamycin nach Lungentransplantation eingesetzt werden sollte. Die Mindestzeitspanne hierfür liegt bei vier Wochen nach Operation.

Im Hinblick auf den möglichen positiven Effekt auf die Entwicklung der Bronchiolitis sind weitere klinische Studien zum Einsatz von Rapamycin nach Abschluss der bronchialen Wundheilung in der Vorbereitung.

2.2 Bronchusanastomosen-Technik

Als Standard in der Technik der bronchialen Anastomosen in der Lungentransplantation gilt die fortlaufende Naht auf der membranösen Bronchusseite und das Anbringen von Einzelknopfnähten auf der kartilaginären Seite. Bei Größendifferenz zwischen Spender- und Empfängerbronchus sollte in Teleskoptechnik das Einstülpen der Bronchien ineinander erfolgen. Die Einzelknopfnähte auf der Knorpelseite sollen verhindern, dass eine nahtbedingte

Störung der Mikrozirkulation im Bereich der Anastomose eine Gefährdung für die Wundheilung darstellt. In einer aktuell von AIGNER et al. vorgestellten retrospektiven Studie an 154 konsekutiven Lungentransplantationen wurden zur Vereinfachung der OP-Technik alle bronchialen Anastomosen (n = 234) rundum mit fortlaufender Naht genäht. Die so durchgeführten Anastomosen lieferten sehr gute Ergebnisse im Hinblick auf die primäre Wundheilung. 228 Anastomosen (97,4 %) zeigten unauffällige Schleimhautverhältnisse in den postoperativ durchgeführten bronchioskopischen Kontrollen. Die Autoren schlossen daraus, dass eine fortlaufende Naht die technisch einfachere, zeitsparendere und bezüglich der Ergebnisse die überzeugendere Technik zur Durchführung der bronchialen Anastomosen darstellt [12].

2.3 Ausweitung des Spenderpools

Mit zunehmender Erfahrung im Management von Organspendern mit grenzwertiger Lungenfunktion und unter dem Eindruck des zunehmenden Organmangels wird immer wieder eine Liberalisierung der Spenderkriterien diskutiert. Nach den heute gültigen Kriterien werden die Lungen von ca. 85 % aller Organspender abgelehnt, trotz insgesamt sinkender Transplantationszahlen und steigender Wartezeiten mit konsekutiv steigender Mortalität auf der Warteliste.

29 solcher abgelehnter Organe wurden im Rahmen einer im Lancet veröffentlichten Studie physiologisch, mikrobiologisch und histologisch untersucht. Dabei zeigten die meisten Spenderlungen nur ein mildes oder gar kein Lungenödem (24/29 [83 %]), intakte Alveolarflüssigkeit (17/23 [74 %]) und normale oder nur leicht veränderte histologische Befunde (18/29 [62 %]). Unter Berücksichtigung aller Faktoren einschließlich der mikrobiologischen Untersuchungen hätten 14 von 29 abgelehnten Lungen (41 %) potentiell transplantiert werden können [13].

Neueste Daten des amerikanischen United Network of Organ Sharing (UNOS) belegen, dass Empfänger von grenzwertigen Lungentransplantaten keine Unterschiede im Verlauf nach Transplantation aufzeigen. Zwischen September 1999 und Oktober 2002 wurden 62 Transplantationen von nicht standardgemäßen Organen durchgeführt. In den meisten Fällen fanden sich Infiltrate im Röntgen-Thorax (n = 33) oder purulentes Trachealsekret in der Bronchoskopie (n = 22). Weitere Einschränkungen waren PaO_2 < 300 bei FiO_2 100 % und PEEP 5 cm H_2O (n = 3), PaO_2 < 100 bei FiO_2 40 % und PEEP 5 cm H_2O (n = 3) sowie Raucheranamnese > 50 pack-years (n = 1). Post Transplantation zeigte sich nur in 2,3 % der Fälle ein Ischämie-Reperfusionsschaden. Keiner der Patienten entwickelte perioperativ eine Pneumonie. Die mittlere Beatmungszeit betrug zwei Tage. Der Krankenhausaufenthalt war nicht verlängert, die 3-Monats-Überlebensrate betrug 97,6 % [14].

Beide Studien legen exemplarisch nahe, dass eine Ausweitung des Spenderpools durch liberalisierte Spenderkriterien zu erreichen wäre ohne eine unmittelbare Patientengefährdung zu verursachen. Zur Zeit wird eine Aktualisierung der Spenderkriterien auf dem Boden der Erfahrung mit marginalen Spendern von Seiten der ISHLT erarbeitet.

3 Zusammenfassung

Durch neue Konzepte in der Behandlung lungentransplantierter Patienten besonders im Bereich der Immunsuppression konnten deutliche Fortschritte in der Prävention und Behandlung der Bronchiolitis obliterans als Haupttodesursache im Langzeitverlauf nach Transplantation erzielt werden. Im Rahmen großer internationaler Multi-Center-Studien können solche Konzepte wissenschaftlich korrekt auf ihre Validität hin geprüft werden. Die neuesten Entwicklungen zeigen, dass die dafür erforderliche Kooperationsbereitschaft zwischen den transplantierenden Zentren wächst. Gleichzeitig wird das Problem des Organmangels auf der Grundlage der gewachsenen Erfahrung mit der Transplantation marginaler Spenderorgane in Angriff genommen, um dem rückläufigen Trend auf Seiten der Organangebote entgegen zu wirken. Es steht zu hoffen, dass dies alles zu einer besseren Versorgung von Patienten mit Lungenerkrankungen im Endstadium führt.

Literatur

[1]   Trulock EP, Edwards LB, Taylor Do et al.: The Registry of the International Society for Heart and Lung Transplantation: Twentieth Official Adult Lung and Heart-Lung Transplant Report-2003. J Heart Lung Transplant 22 (2003) 610–672. [EBM III]

[2]   Keenan RJ, Konishi H, Kawai A et al.: Clinical trial of tacrolimus versus cyclosporine in lung transplantation. Ann Thorac Surg 60 (1995) 580–585. [EBM IIa]

[3]   Keenan RJ, Dauber JH, Iacono AT et al.: Long-term followup clinical trial of tacrolimus versus cyclosporine for lung transplantation. J Heart Lung Transplant 17 (1998) 58. [EBM IIa]

[4]   Zuckermann A, Reichenspurner H, Jaksch P et al.: Long Term Follow-Up of a Prospective Randomized Trial Comparing Tacrolimus versus Cyclosporine in Combination with MMF after Lung Transplantation. J Heart Lung Transplant 22 (2003) 76–77. [EBM Ib]

[5]   Reichenspurner H, Glanville A, Klepetko W et al.: Prospective Randomized International Multi-Center Investigator Driven Study Comparing Tac and CsA (+MMF/Steroids) after Lung Transplantation – Interim Analysis of 105 Patients. J Heart Lung Transplant 22 (2003) S77. [EBM Ib]

[6]   Klepetko W, Sarahrudi K, Corris P et al.: Efficacy of Conversion from Cyclosporine A to Tacrolimus in Lung Transplantation. Abstract American Transplant Congress (2003). [EBM III]

[7]   Corris P, Glanville A, McNeill K et al.: One year analysis of an ongoing international randomized study of mycophenolate mofetil (MMF) vs. azathioprine (AZA) in lung transplantation. J Heart Lung Transplant 20 (2001) 149–150. [EBM Ib]

[8]   Snell G, Valentine V, Love RB et al.: One year results of an international, randomized, double blind, study of everolimus vs. azathioprine as adjunctive therapy to inhibit the decline of pulmonary function in stable lung or heart/lung transplant recipients. J Heart Lung Transplant 22 (2003) 207. [EBM Ib]

[9]   Snell G, Bronwyn JL, Weng C et al.: Sirolimus allows renal recovery in lung and heart transplant recipients with chronic renal impairment. J Heart Lung Transplant 21 (2002) 540–546. [EBM IIa]

[10] Ussetti P, Laporta R, de Pablo A et al.: Rapamycin in Lung Transplantation: Preliminary Results. Trans Proc 35 (2003) 1974–1977. [EBM III]

[11] King-Biggs M, Dunitz J, Park SJ et al.: Airway-Anastomotic Dehiscence Associated With Use Of Sirolimus Immediately After Lung Transplantation. Transplantation 75 (2003) 1437–1443. [EBM IIa]

[12] Aigner C, Jaksch P, Seebacher G et al.: Single Running Suture – The New Standard Technique For Bronchial Anastomoses In Lung Transplantation. Eur J Cardiothorac Surg 23 (2003) 488–493. [EBM IIb]

[13] Ware LB, Wang Y, Fang X et al.: Assessment of Lungs Rejected for Transplantation and Implications for Donor Selection. Lancet 360 (2002) 619–620. [EBM IIb]

[14] Whiting D, Banerji A, Ross D et al.: Liberalization of Donor Criteria in Lung Transplantation. Am Surg 69 (2003) 909–912. [EBM III]

V–2   Was gibt es Neues in der Herztransplantation?

B. M. Meiser und M. Weis

1 Indikationsstellung

Die Indikation zur Herztransplantation muss nach objektiv festgelegten und allgemein gültigen Kriterien gestellt und im Verlauf der Wartezeit regelmäßig überprüft werden. Potentielle alternative operative Verfahren sind abzuklären.

Die Patienten mit Herzinsuffizienz sollten, soweit keine Kontraindikationen bestehen, mit ACE-Hemmern und/oder Angiotensin-1-Rezeptor-Antagonisten, Beta-Blockern und Aldosteron-Antagonisten sowie gegebenenfalls zusätzlichen Diuretika optimal eingestellt werden. Als β-Blocker-Zieldosis gelten für retardiertes Metoprolol 2 x 100 mg/d, für Carvedilol 2 x 25 mg/d und für Bisoprolol 1 x 10 mg/d. Die Ergebnisse der jüngst publizierten CO-MET-Studie konnten formal eine günstigere Wirkung von Carvedilol versus Metoprolol-Tartrat hinsichtlich Gesamtletalität bei Patienten mit Herzinsuffizienz zeigen (Gesamtsterblichkeit absolut um 6 % unter Carvedilol gesenkt) [1]. Sie sind aber aufgrund der Unterdosierung von Metoprolol (Ziel 1 x 100 mg/d) und der resultierenden Frage nach dem Vergleich äquipotenter Dosierungen nicht eindeutig verwertbar. Andererseits spricht die Stoffwechselneutralität von Carvedilol mit signifikant weniger Diabetes-Neuerkrankungen durchaus auch für eine Carvediloltherapie.

In der CHARM-Studie zeigte sich, dass der Angiotensin-I-Rezeptor-Antagonist Candesartan bei Herzinsuffizienz ein wirksamer Ersatz bei ACE-Hemmer-Unverträglichkeit ist [2, 3]. Eine Therapie mit Candesartan zusätzlich zu einer ACE-Hemmertherapie (CHARM-Added) führte ebenfalls zu einer signifikanten Prognoseverbesserung bei einem mittleren Beobachtungszeitraum von 41 Monaten [3]. Bei 11 % der Patienten, die zusätzlich zum Candesartan Spironolacton einnahmen, kam es zu einer Verdopplung des initialen Kreatininwertes. Langfristige (möglicherweise negative) Auswirkungen einer chronischen Stimulation des Angiotensin-II-Rezeptors durch chronische Angiotensin-I-Rezeptorblockade mit Sartanen auf die Herzfunktion werden derzeit kritisch beurteilt [4].

Die kurzfristige protektive Bedeutung einer regelmäßigen körperlichen Belastung auch bei fortgeschrittener Herzinsuffizienz konnte in den vergangenen Jahren bereits dargestellt werden. Erbs et al. zeigen nun, dass ein kontrolliertes Belastungstraining bei NYHA-III-Patienten auch im Langzeitverlauf zu einer signifikanten Verbesserung der Belastungstoleranz sowie unter Verminderung der Kardiomegalie zu einer gesteigerten linksventrikulären Pumpfunktion führt [5].

Eine Antikoagulation sollte bei Patienten mit ausgeprägter linksventrikulärer Dilatation, Vorhofflimmern, wandständigem muralem Thrombus oder anamnestisch bekannten embolischen Ereignissen durchgeführt werden. Bei anhaltenden ventrikulären Tachykardien ist eine Therapie mit Amiodaron bzw. die Implantation eines Cardioverter-Defibrillators indiziert.

Patienten mit einer ischämischen oder dilatativen Kardiomyopathie im NYHA-Stadium III–IV, Linksschenkelblock und einer QRS-Verbreiterung von > 120 ms profitieren von einer Resynchronisationstherapie mittels biventrikulärem Schrittmacher [6, 7].

Die MIRACLE-Studie konnte erstmals zeigen, dass die günstigen Wirkungen der Resynchronisationstherapie (reverse remodeling, verbesserte myokardiale Performance, gesteigerte diastolische und systolische Funktion) unabhängig von und zusätzlich zu einer β-Blocker-Therapie vorhanden sind [8].

Als Prognoseparameter für herzinsuffiziente Patienten werden klinische, hämodynamische, funktionelle, neurohumorale sowie rhythmologische Informationen verwendet. Klinische Parameter, die in Richtung Herztransplantation deuten, sind: Ruhedyspnoe, die bei geringer Anstrengung verstärkt wird (NYHA IV), rezidivierende Linksherz- bzw. Rechtsherzdekompensation, komplexe ventrikuläre Arrhythmien, linksventrikuläre Ejektionsfraktion < 20 %, Cardiac Index < 2 l/min/m^2, linksventrikulärer enddiastolischer Durchmesser > 75 mm, linksventrikulärer endsystolischer Durchmesser > 65 mm, maximale O$_2$-Aufnahme < 10–14 ml/kg/min.

Bezüglich der neurohumoralen Parameter scheint insbesondere dem brain natrium peptide (BNP) eine prognostische Bedeutung zuzukommen [9, 10]. GARDNER et al. konnten zeigen, dass eine Bestimmung der NT-proBNP-Spiegel Patienten mit einem hohen Mortalitätsrisiko identifiziert und ein besserer prognostischer Marker als die VO$_2$-max und die LVEF darstellt [10].

Absolute und relative Kontraindikationen der orthotopen Herztransplantation sind kritisch zu überprüfen. Entscheidende Bedeutung kommt hier der Messung des Lungengefäßwiderstandes zu. Bei einem Lungengefäßwiderstand (PVR) über 5–6 Wood-Einheiten bzw. einem transpulmonalen Gradienten (TPG) von über ca. 20 mmHg ohne Abnahme des PVR auf unter 2,5–4 Wood-Einheiten und des TPG unter 12–15 mmHg unter intravenöser pharmakologischer Testung (z.B. Prostaglandin I2 oder E1) gilt eine orthotope Transplantation

wegen der Gefahr des intraoperativen Rechtsherzversagens des an die hohen Lungengefäßwiderstände nicht gewöhnten Spenderorgans als zu risikoreich und kontraindiziert.

Unabhängig von statistischer Risikoprädiktion ist das Risiko für einen Patienten individuell nur mit sehr begrenzter Sicherheit abzuschätzen. Die Indikation zur Transplantation bleibt somit eine individuelle, repetitiv zu überprüfende Entscheidung mit begrenzter Sicherheit, die in enger Kooperation zwischen transplantationserfahrenen Kardiologen und Herzchirurgen getroffen werden sollte.

2 Herzunterstützungssysteme/Kunstherzen

Da die Anzahl der Spender nach wie vor limitiert ist und der Bedarf die verfügbaren Organe bei weitem übersteigt, wurden in letzter Zeit in steigendem Maße wieder die verschiedenen mechanischen Herzunterstützungssysteme bzw. Kunstherzen evaluiert. In einer Übersichtsarbeit unter dem Titel: „Which patient, which pump?" wurden die verschiedenen Systeme inklusive ihrer Vor- und Nachteile vorgestellt. Unterschieden wurde dabei zunächst nach extrakorporalen Systemen (Zentrifugalpumpen, Abiomed BVS 5000, Thoratec VAD, Extracorporeal Membrane Oxygenation [ECMO], Berlin Heart), intrakorporalen Systemen (Intra Aortic Balloon Pump [IABP], Thoratec HeartMate, Novacor N1000PC), und axialen Flusspumpen (Jarvik 2000, HeartMate II, DeBakey) sowie komplett künstlichen Herzen (CardioWest TAH, Abio-Cor TAH). Die Indikationen zum Einsatz der einzelnen Pumpsysteme wurden dargestellt: Es wurde empfohlen, in Fällen von Multiorganversagen, Herzstillstand oder Rechtsherzversagen biventrikuläre Pumpen wie Abiomed, Thoratec oder ein komplett künstliches Herz zu verwenden. Bei Patienten im Zustand einer dekompensierten Herzinsuffizienz (Kandidaten für eine Transplantation) sollten HeartMate oder Novacor eingesetzt werden. Handelt es sich um Patienten, die an einem Zentrum behandelt werden, das nicht transplantiert oder besteht Aussicht auf eine Erholung des Herzens, sollten entweder Abiomed, Thoratec oder eine Zentrifugalpumpe verwendet werden. Ziel letzterer Behandlung sollte es sein, die Patienten innerhalb kurzer Zeit (bis zu fünf Tagen) wieder von dem entsprechenden System zu entwöhnen [11].

Die Frage, ob ein Herzunterstützungssystem auch im längerfristigen Verlauf wieder entfernt werden kann, ist oft nur schwer zu beantworten. In einer in Houston durchgeführten Studie an 16 Patienten konnte festgestellt werden, dass mit der Doputamin-Stressechokardiographie eine sehr hilfreiche Untersuchung zur Verfügung steht, die eine Verbesserung der myokardialen Funktion und damit die Möglichkeit zur Entfernung der Pumpe zuverlässig anzeigt [12].

Der Einsatz solcher Unterstützungssysteme bietet sich allerdings nicht nur für Patienten an, die während der Wartezeit auf eine Herztransplantation dekompensieren, sondern auch bei akutem Transplantatversagen in der Frühphase nach Transplantation. Eine retrospektive Untersuchung solcher Fälle (n = 20) ergab, dass die Patienten, die bereits früh (innerhalb von 96 Stunden) wieder von dem System entwöhnt werden konnten, eine exzellente Überlebensrate (zwei Jahre: 80 %) aufwiesen [13]. In Hinblick auf die außerordentlich schlechten Ergebnisse einer akuten Retransplantation sollte also in Fällen von akutem Transplantatversagen zunächst ein adäquates Unterstützungssystem implantiert werden. Wenn sich das Transplatat erholt, hat der Patient hervorragende Überlebenschancen. Darüber hinaus wird vermieden, beim gleichen Patienten ein zweites Spenderorgan mit relativ schlechter Prognose zu verwenden.

Ein Herzunterstützungssystem, das bereits sehr lange auf dem Markt ist, und mit dem große Erfahrung gewonnen wurde, ist das Novacor-System. Dieses System wurde über die Zeit kontinuierlich verbessert: So wurde z.B. das Einfluss-Conduit ausgetauscht: Statt Polyester-Prothesen wurden beschichtete Dacron-Schläuche verwendet. Damit war es möglich, ein abgeschwächtes Antikoagulations-Regime anzuwenden. Ein Vergleich zwischen Patienten, die mit der ersten bzw. der zweiten Generation des Novacor behandelt wurden, ergab zwar eine erniedrigte Inzidenz an chirurgischen und nichtchirurgischen (gastrointestinalen, cerebralen) Blutungen bei Verwendung der neueren Novacor-Generation. Trotzdem blieb das Risiko von Thromboembolien, Blutungen und Infektionen in erheblichem Maße bestehen [14].

3 Immunsuppression

Schwerpunkte der im letzten Jahr veröffentlichten Arbeiten zum Thema Immunsuppression nach Herztransplantation lagen auf der Evaluation der humanisierten Interleukin-2-Rezeptor-Antikörper zur Induktionstherapie, dem Vergleich zwischen Cyclosporin und Tacrolimus im Langzeitverlauf, der Korrelation zwischen Cyclosporin-C_2-Spiegel-Messungen und tatsächlicher Medikamentenexposition sowie auf ersten Ergebnissen zum Einsatz von Rapamycin nach Herztransplantation:

Im Rahmen einer Studie zur Effektivität des Interleukin-2-Rezeptors Daclizumab wurden insgesamt 70 Patienten nach HLA-DR-Übereinstimmung zwischen Spender und Empfänger stratifiziert. Die Behandlung mit dem humanisierten Antikörper erwies sich als effektiv bei Patienten, die in mindestens einem HLA-DR-Lokus übereinstimmten; in Fällen eines vollständigen HLA-DR-Missmatches konnte kein Effekt nachgewiesen werden. Darüber hinaus war nach Absetzen der Antikörpermedikation kein Unterschied mehr zwischen Kontrollgruppen und mit Daclizumab behandelten Patienten festzustellen [15].

Die beiden Calcineurininhibitoren Cyclosporin und Tacrolimus wurden anhand von Biopsiebefunden verglichen. Grundlage waren 1067

Proben von 65 Patienten. Beim direkten Vergleich fiel auf, dass in der Tacrolimus-behandelten Gruppe signifikant mehr Quilty-A-Befunde und weniger Quilty-B-Befunde diagnostiziert wurden. Daraus wurde geschlossen, dass Tacrolimus effektiver als Cyclosporin eine Progression von Qulity-A- zu Quilty-B-Läsionen verhindert. Da Quilty B im Gegensatz zu Quilty A mit Myocytenschäden assoziiert ist, wurde vermutet, dass die Immunsuppression mit Tacrolimus zu einem verbesserten Langzeitüberleben führen könnte [16].

In einer weiteren Vergleichsstudie wurden die beiden Medikamente in Bezug auf ihre Nephrotoxizität bei pädiatrischen Patienten gegenübergestellt. Die Evaluation, die an insgesamt 123 Transplantierten durchgeführt wurde, ergab sowohl im Kurzzeit- (ein Monat) als auch im Langzeitverlauf (fünf Jahre) keinen Unterschied zwischen beiden Gruppen [17].

Eine unizentrische retrospektive Untersuchung an 109 Patienten zur Umstellung der Immunsuppression wurde an der Stanford University durchgeführt. Indikation für die Umstellung waren Cyclosporin-assoziierte Nebenwirkungen und therapieresistente oder häufig wiederkehrende Abstoßungsreaktionen. Der Wechsel auf Tacrolimus wurde im Schnitt 28 Monate (zwei Wochen bis 13 Jahre) nach Transplantation durchgeführt. Nach einer mittleren Nachbeobachtungszeit von 34 Monaten zeigte sich eine signifikante Reduktion der Abstoßungsinzidenz, der Cholesterinwerte und des systemischen Blutdrucks. Keinen Einfluss hatte die Umstellung dagegen auf die Häufigkeit von Infektionen und malignen Erkrankungen [18].

Ein weiteres, Cyclosporin betreffendes Thema, das zunehmend im Bereich der Herztransplantation Beachtung findet, sind die C_2-Spiegel-Messungen. In einer Studie an 47 Patienten wurde der Einfluss der Begleit-Medikation auf diese C_2-Spiegel evaluiert. Dabei stellte sich heraus, dass C_2-Spiegel (ähnlich wie die C_0-Spiegel) nach Herztransplantation keine starke Korrelation mit der tatsächlichen Medikamentenexposition (Area Under the Curve, AUC)

zeigten. Ein ähnliches Ergebnis ergab sich, wenn Cyclosporin in Kombination mit Dilzem verabreicht wurde. Lediglich wenn Ketoconazole dazu gegeben wurde, konnte eine Korrelation festgestellt werden. Basierend darauf, dass die C_2-Spiegel-Messung mit einem erheblichen logistischen Aufwand verbunden ist und unter Berücksichtigung der Tatsache, dass offensichtlich diätetische Einflüsse (Fettgehalt der Nahrung) und Medikamente, die die Resorption oder Metabolisierung von Cyclosporin beeinflussen, die Genauigkeit der C_2-Spiegel erheblich verändern können, muss die Wertigkeit dieser Messung zumindest bei herztransplantierten Patienten in Frage gestellt werden [19].

Der TOR-Inhibitor Rapamycin wurde in verschiedenen experimentellen und klinischen Modellen der Herztransplantation getestet. In Rattenexperimenten unter Verwendung eines Aorten-Allograft-Modells hemmte Rapamycin die Intimahyperplasie und verhinderte Gefäß-Remodelling. Damit scheint die Substanz durch Immunprozesse bedingte Schäden an der Gefäßwand zu hemmen [20]. Die Pharmakokinetik des Medikaments (Everolimus) wurde anhand einer Kohorte von 634 Patienten untersucht. Die Messungen ergaben eine Rapamycin-Exposition, die proportional zur Dosis war und sich über einen Zeitraum von sechs Monaten intraindividuell als stabil erwies [21]. Zwei Studien zeigten inzwischen auch bereits klinische Hinweise auf das Potential von Rapamycin, die Transplantatvaskulopathie einzudämmen. In einer großen Multicenterstudie wurden Patienten (n = 634) entweder mit 1,5 oder 3,0 mg Rapamycin (Everolimus) oder mit Azathioprin täglich behandelt (in Kombination mit Cyclosporin). Die Auswertung der intravaskulären Ultraschalluntersuchung nach zwölf Monaten ergab eine signifikant geringere Intimadicke in beiden Everolimusgruppen (im Vergleich zur Azathiopringruppe) ([22], siehe Abschnitt 5.2 Transplantatvaskulopathie). Rapamycin scheint diese Wirkung nicht nur direkt nach Transplantation zu besitzen, sondern auch bei Patienten, die bereits Anzeichen einer Transplantatvaskulopathie haben: In einer Studie an 46 Patienten mit Vaskulopathie wurde randomisiert entweder Rapamycin gegeben oder die bestehende Immunsuppression fortgesetzt. Nach einer Nachbeobachtungszeit von knapp zwei Jahren waren in der mit Rapamycin behandelten Kohorte signifikant weniger kardiovaskuläre Ereignisse beobachtet worden als in der Kontrollgruppe [23].

Erwähnenswert in Bezug auf neue Entwicklungen aus dem Bereich der Immunsuppression sind noch erste Tests mit einem neuen Calcineurininhibitor [24]: Das Medikament, $ISA_{TX}247$, wurde an nichtmenschlichen Primaten getestet. Blutuntersuchungen zeigten, dass $ISA_{TX}247$ die Lymphozytenproliferation, die Exposition von T-Zell-Oberflächenantigenen und die Zytokinproduktion in ähnlichem Maße oder sogar effektiver hemmte, als das bei Cyclosporin der Fall war. Um eine Aussage über die Verwendbarkeit des Medikaments beim Menschen treffen zu können, müssen noch umfangreiche Untersuchungen, vor allem in Bezug auf seine Toxizität, durchgeführt werden

4 Infektions-Prophylaxe

Untersuchungen über die Langzeitresultate der CMV-Hyperimmunglobulin-Prophylaxe anhand von 377 herztransplantierten Patienten belegten, dass das Risiko einer CMV-Infektion bei Empfängern von Herzen seropositiver Spender erheblich erhöht ist. Die postoperative Gabe von Immunglobulinen verringerte die Inzidenz von CMV-Infektionen und Erkrankungen. Bei Hochrisikokonstellationen (seropositiver Spender, seronegativer Empfänger) erwies sich allerdings nur eine Kombination aus Immunglobulinen und Virostatika (Gancyclovir) als wirksam [25].

5 Langzeitverlauf

Im letzten Bericht über das Register der Internationalen Gesellschaft für Herz- und Lungentransplantation wurde erstmals kritisch erwähnt, dass die dort dargestellte Statistik keinen Anspruch auf Vollständigkeit erheben kann [26]: Viele europäische (z.B. Italien, Spanien, Frankreich) aber auch lateinamerikanische und asiatische Länder berichten nicht an das Register. So ist die dort dargestellte Abnahme der Zahl an Herztransplantationen eher auf einen Rückgang der übermittelten Daten zurückzuführen, als auf eine tatsächliche Abnahme der Anzahl intrathorakaler Transplantationen. Die statistische Auswertung der vorliegenden Daten (unter Vergleich verschiedener Zeitperioden) ergab, dass in jüngster Zeit das Überleben nach Herztransplantation insgesamt verbessert werden konnte. Dies ist allerdings vor allem auf Veränderungen innerhalb der ersten beiden Jahre nach Transplantation zurückzuführen. Die Langzeitprognose wird immer noch durch die relativ unveränderte Inzidenz an Infektionen, malignen Erkrankungen und Transplantatvaskulopathie bestimmt.

Die die Mortalität beeinflussenden Risikofaktoren innerhalb des ersten Jahres nach Transplantation haben sich nicht wesentlich verändert (zugrundeliegende Erkrankung, Beatmungszeit, postoperative Katecholamingabe und Dialyse). Trotz Verbesserungen in Bezug auf die Organpräservierung innerhalb des letzten Jahrzehnts blieb die Ischämiezeit ein wichtiger Ergebnis-Prädiktor. Allerdings haben einige Einflussfaktoren, die in der Vergangenheit eine große Rolle gespielt haben, an Bedeutung abgenommen: Die Ergebnisse der Retransplantation sind z.B. erheblich besser geworden. Das hängt höchstwahrscheinlich damit zusammen, dass inzwischen die meisten Retransplantationen nicht mehr akut wegen Organversagen sondern elektiv im Langzeitverlauf aufgrund von Transplantatvaskulopathie durchgeführt werden.

Im Langzeitverlauf nach Transplantation (> 5 Jahre) ist nach wie vor Haupttodesursache die Transplantatvaskulopathie (31 %) gefolgt von malignen Erkrankungen (24 %) und Infektionen (10 %).

5.1 Lymphatische Erkrankungen

Die in der Literatur berichtete Inzidenz der lymphoproliferativen Erkrankungen nach Transplantation schwankt zwischen 0,8 und 20 %. Risikofaktoren, die für das Erstehen der Erkrankung verantwortlich gemacht werden, sind die Art der Immunsuppression sowie virale Infektionen. Im Rahmen einer retrospektiven Studie an 1026 Patienten wurden Korrelationen zwischen verschiedenen immunsuppressiven Regimen, CMV-Prophylaxe, Spenderalter, Abstoßungsinzidenz und HLA-Missmatch untersucht. Insgesamt traten bei 6,3 % der Patienten Lymphome auf. Jüngere Patienten und eine höhere Anzahl von Abstoßungsepisoden (> 5) waren signifikante Prädiktoren für die Entstehung der Erkrankung [27].

5.2 Transplantatvaskulopathie

Die Transplantatvaskulopathie (TVP) ist für Patienten mehr als fünf Jahre nach Herztransplantation die dominierende Todesursache (31 % der späten Todesfälle sind auf die TVP zurückzuführen).

Nach den aktuellen Daten der International Society of Heart and Lung Transplantation [26] sind die kategorischen Risikofaktoren für das Auftreten einer angiographischen TVP innerhalb der ersten fünf Jahre: eine KHK vor Transplantation, Hypertonie des Spenders sowie eine > 20 %ige Reaktivität im „panel-reactive antibody test". Kontinuierliche Risikofaktoren sind Spender- und Empfängeralter sowie Häufigkeit der Transplantationen am Zentrum [26].

Aufgrund der großen Relevanz einer Spender-KHK für das frühe Transplantatversagen und für die Progression einer TVP sind einige Zentren dazu übergegangen, die Koronarangiographie bei Spendern über 40 Jahren als Standard einzuführen [28].

Die Pathogenese der TVP ist neben alloimmun-unabhängigen Risikofaktoren insbesondere durch alloimmun-abhängige Faktoren geprägt [29]. In beiden Fällen kommt es zu einer Aktivierung inflammatorischer Marker sowie zu einer verminderten Bioverfügbarkeit des endothelial freigesetzten, vaskuloprotektiven Stickstoffmonoxids [30].

Ein Anstieg der TNF-α und Interferon-γ Genexpression in Myokardbiopsien transplantierter Patienten geht der Entwicklung einer TVP offensichtlich voraus [31]. Plasma-C-reaktives Protein konnte als prognostischer Marker für das Auftreten einer angiographisch detektierten TVP im Langzeitverlauf detektiert werden [32]. Eine Statintherapie war mit einer Reduktion der CRP-Werte assoziiert [32].

Langzeitdaten von WENKE et al. [33] konnten zeigen, dass eine früh nach Transplantation eingeleitete Simvastatintherapie im Verlauf von acht Jahren zu einem signifikant verbesserten Überleben führt (88,6 % versus 59,5 % in der Kontrollgruppe; P < 0,006; CI 0,08–0,71). Die Inzidenz der TVP war in der Simvastatingruppe mit 24 % versus 55 % in der Kontrollgruppe signifikant vermindert (P < 0,02). Keine relevanten Nebenwirkungen wurden unter Simvastatin beobachtet [33].

Die Bedeutung des Immunsuppressivums Everolimus, einem Derivat von Sirolimus, für die Reduktion der TVP wurde in einer Multicenterstudie von EISEN et al. dargestellt [22]. In einer randomisierten, doppel-blinden klinischen Studie erhielten 209 Patienten 1,5 mg/d Everolimus, 211 Patienten 3 mg/d Everolimus und 214 Patienten 1–3 mg/kg Azathioprin in Kombination mit jeweils Cyclosporin, Kortikoiden und Statinen. Die Inzidenz der TVP im intravaskulären Ultraschall war nach zwölf Monaten unter Everolimus (1,5 mg/d; 36 %; 3 mg/d; 30 %) im Vergleich zu Patienten unter Azathioprin mit 53 % signifikant vermindert. Ebenso war die Zunahme der Intimadicke nach zwölf Monaten bei Patienten unter Everolimus signifikant vermindert. Bakterielle Infektionen und ein Anstieg der Retentionsparameter waren in der Everolimusgruppe gehäuft, CMV-Infektionen traten dagegen unter Everolimus seltener auf [22].

Neue Einblicke in die Pathogenese und möglicherweise Therapie der TVP ergeben sich derzeit aus Untersuchungen an zirkulierenden Progenitorzellen und Knochenmarks-Stammzellen nach Herztransplantation [34–36]. Offensichtlich werden zirkulierende Vorläuferzellen kontinuierlich in Gebiete mit endothelialer Dysfunktion rekrutiert. In einer klinischen Studie konnten SIMPER et al. zeigen, dass die TVP mit einer Reduktion der zirkulierenden endothelialen Vorläuferzellen und mit einer Invasion von Empfänger-Endothelzellen in den koronaren Plaquebereich assoziiert ist [34].

Es ist denkbar, dass eine verminderte Bioverfügbarkeit (reduzierte Anzahl bzw. Funktion) von zirkulierenden endothelialen (Knochenmark-unabhängigen) Vorläuferzellen repetitiv auftretende Schäden am allogenen Endothel nicht ausreichend zu reparieren vermag. Andererseits können aus dem Pool der Knochenmarks-Stammzellen auch Zellen rekrutiert werden, welche Plaquewachstum durch Stimulation der Plaque-Neovaskularisation fördern [35, 36].

Weitere Informationen aus laufenden klinischen Studien über die Relevanz von aus dem Knochenmark stammenden bzw. zirkulierenden Stamm/Vorläuferzellen sind in Kürze zu erwarten.

Literatur

[1] Poole-Wilson PA, Swedberg K, Cleland JG et al.: Comparison of carvedilol and metoprolol on clinical outcomes in patients with chronic heart failure in the Carvedilol Or Metoprolol European Trial (COMET): randomised controlled trial. Lancet 362 (2003) 7–13. [EBM Ib]

[2] Granger CB, McMurray JJ, Yusuf S et al.: Effects of candesartan in patients with chronic heart failure and reduced left-ventricular systolic function intolerant to angiotensin-converting-enzyme inhibitors: the CHARM-Alternative trial. Lancet 362 (2003) 772–776. [EBM Ib]

[3] McMurray JJ, Ostergren J, Swedberg K et al.: Effects of candesartan in patients with chronic heart failure and reduced left-ventricular systolic function taking angiotensin-converting-enzyme inhibitors: the CHARM-Added trial. Lancet 362 (2003) 767–771. [EBM Ib]

[4] Levy BI: Can angiotensin II type 2 receptors have deleterious effects in cardiovascular disease? Implications for therapeutic blockade of the renin-angiotensin system. Circulation 109 (2004) 8–13. [EBM Ia]

[5] Erbs S, Linke A, Gielen S et al.: Exercise training in patients with severe chronic heart failure: impact on left ventricular performance and cardiac size. A retrospective analysis of the Leipzig Heart Failure Training Trial. J Cardiovasc Risk 10 (2003) 336–344. [EBM Ib]

[6] Abraham WT, Hayes DL: Cardiac resynchronization therapy for heart failure. Circulation 108 (2003) 2596–2603. [EBM IIa]

[7] Greenberg JM, Leon AR, Book WM et al.: Benefits of cardiac resynchronization therapy in outpatients with indicators for heart transplantation. J Heart Lung Transplant 22 (2003) 1134–1140.

[8] Young JB, Abraham WT, Smith AL et al.: Combined cardiac resynchronization and implantable cardioversion defibrillation in advanced chronic heart failure: the MIRACLE ICD Trial. Jama 289 (2003) 2685–2694. [EBM Ib]

[9] Isnard R, Pousset F, Chafirovskaia O et al.: Combination of B-type natriuretic peptide and peak oxygen consumption improves risk stratification in outpatients with chronic heart failure. Am Heart J 146 (2003) 729–735. [EBM IIa]

[10] Gardner RS, Ozalp F, Murday AJ et al.: N-terminal pro-brain natriuretic peptide. A new gold standard in predicting mortality in patients with advanced heart failure. Eur Heart J 24 (2003) 1735–1743. [EBM IIa]

[11] DiGiorgi PI, Rao V, Naka Y, Oz MC: Which Patient, Which Pump? J Heart Lung Transplant 22 (2003) 221–235. [EBM IV]

[12] Khan T, Delgado RM, Radovancevic B et al.: Dobutamine Stress Echocardiography Predicts Myocardial Improvement in Patients Supported by Left Ventricular Assist Devices (LVADs): Hemodynamic and Histologic Evidence of Improvement Before LVAD Explantation. J Heart Lung Transplant 22 (2003) 137–146. [EBM IIa]

[13] Kavarana MN, Sinha P, Eng M et al.: Mechanical Support for the Failing Cardiac Allograft:

A Single-center Experience. J Heart Lung Transplant 22 (2003) 542–547. [EBM IIb]

[14] Strauch JT, Spielvogel D, Haldenwang PL et al.: Recent Improvements in Outcome With the Novacor Left Ventricular Assist Device. J Heart Lung Transplant 22 (2003) 674–680. [EBM IIb]

[15] Lietz K, John R, Beniaminovitz A et al.: Interleukin-2 receptor blockade in cardiac transplantation: influence of HLA-DR locus incompatibility on treatment efficacy. Transplantation 75 (2003) 781–787. [EBM IIa]

[16] Gajjar NA, Kobashigawa JA, Laks H et al.: FK506 vs. cyclosporin. Pathologic findings in 1067 endomyocardial biopsies. Cardiovasc Pathol 12 (2003) 73–76. [EBM Ib]

[17] English RF, Pophal SA, Bacanu SA et al.: Long-term comparison of tacrolimus- and cyclosporine-induced nephrotoxicity in pediatric heart-transplant recipients. Am J Transplant 2 (2002) 769–773. [EBM IIa]

[18] Cantin B, Kwok BWK, Shiba N et al.: Post-Operative Conversion From Cyclosporine to Tacrolimus in Heart Transplantation: A Sincle-Center Experience. J Heart Lung Transplant 22 (2003) 723–730. [EBM IIb]

[19] Ray JE, Keogh AM, McLachlan AJ, Akhlaghi F: Cyclosporin C2 and C0 Concentration Monitoring in Stable, Long-Term HeartTransplant Recipients Receiving Metabolic Inhibitors. J Heart Lung Transplant 22 (2003) 715–722. [EBM IIb]

[20] Murphy GJ, Bicknell GR, Nicholson ML: Rapamycin Inhibits Vascular Remodeling in an Experimental Model of Allograft Vasculopathy and Attenuates Associated Changes in Fibrosis-associated Gene Expression. J Heart Lung Transplant 22 (2003) 533–541. [EBM IIb]

[21] Kovarik JM, Eisen H, Dorent R et al.: Everolimus in De novo Cardiac Transplantation: Pharmacokinetics, Therapeutic Range, and Influence on Cyclosporine Exposure. J Heart Lung Transplant 22 (2003) 1117–1125. [EBM Ib]

[22] Eisen HJ, Tuzcu EM, Dorent R et al.: Everolimus for the prevention of allograft rejection and vasculopathy in cardiac-transplant recipients. N Engl J Med 349 (2003) 847–858. [EBM Ib]

[23] Mancini D, Pinney S, Burkhoff D et al.: Use of rapamycin slows progression of cardiac transplantation vasculopathy. Circulation 108 (2003) 48–53. [EBM Ib]

[24] Stalder M, Birsan T, Hubble RW et al.: In Vivo Evaluation of the Novel Calcineurin Inhibitor ISATX247 in Non-Human Primates. J Heart Lung Transplant 22 (2003) 1343–1352. [EBM IIb]

[25] Kocher AA, Bonaros N, Dunkler D et al.: Long-term results of CMV hyperimmune globulin prophylaxis in 377 heart transplant recipients. J Heart Lung Transplant 22 (2003) 250–257. [EBM IIb]

[26] Taylor DO, Edwards LB, Mohacsi PJ et al.: The registry of the International Society for Heart and Lung Transplantation: twentieth official adult heart transplant report-2003. J Heart Lung Transplant 22 (2003) 616–624. [EBM Ia]

[27] Gao S-Z, Chaparro SV, Perlroth M et al.: Post-transplantation Lymphoproliferative Disease in Heart and Heart-Lung Transplant Recipients: 30 Year Experience at Stanford University. J Heart Lung Transplant 22 (2003) 505–514. [EBM IIb]

[28] Grauhan O, Patzurek J, Hummel M et al.: Donor-transmitted coronary atherosclerosis. J Heart Lung Transplant 22 (2003) 568–573. [EBM IIb]

[29] Vassalli G, Gallino A, Weis M et al.: Alloimmunity and nonimmunologic risk factors in cardiac allograft vasculopathy. Eur Heart J 24 (2003) 1180–1188. [EBM Ia]

[30] Weis M, Cooke JP: Cardiac allograft vasculopathy and dysregulation of the NO synthase pathway. Arterioscler Thromb Vasc Biol 23 (2003) 567–375. [EBM Ia]

[31] Ueland T, Sikkeland LI, Yndestad A et al.: Myocardial gene expression of inflammatory cytokines after heart transplantation in relation to the development of transplant coronary artery disease. Am J Cardiol 92 (2003) 715–717. [EBM IIb]

[32] Hognestad A, Endresen K, Wergeland R et al.: Plasma C-reactive protein as a marker of cardiac allograft vasculopathy in heart transplant recipients. J Am Coll Cardiol 42 (2003) 477–482. [EBM IIa]

[33] Wenke K, Meiser B, Thiery J et al.: Simvastatin initiated early after heart transplantation: 8-year prospective experience. Circulation 107 (2003) 93–97. [EBM Ib]

[34] Simper D, Wang S, Deb A et al.: Endothelial progenitor cells are decreased in blood of cardiac allograft patients with vasculopathy and endothelial cells of noncardiac origin are enriched in transplant atherosclerosis. Circulation 108 (2003) 143–149. [EBM IIa]

[35] Hu Y, Davison F, Zhang Z, Xu Q: Endothelial replacement and angiogenesis in arteriosclerotic lesions of allografts are contributed by circulating progenitor cells. Circulation 108 (2003) 3122–3127. [EBM IIb]

[36] Ii M, Losordo DW: Transplant graft vasculopathy: a dark side of bone marrow stem cells? Circulation 108 (2003) 3056–3058. [EBM IV]

VI Was gibt es Neues in der Herzchirurgie?

E. P. Bauer und W.-P. Klövekorn

1 Koronare Herzkrankheit

1.1 „Off-Pump" koronare Bypassoperation

Seit den frühen Neunzigerjahren hat die koronare Bypassoperation ohne Herz-Lungenmaschine beziehungsweise die „Off-Pump"-Bypassoperation (OPCAB) eine Renaissance erfahren. Zuerst waren die Herzchirurgen gegenüber der OPCAB-Chirurgie eher skeptisch eingestellt, da die Bypassoperation mit Herz-Lungenmaschine (HLM) im Lauf der Zeit immer bessere Früh- und Spätresultate erzielte, auch bei alten und polymorbiden Patienten. Die Hauptprobleme der OPCAB-Chirurgie waren zu Beginn die Ruhigstellung der Anastomosenstelle beziehungsweise die Erzeugung einer blutleeren Zone im Bereich der eröffneten Herzkranzarterie. Diese Probleme wurden jedoch im Verlauf der Jahre mittels neuer Technologien praktisch vollständig gelöst. Es ging in der Folge nur noch darum zu beweisen, dass die OPCAB-Chirurgie gegenüber der koronaren Bypassoperation mit HLM im schlechtesten Fall gleichwertig ist, im besten Fall jedoch sogar Vorteile bietet. Die ersten Studien waren auf Grund von fraglichen Protokollen nicht unbedingt verwertbar, jedoch sind mittlerweile eine größere Zahl von qualitativ hochstehenden Arbeiten publiziert. Eine der guten Studien bezüglich Studiendesign, Größe der Studienpopulation und die Qualität der statistischen Analyse ist die „Beating Heart Against Cardioplegic Arrest Study (BHACAS) 1 und 2 [1]. Beide Studien sind randomisierte Single-Center-Untersuchungen mit 400 Patienten (200 Patienten OPCAB), die einer elektiven Bypassoperation zugeführt wurden. Bezüglich Vollständigkeit der Revaskularisation waren beide Gruppen identisch. Die Hospitalsterblichkeit war identisch in beiden Gruppen (1 % on-pump, 0 % off-pump), jedoch hatte die OPCAB-Chirurgie gegenüber der Bypassoperation mit HLM folgende statistisch signifikanten Vorteile: weniger Infektionen im Bereich der Sternotomie, weniger Katecholaminbedarf, weniger Arrhythmien, kleinere Drainagemengen aus den Thoraxschläuchen, weniger Transfusionsbedarf, kürzere Intubationszeit, kürzerer Aufenthalte auf der Intensivstation und in der Klinik. Eine andere randomisierte Multizenterstudie mit 281 Patienten zeigte keinen Unterschied bezüglich Hospitalmortalität und -morbidität [2]. Allerdings mussten die Patienten nach OPCAB-Operation weniger lang beatmet werden, sie wurden einen Tag früher aus der Klinik entlassen und sie zeigten eine 41 %ige Reduktion der CK-MB-Werte verglichen mit der On-pump-Operation. Puskas et al. randomisierten 200 nicht selektierte Patienten und verglich 98 OPCAB-Patienten mit 99 On-pump-Patienten [3]. Es gab keine Exklusionskriterien bezüglich präoperativer Kommorbidität oder dem Koronarstatus. Nur Patienten im kardiogenen Schock oder solche mit präoperativ implantierter intraaortaler Ballonpumpe wurden nicht in die Studie aufgenommen. Die Anzahl Bypassgrafts und die Vollständigkeit der Revaskularisation waren in beiden Gruppen identisch. Die 30-Tage-Mortalität und die Schlaganfallhäufigkeit waren ebenfalls gleich. Auch in dieser Studie waren die myokardialen Enzyme in der OPCAB-Gruppe signifikant tiefer. Koagulopathie-Faktoren, wie die Thrombelastogramm-Indizes, Fibrinogen und die Thrombozytenzahl waren weniger verändert in der OPCAB-Gruppe. Der Fremdblutbedarf war als Folge geringer und der Hämatokrit war bei Klinikaustritt höher bei den Patienten, die ohne HLM operiert wurden. Die Intubationszeit und die Aufenthaltsdauer in der Klinik waren in der OPCAB-Gruppe ebenfalls kürzer.

Eine interessante Studie, welche unter anderem die ökonomischen Aspekte der off-pump-Chirurgie beleuchtet, zeigt, dass nach einem Jahr die totalen direkten Kosten 14,1 % höher waren bei Patienten, welche mit der HLM operiert wurden [4]. In dieser Veröffentlichung, welche nur Patienten mit Ein- oder Zweigefäßerkrankung und niedrigem Risiko einschloss, waren die Resultate bezüglich Angina, Belastungstest und Lebensqualität nach einem Jahr identisch.

Die Resultate von prospektiven randomisierten Studien sind richtigerweise als Standard anzusehen. Allerdings gelten solche Studien als eher ungeeignet, wenn Unterschiede zwischen mehr als nur einigen wenigen Endpunkten gefunden werden sollen. Außerdem können die erhobenen Resultate nicht unkritisch auf die gesamte chirurgische Population übertragen werden, wenn im Studiendesign Exklusionskriterien enthalten sind. In solchen Fällen sollten sehr große retrospektive Studien durchgeführt werden, die mit speziellen statistischen Methoden („Propensity score"-Technik) analysiert werden müssen. Eine solche vor kurzem veröffentlichte Studie schloss 8449 Patienten (1983 Patienten mit OPCAB) ein und zeigte, dass das Weglassen der HLM die Frühmortalität signifikant senkte [5]. Eine andere multizentrische retrospektive risiko-adjustierte Analyse von 118.140 koronaren Bypassoperationen, die in der STS-Datenbank gespeichert waren, zeigte ebenfalls Vorteile [6]. So war die Operationsmortalität geringer in der OPCAB-Gruppe versus on-pump-Gruppe (2,3 % versus 2,9 %) und

die Häufigkeit von Sternuminfektionen, Blutungsmengen, Niereninsuffizienzhäufigkeit und Intubationsdauer waren ebenfalls geringer beziehungsweise kürzer in der OPCAB-Gruppe. Eine andere Studie konnte ebenfalls eine geringere Mortalität und Morbidität nachweisen bei Patienten, die ohne HLM operiert wurden [7]. Es liegt natürlich auf der Hand, dass in solchen retrospektiven Studien die Patientenselektion, die chirurgische Technik und das chirurgische Geschick des Operateurs nicht berücksichtigt werden können.

Zusammenfassend lässt sich sagen, dass das schlagende Herz mit den neuen Technologien an jedem beliebigen Ort ruhiggestellt werden kann. Entsprechend können die Bypassgrafts auf sämtliche Koronargefäße anastomosiert werden ohne dass die HLM eingesetzt werden muss. Die prospektiven Studien zeigen keinen Unterschied bezüglich Mortalität zwischen off- und on-pump-Chirurgie, während die Risikoadjustierten retrospektiven Studien eine höhere Sterblichkeit bei on-pump-Patienten finden. Die Morbidität ist höher bei Patienten, welche mit der HLM operiert werden, wobei noch unklar ist, ob auch die Frequenz der neurologischen Ausfälle, insbesondere die Schlaganfallhäufikeit höher ist. OPCAB-Operationen scheinen kostengünstiger zu sein als on-pump-Eingriffe.

1.2 „Beating-Heart"-Bypassoperation

Wenn das Herz zur Ruhigstellung der Hinterwandgefäße stark luxiert werden muss, können hämodynamische Probleme auftreten. Eine Ursache für die Kreislauf-Instabilität während der Luxation ist das Auftreten einer rechtsventrikulären Ausflusstrakt-Obstruktion durch Abknickung der A. pulmonalis. Um dieses Problem zu lösen, wurden verschiedene temporäre Rechtsherz-Unterstützungssysteme entwickelt, welche experimentell und klinisch eingesetzt werden.

1.2.1 Der „Enabler"

Der „Enabler" (HemoDynamics, Yokneam, Israel) ist ein elektrohydraulisches EKG-getriggertes Rechtsherz-Bypass-System, um den Fluss vom rechten Vorhof in die Pulmonalarterie zu erhöhen unter Entlastung des rechten Ventrikels. Das System besteht aus einer Kontroll-Konsole, einem Pumpen-Kopf und einer Kanüle. Die Kanüle wird so eingeführt, dass die Einlass-Portion in den rechten Vorhof und die Aufluss-Portion in der A. pulmonalis zu liegen kommt. Das Blut wird in der Diastole vom rechten Vorhof in die Kanüle gesaugt und während der Systole in die Pulmonalarterie ausgestoßen [8].

1.2.2 Mikroaxiale Pumpen

Mikroaxiale Pumpen wurden ebenfalls für die temporäre Unterstützung während der Off-Pump-Chirurgie benutzt. Bisher wurden die folgenden Pumpen eingesetzt: Die „Hemopump" (Medtronic Inc., Minneapolis, Minnesota) und die Impella-Pumpe (Impella, Aachen, Deutschland). Beide Pumpen sind Hochgeschwindigkeits-Rotationspumpen, welche nach dem Schrauben-Prinzip von Archimedes funktionieren. Die „Hemopump" wird über einen langen rotierenden Draht angetrieben, während der Vorteil der Impella-Pumpe darin besteht, dass der Mikromotor in der Katheterspitze integriert ist. Der Außendurchmesser der Impella-Pumpe beträgt lediglich 6,4 mm und deshalb kann sie über die A. femoralis eingeführt werden. Durch Messung der Inflow- und Outflow-Drucke kann die Pumpe exakt positioniert werden. Wird die Pumpe rechtsventrikulär eingesetzt, so wird heute ein parakardialer Einsatz empfohlen Die Rotationsgeschwindigkeit beträgt bis 33.000 Umdrehungen und die Pumpe kann bei rechtsventrikulärer Anwendung bis 5,0 l/min fördern.

Es gibt nur wenige Arbeiten, welche klinische Daten im Zusammenhang mit mikroaxialen Pumpen vorstellen. Außerdem ist die Fallzahl in diesen Publikationen jeweils meist gering. Eine prospektiv randomisierte Multicenter-

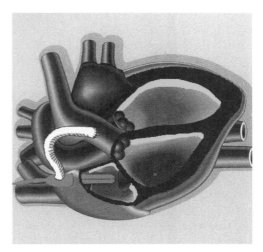

Abb. 1: Impella-Pumpe im rechten Ventrikel (nach [25], mit freundlicher Genehmigung der Impella Cardiosystems AG, Aachen)

Studie verglich zwei Patientengruppen, die sich einer Bypassoperation unterzogen. Eine Gruppe wurde konventionell mit Herz-Lungenmaschine operiert, die zweite Gruppe mit Unterstützung durch die Impella-Pumpe. Im Wesentlichen war lediglich die C3-Komplement-Freisetzung geringer in der Impella-Gruppe, während Mortalität und Morbidität keine Unterschiede zeigten [9]. Eine endgültige Beurteilung bezüglich klinischem Wert dieser Pumpen im Zusammenhang mit Off-pump-Chirurgie ist zur Zeit schwierig, da relevante Arbeiten fehlen.

1.3 Maschinelle Bypass-Anastomosen

Im Zusammenhang mit der minimal invasiven Bypasschirurgie wurden neue Devices entwickelt, welche zentrale und neuerdings auch periphere Anastomosen maschinell anlegen können. Der Hauptvorteil solcher maschinellen Anastomosen besteht darin, dass sie sehr schnell und natürlich auch am schlagenden Herzen angefertigt werden können. Außerdem können diese Devices durch kleinste Öffnungen eingebracht werden. Das bekannteste dieser Geräte ist das Symmetry Device (St. Jude Medical Inc, Little Canada, Minnesota). Mit dem Symmetry Device wurden bisher mehr als 10.000 proximale Anastomosen angelegt. Der Unterschied zu herkömmlichen Anastomosen besteht darin, dass die Bypassvenen im 90°-Winkel in die Aorta gepflanzt werden müssen, d.h. linksseitige Grafts müssen mehr nach links-lateral und rechtsseitige mehr nach rechts-lateral positioniert werden.

Für die Anlage der Anastomosen muss die Aorta natürlich nicht geklemmt werden, was insbesondere bei verkalkten Gefäßen von Vorteil ist. Eine teils retrospektive, teils prospektive Studie berichtet über die angiographischen Nachkontrollen nach Anwendung des Symmetry Devices [10]. Zwei Konnektoren mussten wegen Undichtigkeit entfernt werden und ein Konnektor wegen inkompletter Entfaltung. 14 von 32 Patienten des prospektiven Studienarms wurden nach sechs Monaten nach-angiographiert; dabei wurden 24 proximale Venenanastomosen (11 von Hand, 13 maschinell) beurteilt. 38 % der automatischen Anastomosen zeigten eine Stenose im Bereich des proximalen Venensegmentes, während bei den handgenähten Anastomosen keine Stenose sichtbar war. In einer anderen Studie wurden elf von 74 Patienten nachangiographiert, bei welchen mindestens eine proximale Anastomose mit dem Symmetry Device angelegt worden war. Diese elf Patienten wurden wegen instabiler Angina im Mittel 173 Tage nach Bypassoperation rehospitalisiert. Bei allen Patienten wurden eine Stenose oder ein Verschluss im Bereich der Verbindungsstelle zwischen Vene und Aorta gefunden [11].

Verschiedene Techniken zur Fertigung von distalen Anastomosen wurden bisher vorgeschlagen wie Kleber, „Stapler", Clips, intraluminale Stents etc. Ein interessantes Prinzip sind Kupplungen, welche die Vene und die Koronararterie mit zwei Minimagneten zusammenhalten.

Das ATG Symmetry coronary connector system, eine Variante des Symmetry Device, wur-

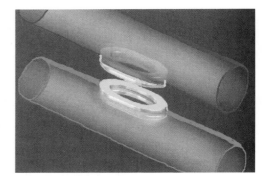

Abb. 2: Anastomosen-Device zur Herstellung von peripheren Anastomosen mittels Magnetkupplung (nach [26])

de ebenfalls für periphere Anastomosen klinisch eingesetzt. Eine Studie mit elf Patienten zeigte einen Verschluss der distalen Anastomose nach drei Monaten [12].

Es ist noch zu früh, den Wert von maschinellen Anastomosen zu beurteilen, da noch keine prospektiv randomisierte Mittel- und Langzeitstudien durchgeführt wurden. Es scheint jedoch, dass von Hand ausgeführte Anastomosen den maschinellen Anastomosen immer noch überlegen sind.

1.4 Ventriculo-koronare Perfusion

Die traditionelle physiologische Vorstellung, dass die Koronardurchblutung nur während der Diastole wirksam ist, wurde durch zwei neue Devices in Frage gestellt (HeartStent Inc, Minneapolis, NIN und Pericaria Inc). Durch diese Devices wird Blut in der Systole aus dem Ventrikel direkt in die Koronarien gepumpt. Drei Publikationen beschreiben, dass über solche künstliche Verbindungen 46–74 % des Koronarflusses fließen können (13–15). Klinische Daten sind noch nicht veröffentlicht.

1.5 Therapeutische Angiogenese

Die Langzeitresultate nach Bypassoperationen sind gut, insbesondere wenn arterielle Grafts verwendet werden. Allerdings entwickeln sich mit der Zeit auch immer wieder Stenosen vor allem in venösen Grafts oder die Arteriosklerose schreitet nach peripher fort. Aus diesem Blickwinkel ist die Bypassoperation keine definitive Lösung. Als Alternative kommt die sogenannte angiogenetische Therapie in Frage, eine Strategie, bei welcher ischämisches Herzmuskelgewebe Gefäßwachstum anregt, im Sinne eines endogenen Bypasses. Unter Angiogenese versteht man im Wesentlichen das Aussprießen von Kapillaren und kleinen nicht muskulären Gefäßen aus bereits bestehenden Gefäßen. Der exakte Mechanismus, wie genau die Angiogenese induziert wird, ist noch nicht vollständig geklärt. Man glaubt jedoch, dass zuerst Proteasen zur Auflösung der Basalmembran und der extrazellulären Matrix des Gefäßendothels führen. Als Folge proliferieren und wandern Endothelzellen aus, vereinigen sich und bilden einen Spross. Dieser Spross verbindet sich mit anderen Blutgefäßen bis darin Blut fließt.

Die zentrale Rolle des angiogenetischen Prozesses übernehmen Endothelzellen, welche mit Monozyten, Mastzellen, Lymphozyten und Perizyten interagieren. Diese Zellen exprimieren ihrerseits Wachstumsfaktoren und Zytokine, welche die Proliferation und Migration von Endothelzellen und anderen Elementen der Gefäßwand induzieren. Solche Elemente sind beispielsweise intra- und extrazelluläre Integrine und Adhäsionsmoleküle.

Es gibt verschiedene Wachstumsfaktoren, welche die Angiogenese stimulieren. Als typische Beispiele seien der „Fibroblast Growth Factor" (FGF), der „Vascular Endothelial Growth Factor" (VEGF) und die Angiopoietine genannt.

Die therapeutische Angiogenese wurde bereits in mehreren klinischen Versuchen erprobt. In einer randomisierten Doppelblindstudie (VIVA-Trial) wurden bei insgesamt 178 Patienten entweder ein Placebo, niedrigdosierter VEGF oder hochdosierter VEGF intracoronar beziehungsweise intravenös appliziert. Es zeigte sich, dass die Patienten der hochdosierten VEGF-Gruppe nach 120 Tagen eine signifikante Verbesserung der Angina-pectoris-Symptomatik zeigten und dass der Ergometrie-Test tendenziell besser war wie auch die Angina-Frequenz [16]. In einer anderen Placebo-kontrollierten randomisierten Doppelblindstudie (FIRST-Trial) wurden Patienten mit intrakoronarer Infusion von FGF2 behandelt. Auch in dieser Studie wurde tendenziell eine Verbesserung der Angina-Symptomatik nach 90 Tagen gefunden, jedoch nicht mehr nach 180 Tagen, da Patienten der Placebo-Gruppe sich ebenfalls verbesserten [17].

1.6 Zelltransplantation

Die Therapie des akuten Myokardinfarktes hat sich drastisch verbessert; entsprechend ist die Überlebensrate deutlich höher. Das Postinfarkt-Remodeling führt im Verlauf der Zeit allerdings zu einer Verschlechterung der Herzfunktion bis hin zur Herzinsuffizienz. Bekannterweise ist das Herz unfähig, Myozyten zu regenerieren oder zu reparieren, und bis heute gibt es auch keine Möglichkeit, nekrotisches Herzmuskelgewebe zu ersetzen. Entsprechend ist die Herztransplantation bei gegebener Indikation nach wie vor die einzige therapeutische Option. Es gibt allerdings Hinweise dafür, dass die Transplantation von Skelettmuskelzellen und Stromazellen des Knochenmarks die Herzfunktion im Bereich eines Infarktgebietes verbessern können. So wurden bei zehn Patienten mit einer Auswurffraktion $\leq 35\%$ und einer Postinfarkt-Narbe während einer Bypassoperation vorher kultivierte Skelettmuskelzellen implantiert. Nach elf Monaten zeigte die echokardiographische Nachkontrolle im Bereich der Infarktnarbe eine deutliche Kontraktion des vorher akinetischen Myokards [18]. Natürlich müssen noch prospektive randomisierte Studien durchgeführt werden, bevor endgültig über den Wert dieser Methode eine Aussage gemacht werden kann.

2 Vorhofflimmern

Die Maze-III-Operation gilt auch heute noch als Standardeingriff zur Therapie des therapieresistenten symptomatischen Vorhofflimmerns. Allerdings ist dieser Eingriff sehr komplex und deshalb sind noch viele Chirurgen nicht gewillt, diese Operation durchzuführen. Aus diesem Grunde wurden neue Technologien entwickelt, um mehr Herzchirurgen für diesen Eingriff zu gewinnen.

2.1 Radiofrequenzablation

Die Radiofrequenzenergie benutzt Wechselstrom zwischen 350 kHz und 1 MHz zur Gewebeerhitzung. Experimentelle Daten zeigen, dass die Erhitzung von Gewebe während einer Minute mit Temperaturen zwischen 70° und 80° 3–6 mm tiefe Läsionen erzeugen kann. Dies genügt in der Regel um transmural eine Verbrennungsnarbe zu setzen. Beim unipolaren System muss dem Patienten eine indifferente Elektrode in der Regel am Rücken aufgeklebt werden. Lokal können Temperaturen bis 100°C auftreten was zur Verdampfung und Oberflächenvernarbungen führen kann. Zur Zeit sind verschiedene Produkte auf dem Markt wie zum Beispiel flexible oder starre Devices, mit oder ohne Kühlung der Spitze, und neuerdings auch bipolare Klemmen, welche ohne indifferente Elektrode auskommen.

Eine Studie berichtet über die Ergebnisse der Radiofrequenzablation bei Patienten, die sich zusätzlich einem anderen Eingriff am Herzen unterziehen mussten. Die Radiofrequenzläsionen entsprachen im Wesentlichen den Maze-III-Inzisionen. Nach 39 Monaten waren 78 % frei von Vorhofflimmern beziehungsweise -flattern. [19]. In einem vorläufigen Erfahrungsbericht mit einer bipolaren Klemme wird berichtet, dass sich die Pulmonalvenen innert 10–30 Sekunden problemlos isolieren lassen. Die Ablationslinien zwischen den linken und rechten Pulmonalvenen können ebenfalls ohne Probleme mit dieser Klemme durchgeführt werden, in-

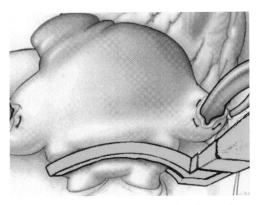

Abb. 3: Radiofrequenzablation mit bipolarer Klemme, welche die rechten Pulmonalvenen isoliert (nach [27])

dem diese über eine Tabaksbeutelnaht in den linken Vorhof eingeführt wird. Eine Studie beschreibt 120 Patienten, welche komplikationslos mit einer bipolaren Klemme (Atricure) mit gutem Erfolg behandelt wurden [20]. Der Vorteil dieses Devices besteht darin, dass der Eingriff Off-pump oder zumindest ohne Aortenklemmung durchgeführt werden kann. Außerdem kann intraoperativ beurteilt werden, ob die Läsion transmural gesetzt wurde.

2.2 Kryoablation

Die Kryotherapie ist eine schon lange bekannte Methode in der Arrhythmiechirurgie und wird bei der Cox-Maze-Operation an bestimmten Stellen routinemäßig eingesetzt, insbesondere im Bereich des Mitralklappenanulus und des Koronarsinus. Die Geweboberfläche bleibt erhalten und entsprechend können sich kaum Thromben auflagern, dies im Gegensatz zur Radiofrequenzablation. Auch diese Operation kann mindestens teilweise Off-Pump durchgeführt werden. Cox hat sogar eine Technik entwickelt, die es erlaubt, die Cryoablation minimal invasiv durchzuführen. Die Kryosonde wird jeweils über Tabaksbeutelnähte in den linken und rechten Vorhof eingeführt und nach der Kryotherapie kann bei dieser Methode von extern beurteilt werden, ob eine transmurale Läsion vorliegt.

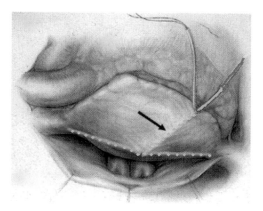

Abb. 4: Kryoablation des rechten Vorhofes: Die Kältesonde wird über eine Tabaksbeutelnaht in den rechten Vorhof eingeführt (nach [26])

Cox berichtet, dass mit dieser Methode die gleichen Resultate erzielt werden, wie mit der ursprünglichen Cox-Maze-III-Operation. Andere Chirurgen wenden die Kryotherapie epikardial an, wobei hier die Schwierigkeit besteht, dass man nicht beurteilen kann, ob die Läsion transmural gesetzt wurde. Es gibt noch keine relevanten Arbeiten, welche den Langzeitverlauf nach Kryoablation beschreiben, jedoch scheint diese Methode gut zu funktionieren.

2.3 Mikrowellenablation

Die Mikrowellenenergie zur Gewebeablation wird mit 915 MHz oder 2,45 GHz appliziert. Mit dieser Energie werden die dipolaren Wassermoleküle in Rotation versetzt. Die elektromagnetische Energie wird dadurch in kinetische Energie beziehungsweise Hitze umgewandelt. Mit der Hitze, die durch Mikrowellenenergie erzeugt wird können tiefere und voluminösere Gewebeläsionen gesetzt werden als mit der durch Radiofrequenzenergie erzeugten Hitze. Außerdem hat diese Ablationsmethode den Vorteil, dass keine epikardialen Narben

entstehen, dadurch wird möglicherweise das Thromboembolierisiko vermindert.

Die Probleme all dieser Methoden (Radiofrequenz, Kryotherapie, Mikrowelle) bestehen darin, dass nie mit hundertprozentiger Sicherheit geprüft werden kann, ob die Läsionen tatsächlich transmural gesetzt wurden. Außerdem ist auch nie sicher festzustellen, ob zwischen den Läsionen noch Lücken vorhanden sind, welche als Leitungsbahnen dienen können. Natürlich kann intraoperativ getestet werden, ob noch Überleitungen vorhanden sind, jedoch können solche Tests auch verfälscht sein. Ein anderes Problem ist die Schädigung von umgebenden Strukturen, insbesondere des Ösophagus. Mit den bipolaren Methoden können solche Verletzungen allerdings weitgehend verhindert werden.

3 Dilatative Kardiomyopathie

3.1 Passive Herzkammer-Unterstützung

Das Laplace'sche Gesetz besagt, dass der Wandstress im Ventrikel abhängig ist vom intraventrikulären Druck, dem Radius und der Wandstärke. Dieses Gesetz hat Batista mit seiner Operation praktisch umgesetzt, indem er ein Muskelstück aus dem Ventrikel exzidierte und dadurch den Radius der Herzkammer verkleinerte. Dadurch verringerte sich der Wandstress und die Ventrikelfunktion verbesserte sich. Dieses Gesetz führte auch zur Entwicklung der passiven Unterstützungsdevices.

3.1.1 Myosplint

Der Myosplint (Myocor, Maple Grove, Minnesota) ist ein geflochtener Polyäthylenstab, welcher mit Polytetrafluoräthylen überzogen ist. Drei dieser Stäbe werden durch die linke

Herzkammer geführt und bewirken dadurch die Kompression des Ventrikels. Dadurch wird der Durchmesser der Herzkammer vermindert und als Folge wird der Wandstress reduziert. In Tierstudien konnte mit dem Myosplint eine 30 %ige Reduktion des enddiastolischen und eine 39 %ige Reduktion des endsystolischen Wandstresses beobachtet werden. Außerdem erhöhte sich die Auswurffraktion nach 1 Monat auf 39 % verbunden mit einer Verkleinerung des end-diastolischen und end-systolischen Volumens. Erste Implantationen bei mehr als 20 Patienten zeigten, dass der Myosplint offenbar ohne größere Probleme klinisch verwendet werden kann [21, 22]

3.1.2 Acorn Device

Das Acorn Device (Acorn Cardiovascular, St. Paul, Minnesota) ist ein Polyesternetz, mit welchem das dilatierte Herz eingepackt wird. Der Ventrikeldurchmesser wird etwas kleiner und während der Diastole dilatiert das Herz weniger. Es gibt sechs Netzgrößen, aber der Chirurg kann noch gewisse Anpassungen vornehmen. Das Netz wird dann im Bereich der atrioventrikulären Grube fixiert.

Dieses Device wurde bereits bei Patienten eingesetzt, offenbar ohne größere Probleme [23]. Insbesondere sind auch keine Zeichen einer Konstriktion aufgetreten. Natürlich müssen noch prospektive randomisierte Studien mit Langzeitverlauf durchgeführt werden, bevor ein definitives Urteil abgegeben werden kann.

3.2 Aktive externe Kompressionsgeräte

Pro Jahr erleiden in den USA zirka 1,1 Millionen Menschen einen akuten Myokardinfarkt. Von diesen sind 7–10 % im kardiogenen Schock und davon sterben 50–60 %. Diese Patienten benötigen ein Produkt, welches schnell und komplikationslos eine effektive Herzunterstützung leistet. Externe Devices haben den Vorteil, dass keine direkte Blut-Device-Verbindung besteht. Dadurch könnten eventuell

thromboembolische beziehungsweise immunologische Komplikationen vermindert werden.

3.2.1 CardioSupport

Das CardioSupport Device wurde bisher lediglich beim Tier getestet. Es kann das Herz synchronisiert biventrikulär unterstützen. Es besteht im Wesentlichen aus einer starren Oberfläche, einem Vakuumschlauch, einer aufblasbaren Polyurethan-Kammer und einem Insufflations-Schlauch. Das Device wird über eine Thorakotomie eingeführt und bedeckt das Herz vom Apex bis zur atrioventrikulären Grube. Ein Vakuum saugt das Herz an das Device, so dass keine Nähte platziert werden müssen. Die Tierversuche zeigten, dass in einem Herzinsuffizienzmodel der mittlere arterielle Druck und das Herzminutenvolumen mit dem CardioSupport verdoppelt werden konnten.

3.2.2 AbioBooster

Der AbioBooster ist ein pneumatisches Device, welches aus mehreren Elementen zusammengesetzt ist. Diese Elemente werden während der Systole aufgeblasen und helfen dadurch, die Ventrikelkontraktion zu unterstützen. Die Luft wird während der Diastole abgelassen. Auch hier konnten Tierversuche zeigen, dass dieses Device das Schlagvolumen signifikant erhöht.

Solche Devices können traditionelle linksventrikuläre Unterstützungssysteme (LVAD) natürlich nicht ersetzen. Hingegen kann man sich vorstellen, dass Patienten die zuwenig krank sind für ein LVAD von solchen externen Kompressionsgeräten profitieren könnten. Möglicherweise können solche Devices sogar frühzeitig den Remodeling-Prozess stoppen, so dass die Implantation eines LVAD vermieden werden kann.

3.3 Kantrowitz CardioVAD

Die intraaortale Ballonpumpe (IABP) ist das Device, welches am häufigsten zur Unterstützung des schlechten linken Ventrikels eingesetzt wird. Diese Pumpe erhöht die koronare Durchblutung und führt zu einer Afterload-Reduktion, was zu einer Erholung des Herzens führt. Die IABP kann bekanntermaßen nur temporär eingesetzt werden; deswegen wurde ein Device entwickelt, welches permanent diese Funktion übernehmen kann. Das Kantrowitz CardioVAD besteht aus drei Komponenten: Blutpumpe, perkutaner Adapter und externe Konsole. Die Blutpumpe besteht aus einer aufblasbaren Blase, wobei die Oberfläche, welche mit dem Blut in Kontakt kommt mit Polyurethan überzogen ist. Die Pumpe wird in die deszendierende Aorta eingenäht und funktioniert wie eine IABP.

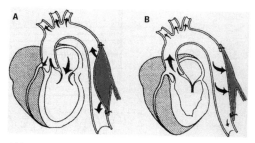

Abb. 5: Kantrowitz CardioVAD: Permanente Ballonpumpe. A Distole, B Systole (nach [26])

Eine klinische Studie berichtet über fünf Patienten mit terminaler Herzinsuffizienz, bei denen das CardioVAD implantiert wurde [24]. Ein Patient verstarb intraoperativ. Nach einem Monat stieg der Herzindex von 1,7 auf 2,6 l/min/m² und Kreatininkonzentration, kapillärer Wedge-Druck und rechtsatrialer Druck sanken. Zwei Patienten konnten nach Hause entlassen werden. Diese sehr kleine Studie zeigt, dass die Implantation des CardioVAD ohne größere Komplikationen möglich ist.

Literatur

[1] Angelini GD, Taylor FC, Reeves BC et al.: Early and midterm outcome after off-Pump and on-pump surgery in Beating Heart Against Cardioplegic Arrest Studies (BHACS 1 and 2): A pooled analysis of two randomized controlled trials. Lancet 73 (2002) 1196–1199. [EBM Ib]

[2] Van Dijk D, Nierich AP, Nathoe HM et al.: Early outcome after off-pump versus on-pump coronary bypass surgery. Circulation 104 (2001) 1761–1766. [EBM Ib]

[3] Puskas JD, Williams WH, Duke PG et al.: Off-pump coronary artery bypass grafting provides complete revascularization with reduced myocardial injury, Transfusion requirernents, and length of stay: a prospective randomized comparison of two hundred unselected patients undergoing off-pump versus conventional coronary bypass grafting. J Thorac Cardiovasc Surg 125 (2003) 797–808. [EMB Ib]

[4] Nathoe HM, van Dijk D, Jansen EWL et al.: A comparison of on-pump and off-pump coronary bypass surgery in low-risk patients. N Engl J Med 348 (2003) 394–402. [EBM Ib]

[5] Magee MJ, Jablonski KA, Stamou SC et al.: Elimination of cardiopulmonary bypass improves early survival for multivessel coronary artery bypass patients. Ann Thorac Surg 73 (2002) 1196–203. [EBM IIa]

[6] Cleveland JC, Shroyer AL, Chen AY et al.: Off-pump coronray artery bypass grafting decreases risk-adjusted mortality and morbidity. Ann Thorac Surg 72 (2001) 1282–1288. [EBM II a]

[7] Al-Ruzzeh S, Ambler O, Asimakopoulos G et al.: Off-pump coronary artery bypass (OPCAB) surgery reduces risk-stratified morbidity and mortality: A United Kingdom multi-center comparative analysis of early clinical outcome. Circulation 108 (suppl 11) (2003) 1–8. [EBM II a]

[8] Autschbach R, Krakor R, Gummert J et al.: Intermittent mechanical right heart support for complete revascularisation of the heart in beating heart technique. Thorac Cardiovasc Surg 48 (Suppl 82) (2000) [EBM IV]

[9] Meyns B, Autschbach R, Boning A et al.: Coronary artery bypass grafting supported with intracardiac mieroaxial pumps versus normothennic eardiopulmonary bypass: a prospective randomized trial. Eur J Cardiothorac Surg 22 (2002) 112–117. [EBM Ib]

[10] Carrel TP, Eckstein FS, Englberger L et al.: Pitfalls and key lessons with the symmetry proximal anastomotic device in coronary artery bypass surgery. Ann Thorac Surg 75 (2003) 1434–1436. [EMB Ib].

[11] Traverse JH, Mooney MR, Pedersen WR et al.: Clinical, angiographic and interventional follow-up of patients with aortic-saphenous vein graft connectors. Circulation 108 (2003) 452–456. [EMB IIb]

[12] Eckstein FS, Bonilla LF, Englberger L et al.: First clinical results with a new mechanical connector for distal coronary artery anastomoses in CABG. Circulation 106 (Suppl 1) (2002) 1–4. [EMB IV]

[13] Suehiro K, Shimizu J, Yi GH et al.: Direct coronary artery perfusion from the left ventricle. J Thorac Cardiovasc Surg 121 (2001) 307–315. [EMB IV]

[14] Tweden KS, Eales F, Cameron JD et al.: Ventriculocoronary artery bypass (VCAB), a novel approach to myoacardial revascularisation. Heart Surg Forum 3 (2000) 47–55. [EMB IV]

[15] Emery RW, Eales F, Van Meter CH Jr et al.: Ventriculocoronary artery bypass results using a mesh-tipped device in a porcine model. Ann Thorac Surg 72 (2001) 1004–1088. [EMB IV]

[16] Henry TD, Annex BH, McKendall GR et al.: The VIVA trial. Vascular endothelial growth factor in ischemia for vascular angiogenesis. Circulation 107 (2003) 1359–1365. [EMB Ib]

[17] Simons M, Annex BH, Laham RJ et al.: Pharmacological treatment of coronary artery disease with recombinant fibroblast growth factor-2. Circulation 105 (2002) 788–804. [EMB Ib]

[18] Menasche P, Hagege AA, Vilquin JT et al.: Autologous skeletal myoblast Transplantation for severe postinfarction left ventricular dysfunction. J Am Coll Cardiol 41 (2003) 1078–8103. [EMB II b]

[19] Sie HT, Beukema WP, Misier AR et al.: Radiofrequency modified maze in patients with atrial fibrillation. J Thorac Cardiovasc Surg 122 (2001) 249–256. [EMB III]

[20] Gillinov AM, McCarthy PM: Atricure bipolar radiofrequency clamp for intraoperative ablation of atrial fibrillation. Ann Thorac Surg 74 (2002) 2165–2168. [EMB III]

[21] Fukamachi K, Inoue M, Doi K et al.: Device-based left ventricular geometry change for heart failure treatment.: developmental work and current status. J Card Surg (2003) 18 (Suppl 2) 43–47. [EMB IV]

[22] Schenk S, Reichenspumer H, Boehm et al.: Myosplint implant and shape-change procedure: intra-and peri-operative safety and feasibility. J Heart Lung Transplant 21 (2002) 680–686. [EMB IV]

[23] Konertz W, Sushe S, Hotz H et al.: Safety and feasibility of a cardiac support deviee. J Cardiac Surg 16 (2001) 113–117. [EMB IV]

[24] Jeevanandam V, Jayakar D, Anderson AS et al.: Circulatory assistance with a permanent implantable IABP: Initial human experience. Circulation 106 (suppl 1) (2002) 83–88. [EMB IV]

[25] Feindt P, Vetter HO, Weyand M (Hrsg): Synopsis der biologischen und mechanischen Kreislaufunterstützung. Steinkopff, Darmstadt (2003).

[26] Franco KL, Verrier ED (Hrsg): Advanced Therapy in Cardiac Surgery. 2nd ed (2003) BC Decker Inc, London.

[27] AM Gillinov, PM McCarthy: Atricure bipolar radiofrequency clamp for intraoperative ablation of atrial fibrillation. Ann Thorac Surg 74 (2002) 2165–2168.

VII Was gibt es Neues in der vaskulären Chirurgie?

Kein neuer Beitrag

VIII Was gibt es Neues in der Thoraxchirurgie?

H. Dienemann

1 Lungenvolumenreduktion

Die Lungenvolumenreduktion wurde als palliatives Therapieverfahren für Patienten mit schwerem Emphysem propagiert und an vielen thoraxchirurgischen Einrichtungen, vor allem in den USA, durchgeführt, obwohl das Verfahren bezüglich einer Reihe höchst relevanter Qualitäten unzureichend definiert ist. Dazu gehören Morbidität und Letalität der Prozedur, Häufigkeit, Ausmaß und Dauer der erreichten Funktionsverbesserung, und schließlich präoperative Prädiktoren, die einen Effekt der Volumenreduktion erwarten lassen. Dieser Umstand war Anlass für die Gründung der National Emphysema Treatment Trial Research Group [1], der u.a. verschiedene thoraxchirurgische und pneumologische Zentren wie auch Versicherungsunternehmen angehören.

In die randomisierte Multicenterstudie (NETT [2]), die zum Ziel hatte, die Volumenreduktionschirurgie mit konservativer Therapie zu vergleichen, wurden zwischen Januar 1998 und Juli 2002 durch 17 Zentren insgesamt 1218 Patienten mit schwerem Emphysem eingebracht. Vor Randomisation unterzogen sich alle Patienten einer pulmonalen Rehabilitation. Primäres Zielkriterium war die Gesamtmortalität und die maximale Übungskapazität, ermittelt durch Fahrradergometrie, zwei Jahre nach Randomisation. Sekundäre Zielkriterien beinhalteten u.a. den Dyspnoegrad, einen 6-Minuten-Gehtest, Lungenfunktionsprüfungen und die Lebensqualität nach den Kriterien der

„quality of wellbeing"-Skala [3]. Diese Kriterien wurden erhoben zum Zeitpunkt des Screenings, nach pulmonaler Rehabilitation (base line-Werte), nach sechs, nach zwölf und nach 24 Monaten. Eingeschlossen wurden Patienten mit schwerem Lungenemphysem, die nach den seinerzeit gültigen Kriterien grundsätzlich für eine Lungenvolumenreduktionsoperation in Frage kamen. Das Emphysem wurde entweder als heterogen oder homogen klassifiziert auf der Basis einer „high resolution"-Computertomographie mittels visueller Skala.

Darüber hinaus klassifizierte der Radiologe die kranio-kaudale Ausdehnung des Emphysems zur Unterscheidung von überwiegend oberlappenbetonten gegenüber überwiegend nicht-oberlappenbetonten Emphysemformen.

Nach einer Zwischenanalyse im Mai 2001 wurden Patienten mit hohem Operationsrisiko und geringer Wahrscheinlichkeit einer funktionellen Verbesserung nicht mehr in die Studie aufgenommen. Als Grenzwerte wurden klassifiziert: forciertes Einsekunden-Ausatemvolumen von 20 % des Solls oder weniger und gleichzeitiges Vorliegen einer CO-Diffusionskapazität von 20 % des Sollwertes oder weniger, oder eine homogene Verteilung des Emphysems.

Patienten, die der Lungenvolumenreduktion zugeteilt wurden, unterzogen sich einer bilateralen Lungenresektion entweder über eine mediane Sternotomie oder mittels videoassistierter Thorakoskopie, wobei das Ziel die Entfernung von 20 bis 35 % des Lungenvolumens betrug.

Als Verbesserung der maximalen Belastbarkeit wurde ein Wert von mehr als 10 Watt oberhalb des Ausgangswertes definiert.

Die 90-Tage-Letalität in der Chirurgiegruppe betrug 7,9 % und war signifikant höher als im konservativ behandelten Vergleichskollektiv (1,3 %, p < 0,001). Es bestand kein Unterschied der 90-Tage-Letalität zwischen Patienten nach transsternaler oder videoassistierter Volumenreduktion. In der Nachbeobachtungsperiode (mediane Länge: 29,2 Monate) verstarben 157 Patienten nach Operation und 160 nach konservativer Therapie. In beiden Gruppen betrug die Letalität somit 0,11 Tote pro Personenjahr (relatives Todesrisiko in der Chirurgiegruppe 1,01).

In der Chirurgiegruppe verbesserte sich die Belastbarkeit um mehr als 10 Watt bei 28 % der Patienten nach sechs Monaten, bei 22 % nach zwölf Monaten, und bei 15 % nach 24 Monaten. Die entsprechenden Werte für die konservativ behandelten Patienten betrugen 4, 5 und 3 % (p < 0,001). Darüber hinaus hatten Patienten in der Chirurgiegruppe eine signifikant höhere Wahrscheinlichkeit einer Verbesserung bezüglich der 6-Minuten-Gehstrecke, der FEV1, der Lebensqualität und des Dyspnoegrades. Die 90-Tage-Letalität unter den 70 operierten Patienten der Hochrisikogruppe (s.o.) betrug 28,6 % gegenüber 0 % in der konservativ behandelten Gruppe (p < 0,001). Unter Ausschluss der Hochrisikopatienten betrug die 90-Tage-Letalität der operierten Patienten 5,2 % versus 1,5 % der konservativen Gruppe (p = 0,001). Über die gesamte Studiendauer lag die Todesrate bei 0,09 pro Person und Jahr nach Chirurgie verglichen mit 0,1 pro Person und Jahr in der konservativen Gruppe (Risikoverhältnis: 0,89 für die Chirurgie; p = 0,31). Bezüglich der Funktionsdaten, der Lebensqualität und des Dyspnoegrades waren zu sämtlichen Messpunkten die Ergebnisse nach Chirurgie überwiegend signifikant denen der konservativen Gruppe überlegen.

Wurde die Analyse limitiert auf jene Patienten, die bis zum Studienende erfasst werden konn-

ten, so zeigte sich in der konservativen Gruppe ein Abfall sämtlicher Funktionsdaten gegenüber den Ausgangswerten, während die Patienten nach Chirurgie nach vorübergehender Funktionsverbesserung schließlich auch einen Abfall unter die Ausgangswerte aufwiesen.

Als einzige statistisch signifikante Prädiktoren für die Letalität stellten sich die kranio-kaudale Emphysemverteilung (günstig: oberlappenbetontes Emphysem und Operation) sowie die Leistungsreserve heraus (günstig: niedrige Leistungsreserve bei oberlappenbetontem Emphysem plus Chirurgie).

Als einziger individueller Prädiktor für die maximale Belastungsfähigkeit nach 24 Monaten wurde wiederum die Emphysemverteilung identifiziert (günstig: oberlappenbetontes Emphysem plus Chirurgie). Kein einziger zum Zeitpunkt nach Rehabilitation erfasster Ausgangswert erwies sich als prädiktiv im Hinblick auf die Entwicklung der Lebensqualität.

Zusammengefasst liefert diese aufwändige Studie zuverlässige Informationen über Risiken und Nutzen der Lungenvolumenreduktion. Die Gesamtletalität war in beiden Behandlungsgruppen identisch, sowohl bei Betrachtung aller Patienten, aber auch nach Ausschluss der Hochrisikogruppe. Die Lungenvolumenreduktion ist assoziiert mit einer größeren Chance einer funktionellen Verbesserung wie auch der Lebensqualität, wenngleich dieser Vorteil gegenüber konservativer Therapie durch eine höhere frühe, d.h. operationsbedingte Letalität und Morbidität erkauft wird. Patienten in der Subgruppe mit oberlappenbetontem Emphysem und ungünstigen Funktionsdaten nach Rehabilitation profitierten am deutlichsten von der Operation verglichen mit konservativer Behandlung. Die individuellen Abweichungen können in beiden Behandlungsgruppen naturgemäß ein beträchtliches Ausmaß annehmen, die Studie liefert jedoch eine Reihe verlässlicher Daten, die nunmehr Therapeuten, Patienten und Versicherern eine Diskussionsgrundlage bieten. Die amerikanischen Versicherungsunternehmen haben bereits ihre Schlussfolgerungen gezogen: Die Kosten der Operation werden nur übernommen, wenn die Eingangskriterien für die Studie erfüllt sind und die OP-Indikation auf Patienten mit oberlappenbetontem Emphysem und geringer Leistungsreserve beschränkt wird.

Ein weiteres Element der NETT-Studie war die Kosten-Nutzen-Analyse [4] im Vergleich beider Behandlungsgruppen. Ermittelt wurden diejenigen Kosten, die aufzuwenden sind für einen Patienten der Chirurgiegruppe und bezogen auf einen Überlebensvorteil von einem Jahr gegenüber der Gruppe mit konservativer Therapie (cost effectiveness ratio).

Die Gesamtkosten nach drei Jahren belaufen sich für die Chirurgiegruppe auf 98.952 US Dollar, für die Vergleichsgruppe auf 62.560 Dollar (Medianwert im Jahr 2002). Da für die Chirurgiegruppe ein Überlebensgewinn von 1,46 Jahren, für die Vergleichsgruppe von 1,27 Jahren angenommen wurde, errechnet sich somit aus dem Quotienten der Differenzen von totalen Kosten und Überlebensgewinn ein Mehrkostenaufwand für die Chirurgie von 190.000 US Dollar pro Patient und Jahr Überlebensgewinn im Vergleich zu konservativer Therapie. Günstiger ist dieses Verhältnis mit oberlappenbetontem Emphysem und geringer Leistungsreserve (98.000 US Dollar), da der Überlebensgewinn für diese Chirurgiegruppe im Vergleich zur konservativen Gruppe beträchtlich höher ist als für das Gesamtkollektiv. Die höchsten Mehrkosten (330.000 US Dollar) fallen an für die Subgruppe mit nicht-oberlappenbetontem Emphysem und niedriger Leistungsreserve. Unter der Annahme eines zehnjährigen Überlebens beträgt das Kosten-Nutzen-Verhältnis je gewonnenen Lebensjahres nur noch 21.000 US Dollar.

Angesichts von zwei Millionen US-Amerikanern mit Lungenemphysem, von denen etwa 1 bis 5 % für die Emphysemchirurgie in Frage kommen, ist mit alleinigen Behandlungskosten zwischen 100 und 300 Millionen US Dollar pro Jahr zu rechnen. Die Subgruppenanalyse erlaubt darüber hinaus eine Abschätzung der Behandlungskosten für jenes Kollektiv, das offenbar den größten Nutzen von der Operation hat.

Kosten-Nutzen-Verhältnis-Analysen werden in den USA bereits seit mehr als 20 Jahren in vergleichbarer Weise auch für andere Krankheitsbilder vorgenommen. So errechnen sich für die Bypasschirurgie bei koronarer Herzerkrankung Mehrkosten gegenüber internistischer Behandlung von 8300 bis 64.000 US Dollar je gewonnenem Überlebensjahr, für die Lungentransplantation zwischen 130.000 und 220.000 US Dollar, für die Herztransplantation 65.000 US Dollar.

Der optimale Einsatz der eingeschränkten Ressourcen im Gesundheitssystem setzt eine systematische Analyse neuer Therapieformen einschließlich ihrer ökonomischen Implikationen voraus. Insofern hat NETT einen überaus wichtigen Beitrag geleistet.

2 Bronchialkarzinom

Die Notwendigkeit einer Mediastinoskopie im klinischen Stadium I des nicht-kleinzelligen Bronchialkarzinoms wird kontrovers diskutiert. Die niedrige Sensitivität und Spezifität des Thorax-CT zur Evaluation mediastinaler Lymphknoten ist hinreichend bekannt [5–8]. Die Positronen-Emissions-Tomographie (PET) ist der Computertomographie überlegen [9, 10], aber ihr Einsatz wegen der hohen Kosten als Routineverfahren nicht gerechtfertigt. Die Mediastinoskopie ist ein invasives, jedoch sicheres Verfahren mit einer Sensitivität von etwa 90 %, was die erreichbaren Lymphknotenstationen (L2 und L4 links, L2 und L4 rechts, L7) betrifft.

JOY und Mitarbeiter [11] untersuchten retrospektiv die Ergebnisse der systematischen Mediastinoskopie bei 291 Patienten im klinischen Stadium I des nicht-kleinzelligen Bronchialkarzinoms. Definitionsgemäß betrug der kürzeste Durchmesser der mediastinoskopisch erreichbaren Lymphknoten 10 mm oder weniger. 20 Patienten (6,9 %) stellten sich mediastinoskopisch als tumorpositiv heraus, darunter 2 Patienten im Sinne einer kontralateralen Lymphknotenmetastasierung (N_3). Unter den 271 Patienten mit negativer Mediastinoskopie waren 25 Patienten (9,2 %) mit N_2-Befall, 23 von diesen hatten zusätzlich einen N_1-Befall. 8 Patienten hatten einen N_2-Befall jenseits des durch Standardmediastinoskopie erreichbaren Bereichs. Die Sensitivität und Spezifität der Mediastinoskopie im klinischen Status N_0 betrug somit 44,4 % (20 von 45) bzw. 100 % (246 von 246). Das nicht-bronchioloalveoläre Adenokarzinom hatte eine höhere Rate mediastinoskopisch positiver Lymphknoten als das Plattenepithelkarzinom (11,5 % versus 3,3 %, p = 0,013). Der Unterschied bezogen auf die Primärtumorlokalisation (Oberlappen versus Unterlappen) war statistisch nicht signifikant.

Die Studie zeigt, dass selbst in einer erfahrenen Einrichtung der Anteil positiver mediastinaler Lymphknoten im klinischen Stadium I allein auf der Basis der Lichtmikroskopie über 16 % beträgt. Noch höher dürfte dieser Anteil ausfallen, wenn zusätzlich immunhistologische Methoden zur Anwendung kommen, was sich jedoch aus Kapazitätsgründen bisher nicht durchsetzen konnte.

Die Ergebnisse unterstreichen, dass bei Studien zur neoadjuvanten Therapie die prätherapeutische invasive Abklärung des Mediastinums auch im frühesten klinischen Stadium unverzichtbar ist, andernfalls ein möglicherweise vorhandener günstiger Effekt einer neoadjuvanten Therapie allein deshalb nicht zur Geltung kommt, weil ein Teil der Patienten fälschlicherweise einem zu niedrigen Stadium zugeordnet würde. Darüber hinaus unterstreichen diese Ergebnisse die Notwendigkeit einer stets kompletten ipsilateralen Lymphknotendissektion im Rahmen der Resektionsbehandlung, was insbesondere auch für das thorakoskopische Vorgehen zutrifft (welches vom onkologischen Standpunkt ohnehin mit großer Reserve betrachtet werden muss).

3 Kardiale Komplikationen nach Thoraxchirurgischen Eingriffen

Die American Heart Association Guidelines stufen thoraxchirurgische Eingriffe als Hochrisikoprozeduren ein. Der Eingriff mit der höchsten Letalität ist die rechtsseitige Pneumonektomie [12] (7 %). Trotz extensiver präoperativer Abklärung und eines aggressiven perioperativen Managements müssen eine respiratorische Insuffizienz, bronchopleurale Fisteln und Empyeme, Lungenembolie, Pneumonie, Myokardinfarkt und kardiale Arrhythmien einkalkuliert werden. Diese Komplikationen resultieren in einer gesteigerten Morbidität und Letalität, einem verlängerten Hospitalaufenthalt, einer höheren Inanspruchnahme der Intensivstation und schließlich in höheren Kosten [13, 14]. Während die postoperative Nachblutung die häufigste Indikation zur Re-Thorakotomie darstellt [15], sind kardiale Arrhythmien, insbesondere das Vorhofflimmern, die absolut häufigste postoperative Komplikation nach thoraxchirurgischen Eingriffen [12]. DE DECKER und Mitarbeiter [16] haben in einem aktuellen Übersichtsartikel sämtliche Publikationen zusammengestellt, die sich mit der klinischen Relevanz und Therapie kardialer Komplikationen nach thoraxchirurgischen Eingriffen befassen. Die Autoren bedienten sich einer medline-Recherche, welche die vergangenen zwei Jahrzehnte umfasste. Sie erhielten 51 Berichte, deren Auswahl sich an zwei Referenzartikeln [17, 18] und an den Empfehlungen des National Health Science Center For Evidence-Based Medicine orientierte (www.minervation.com/cebm).

3.1 Arrhythmie

Arrhythmien, insbesondere das Vorhofflimmern, stellen die häufigsten kardialen Komplikationen dar in einer Häufigkeit von 10 bis 20 % nach Lobektomie und bis zu 40 % nach

Pneumonektomie [12–15, 19–21]. Die Risikofaktoren für Tachyarrhythmien können patientenbezogen (vorbestehende kardiovaskuläre Erkrankung, eingeschränkte pulmonale Reserve), chirurgiebezogen (ausgedehnte Eingriffe, intraperikardiale Pneumonektomie, extrapleurale Pneumonektomie, großer Verlust, Anästhetika) oder behandlungsbezogen (thorakale Vorbestrahlung) sein. Als einziger unzweifelhafter Hochrisikoprädiktor findet sich ein hohes biologisches Alter [20, 21]. Supraventrikuläre Tachykardien treten gegenüber ventrikulären Arrhythmien in einem Verhältnis von 19 : 1 auf [22].

Die Ursache der kardialen Arrhythmien wird unterschiedlich dargestellt. Einige Studien unter Anwendung der Echokardiographie sehen einen erhöhten pulmonalen Gefäßwiderstand als ursächlich [23, 24], während andere dem widersprechen [25]. Auch bezüglich der Relevanz derartiger Komplikationen finden sich Widersprüche. Einige Autoren berichten über eine arrhythmiebezogene Letalität [26–28], während andere Autoren keinen Unterschied der Letalität von Patienten mit und ohne Vorhofflimmern darstellen.

Drei randomisierte Studien überprüften den Effekt einer prophylaktischen postoperativen Digoxingabe [29–31]. Keine dieser Studien konnte jedoch einen Unterschied in der Häufigkeit des Vorhofflimmerns gegenüber einer placebobehandelten Gruppe belegen. Die Inzidenz der Arrhythmie rangierte zwischen 37 und 46%, wobei das Vorhofflimmern einen Anteil von nahezu 50% hatte. Eine Studie, die die prophylaktische Gabe von Digoxin mit der von Diltiazem verglich, erzielte unter Diltiazem eine signifikante Reduktion supraventrikulärer Arrhythmien für Patienten mit Standard- oder intraperikardialer Pneumonektomie (p < 0,005).

Zwei randomisierte Studien untersuchten den Effekt des Class I Antiarrhythmikums Flecainid [32, 33]. Diese Substanz war sowohl einem Placebopräparat [32] als auch Digoxin als Vergleichssubstanz [33] signifikant überlegen.

Von zwei Arbeitsgruppen, die prophylaktisch eine Betablockade mittels Metoprolol vornahmen [34, 35], konnte nur in einer Studie ein signifikanter Effekt bezüglich der Häufigkeit des Vorhofflimmerns nachgewiesen werden, während die zweite Studie [35] keine statistische Signifikanz erzielte, jedoch auf unerwünschte Effekte wie Hypotension und Bradykardie hinwies.

Die Substanz Amidaron wurde mit Verapamil und einem Placebo verglichen [36]. Diese randomisierte Studie musste wegen lebensbedrohlicher Nebenwirkungen (ARDS nach Pneumonektomie) abgebrochen werden. Die daraufhin retrospektiv vorgenommene Auswertung eines Krankengutes von 552 Patienten nach Lungenresektion [37] ergab eine ARDS-Inzidenz von 11% bei Patienten nach Amidaron versus 1,8% bei anderweitig behandelten Patienten. Nachdem die Studie unter dem Eindruck der Amidaronnebenwirkungen neu konzipiert und auf den Vergleich von Verapamil und Placebo beschränkt wurde, fand sich nur ein geringer Vorteil der Verapamil-behandelten Gruppe, der jedoch statistisch nicht signifikant war.

Eine weitere Studie zur Verwendung von Kalziumantagonisten setzte Diltiazem versus Placebo ein [38]. Supraventrikuläre Arrhythmien ereigneten sich in 15% der Patienten in der Diltiazemgruppe versus 25% in der Placebogruppe (p < 0,03). Keine Unterschiede fanden sich hingegen bezüglich größerer postoperativer Komplikationen, Krankenhausaufenthalt und Gesamtkosten.

Lediglich eine Studie [39] befasste sich mit der Anwendung von Magnesiumsulfat. 200 Patienten erhielten entweder Magnesiumsulfat, Digoxin oder dienten als Kontrollgruppe. Die Magnesium-behandelten Patienten zeigten eine Arrhythmierate von 10,7% gegenüber 26,7% für die Kontrollgruppe (p = 0,008), wobei die OP-Letalität von 1,03% jedoch nicht mit den Arrhythmien korreliert.

3.2 Ischämie

In einer Serie von 598 Patienten nach thoraxchirurgischem Eingriff bei Bronchialkarzinom [26] wurden vorübergehende Ischämieperioden im EKG bei 3,8 % und ein Myokardinfarkt bei 1,2 % registriert. Ein pathologischer Belastungstest und intraoperative Hypotension waren signifikante Prädiktoren für die Ischämieereignisse.

Die Letalitätsrate des postoperativen Herzinfarktes wird mit 2,1 bis 21 % beziffert [40]. Die Inzidenz des perioperativen Myokardinfarktes ist jedoch niedrig (0,13 %) bei Patienten ohne anamnestische Hinweise auf eine Herzerkrankung, sie beträgt 2,8 bis 17 % bei Patienten mit einem Infarktgeschehen in der Anamnese. Die Autoren empfehlen ein kontinuierliches Monitoring für mindestens drei Tage, da der postoperative Myokard-Reinfarkt mit einer Letalität zwischen 32 und 70 % belastet ist. Entsprechend den Richtlinien der American Heart Association [34] wird als präoperative Abklärung für Patienten mit instabiler Angina, dekompensierter Herzinsuffizienz, signifikanten Arrhythmien oder Klappenfehlern höheren Grades die Koronarangiographie empfohlen. In Grenzfällen soll die Indikation zur Koronarangiographie auf der Basis einer Stressechokardiographie entschieden werden. Grundsätzlich gelten für die Indikation zur Angiographie die gleichen Kriterien wie in einem nicht-operativen Umfeld. Es existieren keine prospektiv randomisiert erhobenen Daten zur Rolle der prophylaktischen Koronarbypasschirurgie. Weiterhin ist offen, ob die perkutane Intervention der Bypasschirurgie überlegen ist, jedoch wird nach Angioplastie und Stentanlage ein Aufschub der Operation um zwei bis vier Wochen nahe gelegt.

3.3 Lungenödem

Das postoperative Lungenödem ist eine seltene, jedoch umso ernstere Komplikation nach ausgedehnten Lungenresektionen, gewöhnlich nach Pneumonektomie. Die Inzidenz wird mit 2,5 bis 4 % angegeben [23, 41–46]. Ursächlich werden ein erhöhter Filtrationsgradient innerhalb der pulmonalen Mikrozirkulation zusammen mit einer Hyperpermeabilität angenommen und dieser Mechanismus gegenüber einer kardialen Dysfunktion favorisiert. Begünstigende Faktoren sind eine positive Flüssigkeitsbilanz, eingeschränkte Lymphdrainage und chirurgische Manipulation sowie inflammatorische Prozesse infolge Ischämie und Reperfusion in Zusammenhang mit dem Lungenkollaps und Reexpansionsmanövern [45]. Aus dieser Gefahr leiten sich folgende Empfehlungen ab:

1. Die positive Flüssigkeitsbilanz der ersten 24 Stunden sollte 20 ml pro kg nicht überschreiten.

2. Eine Urinproduktion über 0,5 ml pro kg und Stunde ist nicht anzustreben.

3. Invasives Monitoring, wenn eine höhere Flüssigkeitsbeladung als notwendig erachtet wird.

4. Der pulmonal-venöse Druck ist postoperativ so weit wie möglich zu senken.

5. Die Hyperinflation der Restlunge ist zu vermeiden.

6. Regelmäßige Thoraxröntgenaufnahmen.

7. Bei der Lagerung des Patienten nach Pneumonektomie ist zu beachten, dass die verbliebene Lunge nicht über längere Perioden in abhängiger Position („unten") liegen sollte.

Trotz aggressiver Behandlung wird für das postoperative Lungenödem eine Letalität von 50 bis nahezu 100 % angegeben [42, 45]. In einer kleinen Serie [47] konnte mittels Inhalation von Stickstoffoxid (NO, 10–20 ppm) die Letalität auf 30 % gesenkt werden. Die selbe Publikation empfiehlt die Intubation bei ersten Anzeichen eines ARDS, regelmäßige bronchoskopische Absaugung und eine Lagerungsstrategie, die das Ventilations-Perfusion-missmatch berücksichtigt. Als Risikofaktoren bzw. frühe Hinweise sind zu werten: rechtsseitige Pneumonektomie, eine hohe perioperative Flüssigkeitsbeladung, hohes Herzzeitvolumen und sehr hohe bzw. sehr niedrige Urinproduktion [23].

3.4 Thromboembolie

Lediglich eine prospektive Studie [48] befasst sich mit der Frequenz und der klinischen Bedeutung der Thromboembolie nach Lungenresektion. 77 Patienten wurden bis zu 30 Tage nach dem Embolieereignis verfolgt. Das höchste Risiko, bezogen auf die Grunderkrankung und das chirurgische Verfahren, hatten Patienten nach Pneumonektomie oder Lobektomie bei Adenokarzinom im Vergleich zu jenen nach metastatischen oder benignen Erkrankungen und kleineren Eingriffen. Eine weitere Studie bei 45 konsekutiven Patienten erbrachte eine Inzidenz an tiefen Beinvenenthrombosen von 18 % [49].

Zusammenfassend ist das Vorhofflimmern die häufigste Komplikation nach thoraxchirurgischen Eingriffen, vor allem nach rechtsseitiger Pneumonektomie. Die Digitalisierung hat sich bezüglich der Prävention als nicht wirksam erwiesen. Die sehr guten Erfahrungen von TERZI und Mitarbeitern [39] mit Magnesiumsulfat sprechen für dessen Einsatz, zumal es auch in der Herzchirurgie weite Verbreitung gefunden hat. Einschränkungen, wie sie für andere Anti-Arrhythmika bezüglich der Nebenwirkungen gelten, sind für Magnesiumsulfat nicht bekannt. Andere Anti-Arrhythmika sind durch Nebenwirkungen belastet (Amidaron, Metoprolol) oder für die Thoraxchirurgie noch nicht untersucht (Sotalol). Die Letalität des postoperativen Herzinfarktes zwischen 2 und 21 % unterstreicht die Bedeutung eines umfassenden präoperativen Abklärungsprogramms. Als beispielhaft sind die Guidelines der American Heart Association heranzuziehen. Das postoperative Herzversagen ist präoperativ kaum vorhersehbar. Auslösend ist letztlich eine Erhöhung der rechtsventrikulären Afterload, die sich ihrerseits aus dem lungenresezierenden Eingriff und verschiedenen, teils noch nicht definierten pathophysiologischen Mechanismen ergeben kann.

Die gefürchtetste kardiale Komplikation ist das Lungenödem mit einer Letalität von bis zu 100 %. Die Einführung des Stickstoffoxids hat die Letalität senken können. Nur sehr wenige Studien untersuchten bisher die Inzidenz, Prophylaxe und Behandlung thromboembolischer Komplikationen im thoraxchirurgischen Krankengut. Angesichts einer berichteten Inzidenz von bis zu 26 % sind die Durchführung der niedermolekularen Heparinisierung und Antithrombosestrümpfe unerlässlich.

Literatur

[1] National Emphysema Treatment Trial Research Group: Rationale and design of the national emphysema treatment trial (NETT): A prospective randomized trial of lung volume reduction surgery. J Thorac Cardiovasc Surg 118 (1999) 518–528. [EBM Ib]

[2] National Emphysema Treatment Trial Research Group: A randomized trial comparing lung-volume-reduction surgery with medical therapy for severe emphysema. N Eng. J Med 348 (2003) 2059–2073. [EBM Ib]

[3] Kaplan RM, Anderson JP: The General Health Policy Model: An integrated approach. In: Spilker B (ed): Quality of life and pharmacoeconomics in clinical trials. 2nd ed. Lippincott-Raven, Philadelphia (1996) 309–322. [EBM IV]

[4] National Emphysema Treatment Trial Research Group: Cost effectiveness of lung-volume-reduction N Eng. J Med 348 (2003) 2092–2102. [EBM Ib]

[5] Cybulsky IJ, Lanzy LA, Ryan MB et al.: Prognostic significance of computed tomography in resected N2 lung cancer. Ann Thorac Surg Sep 54 (1992) 533–537. [EBM IIb]

[6] Pearson FG: Staging of the mediastinum. Role of mediastinoscopy and computed tomography. Chest 103 (Suppl 4) (1993) 346–348. [EBM IIb]

[7] Seely JM, Mayo JR, Miller RR et al.: T1 lung cancer. Prevalence of mediastinal nodal metastases and diagnostic accuracy of CT. Radiology 186 (1993) 129–132. [EBM IIb]

[8] Dillemans B, Deneffe G, Verschakelen J et al.: Value of computed tomography and mediastinoscopy in preoperative evaluation of mediastinal nodes in non-small cell lung cancer: A

study of 569 patients. Eur J Cardiothorac Surg 8 (1994) 37–42. [EBM IIb]

[9] Gupta NC, Graeber GM, Rogers JS II et al.: Comparative efficacy of positron emission tomography with FDG and computed tomographic scanning in preoperative staging of non-small cell lung cancer. Ann Surg. 229 (1999) 286–291. [EBM IIb]

[10] Pieterman RM, van Putten JWG, Meuzelaar JJ et al.: Preoperative staging of non-small cell lung cancer with 18-fluorodeoxyglucose positron-emission tomography. N Eng. J Med 343 (2000) 254–261. [EBM IIb]

[11] Yong SC, Young MS, Jhingook K et al.: Mediastinoscopy in patients with clinical stage I non-small cell lung cancer. Ann Thorac Surg 75 (2003) 364–366. [EBM III]

[12] Klemperer J, Ginsberg RJ: Morbidity and mortality after pneumonectomy. Chest Surg Clin North Am 9 (1999) 515–525. [EBM IV]

[13] Reilly JJ: Benefits of aggressive perioperative management in patients undergoing thoracotomy. Chest 107 (1995) 312–315. [EBM IV]

[14] Cooklin M, Gold MR: Implications and treatment of atrial fibrillation after cardiothoracic surgery. Curr Opin Cardiol 13 (1998) 20–28. [EBM IV]

[15] Sirbu H, Busch T, Aleksic I et al.: Chest re-exploration for complications after lung surgery. Thorac Cardiovasc surg 47 (1999) 73–76. [EBM IV]

[16] De Decker K, Jorens PG, Van Schil P: Cardiac complications after noncardiac thoracic surgery: An evidence-based current review. Ann Thorac Surg 75 (2003) 1340–1348. [EBM Ib]

[17] Siwek J et al.: How to write an evidence-based clinical review article. Am Fam Physician 65 (2002) 251–258. [EBM Ib]

[18] Cook DJ, Guyatt GH, Laupacis A et al.: Clinical recommendations using levels of evidence for anti-thrombotic agents. Chest 108 (1995) 227–230. [EBM Ib]

[19] Asamura H, Naruke T, Tsuchiya R et al.: What are the risk factors for arrhythmias after thoracic operations? J Thorac Cardiovasc Surg 106 (1993) 1104–1110. [EBM III]

[20] Amar D: Cardiac arrhythmias. Chest Surg Clin North Am 8 (1998) 479–493. [EBM III]

[21] Asamura H: Early complications; cardiac complications. Chest Surg Clin North Am 9 (1999) 527–541. [EBM III]

[22] Amar D, Zhang H, Roistacher N: The incidence and outcome of ventricular arrhythmias after noncardiac thoracic surgery Anesth Analg 95 (2002) 537–543. [EBM III]

[23] Amar D, Roistacher N, Burt M et al.: Clinical and echocardiographic correlates of symptomatic tachydysrhythmias after noncardiac

thoracic surgery. Chest 108 (1995) 349–354. [EBM IIb]

[24] Lindgren L, Lepäntalo M, Von Knorring J et al.: Effect of verapamil on right ventricular pressure and atrial tachyarrhythmia after thoracotomy. Br J Anaesth 66 (1991) 205–211. [EBM IIb]

[25] Amar D, Roistacher N, Burt ME et al.: Effects of diltiazem versus digoxin on dysrhythmias and cardiac function after pneumonectomy. Ann Thorax Surg 63 (1997) 1374–1382. [EBM Ib]

[26] Von Knorring J, Lepäntalo M, Lindgren L et al.: Cardiac arrhythmias and myocardial ischemia after thoracotomy for lung cancer. Ann Thorac Surg 53 (1992) 642–647. [EBM III]

[27] Krowka MJ, Pairolero PC, Trastek VF et al.: Cardiac dysrhythmia following pneumonectomy: Clinical correlates and prognostic significance. Chest 91 (1987) 491–495. [EBM Ib]

[28] Amar D, Burt M, Reinsel RA et al.: Relationship of early postoperative dysrhythmias and long-term outcome after resection of non-small cell lung cancer. Chest 110 (1996) 437–439. [EBM III]

[29] Ritchie AJ, Danton M, Gibons JRP: Prophylactic digitalisation in pulmonary surgery Thorax 47 (1992) 41–43. [EBM IIa]

[30] Ritchie AJ, Bowe P, Gibbons JRP: Prophylactic digitalization for thoracotomy: reassessment. Ann Thorac Surg 50 (1990) 86–88. [EBM IIa]

[31] Ritchie AJ, Tolan M, Whiteside M et al.: Prophylactic digitalization fails to control dysrhythmia in thoracic esophageal operations. Ann Thorac surg 55 (1993) 86–88. [EBM IIa]

[32] Borgeat A, Biollaz J, Bayer-Berger M et al.: Prevention of arrhythmias by flecainide after noncardiac thoracic surgery. Ann Thorac Surg 48 (1989) 223–224. [EBM IIa]

[33] Borgeat A, Petropoulos P, Cavin R et al.: Prevention of arrhythmias after noncardiac thoracic operations: Flecainide versus digoxin. Ann Thorac Surg 51 (1991) 964–968. [EBM Ib]

[34] Jakobsen CJ, Billie S, Ahlburg P et al.: Perioperative metoprolol reduces the frequency of atrial fibrillation after thoracotomy for lung resection. J Cardiothorac Vasc Anesth 11 (1997) 746–751. [EBM IIa]

[35] Bayliff CD, Massel DR, Inculet RI et al.: Propranolol for the prevention of postoperative arrhythmias in general thoracic surgery. Ann Thorac Surg 67 (1999) 182–186. [EBM III]

[36] Van Mieghem W, Coolen L, Malysee I et al.: Amiodarone and the development of ARDS

after lung surgery. Chest 105 (1994) 1642–1645. [EBM III]

[37] Lanza LA, Visa AL, Devaleria PA et al.: Prophylactic low dose amiodarone reduces atrial fibrillation after pulmonary resection. Ann Thorac Surg 75 (2003) 223–230. [EBM IIb]

[38] Amar D, Roistacher N, Rusch VW et al.: Effects of diltiazem prophylaxis on the incidence clinical outcome of atrial arrhythmias after thoracic surgery. J Thorac Cardiovasc Surg 120 (2000) 790–798. [EBM IIa]

[39] Terzi A, Furlan G, Chiavacci P et al.: Prevention of atrial tachyarrhythmias after noncardiac thoracic surgery by infusion of magnesium sulfate. Thorac Cardiovasc Surg 44 (1996) 300–303. [EBM IIa]

[40] Herrington CS, Shumway SJ: Myocardial ischemia and infarction postthoracotomy. Chest Surg Clin North Am 8 (1998) 495–502. [EBM III]

[41] Van der Werff YD, Van der Houwen HK, Heijmans PJM et al.: Postpneumonectomy pulmonary edema: A retrospective analysis of incidence and possible risk factors. Chest 111 (1997) 1278–1284. [EBM III]

[42] Deslauriers J, Aucoin A, Grégoire J: Postpneumonectomy pulmonary edema. Chest Surg Clin North Am 8 (1998) 611–631. [EBM IV]

[43] Waller A, Keavey P, Woodfine L et al.: Pulmonary endothelial permeability changes after major lung resection. Ann Thorac Surg 61 (1996) 1435–1440. [EBM IIb]

[44] Waller DA, Gebitekin C, Saunders NR et al.: Noncardiogenic pulmonary edema complicating lung resection. Ann Thorac Surg. 55 (1993) 140–143. [EBM IIb]

[45] Jordan S, Mitchell JA, Quinlan GJ et al.: The pathogenesis of lung injury following pulmonary resection. Eur Respir J 15 (2000) 790–799. [EBM IIb]

[46] Turnage WS, Lunn JJ: Postpneumonectomy pulmonary edema: A restrospective analysis of associated variables. Chest 103 (1988) 1646–1650. [EBM III]

[47] Mathiesen DJ, Kuo EY, Hahn C et al.: Inhaled nitric oxide for adult respiratory distress syndrome after pulmonary resection. Ann Thorac Surg 66 (1998) 1894–1901. [EBM IIb]

[48] Ziomek S, Read RC, Tobler G et al.: Thromboembolism in patients undergoing thoracotomy. Ann Thorac Surg 56 (1993) 223–227. [EBM IV]

[49] Ljungström KG: Deep-vein thrombosis after major noncardiovascular thoracic surgery. Scand J Thorac Cardiovasc Surg 19 (1985) 161–164. [EBM IV]

IX   Was gibt es Neues in der Gastrointestinalen, Hepatobiliären und Pankreaschirurgie?

A. Ulrich, W. Hartwig, Y. Kulu, B. Schmied, M.W. Büchler und K. Z'graggen

1 Ösophagus

1.1 Ösophaguskarzinom

Seit Erscheinen des letztjährigen Bandes dieser Buchreihe ist eine große Anzahl von Studien zur Diagnostik, zur chirurgischen Therapie und zu neoadjuvanten/adjuvanten Therapiekonzepten des Ösophaguskarzinoms publiziert worden. Auch dieses Jahr haben wir uns wieder auf die relevanten Arbeiten (randomisierte Studien, Metaanalysen, große Patientenkollektive) konzentriert. Für einen umfassenderen Überblick bitten wir, auch unsere Buchbeiträge aus den Jahren 2002 und 2003 heranzuziehen. Eine vollständige Darstellung der Thematik ist im Rahmen dieses Beitrages nicht möglich.

1.1.1 Diagnostik

Wie bereits in unserem Beitrag aus dem Jahr 2002 berichtet, stellt die *18FDG Positronen-Emissions-Tomographie (PET)* ein Verfahren zur präoperativen Detektion von Lymphknoten- und Fernmetastasen beim Ösophaguskarzinom dar [1, 2]. Dies konnte von einer Arbeitsgruppe des Memorial Sloan-Kettering Cancer Centers in New York bestätigt werden [3]. Nach einem konventionellen Staging konnte die 18FDG-PET bei 15 % der Patienten bisher unerkannte M_1-Metastasen nachweisen. Gleichfalls könnte die 18FDG-PET einen Prognosemarker nach neoadjuvanter Therapie darstellen. Patienten, bei denen die Aufnahme des Radiotracers im Tumor nach neoadjuvanter Therapie deutlich abnahm, hatten ein tendenziell längeres tumorfreies Überleben und Ge-

samtüberleben. Hier sind jedoch weitere größere Studien notwendig, bevor dieses Verfahren generell in der Diagnostik des Ösophaguskarzinoms empfohlen werden kann.

Während die Rolle der *Wächterlymphknoten* (= sentinel lymph node) beim Mammakarzinom und Melanom etabliert ist, gibt es bisher wenig Erkenntnisse bezüglich ihrer Rolle beim Ösophaguskarzinom. Eine japanische Arbeitsgruppe untersuchte bei 25 Patienten mit einem Plattenepithelkarzinom des Ösophagus die Nachweisbarkeit von Wächterlymphknoten mittels präoperativer Lymphoszintigraphie und intraoperativer Gammakamera-Detektion und korrelierten dies mit dem histologischen und immunhistochemischen Befund der resezierten Lymphknoten nach Ösophagusresektion [4]. Bei szintigraphischer Detektierbarkeit eines Wächterlymphknotens in 91,3 % der Patienten betrug die Sensitivität dieser Methode 86,7 % und die Rate der falsch-negativen Lymphknoten 8,7 %. Dieses Ergebnis deckt sich auch mit bereits publizierten Arbeiten [5]. Bei gleichzeitiger Anwendung der Immunhistochemie (Cytokeratin-Färbung) verbesserte sich die Genauigkeit der Identifizierung von Wächterlymphknoten aufgrund des immunhistochemischen Nachweises von okkulten Lymphknotenmetastasen (d.h. nicht durch H&E-Färbung als Lymphknotenmetastase identifizierbar) noch weiter. Diese Ergebnisse klingen vielversprechend. Insbesondere könnten hierdurch wesentliche Informationen für eine patientenspezifische Entscheidung zum Ausmaß der Lymphadenektomie (3-Felder- vs. 2-Felder-Lymphadenektomie) abgeleitet werden. Allerdings müssen weitere Studien an größeren Patientenkollektiven diese positiven Ergebnisse validieren.

Die *Endosonographie* bietet bei Karzinomen des Ösophagus und des ösophagogastralen Übergangs eine hohe Genauigkeit beim Staging der Infiltrationstiefe und der Lymphknotenmetastasierung. An 100 konsekutiven Patienten wurde durch 3 erfahrene Ösophaguschirurgen der Einfluss des Ultraschalls auf die abzuleitenden Therapieregime (alleinige radikale Resektion, neoadjuvante Therapie gefolgt von radikaler Resektion, palliative nicht-chirurgische Therapie) evaluiert [6]. Insgesamt wurde die Endosonographie bei 63–87 % der Patienten als nützlich in der Therapieplanung erachtet. Insbesondere wurden nach durchgeführter Endosonographie bei größerer Einigkeit unter den beteiligten Chirurgen mehr Patienten einer palliativen nicht-chirurgischen Therapie zugeführt.

1.1.2 Neoadjuvante Radiochemotherapie

Wie bereits im letztjährigen Band berichtet, konnten eine Metaanalyse [7] und eine große randomisierte Multicenterstudie [8] beim resektablen Ösophaguskarzinom einen Vorteil im 2-Jahresüberleben mit neoadjuvanter Chemotherapie zeigen. Zwei aktuelle Metaanalysen untersuchten nun den Effekt der neoadjuvanten Radiochemotherapie [9, 10]. Beide Arbeiten konnten im Vergleich zur alleinigen chirurgischen Therapie keinen signifikanten Unterschied im 2-Jahresüberleben zeigen, lediglich beim 3-Jahresüberleben konnten URSCHEL und VASAN einen signifikanten Benefit mit neoadjuvanter Therapie nachweisen [10] (das 3-Jahresüberleben wurde in der Metaanalyse von KAKLAMANOS et al. nur kombiniert mit Studien zur neoadjuvanten Chemotherapie analysiert). Mit neoadjuvanter Radiochemotherapie zeigten sich zudem eine signifikant höhere R0-Resektionsrate und eine signifikant niedrigere Lokalrezidivrate [10]. Ein pathologisch komplettes Ansprechen des Tumors auf die neoadjuvante Therapie wurde bei 21 % der Patienten nachgewiesen. In beiden Arbeiten übereinstimmend fand sich allerdings ein Trend (nicht signifikant) einer erhöhten therapiebedingten Mortalität bei neoadjuvanter Radiochemotherapie.

Von einer randomisierten Studie, die bei 113 Patienten mit fortgeschrittenem Adenokarzinom des Ösophagus eine neoadjuvante Radiochemotherapie plus Resektion vs. Resektion alleine verglich [11], wurden nun die 5-Jahres-Nachbeobachtungsdaten publiziert. Bei lediglich 20 Langzeitüberlebenden betrug in der Intention-to-treat-Analyse das mediane Überleben mit multimodaler Therapie 17 Monate gegenüber 12 Monaten bei alleiniger chirurgischer Therapie (p = 0,002) [12]. Dies steht im Gegensatz zu einer Studie an 100 Patienten mit einer medianen Nachbeobachtungszeit von 8,2 Jahren, die keinen signifikanten Überlebensvorteil mit neoadjuvanter Radiochemotherapie zeigen konnte [13]. Eine Therapieempfehlung zur neoadjuvanten Radiochemotherapie kann zum jetzigen Zeitpunkt aufgrund der schwachen Evidenz außerhalb von Studien noch nicht gegeben werden.

1.1.3 Adjuvante Chemotherapie

Das gefürchtete Risiko nach neoadjuvanter Radiochemotherapie ist die erhöhte perioperative Morbidität und Mortalität. Dieser Nachteil kommt bei adjuvanten Therapieformen nicht zum Tragen. In einer japanischen Multicenter-Studie wurden 242 Patienten mit einem Plattenepithelkarzinom nach transthorakaler Ösophagusresektion (R0-Resektion) zur adjuvanten Chemotherapie randomisiert [14]. Hier zeigte sich bei einer medianen Nachbeobachtungszeit von 62,8 Monaten ein längeres krankheitsfreies Überleben mit adjuvanter Therapie. Insbesondere profitierte die Patientengruppe mit Lymphknotenmetastasen, höherem histologischem T-Stadium und besserem Allgemeinzustand. Ein signifikanter Vorteil beim 5-Jahresüberleben war jedoch nicht nachzuweisen.

1.1.4 Operationstechnik

Ein strittiger Punkt in der Ösophaguschirurgie ist die *Radikalität der Resektion* bei malignen Erkrankungen. Nicht nur das Ausmaß der notwendigen Lymphadenektomie ist bisher ungenügend durch randomisierte Studien belegt, sondern auch die Resektionsverfahren.

Eine sehr interessante Arbeit verglich nun in randomisierter Form bei 220 Patienten mit einem Adenokarzinom des mittleren bis unteren Ösophagus und der Kardia die radikale transthorakale Ösophagusresektion mit ausgedehnter En-bloc-Lymphadenektomie des hinteren Mediastinums und des Oberbauchs versus eine transhiatale Resektion ohne formale Lymphadenektomie [15]. Generell sollte von der transhiatalen Operation eine geringere perioperative Morbidität und Mortalität zu erwarten sein, von der radikalen transthorakalen Resektion ein besseres rezidivfreies Überleben und Langzeitüberleben. Beides konnte durch die Studie in Grundzügen bestätigt werden. Bei annähernd vergleichbaren Patientenkollektiven ging die transthorakale Resektion mit einer höheren Morbidität bei vergleichbarer Mortalität einher (signifikante Unterschiede bei pulmonalen Komplikationen und Lymphleckage), was sich in einer verlängerten Beatmungsdauer und einem längeren Intensiv- und Krankenhausaufenthalt widerspiegelte. Auf der anderen Seite wurde durch die größere Radikalität bei transthorakaler Resektion (signifikant mehr resezierte Lymphknoten) im Trend ein längeres tumorfreies Überleben und Gesamtüberleben erzielt. Diese Unterschiede waren jedoch bei noch zu kurzer Nachuntersuchungszeit (im Median 4,7 Jahre) nicht signifikant. Die Kaplan-Meier-Kurven der beiden Kollektive verliefen in den zwei ersten postoperativen Jahren annähernd identisch und zeigten erst nach 3 Jahren Follow-up eine klare Divergenz. Die Autoren kamen somit zu der Schlussfolgerung, dass aus den vorliegenden Daten zum jetzigen Zeitpunkt keine klare Empfehlung bezüglich des transhiatalen oder transthorakalen Vorgehens beim Adenokarzinom des Ösophagus und der Kardia gegeben werden kann. In der zugehörigen Korrespondenz zur Studie geben die Autoren jedoch an, dass in der Untergruppen-Analyse (mit limitierter Aussagekraft) der Benefit im Langzeitverlauf durch das transthorakale Verfahren bei Patienten mit Ösophagustumoren größer als bei Patienten mit Kardiatumoren war. Die Autoren verwenden nun deshalb die transthorakale Ösophagusresektion bei Patienten in gutem Allgemeinzustand mit potentiell resektablem Ösophaguskarzinom, während das transhiatale Vorgehen das bevorzugte Verfahren bei Patienten mit Karzinomen des ösophagogastralen Übergangs und der Kardia ist.

Keine wesentlich neuen Daten gibt es zum Ausmaß der adäquaten *Lymphadenektomie* beim Ösophaguskarzinom. In einem Review (jedoch keine Metaanalyse), bei dem insgesamt 37 verfügbare Studien zu diesem Thema analysiert wurden, kam man zu der Schlussfolgerung, dass in Zentren mit großer Erfahrung in der Ösophaguschirurgie die 3-Felder-Lymphadenektomie mit einer geringen Morbidität und akzeptablen Mortalität einher geht [16]. Bei strenger Patientenselektion scheint dieses Verfahren das lokoregionale Rezidiv zu reduzieren und das Langzeitüberleben zu verbessern. Es wird jedoch hervorgehoben, dass es derzeit keine gute randomisiert kontrollierte Studie gibt, welche die Ösophagusresektion mit 3-Felder- vs. 2-Felder-Lymphadektomie vergleicht. Der Evidenzgrad dieses Verfahrens ist bei akzeptiert höherer Morbidität somit gering. Neue Erkenntnisse über das notwendige Ausmaß der Lymphadenektomie beim Ösophaguskarzinom sind durch Studien zu erhoffen, welche Darstellung und Rolle der Wächterlymphknoten bei diesem Krankheitsbild untersuchen.

In unserem Beitrag des letzten Jahres berichteten wir von einer Metaanalyse, welche keine signifikanten Unterschiede zwischen handgenähter *Anastomose* und Stapler-Anastomose zeigen konnte [17]. In einer prospektiven randomisierten unizentrischen Studie untersuchten aktuell WALTHER et al. den Unterschied von zervikaler und intrathorakaler Anastomose bei Ösophagusresektion [18]. Bei 83 randomisierten Patienten konnte bei einer insgesamt niedrigen Insuffizienzrate von 1,2 % kein Unterschied in der Insuffizienz- und Stenoserate, der Krankenhausmortalität und dem 5-Jahresüberleben nachgewiesen werden. Allerdings wurden die intrathorakalen Anastomosen mittels Zirkularstapler angelegt, die zervikalen Anastomosen handgenäht, was den ausschließlichen Vergleich der Anastomosenlokalisation erschwert. Gleich war jedoch bei allen Operationen der Zugangsweg (transthorakal), das Interponat (Magenschlauch), die Positionierung des Interponats (hinteres Mediastinum) und eine Phrenotomie, die dem Magenschlauch und den versorgenden Gefäßen ausreichend Platz an deren Durchtrittsstelle ließen. Die oftmals angegebene höhere Insuffizienzrate der zervikalen Anastomosen konnte somit in dieser Studie nicht bestätigt werden.

1.2 Zenker'sches Divertikel

Zur Therapie des Zenker'schen Divertikels stehen zwei Verfahren zur Verfügung: die endoluminale Divertikulostomie mittels Stapler und die konventionelle chirurgische Therapie. Aufgrund der geringeren Invasivität findet die endoluminale Therapie zunehmend Anwendung, Langzeitergebnisse zu diesem Verfahren gibt es jedoch kaum, ebenso wenig einen randomisierten Vergleich dieser beiden Therapieoptionen. In einer retrospektiven Analyse wurden 58 Patienten mit Zenker'schem Divertikel verglichen, welche abhängig von der Divertikelgröße und ihrem operativen Risikoprofils teils endoluminal (Divertikelgröße zwischen 3 und 5 cm, hohes Operationsrisiko) und teils operativ (Divertikelgröße < 3 cm oder > 5 cm, junge Patienten mit geringem Operationsrisiko) behandelt wurden [19]. Das endoluminale Verfahren war durch eine signifikant kürzere Operationsdauer und kürzere stationäre Verweildauer gekennzeichnet. Während die Morbidität in der chirurgischen Therapiegruppe signifikant höher war (je zwei Insuffizienzen und Nachblutungen in der chirurgischen Gruppe versus keine in der endoluminalen), klagten drei endolu

minal therapierte Patienten (versus kein chirurgischer Patient) über starke Schluckbeschwerden im Langzeitverlauf. Die Autoren kommen somit zu der Schlussfolgerung, dass die endoluminale Divertikulostomie ein sicheres, schnelles und effektives Therapieverfahren für mittelgroße Divertikel darstellt, dass aber junge Patienten mit kleinen oder großen Divertikeln aufgrund der besseren Langzeitergebnisse operativ behandelt werden sollten.

1.3 Gastroösophageale Refluxkrankheit

Zum Thema der Antireflux-Chirurgie sind auch im letzten Jahr wieder eine Vielzahl von interessanten Arbeiten publiziert worden. Während mehrere frühere Arbeiten bereits einen Vorteil der chirurgischen gegenüber der medikamentösen Therapie bei der Kontrolle der Refluxsymptomatik zeigen konnten [20, 21], bleibt auch nach Vorliegen einer neuen prospektiv randomisierten Studie [22] offen, ob auch ein Vorteil bzgl. des Auftretens eines Barrett-Ösophagus und dessen Fortschreiten zur Dysplasie und einem Adenokarzinom besteht. In einer aktuellen spanischen Studie wurden 101 Patienten mit Barrett-Ösophagus zur medikamentösen Therapie bzw. konventionellen Nissen-Fundoplikatio randomisiert. Nach einer medianen Nachuntersuchungszeit von 5 bzw. 6 Jahren zeigten sich keine signifikanten Unterschiede zwischen den Therapieregimen bzgl. des Fortschreitens des Barrett-Ösophagus zur Dysplasie und zum Karzinom. Lediglich bei Patienten mit erfolgreicher Fundoplikatio (mit vollständiger Kontrolle des Säure- und Gallerefluxes) ist das Risiko der Entartung des Barrett-Ösophagus kleiner als bei medikamentös behandelten Patienten, was als Hinweis für die Effektivität der chirurgischen Therapie zu werten ist.

Zu den wesentlichen postoperativen Beschwerden nach Fundoplikatio gehören die Dysphagie und die postprandialen „Gas-bloat"-Probleme. Aufgrund der den Ösophagus umfassenderen Manschette scheinen diese bei der totalen

Fundoplikatio ausgeprägter zu sein als nach Semifundoplikatio, bei vergleichbar guter Refluxkontrolle [23–25]. Bei der laparoskopischen Semifundoplikatio besteht nun die Möglichkeit einer posterioren partiellen (Toupet) und einer anterioren partiellen Manschettenbildung (WATSON). 95 Patienten mit gastroösophagealer Refluxkrankheit wurden in einer randomisiert kontrollierten Studie zu diesen beiden Operationsverfahren randomisiert [26]. Nach einer Nachbeobachtungszeit von einem Jahr waren die subjektive als auch objektive Refluxkontrolle mit der posterioren Semifundoplikatio nach Toupet signifikant besser. Dysphagie und „Gas-bloat"-Beschwerden waren in beiden Gruppen vergleichbar. Die posteriore partielle Semifundoplikatio nach Toupet scheint somit aufgrund der derzeitigen Studienlage das zu bevorzugende Antireflux-Verfahren zu sein.

Eine weitere häufige Komplikation nach Fundoplikatio stellt die intrathorakale Herniation der Manschette dar, welche in bis zu 5 % der Patienten revisionspflichtig ist. An 24 Patienten konnten GRANDERATH et al. [27] zeigen, dass die laparoskopische Refundoplikatio mit Prolene-Netzplastik zum Hiatusverschluss ein sicheres und effektives Verfahren darstellt, mit einem guten funktionellen Ergebnis bei einer Nachuntersuchungszeit von 1 Jahr.

Durch Gastroenterologen werden zunehmend endoluminale Therapieoptionen der gastroösophagealen Refluxkrankheit gefördert. Ein Großteil dieser Techniken steht noch am Anfang der klinischen Evaluation. Lediglich zum Stretta-Verfahren ist nun eine erste randomisierte kontrollierte Studie publiziert worden [28]. Bei diesem Verfahren wird mit Hilfe eines Elektroden-bestückten Ballonkatheters Radiofrequenzenergie knapp oberhalb des gastroösophagealen Übergangs appliziert. An einem kleinen Kollektiv (64 randomisierte Patienten) zeigten sich 6 bis 12 Monate nach der Behandlung signifikant geringere Refluxbeschwerden und eine verbesserte Lebensqualität im Vergleich zur Kontrollgruppe. Sechs Monate nach Radiofrequenzapplikation fanden sich jedoch keine Unterschiede in der Einnahme von Protonenpumpenhemmern, in der 24 Stunden pH-Metrie, oder im Ausmaß der Ösophagitis zwischen den Gruppen. Berücksichtigt man zudem noch die Einschlusskriterien zu dieser Studie (in der Manometrie normale Ösophagusperistaltik und Sphinkterrelaxation, Ösophagitis ≤ II°, d.h. keine Ulcerationen, keine Hiatushernie länger als 2 cm, kein Barrett-Ösophagus), muss der Stellenwert dieser Therapieform, insbesondere als Alternative zur Fundoplikatio, derzeit fraglich bleiben [29].

2 Magen

Wie in unserem Beitrag zur Ösophaguschirurgie haben wir auch bei der Darstellung von Neuerungen im Bereich der Magenchirurgie das Augenmerk vornehmlich auf klinisch randomisierte Studien gerichtet.

Der Vorteil eines *Jejunumpouches* nach Gastrektomie gegenüber der Roux-en-Y Rekonstruktion wurde bereits in mehreren Studien gezeigt [30]. Bisherige Studien hatten jedoch den Nachteil, viele Patienten mit fortgeschrittenem Magenkarzinom einzuschließen, welche im Verlauf der Studie verstarben. Eine nun publizierte Studie randomisierte 50 Patienten mit frühen Stadien eines Magenkarzinoms zur Gastrektomie mit Jejunumpouch bzw. Gastrektomie mit Roux-en-Y-Rekonstruktion [31]. Nachuntersuchungen, welche eine Endoskopie, eine 24-Stunden-pH-Metrie und eine Gallesalzmessung beinhalteten, wurden 3, 12 und 48 Monate nach dem Eingriff durchgeführt. Bei keinen signifikanten Unterschieden in der Operationszeit und dem intraoperativen Blutverlust zeigte sich in der Gruppe mit Pouch-Rekonstruktion insbesondere im Kurzzeitverlauf eine bessere Lebensqualität. Das Körpergewicht und die Lebensqualität waren in der Pouch-Gruppe 3 und 12 Monate postoperativ signifikant besser, 48 Monate postoperativ waren in der Pouch-Gruppe die Essenskapazität größer und der Gallereflux in den Ösophagus geringer. Ein Rezidivtumor trat in keiner der beiden Gruppen auf. Auch diese Studie bestätigt einen Vorteil des Jejunumpouches nach Gastrektomie im Kurzzeitverlauf, während im Langzeitverlauf (2 Jahre in dieser Studie) eine Adaptation der Roux-en-Y-Rekonstruktion aufzutreten scheint mit verschwindenden Unterschieden zwischen den beiden Rekonstruktionsarten.

Die *adjuvante Chemotherapie* bzw. Radiochemotherapie nach kurativ reseziertem Adenokarzinom des Magens ist in 2 Studien [32, 33] und einer Metaanalyse [34] aus den Jahren 2000/2001 positiv bewertet worden (siehe hierzu auch: Was gibt es Neues in der Chirurgie, Jahresband 2002). Eine erneute Metaanalyse bestätigte einen positiven Effekt der adjuvanten Chemotherapie, wenngleich die Evidenz aufgrund der größtenteils schlechten Qualität der randomisierten Studien als gering eingestuft wurde [35]. Eine aktuelle Japanische Multicenterstudie mit 252 randomisierten Patienten mit Serosa-negativem Magenkarzinom (T1N0 Stadium ausgeschlossen) konnte diese positiven Ergebnisse nicht bestätigen [36]. Mit einer adjuvanten Polychemotherapie (Mitomycin, Fluorouracil und Cytarabin intravenös über drei Wochen, anschließend Fluorouracil oral über weitere 18 Wochen) konnte bei diesem Patientenkollektiv kein signifikanter Vorteil im tumorfreien Überleben oder Gesamtüberleben nachgewiesen werden. Im Gegensatz zur amerikanischen Studie von MacDonald et al. [32], bei der eine D1- bzw. D2-Lymphadenektomie in lediglich 36 % bzw. 10 % der Patienten (respektive) durchgeführt worden war, hatten in der aktuellen Studie 98 % der Patienten eine ausgedehnte Lymphadenektomie (mindestens D2) erhalten. Ein Lokalrezidiv entwickelte sich nur bei drei Patienten (zwei Patienten mit alleiniger chirurgischer Therapie und ein Patient mit multimodaler Therapie), und das 5-Jahresüberleben betrug bei alleiniger Resektion bereits 86,1 % (vs. 91,2 % mit adjuvanter Chemotherapie). Die Autoren kommen deshalb zu der Schlussfolgerung, dass bei kura-

tiv resezierten Tumoren im frühen Tumorstadium und adäquater Lymphadenektomie eine adjuvante Chemotherapie nicht empfohlen werden kann, zukünftige Studien zu adjuvanten Therapieregimen aber fortgeschrittenere Tumorstadien (T3 und höher) evaluieren sollten.

Den Stellenwert einer *Magensonde* nach Gastrektomie untersuchte eine koreanische Arbeitsgruppe [37]. Bei 136 randomisierten Patienten mit Gastrektomie und D2-Lymphadenektomie aufgrund eines Magenkarzinoms konnten in der Gruppe mit Magensonde keine Vorteile bzgl. postoperativem Erbrechen, Kostaufbau, Anastomoseninsuffizienzen, pulmonalen Komplikationen und Krankenhausaufenthaltsdauer gefunden werden. Die routinemäßige Magendekompression mittels nasogastraler Sonde wird deshalb bei elektiven Operationen eines Magenkarzinoms als nicht notwendig erachtet.

LigaSure™ (Valleylab, Boulder, Colorado, USA) ist ein System zur *Gefäßversiegelung*, welches sowohl in der offenen als auch laparoskopischen Chirurgie eingesetzt werden kann. Mittels pulsierendem bipolarem Strom, welcher einer kontinuierlichen Feedback-Kontrolle unterzogen ist, kann die Intima von bis zu 7 mm dicken Gefäßen fusioniert werden. Im Rahmen einer randomisierten Studie wurde der Einsatz dieses Gerätes bei der Gastrektomie mit D2-Lymphadenektomie evaluiert und mit konventionellen blutstillenden Methoden verglichen [38]. Die Anwendung von LigaSure™ ging mit einem signifikant geringeren Blutverlust und einer kürzeren Operationszeit einher. Die größere postoperative Drainagefördermenge bei Patienten, welche mit LigaSure™ operiert wurden, konnte nicht erklärt werden. Die postoperativen Komplikationen und die Krankenhausaufenthaltsdauer zeigten jedoch keine Unterschiede. Die Autoren folgern hieraus, daß LigaSure™ für die ausgedehnte Lymphdissektion beim Magenkarzinom ein sicheres und schnelles Verfahren darstellt.

3 Leber

3.1 Diagnostik

Zwei wichtige Studien befassen sich mit der Diagnostik primärer Lebermalignome und der Beteiligung der Portalvene bei tumorösen Prozessen der Leber.

Bei primären Lebermalignomen bildet die frühzeitige und präzise Diagnostik die Basis für die Wahl der Therapie. Für die Entscheidung, ob ein hepatozelluläres Karzinom (HCC) oder eine Lebermetastase besser durch ein chirurgisches Vorgehen oder durch lokale, interventionelle Methoden behandelt werden soll, spielt die Wahl der Bildgebung eine wesentliche Rolle. Eine in Radiology publizierte Studie [39] zeigt, dass ein durch Ferumoxide (Superparamagnetisches Kontrastmittel) verstärktes MRT in der Diagnostik des HCC dem Tripelkontrast CT überlegen ist. Bei signifikant erhöhter Sensitivität von 95 % bei der MRT-Untersuchung vs. 88 % (p = 0,01) bei der CT-Diagnostik, war die Spezifität nahezu gleich (MRT: 97 % vs. CT: 98 %, p = 0,754). Die diagnostische Präzision der Befundung der MRT-Bilder war der der CT signifikant überlegen (P < 0,001). Die Autoren stellten jedoch fest, dass die Beurteilung der MRT-Bilder bei Patienten mit hochgradiger Leberzirrhose deutlich erschwert und weniger effektiv ist. Demnach empfehlen die Autoren die Femuroxide verstärkte MRT-Untersuchung nur bei Patienten, bei denen keine hochgradige Zirrhose vorliegt.

Informationen über die Perfusionsverhältnisse der Portalvene vor Leberresektion sind für den Chirurgen von essentieller Bedeutung. Eine Protalvenenthrombose beeinflusst die Operationsplanung und ist mit einer schlechteren Prognose verbunden. Grundsätzlich erfolgt die Diagnose einer Portalvenenthrombose mittels Ultraschall oder Computertomographie. Die Computertomographie mit einer arteriellen Portographie (CTAP) ist zurzeit die Untersuchung mit der höchsten Sensitivität und Spezifität. Die 3D-kontrastmittelverstärkte MRT-Untersuchung (3D CE MRA) ist eine relativ neu entwickelte und nicht invasive Methode, welche schnell und einfach eine Beurteilung des Portalvenensystems erlaubt. Eine Arbeitsgruppe aus Shanghai beschäftigte sich mit der Sensitivität und Spezifität dieser Methode bezüglich der Beteiligung der Portalvene bei Lebertumoren [40]. Bei 62 Patienten wurden insgesamt 186 Portalvenenäste untersucht. Die präoperative Diagnostik, wurde mit einem intraoperativem Ultraschall oder dem chirurgisch-pathologischem Befund verglichen. Durch die 3D CE MRA konnten 48 von 49 infiltrierten Venen und 135 von 137 nicht infiltrierten Venen erkannt werden. Somit beträgt die Sensitivität 98 %, die Spezifität 99 %, der positive prädiktive Wert 96 % und der negative prädiktive Wert 99 %. Bei einer im Vergleich zur CTAP höheren Sensitivität, jedoch fehlenden Invasivität und Strahlung, kann die 3D CE MRA exzellente, zur präoperativen Operationsplanung in der Leberchirurgie wertvolle Bilder liefern.

3.2 Allgemeines zur Leberresektion

Die postoperativen Komplikationen nach Leberresektionen sind in den letzten 10 Jahren kontinuierlich gesunken. Um das Risiko eines zu geringen funktionellen Residualvolumens nach einer erweiterten Leberresektion möglichst gering zu halten, wird zunehmend präoperativ eine selektive Portalvenenembolisation (PVE) der tumorbefallenen Seite durchgeführt. Damit erhöhen sich das Volumen und auch die Funktion der verbleibenden Restleber. Um den Einfluss der PVE auf die postoperative Morbidität und Mortalität zu bestimmen, wurden in einer prospektiven Studie die Daten von 28 Patienten mit PVE und Hemihepatektomie rechts mit den Daten von 27 Patienten mit alleiniger Hemihepatektomie rechts (ohne PVE) verglichen [41]. Es konnte gezeigt werden, dass die PVE vor Leberresektion bei Patienten mit normaler Leberfunktion zu keiner signifikanten Verringerung der Morbidität und Mortalität führt, bei Patienten mit Leberzirrhose die Inzidenz von postoperativen Komplikationen, die Dauer des Intensivaufenthaltes und die gesamte Krankenhausverweildauer jedoch signifikant reduziert werden können. Die Autoren kommen zu dem Schluss, dass die PVE bei Patienten mit normaler Leberfunktion vor einer Hepatektomie rechts nicht routinemäßig angewendet werden sollte. Im Gegensatz dazu wird die PVE bei jeder großen Leberresektion bei Patienten mit chronischer Lebererkrankung empfohlen. Auch kann bei diesen Patienten eine ungenügende Hypertrophie nach PVE als Unfähigkeit der Leber zur Regeneration gedeutet werden und somit als Kontraindikation zur Operation gelten.

Die Leberchirurgie kann mit einem großen intraoperativen Blutverlust verbunden sein. Dieser hat einen direkten Einfluss auf die perioperative Morbidität und Mortalität der Patienten. Dieses Jahr sind erneut zahlreiche Studien publiziert worden, welche das Management der intraoperativen Blutungssituation behandelten.

Obwohl die Bluttransfusion Leben rettet, wird der Effekt von Bluttransfusionen in Bezug auf die Immunsituation und das Überleben in der Tumorchirurgie kontrovers diskutiert. Eine Arbeitsgruppe aus dem Memorial Sloan-Kettering Cancer Center in New York evaluierte die Daten von 1351 Patienten, um den Effekt der Zahl der transfundierten Blutprodukte auf das perioperative- und Langzeitüberleben zu ermitteln [42]. Alle Patienten wurden wegen Lebermetastasen kolorektaler Tumore operiert. 55% aller Patienten erhielten Blutprodukte (Erythrozyten-Konzentrat (EZK), Fresh Frozen Plasma (FFP) oder Thrombozyten-Konzentrat (TZK)). 24% aller Patienten erhielten ein EZK und 22% mehr als zwei EZK transfundiert. 45% erhielten keine Blutprodukte. Den größten Einfluss auf die perioperative Mortalität, Komplikationsrate und Krankenhausverweildauer hatte die Anzahl der transfundierten Blutprodukte. Die mediane Krankenhausverweildauer bei transfundierten Patienten betrug 9 Tage. Die Liegedauer bei den nicht Transfun-

dierten war signifikant kürzer (P < 0,1). Das Überleben bei Patienten, die Blutprodukte erhielten, war signifikant dem der nicht Transfundierten unterlegen (37 vs. 49 Monate; p = 0,0004). Innerhalb der initialen postoperativen Phase (60 Tage) betrug die Hazard Ratio der Mortalität der transfundierten Patienten 4,2 (95% CI 2,0–9,0; p = 0,0002). Das perioperative Mortalitätsrisiko stieg zudem direktproportional mit der Anzahl transfundierter Blutprodukte. 60 oder mehr Tage postoperativ können keine signifikanten Unterschiede mehr gefunden werden. Die Autoren kommen zu dem Schluss, dass die Bluttransfusion eine lebensrettende Maßnahme darstellen kann, dass jedoch Blutprodukte nur nach strengen Richtlinien verabreicht und deren Anzahl möglichst gering gehalten werden sollten.

Um den intraoperativen Blutverlust zu reduzieren und somit den Verbrauch von Blutprodukten zu minimieren, können verschiedene Verfahren wie das Pringle-Manöver verwendet werden. Diese Methoden haben jedoch den Nachteil, dass sie einen Ischämie- und Reperfusionsschaden der Leber induzieren. Verschiedene Arbeitsgruppen haben sich mit den Möglichkeiten einer Verringerung dieser Schäden beschäftigt. Inflammatorische Zytokine spielen bei der Ischämie und Reperfusion eine wichtige Rolle. In einer Studie wurde gezeigt, dass die Höhe des Interleukin-6-(IL-6)-Spiegels im postoperativem Serum ein guter Indikator des applizierten chirurgischen Stresses ist und erhöhte Spiegel mit erhöhten Mortalitäts- und Morbiditätsraten korrelieren. MURATORE et al. untersuchten während einer Leberresektion mit „hepatic pedicle clamping" (Pringle-Manöver) den Effekt von präoperativ intravenös zugeführtem Methylprednisolon auf den IL-6-Spiegel und das Kurzzeitüberleben [43]. Das Ergebnis dieser randomisiert prospektiven unizentrischen Studie ergab, dass durch intravenöse Steroidgabe eine Verringerung der IL-6-Spiegel erreicht wird, dies aber keinen Effekt auf das Kurzzeitüberleben hat. Nach den Autoren kann der postoperative klinische Verlauf durch Steroide nicht positiv beeinflusst werden.

Ob sich in der zirrhotischen Leber ein intermittierendes Abklemmen oder ein kontinuierliches Abklemmen des Leberpedikels auf den Blutverlust und den ischämischen Schaden günstiger auswirkt, haben CAPUSSOTTI et al. in einer prospektiv randomisierten klinischen Studie untersucht [44]. Sie zeigten, dass beide Methoden bezüglich des ischämischen Schadens (gemessen an den Leberfunktionstests am 1., 2. und 3. postoperativen Tag) und des intraoperativen Blutverlusts vergleichbar sind und kommen zu dem Schluss, dass ein intermittierendes gegenüber dem kontinuierlichen Abklemmen keine Vorteile bringt.

Eine ähnliche Studie an 40 Patienten ohne Leberzirrhose wurde im British Journal of Surgery publiziert [45]. Hier wurde die intrahepatische ET-1 (Endothelin) und eNOS (Endothelial nitric oxide synthase) Expression im Zusammenhang mit der mikropathologischen Morphologie der Leber (evaluiert an elektronenmikroskopischen Bildern zur Untersuchung der ultrastrukturellen Veränderungen) verglichen, um Aussagen über die Mikrozirkulation machen zu können. ET-1 ist ein Protein, welches in den Endothelzellen hepatischer Sinusoide und präterminalen Venolen exprimiert wird. Es konnte gezeigt werden, dass erhöhte Mengen von ET-1 in direktem Zusammenhang mit dem Ischämie- und Reperfusionsschaden der Leber, der verminderten hepatischen Oxygenierung und dem Leberzellschaden stehen. eNOS spielt eine wichtige Rolle bei der Aufrechterhaltung der Vasodilatation durch eine Produktion von endogenem Stickstoffmonoxyd (NO). Die Patienten die mit Pringle Manöver operiert wurden hatten im Gegensatz zur Kontrollgruppe niedrigere ET-1-(– 38 % vs. + 28 % des Basalwerts) und eNOS-Spiegel (+ 58 % vs. + 83 % des Basalwerts). Signifikant häufiger traten in den elektronenmikroskopischen Bildern der Kontrollgruppe ödematöse Mitochondrien und Ausrisse in den Sinusoiden auf (3 von 20 vs. 12 von 20). Der intraoperative Blutverlust war in der Gruppe mit Abklemmen des Leberpedikels niedriger (8,8 vs. 12,4 ml/cm²). Die Autoren kamen zu dem Schluss,

dass das intermittierende Pringle-Manöver mit weniger Störungen der hepatischen Mikrozirkulation und einer besseren Erhaltung der hepatischen Sinusoide nach Hepatektomie einhergeht.

Um den Ischämie- und Reperfusionsschaden in der Leberchirurgie möglichst gering zu halten, untersuchte eine Arbeitsgruppe aus Zürich die protektiven Effekte einer ischämischen Präkonditionierung [46]. Je 50 Patienten wurden in zwei Gruppen randomisiert. In der ersten Gruppe wurde dem Pringle-Manöver von > 30 min ein Pringle-Manöver von 10 min vorgeschaltet, gefolgt von einer Reperfusionsdauer von 10 min. In der 2. Gruppe erfolgte nur ein Pringle-Manöver von 30 min und in der Kontrollgruppe gar kein Pringle-Manöver. Als Maß des Ischämie-Reperfusioschadens der Leber wurden die ASAT/ALAT-Spiegel bestimmt. Patienten mit 10-minütiger Präkonditionierung hatten signifikant niedrigere ASAT-Peaks im Gegensatz zur Kontrollgruppe und der Gruppe mit 30-minütigem Pringel-Manöver allein (364 vs. 520 U/L; $p = 0,028$. 406 vs. 519 U/L; $p = 0,049$). Bei der mutivarianten Analyse konnte gezeigt werden, dass sowohl das Alter als auch das Volumen des resezierten Lebergewebes statistisch signifikant Einfluss auf den Effekt der ischämischen Präkonditionierung haben. Die ischämische Präkonditionierung hat positive Effekte bei Patienten Alter < 60 Jahren und/oder Patienten bei welchen < 50 % des Lebergewebes reseziert werden. Bei Patienten > 60 Jahre und/oder > 50 % Resektion der Leber sind keine positiven Effekte einer Präkonditionierung nachzuweisen. Die Autoren empfehlen deshalb die ischämische Präkonditionierung nur bei jüngeren Patienten (Alter < 60 Jahre).

Ein Abklemmen des Leberpedikels kann zu einem Rückfluss von venösem Blut durch die Vena Cava in die Lebervenen und somit zu unerwünschten Nebenerscheinungen wie einer gestörten Leberfunktion und Hämorrhagien führen. Die Effekte eines kurzfristigen Abklemmens der Lebervenen in die Vena cava auf den Ischämie- und Reperfusionsschaden werden im

Journal of American College of Surgeons [47] untersucht. An je 20 Patienten wurde die Leberfunktion (pTT, Bilirubin, ASAT, ALAT vor dem Abklemmen und an den postoperativen Tagen 1–6), der Ischämie-Reperfusionsschaden (IL-6 und IL-8 drei, 12, 24, 48 Stunden nach Reperfusion) und der oxidative Stress (Malondialdehyd-Spiegel 5 min vor dem Abklemmen und 30 min nach Reperfusion) untersucht. Die Auswertung der Daten ergab, dass ein hepatischer Backflow weniger schädlich für die Leber ist und auf eine Okklusion der die Leber verlassenden hepatischen Venen wenn möglich verzichtet werden sollte.

In einer randomisiert prospektiven Studie an 110 Patienten [48] wurde die Selektive Hepatisch Vaskuläre Okklusion (SHVE), bei der der Venenstern und der Leberpedikel abgeklemmt werden, mit dem Pringle-Manöver verglichen. Die Ergebnisse ergaben 440 ml intraoperativen Blutverlust in der SHVE-Gruppe vs. 880 ml in der Pringle-Gruppe. 67 % der Patienten in der SHVE-Gruppe erhielten im Gegensatz zu 42 % der Pringle-Gruppe keine Blutprodukte. Der Ischämie/Reperfusionsschaden gemessen am Serum ASAT-Spiegel war in der SHVE-Gruppe signifikant niedriger. Zwischen der totalen hepatovaskulären Okklusion (THVE) welche durch die Okklusion der Vena cava inferior hervorgerufen wird und dem Pringle-Manöver, welches zwar leicht durchführbar ist, allerdings durch den hepatovenulären Backflow doch nur einen eingeschränkt übersichtlichen Operationssitus bietet, scheint die SHVE eine alternative Lösung darzustellen. Allerdings birgt die Präparation große Risiken und ist in der Hand des Ungeübten gefährlich.

3.3 Chirurgie primärer Tumoren und Metastasen

Die Langzeitprognose nach kurativer Resektion bei hepatozellulärem Karzinom ist durch die hohe Rezidivrate getrübt. Prognostische Faktoren zur wiederholten Leberteilresektion fasst eine Arbeitsgruppe aus Tokyo an 334 Patienten zusammen [49]. Die Multivariantanalyse zeigte, dass das Fehlen einer Portalveneninfiltration nach der 2. Resektion (p = 0,01), ein einzelner Fokus bei der Erstoperation (p = 0,01) und ein rezidivfreies Intervall von mindestens 1 Jahr nach dem Ersteingriff (p = 0,02) unabhängige prognostische Faktoren darstellen. 29 Patienten, welche alle diese drei Kriterien erfüllten, hatten 3- und 5-Jahres-Überlebensraten von 100 % und 86 % nach der 2. Resektion. Die Autoren kommen zu dem Schluss, dass bei einem gut selektionierten Patientenkollektiv mit den oben genannten Kriterien wiederholte Resektionen möglich und indiziert sind. Eine 3. oder 4. Resektion sollte jedoch erst nach Bestimmung der entsprechenden Leberfunktion erwogen werden.

Die einhergehende Leberzirrhose stellt oft ein Problem bei der Therapie des hepatozellulären Karzinoms dar. Ein radikales chirurgisches Vorgehen ist die Therapie der Wahl. Das Ausmaß der Resektion ist aber durch die Schwere der Zirrhose limitiert und nur eine Lebertransplantation kann bei gegebener Indikation sowohl den Tumor als auch die Zirrhose behandeln [50]. Eine italienische Arbeitsgruppe verglich im Rahmen einer nicht randomisierten Studie das Langzeitüberleben der Lebertransplantation mit der Leberresektion. Hierzu wurden 155 Leberresektionen und 121 Lebertransplantationen im Zeitraum von 1985 bis 1999 miteinander verglichen. Die Überlebensrate nach 5 und 10 Jahren spricht für die Transplantation (62 % vs. 60 % und 47 % vs. 28 %). Allerdings sollten diese Ergebnisse mit großer Vorsicht interpretiert werden, da das Patientenkollektiv der beiden Gruppen sehr unterschiedlich war. So hatte die Gruppe der Leberresezierten größere Tumoren (> 5 cm) und gemessen an der Child-Pugh-Klassifikation eine schlechtere Leberfunktion.

CHARLES et al. aus dem Memorial Sloan-Kettering Cancer Center in New York beschäftigten sich mit dem Langzeitüberleben von Patienten mit einem HCC im Frühstadium, bei welchen bei guter Leberfunktion eine Leberresektion durchgeführt wurde, obwohl Sie die Mazzaferro-Kriterien (Tumor ≤ 5 cm, 2 oder 3 Tumore

≤ 3 cm, keine vaskuläre Invasion) für eine Lebertransplantation erfüllten [51]. Hierzu wurde ein Patientengut von 611 Patienten evaluiert. 180 Patienten wurden aufgrund eines HCC einer Leberresektion zugeführt, 36 hiervon erfüllten die derzeit gültigen Kriterien für eine Lebertransplantation. Von diesen 36 Patienten hatten 86 % eine normale Leberfunktion (Child A), die perioperative Morbidität betrug 25 %, die Krankenhausverweildauer betrug median 8 Tage, die perioperative Mortalität 2,8 % (1/36). Das 1-, 3- und 5-Jahres-Überleben lag bei einer medianen Nachbeobachtungszeit von 35 Monaten bei 85 %, 74 % und 69 %. Diese Ergebnisse sind vergleichbar mit der in der Literatur beschriebenen 5-Jahres-Überlebensdaten transplantierter Patienten. Die Autoren kommen zu dem Schluss, dass die Leberresektion als Standardtherapieverfahren bei Patienten mit guter Leberfunktion angesehen werden sollte.

Lebermetastasen treten bei ca. 50 % der Patienten mit kolorektalen Tumoren auf. Nach kurativer Resektion kommt es bei ca. 60 % der Patienten zu einem Rezidiv. Wiederholte Leberresektion, Behandlung synchroner Lebermetastasen und die palliative Resektion waren Gegenstand folgender Publikationen. Gute Resultate bei der wiederholten Metastasenchirurgie kommen aus Italien [52] und England [53]. Nach retrospektiven Analysen ist die wiederholte Leberresektion bei Metastasen bei einem gut selektionierten Patientenkollektiv absolut sinnvoll und sollte bei gegebener Operabilität angestrebt werden [52, 53]. Bei Patienten mit einem CEA-Wert > 50 ng/ml zum Zeitpunkt der Erstdiagnose, scheint die wiederholte Resektion alleine nicht effektiv genug zu sein, und der Patient sollte im Rahmen eines multimodalen Konzeptes behandelt werden [54]. Auch die dritte Leberresektion ist, wenn das Ziel die kurative Resektion und das Procedere in ein multimodales Konzept eingegliedert ist, anzustreben und bietet Überlebensraten ähnlich wie nach primärer und sekundärer Leberresektion [55]. Zu diesem Schluss kommt eine Arbeitsgruppe um BISMUTH anhand der Auswertung

von Daten von 60 Patienten (im Zeitraum von 1984–2000), die einer dritten Leberresektion nach Lebermetastasen bei kolorektalen Tumoren unterzogen wurden.

Die sofortige Resektion von Metastasen beim kolorektalem Karzinom wird im synchronem Fall als Kontraindikation angesehen. Studien in den 70er und 80er Jahren konnten zeigen, dass die Prognose dieser Patienten trotz Resektion sehr schlecht ist. Das Patientenkollektiv dieser Studien war allerdings klein. Eine französische Gruppe evaluierte über 14 Jahre ihr Patientengut von 111 Fällen, welche trotz vorhandener Lebermetastasen in kurativer Absicht primär operiert wurden [56]. Hierbei wurde chirurgisch sowohl der extrahepatische Primarius als auch die Lebermetastase durch eine Leberresektion mit dem Ziel einer R0-Resektion entfernt. Ziel der Studie war es, das Langzeitüberleben sowie mögliche Prognosefaktoren zu identifizieren. Bei 77 Patienten (69 %) konnte eine R0-Resektion erreicht werden. Palliativ war der Eingriff bei 34 Patienten (31 %). Die Mortalität betrug 4 %, die Morbidität 28 %. Die 3- und 5-Jahres-Überlebensrate betrug 38 % bzw. 20 % bei einer medianen Nachbeobachtungszeit von 4,9 Jahren. Die 5-Jahres-Überlebensrate bei Patienten mit R0-Resektion betrug 29 %. Die Autoren kommen zu der Erkenntnis, dass die simultane Resektion von Lebermetastasen und extrahepatischem Primarius nicht länger eine Kontraindikation sein sollte. Als Kontraindikation für ein simultanes chirurgisches Vorgehen definieren die Autoren jedoch das intraoperative Auffinden von in der präoperativen Diagnostik nicht festgestellten extrahepatischen Tumoren oder das Vorhandensein von mehr als 5 Lebermetastasen. Um diese Ergebnisse zu validieren werden jedoch randomisierte Untersuchungen notwendig sein.

Gut differenzierte, in die Leber metastasierende endokrine Tumoren, können gemäß einer in Surgery publizierten Studie [57] synchron angegangen werden, falls eine R0-Resektion möglich erscheint. Die Autoren greifen hier auf 15 Jahre Erfahrung zurück. Insgesamt 47 Patienten wurden ausgewertet. Die intra- und extrahepatische synchrone Tumorresektion ist nach den Autoren bei gut differenzierten endokrinen Tumoren jederzeit indiziert, unabhängig von Tumorgröße, der Anzahl und Lokalisation der Metastasen, wenn eine R0-Resektion durchgeführt werden kann.

Gastrointestinale neuroendokrine Tumore wachsen langsam und metastasieren häufig in die Leber. Eine im Journal of the American College of Surgeons publizierte retrospektive Studie, welche Daten von 170 Patienten (1977–1998) evaluierte, beschäftigte sich mit der Fragestellung, ob ein Tumordebulking von Lebermetastasen neuroendokriner Tumore bezüglich der Beeinflussung der Endokrinopathien sowie des Langzeitüberlebens Vorteile bringt [58]. Eine Hepatektomie (ein oder mehrere Segmente) wurden in 54 % der Patienten durchgeführt. Bei 14 % der Fälle kam es zu postoperativen Komplikationen, 2 Patienten starben (Mortalität 1,2 %). Die Operation führte bei 104 von 108 Patienten zur Symptomkontrolle, die Rezidivrate betrug 84 % in 5 Jahren. Das Langzeitüberleben nach 5 und 10 Jahren betrug 61 % und 35 %. Die Autoren kommen zum Schluss, dass aufgrund dieser Daten eine palliative Resektion oder ein Tumordebulking gerechtfertigt sind.

3.4 Leberchirurgie bei Zirrhose und Portaler Hypertension

Um im Zeitalter des transjugulären intrahepatisch portosystemischen Shunts (TIPS), die Rolle chirurgischer Interventionen (8 mm HG-PCS – H-Graft Portokavaler Shunt) bei Patienten mit Child C Leberzirrhose zu definieren, führten ROSEMURGY et al. von 1993 bis 1999 eine prospektiv randomisierte Studie an insgesamt 62 Patienten durch [59]. Das Langzeitüberleben der beiden mit TIPS bzw. chirurgisch angegangenen Patientengruppen war vergleichbar. Bei der Krankenhausverweildauer, dem Intensivaufenthalt, der Anzahl transfundierter Erythrozytenkonzentrate und den Kosten waren die Vorteile jedoch zugunsten der

TIPS-Gruppe verteilt. Deshalb empfehlen die Autoren die Anlage eines TIPS bei Patienten mit signifikanter hepatischer Dysfunktion (Child C), hochgradigen Oesophagusvarizen und einer ausgeprägten portalen Hypertension, sofern keine Kontraindikation für eine Lebertransplantation besteht.

3.5 Neoadjuvante Therapie

Das 5-Jahres-Überleben von Patienten nach Resektion isolierter synchroner Lebermetastasen beim Kolonkarzinom liegt bei ca. 30 %. Die Patienten mit synchronen Lebermetastasen haben entweder eine agressivere Erkrankung, oder die Erkrankung ist spät erkannt worden. Diese beiden Patientengruppen haben unterschiedliche Prognosen. Um herauszufinden, ob durch eine neoadjuvante Chemotherapie, eine Selektion unterschiedlicher Malignität möglich ist, evaluierten ALLEN et al. von 1995–2000 insgesamt 109 Patienten [60]. Bei 106 Patienten wurde nach operativer Entfernung des Primarius im Intervall eine Resektion der Lebermetastasen durchgeführt. Vor Leberresektion erhielten 52 Patienten eine neoadjuvante Chemotherapie, die anderen keine. Das 5-Jahres-Überleben zwischen Patienten mit neoadjuvanter Chemotherapie und denen ohne war vergleichbar (43 % vs. 35 %, p = 0,49). Patienten der neoadjuvanten Gruppe, bei welchen die Erkrankung unter der Therapie jedoch keinen Progress zeigte, hatten gegenüber Patienten ohne neoadjuvante Chemotherapie ein signifikant höheres 5-Jahres-Überleben (87 % vs. 38 %, p = 0,03). Die Autoren schließen hieraus, dass der Erfolg der neoadjuvanten Chemotherapie bei synchronen kolorektalen Lebermetastasen ein prognostischer Indikator für das Überleben ist. Somit kann der Erfolg der neoadjuvanten Chemotherapie bei der Selektion von Patienten, welche weitere konventionelle oder experimentelle adjuvante Therapien benötigen, hilfreich sein.

Eine prospektiv randomisierte Studie untersuchte den Einfluss von 3 oder 6 Zyklen einer neoadjuvanten Chemotherapie nach dem

FOLFOX-Schema (5-Fluorouracil, Folinsäure, und Oxaliplatin) auf die Remissionsrate und die Morbidität bei Patienten mit resektablen kolorektalen Metastasen [61]. 34 der 42 Patienten konnten 2–5 Wochen nach Chemotherapie einer Leberresektion zugeführt werden. Nach Analyse der Daten kamen die Autoren zu dem Schluss, dass die neoadjuvante Chemotherapie ohne erhöhte Morbidität zu einer signifikanten Remission der kolorektalen Lebermetastasen führt.

3.6 Adjuvante Therapie

Das Auftreten eines intrahepatischen Rezidives nach Leberresektionen von primären Malignomen der Leber ist häufig. Der Nutzen der adjuvanten Therapie nach kurativer Resektion ist noch nicht eindeutig erwiesen. Keine klaren Empfehlungen konnten nach den bisher durchgeführten Studien ausgesprochen werden.

Nach kurativer Resektion eines HCC untersuchte eine Arbeitsgruppe aus Hongkong den Effekt von adjuvanter intraarterieller Chemotherapie [62]. 21 Patienten erhielten 1 Zyklus, 18 Patienten 4 Zyklen intraarterielle Chemotherapie mit Cisplatin/Lipiodol. Die rezidivfreie Überlebensrate nach 1, 2 und 3 Jahren bei der Gruppe mit einer Dosis Chemotherapie betrug 71 %, 54 % und 44 %. Bei der Gruppe mit 4 Zyklen Chemotherapie 74 %, 60 % und 40 % (p = 0,78). Da kein signifikanter Unterschied zwischen den beiden Gruppen besteht, scheint eine adjuvante Therapie nicht sinnvoll. Die Autoren räumen ein, dass aufgrund Fehlen einer Kontrollgruppe die Beurteilbarkeit der Studie eingeschränkt ist. Allerdings, um eine Idee für die Größenordnung zu bekommen, weisen sie hier auf Daten einer Arbeit von LAU et al. [63] hin, welche ihre Patienten aus dem gleichen Einzugsgebiet rekrutierten. Die Kontrollgruppe ohne adjuvante Chemotherapie hatte ein rezidivfreies Intervall nach einem, zwei und drei Jahren von 69 %, 53 % und 48 %. Auch diese Zahlen untermauern, dass eine adjuvante Therapie nicht sinnvoll erscheint.

Eine in Annals of Surgery publizierte Studie untersuchte an 92 Patienten den Effekt der intraarteriellen hepatischen Chemotherapie (IACT) nach Metastasektomie bei isolierten Lebermetastasen [64]. Die Überlebensrate und das rezidivfreie Intervall waren vergleichbar. Tendenziell war das progressionsfreie Überleben bei Patienten mit IACT länger. Eine sekundäre biliäre Sklerose entwickelten 6 von 21 Patienten der IACT-Gruppe. Die Autoren kommen zu der Erkenntnis, dass die signifikante Reduktion der hepatischen Rezidive nach IACT sich nicht im Gesamtüberleben widerspiegelt und dass in Anbetracht der Toxizität der applizierten Substanz, die Prüfung eines Vorteils in groß angelegten prospektiven Studien unter Einschluss anderer systemischer Therapien unter Berücksichtigung der Hepatotoxizität sinnvoll ist.

4 Gallenblase, Gallengänge

4.1 Laparoskopie in der Gallenwegschirurgie

Die Laparoskopische Cholezystektomie ist der Gold Standard bei der chirurgischen Therapie von symptomatischen, unkomplizierten Gallensteinleiden. Die Perforation der Gallenblase kann zu Ausfluss von Galle aus der Gallenblase und zum Verlust von Gallensteinen in die Peritonealhöhle führen. Die Galle kann die Übersicht des Operationssitus einschränken, was zu einem häufigeren Wechsel der Instrumente führt, zusätzliche Fehlerquellen schaffen und die Operationszeit verlängern kann. Eine prospektiv randomisierte Studie untersuchte den Einfluss von Ultraschallskalpell auf die Inzidenz der intraoperativen Gallenblasenperforation während der laparoskopischen Cholezystektomie [65]. 199 Patienten wurden evaluiert. 103 Patienten wurden mit dem Elektrokauter cholezystektomiert und 96 mit dem Ultraschallskalpell. Die Perforationsrate war bei der

Elektrokauter-Gruppe signifikant erhöht (50 % vs. 16 %, p < 0,001). Die Zahl der Reinigungen der Optik war bei der Ultraschall-Gruppe signifikant niedriger (p = 0,035). Die Autoren kommen zu dem Schluss, dass die Präparation mit dem Ultraschallskalpell die Inzidenz von Gallenblasenperforationen bei laparoskopischer Cholezystektomie senkt. Weniger erfahrene Chirurgen profitieren am ehesten vom Ultraschallskalpell, besonders unter komplizierten intraoperativen Bedingungen.

Durch die elektrische Energie der Elektrokauterisation, welche das umliegende Gewebe während der laparoskopischen Chirurgie unkontrolliert erreicht, sind Trauma und Nekrose möglich. Das Hitzetrauma wird als Hauptursache für später entstehende Strikturen der Gallenwege angenommen. Eine in Hepatogastroenterology publizierte prospektiv randomisierte Studie untersuchte an jeweils 20 Patienten die Effekte von monopolarem Messer (thermisch) und Ultraschall-gesteuertem Messer (nicht thermisch) [66]. Postoperativ sind bei beiden Gruppen die Leberenzyme signifikant angestiegen. Bei Patienten, welche mit dem monopolaren Messer operiert wurden, stiegen die Enzymwerte signifikant höher an als in der Gruppe mit dem Ultraschallmesser. Die Autoren schließen hieraus, dass durch das monopolare Messer mit einem höheren Hitzetrauma und somit mit nachteiligen Folgen gerechnet werden muss.

Eine laparoskopische Cholezystektomie wird immer häufiger an Patienten mit einer nicht durch Gallensteine bedingten Gallenblasendysfunktion oder -kolik durchgeführt. Sie macht ca. 5–20 % aller Cholezystektomien aus. In einer im American Journal of Surgery publizierten retrospektiven Studie wurden 88 Patienten evaluiert, die klinische Zeichen einer Cholezystitis boten, die Sonographie aber keinen Steinnachweis in der Gallenblase erbringen konnte [67]. Nach Ausschluss anderer möglicher Ursachen, wurden die Patienten cholezystektomiert. In 92 % der Fälle konnten Pathologien der Gallenblase wie eine Cholelithiasis in 12,5 % nachgewiesen werden. 78 % der Patienten konnten am Tag der Operation entlassen werden. 11 % erlitten Komplikationen. Das Outcome nach einer mittleren Nachbeobachtungszeit von 25 Monaten ergab in 93 % der Fälle „zufriedene" oder „sehr zufriedene" Patienten. Somit führt eine Cholezystektomie bei diesem Patientengut bei niedriger Morbidität zu guten Ergebnissen.

Bei laparoskopischen Operationen soll durch noch dünnere Instrumente als bisher (≤ 3 mm) postoperativ der Schmerz reduziert, eine schnellere Genesung und optisch vorteilhaftere Narbenbildung erzielt werden. Die mikroinzisionelle laparoskopische Cholezystektomie (MLPC) wurde im Dezember 1996 erstmals vorgestellt. Für dieses Verfahren werden ein 10-mm-Zugang am Bauchnabel (hier wird auch die Gallenblase entfernt) für das Laparoskop und drei 3,3-mm-Zugänge für die Instrumente benötigt. Im Rahmen einer randomisierten klinischen Studie, verglichen AINSLIE et al. die mikroinzisionelle laparoskopische Cholezystektomie (MLPC) (n = 21) mit der konventionellen laparoskopischen Cholezystektomie (CLC) (n = 19) [68]. Es wurden Interleukin-6, adrenokortikotropisches Hormon und Vasopressin zur Evaluation des erzeugten Stresses, die Lungenfunktion, anhand des Visual analogue pain score (VAPS) die Schmerzintensität und anhand der EuroQol EQ-5D Scores die Lebensqualität gemessen. Die dünneren Instrumente konnten den Verlauf der Operation nicht signifikant positiv beeinflussen. Die MLPC senkt jedoch die postoperativ erforderliche Gabe parenteraler Analgetika, was allenfalls Vorteile in der elektiven Gallenblasenchirurgie im Rahmen der ambulanten Versorgung haben kann. Die mikroinzisionelle laparoskopische Cholezystektomie hat ansonsten aber keinen signifikant messbaren Einfluss auf laborchemische Parameter, Lungenfuntion oder Lebensqualität.

Ursachen laparoskopischer Gallenwegsverletzungen wurden an 252 Patienten untersucht und in Annals of Surgery publiziert [69]. Ausgewertet wurden Operationsberichte, pathologische und radiologische Befunde, Befunde intra- und postoperativer Bildgebung und 22 Videokassetten mit aufgezeichneten Operationen. Die häufigsten Gallenwegsverletzungen waren am Ductus hepaticus communis lokalisiert. Als Hauptursache von Gallengangsverletzungen beschrieben die Autoren „visuelle Wahrnehmungsfehler". Technisches Versagen war Ursache von 3 % der Gallengangsverletzungen. 25 % der Verletzungen wurden durch den Operateur beim initialen Eingriff erkannt, in 6 % der Fälle früh genug um den Schaden zu limitieren. Die Autoren kommen zu dem Schluss, dass als Ursache von Gallengangsverletzungen eher eine visuelle Fehlinterpretation als ungenügendes Wissen, Unerfahrenheit oder vermindertes Urteilsvermögen in Frage kommen. Um Gallenwegsverletzungen vorzubeugen, sollte die Präparation des Ductus cysticus unter großer Vorsicht durchgeführt werden, wobei „sehen" nicht als „glauben" interpretiert werden sollte.

Um den Effekt von intraoperativ appliziertem intraperitonealem Bupivacain auf die Krankenhausverweildauer bei Patienten nach laparoskopischer Cholezystektomie zu ermitteln, führten PAULSON et al. eine prospektive, doppelblinde, randomisierte, Placebo-kontrollierte Studie an 77 Patienten durch [70]. Die Studie ergab, dass Patienten, die eine Bupivacain Applikation erhielten, signifikant häufiger am Operationstag entlassen werden konnten (79 % vs. 43 %, p < 0,02).

Obgleich es in der laparoskopischen Gallenblasenchirurgie kaum Infekte als Komplikationen gibt, wird die Antibiotika-Prophylaxe häufig durchgeführt. Die Wertigkeit dieser Antibiotikaprophylaxe wurde von einer türkischen Arbeitsgruppe untersucht [71]. An insgesamt 92 Patienten wurde eine prospektive, doppelblinde, randomisierte, placebo-kontrollierte Studie durchgeführt. Antibiotika oder isotonische Kochsalzlösung wurden vor und 24 Stunden nach der Operation verabreicht. 49 Patienten wurden mit 2 g Cefotaxim therapiert, die Kontrollgruppe bestand aus 43 Patienten. Die beiden Gruppen wurden bezüglich ihrer präoperativen Daten (Alter, Geschlecht, Gewicht,

Koliken ja/nein, Diabetes mellitus ja/nein), dem perioperativen Ablauf (ASA-Klassifikation, Operationsdauer, Histologie entnommener Gallenblasen, Kultur punktierter Galle), Anzahl postoperativer septischer Komplikationen und Krankenhausverweildauer verglichen. Zwischen den beiden Gruppen konnte kein signifikanter Unterschied nachgewiesen werden. Zwei Patienten (einer je Gruppe) entwickelten Wundinfekte. Die Autoren sagen aus, dass nur Patienten mit hohem Risiko von einer Antibiotika Prophylaxe profitieren. Nach den Autoren sind diese Risikofaktoren: Ein Alter > 60 Jahre, vorhandener Diabetes mellitus und Gallenblasenkolik im Zeitfenster von 30 Tagen präoperativ. Bei Patienten, welche nicht zu den Risikogruppen gehören, ist eine Antibiotika-Prophylaxe nicht gerechtfertigt. Der Verzicht auf Antibiotika in diesem Patientenkollektiv würde in einer Kostenreduktion, einem geringerem Risiko von Nebenwirkungen und in einer Risikoreduktion von Bildung resistenter Keime resultieren.

4.2 Karzinome der Gallenblase und Gallengänge

Um die Verlaufsformen von Gallenblasen-Karzinomen (GBCA) und hilären Cholangiokarzinomen (HCCA) zu beschreiben und daraus Konsequenzen für die adjuvante therapeutische Strategie zu ziehen, evaluierten JARNAGIN et al. 177 Patienten [72]. Diese wurden im Zeitraum von Mai 1990 und August 2001 einer potentiell kurativen Resektion (91 infolge GBCA und 80 infolge HCCA) unterzogen. Verfügbar sind die Nachbeobachtungszeit-Daten von 156 (80 mit GBCA und 76 mit HCA) Patienten. Rezidive traten bei Patienten der GBCA-Gruppe signifikant früher auf (11,5 vs. 20,3 Monate, p = 0,007). Bei einer medianen Nachbeobachtungszeit von 24 Monaten kam es bei insgesamt 68 % mit HCCA und 6 % der Patienten mit GBCA zum Rezidiv. Hiervon hatten 15 % der Patienten der GBCA-Gruppe im Gegensatz zu 59 % der Patienten der HCCA-Gruppe Lokalrezidive (p < 0,001). Zu

Fernmetastasen (mit oder ohne lokoregionäre Beteiligung) kam es bei 85 % der Patienten der GBCA-Gruppe und 41 % der Patienten der HCCA-Gruppe (p < 0,001). Nach der Multivariantanalyse ist die Diagnose bezüglich dieser Rezidivmuster ein unabhängiger, spezifischer Vorhersagewert, welcher nicht signifikant durch das Stadium oder andere Faktoren beeinflussbar ist. Nach Auftreten eines Rezidives überlebten Patienten mit HCCA signifikant länger (29 vs. 20,6 Monate, p = 0,037). Die Autoren schließen hieraus, dass nach Resektion des Tumors das Auftreten von Fernmetastasen bei Patienten mit GBCA eher zu erwarten ist. Die Zeitspanne bis zum Auftreten des ersten Rezidivs und das Überleben danach, sind bei GBCA kürzer. Um die Mortalität dieser Erkrankungen weiter zu senken, bedarf es effektiver adjuvanter Therapien. Bei weiteren Studien müssen die Unterschiede in den Verlaufsformen von GBCA und HCCA berücksichtigt werden.

Eine Inoperabilität bei Patienten mit präoperativ potentiell kurativen hepatobiliären Tumoren nach diagnostischer Laparotomie, ist ein häufiges Problem des Chirurgen. Die Arbeitsgruppe um BLUMGART evaluierte prospektiv die Rolle des laparoskopischen Stagings bei Patienten, welche in der präoperativen Diagnostik einen resektablen Tumor zu haben schienen [73]. 410 Patienten wurden eingeschlossen, 401 wurden laparoskopiert, bei 73 % konnte eine komplette laparoskopische Inspektion durchgeführt werden. Nach den durchgeführten 401 Laparoskopien, wurden 317 (79,1 %) Patienten als resektabel klassifiziert und einer Laparotomie zugeführt. Die intraoperative Evaluation ergab, dass von diesen 317 Patienten 69 inoperabel waren, was eine falsch-negativ Rate von 21,8 % ergibt. Unter allen 401 Patienten gab es insgesamt 153 Patienten, welche inoperabel waren. 84 hiervon (55 %) konnten durch die Laparoskopie identifiziert werden. 79 Patienten (19,7 %) konnte eine Laparotomie erspart werden. Die Autoren kommen zu dem Schluss, dass mit der diagnostischen Laparoskopie jedem 5. Patienten eine Laparotomie

erspart werden kann, was Morbidität und Krankenhausverweildauer senkt. Allerdings gilt es, durch die heutige Effektivität der präoperativen Diagnostik, die Patienten zu selektieren, welche von dieser Methode zu profitieren scheinen.

5 Pankreas

5.1 Akute Pankreatitis

Eine häufige Ursache der Entstehung einer akuten Pankreatitis stellt die endoskopische retrograde Cholangiopancreaticographie (ERCP) dar, die je nach Art des Eingriffs in 1–15 % der Fälle auftritt. In der Regel ist die Verlaufsform milde bis moderat und nur in Ausnahmefällen (~ 1 %) schwer, dennoch beschäftigten sich einige Arbeitsgruppen mit der Prävention dieser post-ERCP-Pankreatitis. In einer Meta-Analyse zeigte sich kein Vorteil in der prophylaktischen Gabe antisekretorischer Medikamente (Somatostatin) und von anti-Proteasen (Gabexate mesilate), nicht einmal bei Patienten mit erwartetem hohem Komplikationsrisiko [74]. Auch die prophylaktische Substitution von Corticosteroiden konnte das Risiko und die Schwere der post-ERCP-Pankreatitis nicht beeinflussen. Corticosteroide sind anti-inflammatorische Agentien, die sowohl die zelluläre als auch humorale entzündliche Reaktion unterdrücken und bereits mit Erfolg in der Therapie der akuten Pankreatitis eingesetzt wurden [75, 76]. In einer randomisierten, prospektiven Multicenterstudie wurde 555 Patienten das Corticosteroid Prednison (40 mg) verabreicht, während 560 Patienten ein Placebo erhielten. Weder die Häufigkeit akuter Pankreatitiden (16,6 % Corticosteroid-Gruppe vs. 13,6 Placebo-Gruppe, p = 0,19), noch die Schwere der Verlaufsform (10 % milde, 4 % moderat, 1 % schwer) unterschieden sich signifikant [77]. Eine bessere Wirksamkeit konnten MURRAY et al. in einer randomisierten Doppel-Blind-Studie für das nichtsteroidale Antiphlogistikum Diclofenac nachweisen. Von 220 eingeschlossenen Patienten erhielten 110 direkt nach der Untersuchung Diclofenac rektal, die übrigen 110 Patienten ein Placebo-Präparat. Insgesamt 24 Patienten entwickelten nach der ERCP eine akute Pankreatitis, von denen 7 Diclofenac und 17 Patienten das Placebo erhalten hatten (p < 0,05) [78]. Allerdings ist eine Bestätigung der Ergebnisse mit größeren Fallzahlen notwendig, bevor eine flächendeckende Anwendung empfohlen werden kann.

Entwickelt sich eine akute Pankreatitis, gelten neben der Klinik mit Oberbauchbeschwerden das C-reaktive Protein in Kombination mit der Computertomographie als Standardverfahren der Diagnostik. Der Nachteil des CRP ist jedoch der erst nach einer Latenz von 48 Stunden erhöhte Serumwert, als auch die Unspezifität bezüglich der akuten Pankreatitis. Daher werden weiterhin Marker gesucht, die die frühe Vorhersage einer schweren Verlaufsform ermöglichen, auch wenn nach wie vor deren klinische Relevanz umstritten ist. Weiterhin gilt, dass die frühzeitige operative Therapie innerhalb der ersten 14 Tage nur besonderen Fällen vorbehalten bleiben sollte. GLOOR et al. konnten mittels der Complement Activation Fragmente C3a und sC5b-9 eine Vorhersage über die Schwere der akuten Pankreatitis treffen. Das Komplement repräsentiert einen Teil des Immunsystems und ist u.a. an der Chemotaxis und Leukozytenaktivierung beteiligt, ein frühes Phänomen bei der akuten Pankreatitis. Bezüglich der Vorhersagekraft hatte die Kombination aus C3a und sC5b-9 eine höhere Sensitivität (93 % vs 86 %) und gleiche Spezifität (88 %) wie das CRP. Interessanterweise gab es keinen statistischen Unterschied zwischen den Werten an den Tagen 1 bis 3 bzw. 4 bis 7 [79]. Weitere Untersuchungen müssen die breite Anwendung allerdings noch rechtfertigen.

Von größerer Relevanz erscheint derzeit die Frage, wie der Verlauf einer nekrotisierenden Pankreatitis abgemildert werden kann. Die prophylaktische Gabe von Antibiotika hat sich in der Behandlung der nekrotisierenden Pankreatitis durchgesetzt. Dies wurde durch ein Cochrane Review unterstützt, welches ein ver-

mindertes Risiko für die Superinfektion nekrotischen Gewebes nach antibiotischer Therapie für 10–14 Tage analysierte [80]. Derzeit gilt Imipenem als das Mittel der Wahl. MANES et al. verglichen in einer randomisiert kontrollierten Studie die Wirksamkeit der beiden Antibiotika Imipenem und Meropenem, das ein etwas breiteres Spektrum als Imipenem hat (gram-negative Erreger, insbesondere Pseudomonas aeruginosa), miteinander. Insgesamt wurden 176 Patienten eingeschlossen, signifikante Unterschiede ergaben sich bezüglich einer Infektion der Nekrosen (11,4 % Meropenem vs. 13,6 % Imipenem) und extrapankreatischer Infektionen (21,6 % vs. 23,9 %) nicht [81].

In einer prospektiven, randomisierten Multicenterstudie wurde untersucht, ob die Gabe des Antibiotikums Imipenem-cilastatin über mehr als 2 Wochen bei der akuten nekrotisierenden Pankreatitis sinnvoll ist. Die Therapie von 92 Patienten mit 4 x 500 mg Imipenem-cilastatin täglich wurde innerhalb von 96 Stunden nach Beginn der Symptome einer akut nekrotisierenden Pankreatitis begonnen. Gruppe 1 (n = 46) erhielt die Therapie für maximal 14 Tage, während in Gruppe 2 (n = 46) die Therapie fortgesetzt wurde, so lange schwere Komplikationen der Pankreatitis weiterbestanden. Ein Unterschied bezüglich der Inzidenz septischer Komplikationen bestand nicht, allerdings war im Falle über den 14. Tag persistierender septischer Komplikationen die Mortalität in Gruppe 2 signifikant geringer (25 % vs. 8,8 %) [82].

Von einer chinesischen Arbeitsgruppe wurde die zusätzliche prophylaktische Therapie mit antimykotischen Mitteln in einer randomisierten Studie untersucht. Die Superinfektion im Verlaufe einer schweren Pankreatitis, in zunehmendem Maße auch durch Pilze, stellt eine häufige Komplikation (40–50 % der Fälle) dar und ist mit einer hohen Mortalitätsrate von 10–20 % vergesellschaftet. Daher erhielten 70 Patienten entweder die Antimykotika Garlicin (120 mg/die) bzw. Fluconazol (100 mg/die) oder ein Placebo-Präparat. Es zeigte sich eine

Reduktion der Fungus-Infektion für beide Antimykotika gegenüber der Placebo-Gruppe von 30 % auf 16 % bzw. 9 %, p < 0,05. Im Falle einer Fungusinfektion trotz der antimykotischen Therapie, empfahlen die Autoren die weitere Therapie mit Amphotericin B [83].

Eine britische Arbeitsgruppe untersuchte den Einfluss der frühen enteralen im Vergleich mit der totalen parenteralen Ernährung auf den weiteren Verlauf und die Schwere einer akuten Pankreatitis. Insgesamt wurden 17 Patienten mit einem APACHE II score > 5 eingeschlossen, 8 Patienten in die Gruppe mit totaler enteraler und 9 Patienten mit totaler parenteraler Ernährung. Neben den deutlich geringeren Kosten, verkürzte sich durch die enterale Ernährung die Krankenhausverweildauer von 10 auf 7 Tage (p = 0,05) [84]. Doch verliert diese Studie an Gewicht durch die geringe Zahl an eingeschlossenen Patienten. Werden allerdings alle verfügbaren Daten untersucht, wie in einer Cochrane-Analyse geschehen, zeigt sich tendentiell ein Vorteil der frühen enteralen Ernährungsform bezüglich der Krankenhausverweildauer. Große randomisiert kontrollierte Studien stehen allerdings aus, um diese Frage abschließend zu klären [85].

5.2 Chronische Pankreatitis

Die Wirksamkeit eines oralen Cholezystokinin-A-Rezeptor-Antagonisten (Loxiglumide) zur Behandlung des akuten, schmerzhaften Schubes einer chronischen Pankreatitis, wurde innerhalb einer japanischen, randomisierten Multicenter-Dose-Response-Studie untersucht. 154 Patienten erhielten den Cholecytokinin-A-Rezeptor-Antagonisten in 3 unterschiedlichen Dosierungen (300 mg, 600 mg bzw. 1200 mg/d) sowie 53 Patienten ein Placebo-Präparat über einen Zeitraum von 4 Wochen. Beurteilt wurden im Verlauf klinische/physische Symptome (Bauchschmerz, Abwehrspannung), sowie die Pankreasenzyme im Serum. Insbesondere in der 600-mg-Gruppe zeigte sich ein signifikant beschleunigter Abfall der Pankreasenzyme im Serum gegenüber der Placebo-Gruppe

(p < 0,05). Eine klinische Besserung der Symptome wurde bei 46 % in der 300-mg-, 58 % in der 600-mg-, 52 % in der 1200-mg- und 34 % in der Placebo-Gruppe gesehen. Die Ergebnisse deuten auf eine mögliche Wirksamkeit des Loxiglumide hin, insbesondere bei einer Dosis von 600 mg/d [86].

Erhöht sich die Frequenz der akuten Schübe der chronischen Pankreatitis bzw. lassen sich die Symptome und Komplikationen nicht mehr konservativ beherrschen, galt bislang die chirurgische Therapie als Mittel der Wahl. Am weitesten verbreitet sind derzeit die duodenumerhaltende Pankreaskopfresektion (DPPHR) und die Pankreaticoduodenektomie, entweder als klassischer Whipple (PD) oder pylorus-erhaltend (PPPD). Eine deutsche Arbeitsgruppe verglich in einer prospektiven, nichtrandomisierten Studie die Ergebnisse nach DPPHR (n = 38) und PD (n = 32). Eingeschlossen wurden alle Patienten mit einer chronischen Pankreatitis und starken Schmerzen, im Falle eines Malignomverdachts wurde eine PD, ansonsten eine DPPHR durchgeführt. Die Gruppen unterschieden sich nur in der Altersverteilung (47 vs. 42 Jahre, p = 0,04) und bezüglich des Tumormarkers CA19/9 (p = 0,02). Die Untersuchung ergab signifikante Vorteile der DPPHR in Bezug auf die Krankenhausverweildauer (15 vs. 19 Tage; p = 0,04), die Zunahme des Body-Mass-Index (p < 0,001) sowie die subjektive postoperative Schmerzempfindung durch den Patienten (p < 0,001). Die Anzahl an akuten Episoden und der Bedarf an Analgetika unterschieden sich dagegen nicht signifikant (p = 0,27 bzw. p = 0,43), ebenso wenig die endokrine und exokrine Funktion des Pankreas [87].

Erste Ergebnisse einer Modifikation der duodenumerhaltenden Pankreaskopfresektion wurden von FARKAS et al. vorgestellt. Im Gegensatz zur klassischen Methode nach Beger und der Berner Modifikation nach Büchler, wurde nur das Gewebe im Pankreaskopf ausgeschält, ohne das Pankreas oberhalb der Pfortader teilweise oder komplett zu durchtrennen. Alle 30 Patienten waren nach einer medianen Nachbeobachtungszeit von 10 Monaten symptomfrei, die exokrine Funktion war verbessert und das Körpergewicht um durchschnittlich 8,9 kg erhöht [88]. Gute frühe Ergebnisse wurden der duodenumerhaltenden Pankreaskopfresektion nach Beger durch KEUS et al. bescheinigt. Allerdings war die Schmerzreduktion bei 36 untersuchten Patienten nur dann von Dauer, wenn der Pankreaskopf präoperativ deutlich vergrößert war. Die Autoren schlussfolgerten, dass Patienten ohne deutliche morphologische Veränderungen des Pankreaskopfes wahrscheinlich von einer konservativen Therapie mehr profitieren als von einer Operation [89].

In einer prospektiven, randomisierten Studie aus Tschechien wurde die endoskopische Therapie der chronischen Pankreatitis (Sphinkterotomie, Stenteinlage und / oder Steinextraktion) mit der Operation (Pankreaskopfresektion bzw. Gangdrainage) an 72 Patienten verglichen. Die initiale Erfolgsrate war für alle Verfahren ähnlich, allerdings zeigte sich ein Vorteil der Operation bezüglich der Schmerzfreiheit (34 vs. 15 %) bzw. Schmerzreduktion (52 vs. 46 %) nach 5 Jahren. Das Körpergewicht war in der Operationsgruppe um 20–25 % höher, der Anteil an Patienten mit neu aufgetretenem Diabetes ähnlich (~ 40 %). Die Autoren empfehlen die endoskopische Therapie als Mittel der 1. Wahl und die Operation im Falle eines Therapieversagens oder Wiederauftretens [90].

NEALON et al. berichteten in einer retrospektiven Studie von ihren Erfahrungen mit der operativen Drainage des Gallenganges bei Pankreaspseudozyste mit bzw. ohne simultane Drainierung der Zyste. Von 103 Patienten mit einer Gangerweiterung auf mehr als 7 mm wurde eine Seit-zu-Seit-Pankreaticojejunostomie durchgeführt und bei 47 Patienten mit einer Zyst-Jejunostomie kombiniert. Patienten mit alleiniger Pankreaticojejunostomie hatten eine kürzere Operationszeit, benötigten etwas weniger Transfusionen, hatten eine kürzere Krankenhausverweildauer und eine etwas reduzierte Komplikationsrate. Eine Schmerzreduktion

wurde in 90 % erreicht, Pseudozysten traten nur in 1 % wieder auf. Aus den Ergebnissen wurde geschlossen, dass eine Gangdrainage ausreichend und eine zusätzliche Zystendrainage nicht notwendig ist [91].

5.3 Pankreaskarzinom

Die Diagnose des Pankreaskarzinoms (PC), insbesondere zu einem noch kurablen Zeitpunkt, stellt ein großes Problem dar und basiert zumeist auf einem CT des Abdomens. Eine japanische Arbeitsgruppe berichtete ihre ersten Erfahrungen mit der virtuellen Pankreatoskopie auf der Basis einer MRT. 27 Patienten mit einem Pankreaskarzinom (n = 15 im Pankreaskopf, n = 7 im Pankreaskorpus, n = 4 im Pankreasschwanz) wurden untersucht, der virtuell endoskopische Nachweis gelang bei 20 Patienten (76,9 %). Als Vorteil der virtuellen Endoskopie erscheint die gleichzeitige Darstellung des Gangsystems wie es sonst nur durch die ERCP möglich wäre. Allerdings können, im Gegensatz zu der klassischen ERCP, nicht nur Gangstrikturen, sondern auch das poststenotische Gangsystem bis in den Pankreasschwanz hinein beurteilt werden [92].

Auch im Jahr 2003 wurden viele Studien veröffentlicht, die sich mit unterschiedlichen Ansätzen zur Therapie des Pankreaskarzinoms beschäftigten. Einzig die chirurgische Resektion bietet derzeit die Möglichkeit der Kuration. Allerdings kommen ~ 80 % der Patienten zum Zeitpunkt der Diagnose nicht mehr für eine Operation infrage. Daher wurde verstärkt die Wirksamkeit einzelner oder kombinierter Chemotherapeutika, ggf. unter Einbeziehung der Strahlentherapie, untersucht.

Aufgrund des gegenüber 5-FU verbesserten medianen Überlebens sowie der Reduktion klinischer Symptome wie z.B. Tumorschmerz [93], wird Gemcitabine weitestgehend als das derzeitige Standardpräparat angesehen und wurde daher häufig als Basis unterschiedlichster Therapieschemata angewendet. BURRIS et al. wiesen 1997 als erste in einer randomisiert kontrollierten Vergleichsstudie zwischen Gemcitabine und dem damaligen Standardchemotherapeutikum 5-FU eine signifikante Verlängerung der medianen Überlebenszeit von 4,4 auf 5,9 Monate nach, der Anteil der Überlebenden nach einem Jahr stieg von 2 % auf 18 % [93]. Nun untersuchten TEMPERO et al. den Einfluss der Dosierung auf die Wirksamkeit des Gemcitabine in einer randomisierten Phase-II-Studie. 49 Patienten (Standard-Gruppe) erhielten das Chemotherapeutikum in der Dosierung von 2.200 mg/m^2 über 30 Minuten, die anderen 43 Patienten (FDR-Gruppe) 1.500 mg/m^2 über 150 Minuten mit einer fixierten Dosierungsrate von 10 mg/m^2/min. Als primärer Endpunkt der Studie wurden die Zeit bis zum Therapieversagen, als sekundäre Endpunkte die Zeit bis zur Tumorprogression, das mediane Überleben und die Sicherheit der Behandlung festgelegt. Obwohl die Zeit bis zum Therapieversagen zwischen beiden Gruppen ähnlich war, zeigte sich ein signifikant verlängertes medianes Überleben in der FDR-Gruppe (8 vs. 5 Monate, p = 0,013). Auch die Ein- und Zweijahresüberlebenszeit waren in der FDR-Gruppe signifikant erhöht mit 9 % vs. 28,8 % (p = 0,014) bzw. 2,2 % vs. 18,3 % (p = 0,007). Allerdings traten in der FDR-Gruppe vermehrt Zeichen einer hämatologischen Toxizität auf, so dass weitere Untersuchungen notwendig sind, bevor die fixierte Dosierung außerhalb von Studien empfohlen werden kann [94].

Eine österreichische Arbeitsgruppe verglich die alleinige Hochdosis-Gabe von Gemcitabine (2.200 mg/m^2 über 30 min) mit der Kombinationstherapie aus Gemcitabine und 2.500 mg/m^2 Capecitabine. Weder die Überlebenszeit (8,2 vs. 9,5 Monate) noch die Auswirkungen auf die klinischen Symptome (33 % vs. 48,4 %) unterschieden sich signifikant, so dass die Kombinationstherapie aufgrund der höheren Toxizität derzeit nicht empfohlen werden kann [95].

Zwei weitere Phase-II-Studien untersuchten die Wirksamkeit von Kombinationsbehandlungen mit Gemcitabine. STATHOPOULOS et al. kombinierten es mit Irinotecan und ermittelten eine mediane Überlebenszeit von 7 Monaten und Einjahres-Überlebensrate von 22,5 %. Eine Schmerzreduktion konnte in 45 % der Fälle erreicht werden. Allerdings traten hämatologische Komplikationen gehäuft auf, so dass ein Großteil der Patienten die Substitution von hämopoetischen Wachstumsfaktoren benötigte [96]. Die Hoosier Oncology Group untersuchte die Kombination mit Docetaxel. In diesem Falle lag die mediane Überlebenszeit bei 7 Monaten und die Einjahres-Überlebensrate bei 19,3 % [97]. Diesen beiden Studien ist gemeinsam, dass, auch aufgrund der erhöhten Toxizität, ein signifikanter Überlebensvorteil der Kombinationspräparate gegenüber der alleinigen Gabe von Gemcitabine in randomisiert kontrollierten Studien erst bewiesen werden muss.

HECHT et al. stellten die intratumorale Injektion von ONYX-015, einem Adenovirus, der sich bevorzugt in malignen Zellen vermehrt und diese tötet, in Kombination mit der intravenösen Injektion von Gemcitabine vor. Mittels Endosonographie wurde die Punktion des Tumors kontrolliert und der Virus injiziert, nachdem es bereits ermutigende Berichte bei Karzinomen des Hals- und Kopfbereiches gab [98]. Unter dieser Therapie lag das mediane Überleben bei 7,5 Monaten, die Einjahres-Überlebensrate bei 29 %, ein Patient lebte sogar noch 3 Jahre nach dem Eingriff. Komplikationen wie Duodenalperforation oder Sepsis traten bei je 2 von insgesamt 21 Patienten auf [99].

Eine interessante Untersuchung bezüglich der Eignung des Tumormarkers CA19/9 als Prädiktor des Überlebens nach Chemotherapie mit Gemcitabine und Cisplatin, wurde von STEMMLER et al. vorgestellt. 77 Patienten mit initial erhöhtem CA19/9 wurden eingeschlossen, von denen 15 in der CT-Bildgebung eine Tumorremission zeigten (Responder). Bei 14 dieser 15 Patienten fiel auch der CA19/9-Wert auf unter 50 % des Ausgangswertes ab (CA19/9-Responder). Allerdings waren zusätzliche 29 Patienten CA19/9-Responder, ohne dass eine Remission in der Bildgebung gesehen wurde. Unabhängig von der Beurteilung mittels CT, überlebten die

CA19/9-Responder signifikant länger als die CA19/9-Non-Responder, so dass das CA19/9 ein zuverlässigerer Prädiktor der Überlebenszeit nach der Therapie mit Gemcitabine und Cisplatin sein könnte als die CT-Bildgebung [100].

Die Kombination von Irinotecan und Cisplatin war in einer Phase-II-Studie aus England mit einer sehr hohen Toxizität verknüpft und ergab keine Vorteile bezüglich der medianen Überlebenszeit (5 Monate) [101]. Ähnliche Ergebnisse zeigte die Gabe von Glufosfamide mit einer medianen Überlebenszeit von 5,3 Monaten [102].

Die Frage nach dem Nutzen der Strahlentherapie, evtl. in Kombination mit Chemotherapie, ist bislang nicht geklärt. Während in den USA die postoperative Radiotherapie weit verbreitet ist, hat die europäische ESPAC-Studie keinen Überlebensvorteil für die Radiotherapie erbracht [103]. Allerdings wurden letzterer Studie strukturelle Schwächen angelastet, so dass es weiterhin viele Befürworter der Radiotherapie, insbesondere in den USA, gibt. In dieser belgischen Arbeit wurde nach kurativer Pankreasresektion eine adjuvante Therapie mit Gemcitabine und 40 Gy Radiatio durchgeführt. Unerwünschte Nebenwirkungen traten bei 36 % der Patienten auf, die mediane Überlebenszeit lag bei 15 Monaten [104]. Li et al.

verglichen die Ergebnisse der palliativen Radiotherapie in Kombination mit Chemotherapie (Gemcitabine bzw. 5-FU) in einer randomisiert kontrollierten Studie. Es zeigten sich deutlich bessere Ansprechraten für die Gemcitabine-Gruppe mit einer signifikant erhöhten medianen Überlebenszeit von 14,5 vs. 6,7 Monaten (p = 0,027) gegenüber der 5-FU-Gruppe. Signifikante Unterschiede ergaben sich auch in Bezug auf die Ansprechrate (50 % Gemcitabine vs. 13 % 5-FU, p = 0,005) und Schmerzkontrolle (39 % vs. 6 %, p = 0,043). Zusammengefasst erscheint die Kombination der palliativen Strahlentherapie mit Gemcitabine deutlich effektiver zu sein als mit 5-FU, der Einfluss der Strahlentherapie ist allerdings nicht geklärt [105]. Aber auch der neoadjuvante Einsatz der kombinierten Radiochemotherapie wurde getestet. 67 Patienten mit inoperablem Pankreaskarzinom unterzogen sich zunächst einer kombinierten Radiochemotherapie mit Gemcitabine, bevor die Resektabilität erneut evaluiert wurde. In 9 Fällen wurde tatsächlich eine Resektion in kurativer Absicht durchgeführt, die mediane Überlebenszeit betrug 17,9 Monate. In den restlichen 58 Fällen lag die Überlebenszeit bei 11,9 Monaten (p = 0,013). Weitere Studien sind allerdings notwendig, bevor diese multimodale Therapieform abschließend beurteilt werden kann [106].

Tab. 1: Palliative Therapieergebnisse im Vergleich

Medikament	Patienten (n)	Med. Überleben (Monate)	1-Jahres-ÜLR (%)	Schmerzreduktion (%)
Gemcitabine vs. 5-FU [93]	63 vs. 63	5,9 vs. 4,4	18 vs. 2	
Gemcitabine Standard vs. FDR [94]	49 vs. 43	5 vs. 8	9 vs. 28,8	
Gemcit. vs. Gemcit. + Capecitabine [95]	42 vs. 41	8,2 vs. 9,5 (n.s.)	37,2 vs. 31,8	33 vs. 48,4 (n.s.)
Gemcitabine + Irinotecan [96]	60	7	22,5	45
Gemcitabine + Doxacetel [97]	40	7	19,3	

Tab. 1: Palliative Therapieergebnisse im Vergleich (Forts.)

Medikament	Patienten (n)	Med. Überleben (Monate)	1-Jahres-ÜLR (%)	Schmerzreduktion (%)
Gemcitabine + ONYX-015 [99]	21	7,5	29	
Irinotecan + Cisplatin [101]	17	5		
Glufosfamide [102]	35	5,3		

Fünf-Jahres-Überlebensraten von 20–25% können nur durch eine chirurgische Behandlung erreicht werden. Während die klassische und die Pylorus-erhaltende Pankreaticoduodenektomie in der Literatur als gleichberechtigte chirurgische Verfahren angesehen werden, wird der Nutzen einer ausgedehnten retroperitonealen Lymphadenektomie derzeit kontrovers diskutiert. YEO et al. schlossen 299 Patienten in eine randomisiert kontrollierte Studie ein, die entweder eine Standard-Pankreaticoduodenektomie (Entfernung der peripankreatischen Lymphknoten en bloc, in 86% pyloruserhaltend) oder eine radikale, ausgedehnte Pancreaticoduodenektomie (incl. distaler Gastrektomie und retroperitonealer Lymphadenektomie) erhielten. Untersucht wurden die postoperative Morbidität, Mortalität und Überlebenszeit. Ein signifikanter Unterschied bezüglich Blutverlust, Lokalisation des Tumors, mittlerer Tumorgröße, positivem Lymphknotenstatus oder Tumornachweis am Absetzungsrand bestand nicht, es wurden jedoch signifikant mehr Lymphknoten in der radikalen Gruppe reseziert (17 vs. 28,5; p = 0,001). 22 der 148 radikal operierten Patienten (15%) zeigten einen Befall der retroperitonealen Lymphknoten, immer auch mit positiven peripankreatischen Lymphknoten. Die Morbiditätsrate betrug für die Standard-Gruppe 29%, für die radikal Operierten 43% (p = 0,01) (insbesondere verzögerte Magenentleerung und Pankreasfisteln), die Mortalitätsrate war vergleichbar (4% in der Standard- vs. 2% in der Radikal-Gruppe, p = n.s.). Ebenfalls keine signifikanten Unterschiede zeigten sich für die 2-, 3- und 5-Jahresüberlebenszeit bei einer medianen Nachbeobachtungszeit von 24 Monaten. Zusammengefasst konnte bei vergleichbarer Mortalität und etwas höherer Morbidität kein Überlebensvorteil für die radikale Pankreaticoduodenektomie mit distaler Magenteilresektion und ausgedehnter Resektion retroperitonealer Lymphknoten gegenüber der Standardresektion nachgewiesen werden [107].

BASSI et al. verglichen zwei Anastomosentechniken der Pankreaticojejunostomie miteinander. Insgesamt 144 Patienten wurden entweder der Gruppe A mit Gang-zu-Mucosa oder Gruppe B mit End-zu-Seit-Anastomose zugelost. Weder bezüglich abdomineller Komplikationen (Gruppe A 35% vs. Gruppe B 38%, p = n.s.), noch bezüglich Ausbildung einer Pankreasfistel (13% vs. 15%, p = n.s.), konnte ein signifikanter Unterschied gesehen werden [108].

Gerade Pankreasfisteln stellen eine häufige und schwerwiegende Komplikation pankreatischer Resektionen dar. Daher beschäftigten sich erneut mehrere Forschergruppen mit der Möglichkeit einer Prävention dieser Komplikation. SHAN et al. untersuchten in einer prospektiven randomisierten Studie die entsprechende Wirksamkeit von Somatostatin. 54 Patienten wurden eingeschlossen, 50% erhielten Somatostatin über 7 Tage, die anderen ein Placebo-Präparat. Die Morbidität und die Rate an Pankreasfisteln nahmen signifikant ab, die Krankenhausverweildauer konnte dadurch etwas verkürzt werden [109]. Dies ist eine Bestätigung der Ergebnisse von FRIESS et al., die eine Reduktion der Komplikationsrate durch Octreotide bei der chronischen Pankreatitis beschrieben [110]. Im Gegensatz dazu konnte durch die Gabe des Somatostatin-Analogs Vapreotide keine Reduktion der Komplikationsrate erreicht werden. 275 Patienten wurden untersucht, 135 erhielten Vapreotide, die restlichen Patienten ein Placebo-Präparat. Die pankreasspezifische Komplikationsrate wurde mit 30,4 % (Vapreotide) vs. 26,4 % (Placebo) angegeben [111]. Der Grund für die unterschiedliche Wirksamkeit von Somatostatin und Vapreotide ist allerdings rätselhaft.

Andere Autoren versuchten eine Reduzierung der Fistelrate durch die Occlusion des Pankreasganges mittels Fibrinkleber zu erreichen. Durch Injektion des Klebers sollte ein temporärer Verschluss erzielt werden, der sich durch die Zugabe von Aprotinin langsam resorbiert. Die Ergebnisse waren eher ernüchternd, ein signifikanter Unterschied in bezug auf intraabdominelle Komplikationen bestand nicht [112].

JANG et al. interessierten sich für die Eignung von Gastrin (Lansoprazole) als Stimulans zur Vermeidung einer Pankreasatrophie mit konsekutiver endokriner und exokriner Funktionseinschränkung nach Pankreaticoduodenektomie. In der Kontrollgruppe zeigte sich eine deutlich vermehrte Atrophie, die postoperativen Insulin- und Stuhlelastase-Werte waren erniedrigt. Die Autoren schlussfolgerten, dass durch die induzierte Hypergastrinämie eine Pankreasinsuffizienz behandelt oder gar vermieden werden kann [113].

Zuletzt soll noch auf ein Verfahren zur Vorhersage der Patientenprognose eingegangen werden. Postoperativ wurde nach Pankreaseingriffen eine Zytologie der Drainageflüssigkeit veranlasst und nach Karzinomzellen gesucht. Gutartige Tumoren hatten eine negative Zytologie zur Folge, während positive Zytologien bei 28 % der Patienten mit einem invasiven Karzinom auftraten, die sich einer R0-Resektion unterzogen hatten. Ansonsten lag die Rate bei 55 %. Die 3-Jahresüberlebenszeit betrug 14 % bei positivem Zytologieergebnis und 55 % bei negativer Zytologie (p < 0,05), die Lokalrezidivrate innerhalb von 3 Jahren 85 % bzw. 23 % (p < 0,05). Diese Ergebnisse sind vielversprechend und könnten in der Zukunft die Identifizierung von Patienten erlauben, die postoperativ von einer adjuvanten Therapie profitieren [114].

Literatur

Speiseröhre und Magen

[1]   Flamen P, Lerut A, Van Cutsem E, De Wever W, Peeters M, Stroobants S et al.: Utility of positron emission tomography for the staging of patients with potentially operable esophageal carcinoma. J Clin Oncol 18 (2000) 3202–10. [EBM IIb]

[2]   Lerut T, Flamen P, Ectors N, Van Cutsem E, Peeters M, Hiele M et al.: Histopathologic validation of lymph node staging with FDG-PET scan in cancer of the esophagus and gastroesophageal junction: A prospective study based on primary surgery with extensive lymphadenectomy. Ann Surg 232 (2000) 743–52. [EBM III]

[3]   Downey RJ, Akhurst T, Ilson D, Ginsberg R, Bains MS, Gonen M et al.: Whole body 18FDG-PET and the response of esophageal cancer to induction therapy: results of a prospective trial. J Clin Oncol 21 (2003) 428–32. [EBM III]

[4]   Kato H, Miyazaki T, Nakajima M, Takita J, Sohda M, Fukai Y et al.: Sentinel lymph nodes with technetium-99m colloidal rhenium sulfide in patients with esophageal carcinoma. Cancer 98 (2003) 932–9. [EBM IIb]

[5]   Kitagawa Y, Fujii H, Mukai M, Kubota T, Ando N, Watanabe M et al.: The role of the sentinel lymph node in gastrointestinal cancer. Surg Clin North Am 80 (2000) 1799–809. [EBM III]

[6]   Preston SR, Clark GW, Martin IG, Ling HM, Harris KM: Effect of endoscopic ultrasonography on the management of 100 consecutive patients with oesophageal and junctional carcinoma. Br J Surg 90 (2003) 1220–4. [EBM IIb]

[7]   Malthaner R, Fenlon D: Preoperative chemotherapy for resectable thoracic esophageal cancer. Cochrane Database Syst Rev 1 (2001) CD001556. [EBM Ia]

[8]   Medical Research Council Oesophageal Cancer Working Party: Surgical resection with or without preoperative chemotherapy in

oesophageal cancer: a randomised controlled trial. Lancet 359 (2002) 1727–33. [EBM Ib]

[9]   Kaklamanos IG, Walker GR, Ferry K, Franceschi D, Livingstone AS: Neoadjuvant treatment for resectable cancer of the esophagus and the gastroesophageal junction: a meta-analysis of randomized clinical trials. Ann Surg Oncol 10 (2003) 754–61. [EBM Ia]

[10]   Urschel JD, Vasan H: A meta–analysis of randomized controlled trials that compared neoadjuvant chemoradiation and surgery to surgery alone for resectable esophageal cancer. Am J Surg 185 (2003) 538–43. [EBM Ia]

[11]   Walsh TN, Noonan N, Hollywood D, Kelly A, Keeling N, Hennessy TP: A comparison of multimodal therapy and surgery for esophageal adenocarcinoma. N Engl J Med 335 (1996) 462–7. [EBM Ib]

[12]   Walsh TN, Grennell M, Mansoor S, Kelly A: Neoadjuvant treatment of advanced stage esophageal adenocarcinoma increases survival. Dis Esophagus 15 (2003) 121–4. [EBM Ib]

[13]   Urba SG, Orringer MB, Turrisi A, Iannettoni M, Forastiere A, Strawderman M: Randomized trial of preoperative chemoradiation versus surgery alone in patients with locoregional esophageal carcinoma. J Clin Oncol 19 (2001) 305–13. [EBM Ib]

[14]   Ando N, Iizuka T, Ide H, Ishida K, Shinoda M, Nishimaki T et al.: Surgery Plus Chemotherapy Compared With Surgery Alone for Localized Squamous Cell Carcinoma of the Thoracic Esophagus: A Japan Clinical Oncology Group Study-JCOG9204. J Clin Oncol 21 (2003) 4592–6. [EBM Ib]

[15]   Hulscher JB, Van Sandick JW, de Boer AG, Wijnhoven BP, Tijssen JG, Fockens P et al.: Extended transthoracic resection compared with limited transhiatal resection for adenocarcinoma of the esophagus. N Engl J Med 347 (2002) 1662–9. [EBM Ib]

[16]   Tachibana M, Kinugasa S, Yoshimura H, Dhar DK, Nagasue N: Extended esophagectomy with 3-field lymph node dissection for esophageal cancer. Arch Surg 138 (2003) 1383–9. [EBM IV]

[17]   Urschel JD, Blewett CJ, Bennett WF, Miller JD, Young JE: Handsewn or stapled esophagogastric anastomoses after esophagectomy for cancer: meta-analysis of randomized controlled trials. Dis Esophagus 14 (2001) 212–7. [EBM Ia]

[18]   Walther B, Johansson J, Johnsson F, Von Holstein CS, Zilling T: Cervical or thoracic anastomosis after esophageal resection and gastric tube reconstruction: a prospective randomized trial comparing sutured neck anastomosis

with stapled intrathoracic anastomosis. Ann Surg 238 (2003) 803–12. [EBM Ib]

[19]   Zaninotto G, Narne S, Costantini M, Molena D, Cutrone C, Portale G et al.: Tailored approach to Zenker's diverticula. Surg Endosc 17 (2003) 129–33. [EBM III]

[20]   Spechler SJ, Lee E, Ahnen D, Goyal RK, Hirano I, Ramirez F et al.: Long-term outcome of medical and surgical therapies for gastroesophageal reflux disease: follow-up of a randomized controlled trial. JAMA 285 (2001) 2331–8. [EBM Ib]

[21]   Lundell L, Miettinen P, Myrvold HE, Pedersen SA, Liedman B, Hatlebakk JG et al.: Continued (5-year) followup of a randomized clinical study comparing antireflux surgery and omeprazole in gastroesophageal reflux disease. J Am Coll Surg 192 (2001) 172–9. [EBM Ib]

[22]   Parrilla P, Martinez dHL, Ortiz A, Munitiz V, Molina J, Bermejo J et al.: Long-term results of a randomized prospective study comparing medical and surgical treatment of Barrett's esophagus. Ann Surg 237 (2003) 291–8. [EBM Ib]

[23]   Watson DI, Jamieson GG, Pike GK, Davies N, Richardson M, Devitt PG: Prospective randomized double-blind trial between laparoscopic Nissen fundoplication and anterior partial fundoplication. Br J Surg 86 (1999) 123–30. [EBM Ib]

[24]   Fibbe C, Layer P, Keller J, Strate U, Emmermann A, Zornig C: Esophageal motility in reflux disease before and after fundoplication: a prospective, randomized, clinical, and manometric study. Gastroenterology 121 (2001) 5–14. [EBM Ib]

[25]   Hagedorn C, Lonroth H, Rydberg L, Ruth M, Lundell L: Long-term efficacy of total (Nissen-Rossetti) and posterior partial (Toupet) fundoplication: results of a randomized clinical trial. J Gastrointest Surg 6 (2002) 540–5. [EBM Ib]

[26]   Hagedorn C, Jonson C, Lonroth H, Ruth M, Thune A, Lundell L: Efficacy of an anterior as compared with a posterior laparoscopic partial fundoplication: results of a randomized, controlled clinical trial. Ann Surg 238 (2003) 189–96. [EBM Ib]

[27]   Granderath FA, Kamolz T, Schweiger UM, Pointner R: Laparoscopic refundoplication with prosthetic hiatal closure for recurrent hiatal hernia after primary failed antireflux surgery. Arch Surg 138 (2003) 902–7. [EBM IIb]

[28]   Corley DA, Katz P, Wo JM, Stefan A, Patti M, Rothstein R et al.: Improvement of gastroesophageal reflux symptoms after radiofrequency energy: a randomized, sham-control-

led trial. Gastroenterology 125 (2003) 668–76. [EBM Ib]

[29]   Galmiche JP, Bruley DV: Endoluminal therapies for gastro-oesophageal reflux disease. Lancet 361 (2003) 1119–21. [EBM IV]

[30]   Iivonen MK, Mattila JJ, Nordback IH, Matikainen MJ: Long-term follow-up of patients with jejunal pouch reconstruction after total gastrectomy. A randomized prospective study. Scand J Gastroenterol 35 (2000) 679–85. [EBM Ib]

[31]   Kono K, Iizuka H, Sekikawa T, Sugai H, Takahashi A, Fujii H et al.: Improved quality of life with jejunal pouch reconstruction after total gastrectomy. Am J Surg 185 (2003) 150–4. [EBM Ib]

[32]   Macdonald JS, Smalley SR, Benedetti J, Hundahl SA, Estes NC, Stemmermann GN et al.: Chemoradiotherapy after surgery compared with surgery alone for adenocarcinoma of the stomach or gastroesophageal junction. N Engl J Med 345 (2001) 725–30. [EBM Ib]

[33]   Neri B, Cini G, Andreoli F, Boffi B, Francesconi D, Mazzanti R et al.: Randomized trial of adjuvant chemotherapy versus control after curative resection for gastric cancer: 5-year follow-up. Br J Cancer 84 (2001) 878–80. [EBM Ib]

[34]   Mari E, Floriani I, Tinazzi A, Buda A, Belfiglio M, Valentini M et al.: Efficacy of adjuvant chemotherapy after curative resection for gastric cancer: a meta-analysis of published randomised trials. A study of the GISCAD (Gruppo Italiano per lo Studio dei Carcinomi dell'Apparato Digerente). Ann Oncol 11 (2000) 837–43. [EBM Ia]

[35]   Hu JK, Chen ZX, Zhou ZG, Zhang B, Tian J, Chen JP et al.: Intravenous chemotherapy for resected gastric cancer: meta-analysis of randomized controlled trials. World J Gastroenterol 8 (2002) 1023–8. [EBM Ia]

[36]   Nashimoto A, Nakajima T, Furukawa H, Kitamura M, Kinoshita T, Yamamura Y et al.: Randomized trial of adjuvant chemotherapy with mitomycin, Fluorouracil, and Cytosine arabinoside followed by oral Fluorouracil in serosa-negative gastric cancer: Japan Clinical Oncology Group 9206-1. J Clin Oncol 21 (2003) 2282–7. [EBM Ib]

[37]   Yoo CH, Son BH, Han WK, Pae WK: Nasogastric decompression is not necessary in operations for gastric cancer: prospective randomised trial. Eur J Surg 168 (2002) 379–83. [EBM Ib]

[38]   Lee WJ, Chen TC, Lai IR, Wang W, Huang MT: Randomized clinical trial of Ligasure versus conventional surgery for extended gastric

cancer resection. Br J Surg 90 (2003) 1493–6. [EBM Ib]

Leber und Gallenwege

[39]   Kang BK, Lim JH, Kim SH, Choi D, Lim HK, Lee WJ et al.: Preoperative depiction of hepatocellular carcinoma: ferumoxides-enhanced MR imaging versus triple-phase helical CT. Radiology 226 (2003) 79–85. [EBM IIa]

[40]   Lin J, Zhou KR, Chen ZW, Wang JH, Wu ZQ, Fan J: Three-dimensional contrast-enhanced MR angiography in diagnosis of portal vein involvement by hepatic tumors. World J Gastroenterol 9 (2003) 1114–8. [EBM Ib]

[41]   Farges O, Belghiti J, Kianmanesh R, Regimbeau JM, Santoro R, Vilgrain V et al.: Portal vein embolization before right hepatectomy: prospective clinical trial. Ann Surg 237 (2003) 208–17. [EBM Ib]

[42]   Kooby DA, Stockman J, Ben Porat L, Gonen M, Jarnagin WR, Dematteo RP et al.: Influence of transfusions on perioperative and long-term outcome in patients following hepatic resection for colorectal metastases. Ann Surg 237 (2003) 860–9. [EBM III]

[43]   Muratore A, Ribero D, Ferrero A, Bergero R, Capussotti L: Prospective randomized study of steroids in the prevention of ischaemic injury during hepatic resection with pedicle clamping. Br J Surg 90 (2003) 17–22. [EBM Ib]

[44]   Capussotti L, Nuzzo G, Polastri R, Giuliante F, Muratore A, Giovannini I: Continuous versus intermittent portal triad clamping during hepatectomy in cirrhosis. Results of a prospective, randomized clinical trial. Hepatogastroenterology 50 (2003) 1073–7. [EBM Ib]

[45]   Man K, Lo CM, Liu CL, Zhang ZW, Lee TK, Ng IO et al.: Effects of the intermittent Pringle manoeuvre on hepatic gene expression and ultrastructure in a randomized clinical study. Br J Surg 90 (2003) 183–9. [EBM Ib]

[46]   Clavien PA, Selzner M, Rudiger HA, Graf R, Kadry Z, Rousson V et al.: A prospective randomized study in 100 consecutive patients undergoing major liver resection with versus without ischemic preconditioning. Ann Surg 238 (2003) 843–50. [EBM Ib]

[47]   Smyrniotis V, Kostopanagiotou G, Lolis E, Theodoraki K, Farantos C, Andreadou I et al.: Effects of hepatovenous back flow on ischemic-reperfusion injuries in liver resections with the pringle maneuver. J Am Coll Surg 197 (2003) 949–54. [EBM Ib]

[48]   Smyrniotis VE, Kostopanagiotou GG, Contis JC, Farantos CI, Voros DC, Kannas DC et al.: Selective Hepatic Vascular Exclusion versus Pringle Maneuver in Major Liver Resections:

Prospective Study. World J Surg 2003). [EBM Ib]

[49] Minagawa M, Makuuchi M, Takayama T, Kokudo N: Selection criteria for repeat hepatectomy in patients with recurrent hepatocellular carcinoma. Ann Surg 238 (2003) 703–10. [EBM III]

[50] De Carlis L, Giacomoni A, Pirotta V, Lauterio A, Slim AO, Sammartino C et al.: Surgical treatment of hepatocellular cancer in the era of hepatic transplantation. J Am Coll Surg 196 (2003) 887–97. [EBM III]

[51] Cha CH, Ruo L, Fong Y, Jarnagin WR, Shia J, Blumgart LH et al.: Resection of hepatocellular carcinoma in patients otherwise eligible for transplantation. Ann Surg 238 (2003) 315–21. [EBM III]

[52] Taschieri AM, Elli M, Vignati GA, Montecamozzo G, Danelli PG, Kurihara H et al.: Repeated liver resection for metastases from colorectal cancer. Hepatogastroenterology 50 (2003) 472–4. [EBM III]

[53] Bramhall SR, Gur U, Coldham C, Gunson BK, Mayer AD, McMaster P et al.: Liver resection for colorectal metastases. Ann R Coll Surg Engl 85 (2003) 334–9. [EBM III]

[54] Takahashi S, Inoue K, Konishi M, Nakagouri T, Kinoshita T: Prognostic factors for poor survival after repeat hepatectomy in patients with colorectal liver metastases. Surgery 133 (2003) 627–34. [EBM III]

[55] Adam R, Pascal G, Azoulay D, Tanaka K, Castaing D, Bismuth H: Liver resection for colorectal metastases: the third hepatectomy. Ann Surg 238 (2003) 871–83. [EBM III]

[56] Elias D, Ouellet JF, Bellon N, Pignon JP, Pocard M, Lasser P: Extrahepatic disease does not contraindicate hepatectomy for colorectal liver metastases. Br J Surg 90 (2003) 567–74. [EBM III]

[57] Elias D, Lasser P, Ducreux M, Duvillard P, Ouellet JF, Dromain C et al.: Liver resection (and associated extrahepatic resections) for metastatic well-differentiated endocrine tumors: a 15-year single center prospective study. Surgery 133 (2003) 375–82. [EBM III]

[58] Sarmiento JM, Heywood G, Rubin J, Ilstrup DM, Nagorney DM, Que FG: Surgical treatment of neuroendocrine metastases to the liver: a plea for resection to increase survival. J Am Coll Surg 197 (2003) 29–37. [EBM III]

[59] Rosemurgy AS, Zervos EE, Bloomston M, Durkin AJ, Clark WC, Goff S: Post-shunt resource consumption favors small-diameter prosthetic H-graft portacaval shunt over TIPS for patients with poor hepatic reserve. Ann Surg 237 (2003) 820–5. [EBM Ib]

[60] Allen PJ, Kemeny N, Jarnagin W, DeMatteo R, Blumgart L, Fong Y: Importance of response to neoadjuvant chemotherapy in patients undergoing resection of synchronous colorectal liver metastases. J Gastrointest Surg 7 (2003) 109–15. [EBM III]

[61] Lorenz M, Staib-Sebler E, Gog C, Proschek D, Jauch KW, Ridwelski K et al.: Prospective pilot study of neoadjuvant chemotherapy with 5-fluorouracil, folinic acid and oxaliplatin in resectable liver metastases of colorectal cancer. Analysis of 42 neoadjuvant chemotherapies. Zentralbl Chir 128 (2003) 87–94. [EBM Ib]

[62] Kwok PC, Lam TW, Lam PW, Tang KW, Chan SC, Hwang JS et al.: Randomized controlled trial to compare the dose of adjuvant chemotherapy after curative resection of hepatocellular carcinoma. J Gastroenterol Hepatol 18 (2003) 450–5. [EBM Ib]

[63] Onaitis M, Morse M, Hurwitz H, Cotton P, Tyler D, Clavien P et al.: Adjuvant hepatic arterial chemotherapy following metastasectomy in patients with isolated liver metastases. Ann Surg 237 (2003) 782–8. [EBM III]

[64] Lau WY, Leung TW, Ho SK, Chan M, Machin D, Lau J et al.: Adjuvant intra-arterial iodine-131-labelled lipiodol for resectable hepatocellular carcinoma: a prospective randomised trial. Lancet 353 (1999) 797–801. [EBM Ib]

[65] Janssen IM, Swank DJ, Boonstra O, Knipscheer BC, Klinkenbijl JH, van Goor H: Randomized clinical trial of ultrasonic versus electrocautery dissection of the gallbladder in laparoscopic cholecystectomy. Br J Surg 90 (2003) 799–803. [EBM Ib]

[66] Hochstadetr H, Bekavac-Beslin M, Doko M, Kopljar M, Cupic H, Glavan E et al.: Functional liver damage during laparoscopic cholecystectomy as the sign of the late common bile duct stricture development. Hepatogastroenterology 50 (2003) 676–9. [EBM Ib]

[67] Brosseuk D, Demetrick J: Laparoscopic cholecystectomy for symptoms of biliary colic in the absence of gallstones. Am J Surg 186 (2003) 1–3. [EBM IV]

[68] Ainslie WG, Catton JA, Davides D, Dexter S, Gibson J, Larvin M et al.: Micropuncture cholecystectomy vs conventional laparoscopic cholecystectomy: a randomized controlled trial. Surg Endosc 17 (2003) 766–72. [EBM Ib]

[69] Way LW, Stewart L, Gantert W, Liu K, Lee CM, Whang K et al.: Causes and prevention of laparoscopic bile duct injuries: analysis of 252 cases from a human factors and cognitive psychology perspective. Ann Surg 237 (2003) 460–9. [EBM IV]

[70] Paulson J, Mellinger J, Baguley W: The use of intraperitoneal bupivacaine to decrease the length of stay in elective laparoscopic cholecystectomy patients. Am Surg 69 (2003) 275–8. [EBM Ib]

[71] Koc M, Zulfikaroglu B, Kece C, Ozalp N: A prospective randomized study of prophylactic antibiotics in elective laparoscopic cholecystectomy. Surg Endosc 17 (2003) 1716–8. [EBM Ib]

[72] Jarnagin WR, Ruo L, Little SA, Klimstra D, D'Angelica M, Dematteo RP et al.: Patterns of initial disease recurrence after resection of gallbladder carcinoma and hilar cholangiocarcinoma: implications for adjuvant therapeutic strategies. Cancer 98 (2003) 1689–700. [EBM Ib]

[73] D'Angelica M, Fong Y, Weber S, Gonen M, Dematteo RP, Conlon K et al.: The role of staging laparoscopy in hepatobiliary malignancy: prospective analysis of 401 cases. Ann Surg Oncol 10 (2003) 183–9. [EBM IIa]

Pankreas

[74] Andriulli A, Caruso N, Quitadamo M, Forlano R, Leandro G, Spirito F et al.: Antisecretory vs. antiproteasic drugs in the prevention of post-ERCP pancreatitis: the evidence-based medicine derived from a meta-analysis study. JOP 4 (2003) 41–8. [EBM Ia]

[75] Steinberg WM, Lewis JH: Steroid-induced pancreatitis: does it really exist? Gastroenterology 81 (1981) 799–808. [EBM III]

[76] Weiner GR, Geenen JE, Hogan WJ, Catalano MF: Use of corticosteroids in the prevention of post-ERCP pancreatitis. Gastrointest Endosc 42 (1995) 579–83. [EBM III]

[77] Sherman S, Blaut U, Watkins JL, Barnett J, Freeman M, Geenen J et al.: Does prophylactic administration of corticosteroid reduce the risk and severity of post-ERCP pancreatitis: a randomized, prospective, multicenter study. Gastrointest Endosc 58 (2003) 23–9. [EBM Ib]

[78] Murray B, Carter R, Imrie C, Evans S, O'Suilleabhain C: Diclofenac reduces the incidence of acute pancreatitis after endoscopic retrograde cholangiopancreatography. Gastroenterology 124 (2003) 1786–91. [EBM Ib]

[79] Gloor B, Stahel PF, Muller CA, Schmidt OI, Buchler MW, Uhl W: Predictive value of complement activation fragments C3a and sC5b-9 for development of severe disease in patients with acute pancreatitis. Scand J Gastroenterol 38 (2003) 1078–82. [EBM IIb]

[80] Bassi C, Larvin M, Villatoro E: Antibiotic therapy for prophylaxis against infection of pancreatic necrosis in acute pancreatitis. Cochrane Database Syst Rev 2003) CD002941. [EBM Ia]

[81] Manes G, Rabitti PG, Menchise A, Riccio E, Balzano A, Uomo G: Prophylaxis with meropenem of septic complications in acute pancreatitis: a randomized, controlled trial versus imipenem. Pancreas 27 (2003) e79–e83. [EBM Ib]

[82] Maravi-Poma E, Gener J, Alvarez-Lerma F, Olaechea P, Blanco A, Dominguez-Munoz JE: Early antibiotic treatment (prophylaxis) of septic complications in severe acute necrotizing pancreatitis: a prospective, randomized, multicenter study comparing two regimens with imipenem-cilastatin. Intensive Care Med 29 (2003) 1974–80. [EBM Ib]

[83] He YM, Lv XS, Ai ZL, Liu ZS, Qian Q, Sun Q et al.: Prevention and therapy of fungal infection in severe acute pancreatitis: A prospective clinical study. World J Gastroenterol 9 (2003) 2619–21. [EBM IIa]

[84] Gupta R, Patel K, Calder PC, Yaqoob P, Primrose JN, Johnson CD: A randomised clinical trial to assess the effect of total enteral and total parenteral nutritional support on metabolic, inflammatory and oxidative markers in patients with predicted severe acute pancreatitis (APACHE II > or =6). Pancreatology 3 (2003) 406–13. [EBM Ib]

[85] Al Omran M, Groof A, Wilke D: Enteral versus parenteral nutrition for acute pancreatitis. Cochrane Database Syst Rev 2003) CD002837. [EBM Ia]

[86] Shiratori K, Takeuchi T, Satake K, Matsuno S: Clinical evaluation of oral administration of a cholecystokinin-A receptor antagonist (loxiglumide) to patients with acute, painful attacks of chronic pancreatitis: a multicenter dose-response study in Japan. Pancreas 25 (2002) e1–e5. [EBM IIb]

[87] Witzigmann H, Max D, Uhlmann D, Geissler F, Schwarz R, Ludwig S et al.: Outcome after duodenum-preserving pancreatic head resection is improved compared with classic Whipple procedure in the treatment of chronic pancreatitis. Surgery 134 (2003) 53–62. [EBM IIa]

[88] Farkas G, Leindler L, Daroczi M, Farkas G, Jr.: Organ-preserving pancreatic head resection in chronic pancreatitis. Br J Surg 90 (2003) 29–32. [EBM IIb]

[89] Keus E, van Laarhoven CJ, Eddes EH, Masclee AA, Schipper ME, Gooszen HG: Size of the pancreatic head as a prognostic factor for the outcome of Beger's procedure for painful chronic pancreatitis. Br J Surg 90 (2003) 320–4. [EBM IIb]

[90] Dite P, Ruzicka M, Zboril V, Novotny I: A prospective, randomized trial comparing endoscopic and surgical therapy for chronic pancreatitis. Endoscopy 35 (2003) 553–8. [EBM Ib]

[91] Nealon WH, Walser E: Duct drainage alone is sufficient in the operative management of pancreatic pseudocyst in patients with chronic pancreatitis. Ann Surg 237 (2003) 614–20. [EBM IIb]

[92] Tanizawa Y, Nakagohri T, Konishi M, Inoue K, Oda T, Takahashi S et al.: Virtual pancreatoscopy of pancreatic cancer. Hepatogastroenterology 50 (2003) 559-62. [EBM IIb]

[93] Burris HA, III, Moore MJ, Andersen J, Green MR, Rothenberg ML, Modiano MR et al.: Improvements in survival and clinical benefit with gemcitabine as first-line therapy for patients with advanced pancreas cancer: a randomized trial. J Clin Oncol 15 (1997) 2403–13. [EBM Ia]

[94] Tempero M, Plunkett W, Ruiz VH, V, Hainsworth J, Hochster H, Lenzi R et al.: Randomized phase II comparison of dose-intense gemcitabine: thirty-minute infusion and fixed dose rate infusion in patients with pancreatic adenocarcinoma. J Clin Oncol 21 (2003) 3402–8. [EBM Ia]

[95] Scheithauer W, Schull B, Ulrich-Pur H, Schmid K, Raderer M, Haider K et al.: Biweekly high-dose gemcitabine alone or in combination with capecitabine in patients with metastatic pancreatic adenocarcinoma: a randomized phase II trial. Ann Oncol 14 (2003) 97–104. [EBM Ia]

[96] Stathopoulos GP, Rigatos SK, Dimopoulos MA, Giannakakis T, Foutzilas G, Kouroussis C et al.: Treatment of pancreatic cancer with a combination of irinotecan (CPT-11) and gemcitabine: a multicenter phase II study by the Greek Cooperative Group for Pancreatic Cancer. Ann Oncol 14 (2003) 388–94. [EBM IIa]

[97] Schneider BP, Ganjoo KN, Seitz DE, Picus J, Fata F, Stoner C et al.: Phase II study of gemcitabine plus docetaxel in advanced pancreatic cancer: a Hoosier Oncology Group study. Oncology 65 (2003) 218–23. [EBM IIa]

[98] Kirn D: Clinical research results with dl1520 (Onyx-015), a replication-selective adenovirus for the treatment of cancer: what have we learned? Gene Ther 8 (2001) 89–98. [EBM IIb]

[99] Hecht JR, Bedford R, Abbruzzese JL, Lahoti S, Reid TR, Soetikno RM et al.: A phase I/II trial of intratumoral endoscopic ultrasound injection of ONYX-015 with intravenous gemcitabine in unresectable pancreatic carcinoma. Clin Cancer Res 9 (2003) 555–61. [EBM IIb]

[100] Stemmler J, Stieber P, Szymala AM, Schalhorn A, Schermuly MM, Wilkowski R et al.: Are serial CA 19–9 kinetics helpful in predicting survival in patients with advanced or metastatic pancreatic cancer treated with gemcitabine and cisplatin? Onkologie 26 (2003) 462–7. [EBM IIb]

[101] Markham C, Stocken DD, Hassan AB: A phase II irinotecan-cisplatin combination in advanced pancreatic cancer. Br J Cancer 89 (2003) 1860–4. [EBM IIa]

[102] Briasoulis E, Pavlidis N, Terret C, Bauer J, Fiedler W, Schoffski P et al.: Glufosfamide administered using a 1-hour infusion given as first-line treatment for advanced pancreatic cancer. A phase II trial of the EORTC-new drug development group. Eur J Cancer 39 (2003) 2334–40. [EBM IIa]

[103] Neoptolemos JP, Dunn JA, Stocken DD, Almond J, Link K, Beger H et al.: Adjuvant chemoradiotherapy and chemotherapy in resectable pancreatic cancer: a randomised controlled trial. Lancet 358 (2001) 1576–85. [EBM Ib]

[104] Van Laethem JL, Demols A, Gay F, Closon MT, Collette M, Polus M et al.: Postoperative adjuvant gemcitabine and concurrent radiation after curative resection of pancreatic head carcinoma: a phase II study. Int J Radiat Oncol Biol Phys 56 (2003) 974–80. [EBM IIa]

[105] Li CP, Chao Y, Chi KH, Chan WK, Teng HC, Lee RC et al.: Concurrent chemoradiotherapy treatment of locally advanced pancreatic cancer: gemcitabine versus 5-fluorouracil, a randomized controlled study. Int J Radiat Oncol Biol Phys 57 (2003) 98–104. [EBM Ib]

[106] Ammori JB, Colletti LM, Zalupski MM, Eckhauser FE, Greenson JK, Dimick J et al.: Surgical resection following radiation therapy with concurrent gemcitabine in patients with previously unresectable adenocarcinoma of the pancreas. J Gastrointest Surg 7 (2003) 766–72. [EBM IIb]

[107] Nguyen TC, Sohn TA, Cameron JL, Lillemoe KD, Campbell KA, Coleman J et al.: Standard vs. radical pancreaticoduodenectomy for periampullary adenocarcinoma: a prospective, randomized trial evaluating quality of life in pancreaticoduodenectomy survivors. J Gastrointest Surg 7 (2003) 1–9. [EBM Ib]

[108] Bassi C, Falconi M, Molinari E, Mantovani W, Butturini G, Gumbs AA et al.: Duct-to-mucosa versus end-to-side pancreaticojejunostomy reconstruction after pancreaticoduodenectomy: results of a prospective randomized trial. Surgery 134 (2003) 766–71. [EBM Ib]

[109] Shan YS, Sy ED, Lin PW: Role of somatostatin in the prevention of pancreatic stump-related

morbidity following elective pancreaticoduo-denectomy in high-risk patients and elimination of surgeon-related factors: prospective, randomized, controlled trial. World J Surg 27 (2003) 709–14. [EBM Ib]

[110] Friess H, Beger HG, Sulkowski U, Becker H, Hofbauer B, Dennler HJ et al.: Randomized controlled multicentre study of the prevention of complications by octreotide in patients undergoing surgery for chronic pancreatitis. Br J Surg 82 (1995) 1270–3. [EBM Ib]

[111] Sarr MG: The potent somatostatin analogue vapreotide does not decrease pancreas-specific complications after elective pancreatectomy: a prospective, multicenter, double-blinded, randomized, placebo-controlled trial. J Am Coll Surg 196 (2003) 556–64. [EBM Ib]

[112] Suc B, Msika S, Fingerhut A, Fourtanier G, Hay JM, Holmieres F et al.: Temporary fibrin glue occlusion of the main pancreatic duct in the prevention of intra-abdominal complications after pancreatic resection: prospective randomized trial. Ann Surg 237 (2003) 57–65. [EBM Ib]

[113] Jang JY, Kim SW, Han JK, Park SJ, Park YC, Joon AY et al.: Randomized prospective trial of the effect of induced hypergastrinemia on the prevention of pancreatic atrophy after pancreatoduodenectomy in humans. Ann Surg 237 (2003) 522–9. [EBM Ib]

[114] Ishikawa O, Wada H, Ohigashi H, Doki Y, Yokoyama S, Noura S et al.: Postoperative cytology for drained fluid from the pancreatic bed after „curative" resection of pancreatic cancers: does it predict both the patient's prognosis and the site of cancer recurrence? Ann Surg 238 (2003) 103–10. [EBM IIb]

X Was gibt es Neues in der kolorektalen Chirurgie?

F. Fischer, L. Mirow, H. P. Bruch und T. H. K. Schiedeck

1 Allgemeines

In einer Zeit schwindender Krankenhaus-Ressourcen und steigender medizinischer Kosten wird der Verkürzung des postoperativen, stationären Krankenhausaufenthaltes besonderes Augenmerk gewidmet. Mehrere Studien der letzten Jahre beschäftigten sich mit diesem Thema und empfehlen zur Optimierung des stationären Krankenhausaufenthaltes, die Anwendung postoperativer, standardisierter Behandlungsprotokolle [1, 2, 3]. Zwei Arbeitsgruppen haben 2003 diesbezüglich erste Ergebnisse randomisierter Studien vorgestellt.

Anderson et al. [4] randomisierten 25 Patienten vor Rechts- oder Linkshemikolektomie in zwei Gruppen (standardmäßige postoperative Behandlung vs. optimierte postoperative Behandlung nach einem 10-Punkte-Programm). Die optimierte postoperative Behandlung war assoziiert mit früherer Mobilisation (46 vs. 69 Stunden; p = 0,043), signifikant weniger Schmerz und weniger Ermüdung. Patienten, die eine optimierte postoperative Behandlung erhielten, tolerierten orale Kost signifikant früher als die Kontrollgruppe (48 vs. 76 Stunden; p < 0,001). Die Optimierung der postoperativen Behandlung verbesserte signifikant die physische und psychische Funktion der Patienten in der frühen postoperativen Phase und ermöglichte letztendlich einen signifikant kürzeren Krankenhausaufenthalt (3 vs. 7 Tage; p = 0,002).

In einer prospektiv randomisierten und kontrollierten Studie aus der Cleveland Clinic, Ohio verglichen Delaney et al. eine kontrollierte Rehabilitation mit frühzeitiger ambulanter Behandlung (CREAD) mit der traditionellen postoperativen Behandlung bei Patienten nach konventioneller kolorektaler Resektion [5]. Das Protokoll (CREAD) beinhaltet die Mobilisation der Patienten und die orale Flüssigkeitszufuhr am Operationstag. Ab dem ersten postoperativen Tag erfolgt eine intensivierte Mobilisation der Patienten mit fünf Anwendungen pro Tag. Am selben Abend erhalten die Patienten feste Kost. Die Autoren fanden keine Unterschiede zwischen beiden Gruppen bezüglich der Parameter Komplikationsrate, Lebensqualität oder Zufriedenheit mit dem Krankenhausaufenthalt. Der postoperative Krankenhausaufenthalt war in der Gruppe mit kontrollierter Rehabilitation (CREAD) im Vergleich zu den traditionell behandelten Patienten verkürzt, bei Patienten unter 70 Jahren statistisch signifikant (5 vs. 7,1 Tage; p = 0,01). Die Autoren empfahlen die konsequente Anwendung der optimierten postoperativen Nachbehandlung bei Patienten nach konventioneller kolorektaler Resektion, um die Verfügbarkeit von Krankenhausbetten und anderer Ressourcen für chirurgische Patienten zu steigern. Ob wirklich Ressourcen freigesetzt werden, oder die Kosten nur vom stationären in den ambulanten Bereich transferiert werden, erscheint derzeit zumindest fraglich.

2 Diagnostik

2.1 Pneumocolon-CT (Virtuelle Coloskopie)

Das Pneumocolon-CT wurde seit seiner Einführung stetig weiterentwickelt und steht nach wie vor im Zentrum wissenschaftlicher Untersuchungen. MUNIKRISHNAN et al. verglichen in einer prospektiven Studie das Pneumocolon-CT mit der Coloskopie bei 80 Patienten bezüglich der Kriterien colorektale Polypen und Karzinome [6]. Bei 22 % der Patienten war die Coloskopie aufgrund einer Stenose des Darmlumens oder technischer Schwierigkeiten inkomplett, während das Pneumocolon-CT nur in 5 % der Patienten wegen Restverschmutzung nicht durchführbar war. Bezüglich des Kriteriums Karzinom besaß das Pneumocolon-CT eine Sensitivität von 97 % bei einer Spezifität von 98 %. Die Sensitivität für Polypen ≥ 10 mm betrug 100 %, für Polypen von 6–9 mm Durchmesser 83 % und für Polypen ≤ 5 mm 53 %. Die Gesamtspezifität betrug 74 % bei einer Spezifität von 96 %. Bei 13 % (10 Patienten) zeigten sich pathologische Veränderungen außerhalb des Colons, die die weitere Therapie beeinflussten; fünf dieser Patienten hatten colorektale Lebermetastasen. Bei 19 % (15 Patienten) der Patienten wurden mittels Pneumocolon-CT bisher nicht bekannte Nebenbefunde diagnostiziert, die mit der Untersuchung ausreichend abgeklärt werden konnten.

Die Ergebnisse bestätigen die Resultate früherer Studien [7]. Demnach besitzt das Pneumocolon-CT die gleiche Sensitivität bei der Diagnose des colorektalen Karzinoms und von Polypen, die größer als 6 mm sind, wie die Coloskopie. Das Pneumocolon-CT erlaubt das klinische Staging des colorektalen Karzinoms unabhängig von der Colonlänge oder einer bestehenden Stenose. Strukturen außerhalb des Colons können ohne Zeitverzug mit untersucht werden.

2.2 MRT

Trotz moderner Operationstechniken und multimodaler Therapieansätze variieren die Rezidivraten nach operativer Behandlung des Rektumkarzinoms zwischen 3 und 30 %. Nach QUIRKE et al. ist der laterale Sicherheitsabstand bei der TME von größter prognostischer Bedeutung [8]. Die Autoren ermittelten einen positiv prädiktiven Wert von 85 % für die Inzidenz eines Lokalrezidivs, wenn der laterale Resektionsrand mit befallen war. Neuere Ergebnisse ebendieser Arbeitsgruppe zeigten, dass der tumorbefallene laterale Resektionsrand Ausdruck eines fortgeschrittenen Tumorstadiums ist [9].

Die Magnetresonanztomographie erlaubt eine genaue Beschreibung des Tumors, seiner Ausbreitung im Mesorektum und den Bezug zur umgebenden Hüllfascie (entspricht dem lateralen Resektionsrand). MARTLING et al. bestimmten bei 115 Patienten mit Rektumkarzinom den kürzesten Abstand des Rektumkarzinoms zu den Hüllfascien (also dem lateralen Resektionsrand bei der TME) im präoperativen MRT und korrelierten die Ergebnisse mit dem Patienten-Outcome und histopathologischen Befunden [10]. Das Risiko für ein Lokalrezidiv mit bzw. ohne Tumorinfiltration der Hüllfascien betrug 9 von 27 vs. 9 von 57 Patienten retrospektiv (p = 0,036). Die 5-Jahres-Überlebensrate betrug 43 bzw. 77 % (p = 0,012) retrospektiv. 24 von 30 Patienten mit histopathologischer Infiltration der lateralen Resektionsränder wurden korrekt im MRT identifiziert.

Patienten mit MRT-morphologisch nachgewiesener Beteiligung der Hüllfascie bzw. des lateralen Resektionsrandes besaßen ein signifikant erhöhtes Rezidivrisiko und eine verminderte 5-Jahres-Überlebensrate. Aus diesem Grund maßen die Autoren dem präoperativen MRT beim Rektumkarzinom einen hohen prognostischen Stellenwert zu. Sie folgerten, dass anhand der Untersuchung Patienten mit fortgeschrittenem Tumorstadium, also Einbruch oder Überschreitung der Hüllfascien, selektioniert werden, die von einer neoadjuvanten Radio-Chemotherapie oder erweiterten Resektion profitieren würden.

3 Colonpouch

1997 wurde der Coloplastie-Pouch von MAURER und Z´GRAGGEN et al. beschrieben [11, 12, 13, 14]. Eine 8 lange longitudinale Inzision wird antimesenterial am Colon angelegt und horizontal verschlossen. Erste nicht randomisierte Studien zeigten, dass sich die funktionellen Ergebnisse des Coloplastie-Pouches und des J-Pouches entsprechen [15, 16].

In einer prospektiven, randomisierten Studie wurden nun die Machbarkeit und die funktionellen Ergebnisse beider Pouches verglichen [17]. 40 konsekutive Patienten mit tief sitzendem Rektumkarzinom wurden randomisiert entweder mit Coloplastie oder J-Pouch versorgt. Der Coloplastie-Pouch konnte in allen Fällen angelegt werden, während bei 25 % der Fälle die Anlage eines J-Pouches nicht möglich war. Die Autoren fanden keine signifikanten Unterschiede bezüglich der Kriterien Ruhe-, Kneifdruck und dem neorektalen Volumen zwischen beiden Gruppen. Die neorektale Sensitivität war in der Coloplastie-Pouch-Gruppe erhöht.

Die Ergebnisse zeigen, dass der Coloplastie-Pouch aufgrund seiner Einfachheit und Effektivität ein attraktives Pouch-Design darstellt.

4 Sigmadivertikulitis

THALER et al. untersuchten bei 236 Patienten den Einfluss operationsbedingter Variablen auf die Rezidivrate nach Sigmaresektion bei Divertikulitis [18]. Als Rezidiv nach operativer Behandlung wurden Schmerzen im linken unteren Quadranten, Fieber und Leukozytose, mit CT-morphologischen Veränderungen und/oder pathologischen Veränderungen im Co-

lon-Kontrast-Einlauf mindestens sechs Wochen nach der Operation definiert. Untersucht wurden folgende Variablen: Demographische Daten, Dauer der Beschwerden, Voroperationen, Zugang (laparoskopisch oder konventionell), postoperative Komplikationen, Mobilisation der linken Flexur, Anastomosentechnik (Stapler oder Handnaht), Resektatlänge, Entzündung in der oralen Resektionsgrenze und die Anastomosenhöhe (Sigma oder Rektum). Die letzten drei Variablen wurden durch den Pathologen definiert.

Die Autoren fanden als einzigen signifikanten Prädiktor für eine niedrige Rezidivrate die Lage der Anastomose im Rektum (colorektale Anastomose). Patienten mit colosigmoidaler Anastomose besaßen demgegenüber ein vierfach erhöhtes Risiko für ein Rezidiv.

5 Chronische Obstipation

5.1 Slow-Transit-Constipation (Globale Transportstörung)

Die primäre Therapie der Slow-Transit-Constipation ist konservativ [19]. Erst nach Ausschluss internistischer Ursachen und Ausschöpfung sämtlicher konservativer Therapiemöglichkeiten sollte die Indikation zur operativen Intervention in Betracht gezogen wegen. Etwa 3–7 % aller Patienten mit chronischer Obstipation unterziehen sich einer Operation [20].

Prinzipiell stehen drei Operationsstrategien zur Verfügung: die erweiterte Hemicolektomie links, die subtotale Colektomie und die Colektomie. Die Erfolgsrate der erweiterten Hemicolektomie liegt bei 58 %, die der subtotalen Colektomie bei 77 % und die der Colektomie bei 90 % [19, 21, 22, 23, 24, 25, 26]. Demgegenüber steht, dass sich in 18 % der Fälle im Langzeitverlauf ein therapiepflichtiger Ileus entwickelt und dementsprechend eine Reoperationsrate von 14 % besteht. Zwar liegt die Rate einer persistierenden Obstipation unter 10 %, in bis zu 33 % der Fälle entwickelt sich aber eine postoperative Diarrhoe.

FRITZHARRIS et al. berichteten über funktionelle Ergebnisse und Lebensqualität bei 75 Patienten nach subtotaler Colektomie bei Slow-Transit-Constipation [25]. Bei 95 % aller Patienten steigerte sich die Stuhlfrequenz postoperativ. 81 % der Patienten waren subjektiv zufrieden, bei 41 % traten intermittierend postoperativ abdominelle Schmerzen auf, 21 % der Patienten waren inkontinent und bei 41 % der Patienten bestand eine postoperative Diarrhoe. Abdominelle Schmerzen, Inkontinenz und die postoperative Diarrhoe besaßen einen statistisch signifikanten negativen Einfluss auf die Lebensqualität. Die Zufriedenheit der Patienten war sehr hoch. 93 % der Patienten würden sich noch einmal operieren lassen.

In einer weiteren Studie untersuchten KALBASSI et al. die funktionellen Ergebnisse und die Beeinflussung der sozialen Funktion nach Ileumpouch-analer Anastomose bei Patienten mit Slow-Transit-Constipation und Inertia recti [26]. Von 1993–1999 erhielten 15 Patienten (14 Frauen) eine Ileumpouch-anale Anastomose nach Proktocolektomie bei Slow-Transit-Constipation. Bei allen Patienten wurde eine temporäre protektive Loop-Ileostomie vorgeschaltet. Anastomoseninsuffizienzen traten nicht auf. Bei zwei Patienten wurde der Pouch 18 Monate postoperativ aufgrund starker Schmerzen im kleinen Becken ausgebaut. Die durchschnittliche Stuhlfrequenz aller Patienten betrug fünf Stühle pro Tag. Prä- und postoperativ bestand kein Unterschied bezüglich der Sphinktermanometriewerte. Von den Autoren konnte eine signifikante Verbesserung der Lebensqualität bezüglich der Parameter „soziale Funktion" und „physische Funktion" nachgewiesen werden.

5.2 Outlet Obstruction

Die primär konservative Therapie beinhaltet die Stuhlregulation, Ernährungsberatung und Entleerungshilfen wie Suppositorien oder Klysmen. Bei Therapieversagen kann die operative Therapie indiziert sein. Wird das distale Rektum durch eine Enterozele oder eine Sigmoidozele komprimiert, ist eine Elevation des peritonealen Beckenbodens mit synchroner Rektopexie und Sigmaresektion zu empfehlen, wobei der Therapieerfolg ganz wesentlich von der Qualität der präoperativen Diagnostik abhängig ist. Von mehreren Autoren wurden Erfolgsraten zwischen 76 % und 100 % publiziert [27, 28]. Bei intrarektaler Intussusception bzw. innerem Rektumprolaps bieten transanale Verfahren vor allem bei älteren Patienten Vorteile. Demgegenüber sind bei fortgeschrittenen Veränderungen oder bei jüngeren Patienten transabdominale, laparoskopische Verfahren zu bevorzugen (Resektionsrektopexie). BÖNNER et al. berichten über 17 Patienten, die aufgrund einer Rektumintussuszeption bei Outlet Obstruction eine laparoskopische Sigma- bzw. Sigma-Rektumresektion erhalten haben [29]. Es wurde lediglich in einem Fall eine schwere postoperative Komplikation mit Peritonitis und nachfolgendem ARDS beobachtet. Kein Patient ist perioperativ verstorben. Die Ergebnisse zeigen die Sicherheit laparoskopischer Verfahren bei der Therapie der Rektumintussuszeption bei Outlet Obstruction.

Beim manifesten externen Rektumprolaps findet sich in bis zu zwei Dritteln eine begleitende Obstipation. In aller Regel ist eine Rektopexie mit Sigmaresektion das Verfahren mit den besten Therapieoptionen. KAIRALUOMA et al. verglichen in einer kontrollierten Studie die laparoskopische Rektopexie mit der konventionellen Technik [30]. Die mittlere Operationsdauer betrug in der laparoskopischen Gruppe nach Resektionsrektopexie 210 vs. 117 Minuten und nach Rektopexie 127 vs. 72 Minuten. Der mittlere postoperative Krankenhausaufenthalt betrug nach laparoskopischer Resektionsrektopexie 5 vs. 7 Tage nach konventioneller Operation und nach laparoskopischer Rektopexie 4,5 Tage vs. 7 Tage nach konventioneller Operation. Der Blutverlust nach laparoskopischer Operation war niedriger als nach konventionell durchgeführter Operation (Resektionsrektopexie 35 vs. 300 ml; Rektopexie 15 vs. 100 ml). Mortalität (0 vs. 4 %), Komplikationen (23 vs. 30 %), Spätkomplikationen (4 vs. 13 %) und Rezidivrate (6 vs. 13 %) unterschieden sich nicht signifikant. Die Autoren folgerten, dass die laparoskopische Korrektur eines Rektumprolapses technisch bei gleicher Mortalität und Morbidität wie bei konventionellen Verfahren durchführbar sei. Die Hauptvorteile des laparoskopischen Zugangs lagen im kürzeren Krankenhausaufenthalt und im geringeren Blutverlust. Die Rezidivraten im Kurzzeit-Follow-Up waren in der laparoskopischen Gruppe nicht erhöht.

Tsunoda et al. untersuchten 31 Patienten retrospektiv und berichteten über klinische und physiologische Ergebnisse nach Versorgung eines Rektumprolapses nach Delorme [31]. In 87 % der Fälle wurden gute Ergebnisse erreicht, während bei 13 % der Patienten ein Rezidiv diagnostiziert wurde (im Mittel 14 Monate postoperativ). Die Morbiditätsrate war gering. Die Vorteile des beschriebenen Verfahrens lagen darin, dass die Operation nach Delorme nicht zur Obstipation führte, ferner eine verbesserte postoperative Kontinenzleistung resultierte und dass das Verfahren eine geringe Rezidivrate besitzt. Erhebliche Skepsis bleibt hierbei wegen der viel zu kurzen Nachbeoachtungszeit. Man weiß ja gerade aus alten Daten, dass insbesondere alle transanalen Verfahren bei der Therapie des Rektumprolaps mit extrem hohen Rezidivraten im Langzeitverlauf einhergehen. Nach wie vor ist der Rehn-Delorme daher allenfalls eine Option bei sehr alten Patienten.

6 Inkontinenz

6.1 Endosonographie

Die transanale Endosonographie ist fester Bestandteil der Inkontinenzdiagnostik. Voyvodic et al. haben an 330 Erwachsenen unter-

sucht, ob das endosonographische Ausmaß der Sphinkterläsion einen Rückschluss auf die funktionelle Beeinträchtigung zulässt [32]. Läsionen des Analsphinkters wurden endosonographisch zum einen anhand der Zirkumferenzbeteiligung (< oder > 25 % Zirkumferenzbeteiligung), zum andern anhand des longitudinalen Ausmaßes der Sphinkterläsion des M. sphincter externus klassifiziert. Sphinkter mit multiplen Läsionen, schlechter Visualisation oder Fragmentierung wurden als „fragmentiert" bezeichnet. Die Sphinkterläsionen wurden mit der Analsphinktermanometrie, der N. pudendus-Latenzzeit und dem Ausmaß der Symptome korreliert. Patienten mit intaktem M. sphincer ani externus besaßen einen signifikant höheren Kneifdruck als Patienten mit Sphinkterläsionen. Die Sphinktermanometriewerte (M. ani externus) mit partiellen und kompletten longitudinalen bzw. < oder > als 25 % Zirkumferenzbeteiligung unterschieden sich nicht signifikant. Der Ruhedruck bei Patienten mit einer vollständigen Läsion des M. sphincter ani externus war signifikant geringer als bei Patienten mit intaktem M. sphincter ani externus. Die Ruhedrücke bei Patienten mit intaktem M. sphincter ani internus unterschieden sich nicht signifikant von Patienten mit Sphinkterläsion am M. sphincter ani internus. Patienten mit multiplen Läsionen am M. sphincter ani internus (fragmentiert) besaßen signifikant niedrigere Ruhedrücke als die restlichen Subgruppen mit Sphinkterläsionen. Es wurde kein signifikanter Zusammenhang zwischen einer Sphinkterläsion und der Pudenduslatenzzeit oder dem Ausmaß der beschriebenen Symptome gefunden.

Die Autoren korrelierten das endosonographische Vorliegen von Sphinkterläsionen mit herabgesetzten Manometriewerten, unabhängig vom Ausmaß der Sphinkterläsion. Einen Zusammenhang zwischen Muskelläsionen und dem Ausmaß der klinischen Symptome fanden die Autoren nicht.

Bollard et al. untersuchten das Langzeit-Outcome nach Zangengeburt bezüglich der Verletzung des Analsphinkters und der Inzidenz fäkaler Inkontinenz [33]. 42 Frauen, die 1964 eine Zangengeburt erlebt hatten, wurden mit transanalem Ultraschall, analer Manometrie und einem Kontinenzfragebogen untersucht und in einer matched-pair-Analyse mit Frauen nach Kaiserschnitt bzw. unkomplizierter vaginaler Entbindung untersucht. Es zeigte sich, dass Frauen nach Zangengeburt eine signifikant höhere Inzidenz einer Sphinkterläsion besaßen als Frauen nach vaginaler Entbindung oder Kaiserschnitt (44 vs. 22 vs. 0 %; p = 0,03). Signifikante Differenzen bezüglich der analen Inkontinenz wurden nicht gefunden.

6.2 Biofeedback

Die Biofeedback-Behandlung bei analer Inkontinenz besitzt eine Erfolgsrate von durchschnittlich 75–80 % [34, 35]. FERNANDEZ-FRAGA et al. untersuchten klinisch-physiologische Prädiktoren, die das Outcome nach Biofeedback-Training bei analer Inkontinenz determinieren [36]. Von 126 Patienten im Follow-Up verbesserte sich bei 84 % der Patienten die anale Inkontinenz. In der multivariaten Analyse wurden das Patientenalter und abnormes Stuhlverhalten als unabhängige Prädiktoren analysiert. Die Assoziation beider Faktoren zeigte die beste Spezifität und Sensitivität. Bei 48 % der Patienten unter 55 Jahre mit abnormem Stuhlverhalten zeigte sich nach Biofeedback-Training kein Behandlungserfolg, wohingegen 96 % der Patienten älter als 55 Jahre mit normalem Stuhlverhalten vom Biofeedback-Training profitierten. Deswegen sollte bei jüngeren Patienten mit analer Inkontinenz vor geplantem Biofeedback-Training eine Defäkationsstörung ausgeschlossen sein bzw. korrigiert werden.

7 Rektumkarzinom

1964 wurde die erste Studie zum Stellenwert der präoperativen Radiatio in der Behandlung des Rektumkarzinoms publiziert [37]. Seither wird die Diskussion um den optimalen Einsatz multimodaler Therapiekonzepte im Allgemeinen und der Radiatio im Besonderen geführt. Gerade um den Zeitpunkt (adjuvant oder neoadjuvant) ist in den letzten Jahren die Diskussion entbrannt. Dabei mehren sich Anzeichen, dass die präoperative Radiatio Vorteile im Vergleich zur postoperativen Radiatio bietet. So wird durch die präoperative Radiatio beim Rektumkarzinom die Bestrahlung des Neorektums vermieden und damit möglichen Funktionseinschränkungen entgegengetreten.

NATHANSON et al. untersuchten den Einfluss der präoperativen bzw. postoperativen Radiatio nach tiefer anteriorer Resektion mit Anlage einer coloanalen Anastomose beim Rektumkarzinom auf die anorektale Funktion [38]. 109 Patienten (39 Patienten neoadjuvante Radiatio [+5FU], 11 Patienten adjuvante Radiatio [+5FU] und 59 Patienten ohne Radiatio) wurden zwischen zwei und acht Jahren postoperativ anhand eines standardisierten Fragebogens untersucht. Patienten nach adjuvanter Radiatio berichteten über eine signifikant höhere Anzahl von Stuhlgängen pro Tag als Patienten in den beiden Vergleichsgruppen. Die Zufriedenheit der Patienten und die anale Kontinenz unterschieden sich nicht signifikant zwischen allen Patientengruppen. Die Autoren stellten einen negativen Effekt der postoperativen Radiatio auf die anorektale Funktion bezüglich der Stuhlfrequenz fest, wobei fehlende Differenzen zwischen den Gruppen im Bezug auf die Kontinenzrate auf die geringe Gruppengröße (elf Patienten nach adjuvanter Radiatio) zurückzuführen sein könnten. Die Autoren begründeten die schlechtere anorektale Funktion mit der Bestrahlung des Neorektums, die bei präoperativer Radiatio entfallen würde. Die Langzeiteinflüsse auf die anorektale Funktion könnten demnach durch eine neoadjuvante Therapie reduziert werden.

In einer Studie an 150 Patienten mit einem Rektumkarzinom konnten JUNGINGER et al. den Einfluss der intraoperativen Darstellung und Schonung der autonomen Nerven des Plexus hypogastricus auf das Vorliegen postoperativer Harnblasenentleerungsstörungen zeigen [39]. In 72 % der Fälle gelang eine komplette Identifikation der Plexus. Eine dokumentierte Schonung wurde dann in Beziehung zum Miktionsverhalten gesetzt. So konnte nachgewiesen werden, dass ein operatives Vorgehen mit Darstellung und Erhalt der autonomen Beckennerven in signifikantem Maße zu einer Reduktion postoperativer Blasendysfunktionen führt (4,5 % vs. 38,5 %, p < 0,001). Als weitere unabhängige Einflussfaktoren wurden Geschlecht, Lernkurve des Operateurs und T-Stadium erkannt.

8 Laparoskopische Chirurgie

Die postoperativen Vorteile der laparoskopischen Technik wie Schmerzreduktion, geringere Beeinflussung von pulmonaler und gastrointestinaler Funktion sowie eine verbesserte Rekonvaleszenz sind inzwischen auch für die kolorektale Chirurgie allseits akzeptiert. Die erreichbare onkologische Radikalität, eine potentielle Tumordissemination und die theoretisch mögliche Entstehung von Port-site-Metastasen werden nach wie vor kontrovers diskutiert [40]. So hat sich das minimal-invasive Vorgehen zunächst für eine Reihe benigner Erkrankungen etabliert. Mit fortschreitender Erfahrung des laparoskopisch tätigen Chirurgen erweitert sich jedoch das Indikationsspektrum. Verschiedene Untersuchungen haben zeigen können, dass gerade für die anspruchsvolle laparoskopische kolorektale Chirurgie eine Lernkurve nachweisbar ist. Gemessen an der Indikation, der Konversionsrate und an den möglichen Komplikationen ergeben sich klare Unterschiede im Hinblick auf die Erfahrung des Operateurs. So haben zum Beispiel MARUSCH et al. mit der Veröffentlichung der Ergebnisse ihrer Multicenterstudie mit 1658 Patienten berichtet, dass in Institutionen mit größerer Erfahrung (> 100 laparoskopische Koloneingriffe) deutlich mehr Operationen mit Beteiligung des Rektums (26,7 % vs. 9,5 %) und

eine höhere Zahl an Karzinomoperationen (37,7 % vs. 17,3 %) durchgeführt wurden [41]. Ähnliche Ergebnisse wurden in einer Untersuchung von SCHLACHTA et al. im Rahmen von 461 Kolonresektionen erzielt [42]. In der Zukunft ist zu erwarten, dass sich eine Reihe von Instrumenten zur Verbesserung des laparospisch-operativen Trainings etablieren wird. Neben diversen Tiermodellen gibt gerade die rasche Entwicklung multimedialer Technik zu der Hoffnung Anlass, dass sich die Lernkurve mir ihren Folgen für das Outcome deutlich verkürzen lässt [43].

Nachdem der klinische Verlauf einige Vorteile für das laparoskopische Vorgehen erkennen lässt, wurde versucht, in verschiedenen experimentellen Arbeiten nachzuweisen, dass auch immunologische Unterschiede gegenüber der konventionellen Technik bestehen. In einer Studie mit 34 Patienten bestimmten DUNKER et al. die prä- und postoperativen Werte für Interleukin 6, CrP und die Expression von HLA-DR auf mononukleären Zellen im peripheren Blut [44]. Dabei konnten keine signifikanten Differenzen im Verlauf zwischen offenem und laparoskopischem Vorgehen festgestellt werden, woraus die Autoren schlossen, dass beide Verfahren den Immunstatus des Patienten in gleichem Maße gering beeinflussen. Eine zweite niederländische Studie, welche zusätzlich den Gehalt an proinflammatorischen Zytokinen im Drainagesekret bestimmte, kam ebenso zu dem Schluss, dass beide chirurgischen Ansätze in ähnlichem Maße traumatisierend sein sollen [45].

Obwohl die medikamentöse Therapie im interdisziplinären Behandlungskonzept des Morbus Crohn primär im Vordergrund steht, könnten in der Versorgung der Komplikationen laparoskopische Operationstechniken in ausgewählten Fällen ebenfalls zu einer Erhöhung des Patientenkomforts beitragen. Gerade diese Patienten müssen im Verlaufe ihrer Erkrankung oft eine große Zahl an Eingriffen über sich ergehen lassen. Bei bis zu 80 % der Erkrankten ist irgendwann eine chirurgische Intervention erforderlich und jeder zweite Patient davon muss sich später einer Re-Operation unterziehen. Sowohl die eigenen Erfahrungen als auch verschiedene Veröffentlichungen zeigen, dass das minimal-invasive Vorgehen in diesem Zusammenhang bezüglich der Gefahr von Komplikationen sicher durchführbar ist und somit einen Beitrag zur Verminderung des operativen Traumas leisten kann [46]. Allerdings erfordern diese Operationen häufig die Hand des erfahrenen Laparoskopikers, da interenterische Fistelungen, Abszesse und Konglomeratbildungen in vielen Fällen gerade bei Rezidiveingriffen zu einem komplizierten Situs führen [47].

Wie erwähnt wurde der Einsatz der laparoskopischen Technik in der Therapie maligner kolorektaler Erkrankungen häufig kontrovers beurteilt. Neuere Untersuchungen zeigen aber, dass möglicherweise auch mit diesem Vorgehen optimale onkologische Resultate erzielt werden können. So berichten PATANKAR et al. über eine Serie von 354 Patienten, welche im Rahmen einer prospektiven, allerdings nicht randomisierten Studie in zwei vergleichbaren Gruppen entweder offen oder laparoskopisch operiert wurden [48]. Dabei ist zu erwähnen, dass Patienten aller Tumorstadien auch laparoskopisch operiert wurden. Sowohl für Tumoren im Kolon als auch im Rektum werden identische Raten für das Auftreten eines Lokalrezidivs angegeben (insgesamt 3,5 % vs. 2,9 %). Die Metastasierungsrate im weiteren Verlauf unterschied sich mit 12,1 % in der Gruppe der laparoskopisch resezierten gegenüber 10,5 % bei den konventionell operierten Patienten ebenfalls nicht. Die 5-Jahres-Überlebensraten waren in beiden Gruppen identisch. Für abdominoperineale Rektumextirpationen erreichten BAKER et al. in einem Kollektiv von 98 Patienten ähnliche Ergebnisse, bei einem signifikant verkürzten Krankenhausaufenthalt für die minimal-invasiv versorgten Kranken [49]. In eine japanische Untersuchung von YAMAMOTO et al. wurden 70 Patienten mit einem Rektumkarzinom bis zum Stadium T2 eingebracht [50]. Auch hier konnten keine signifikanten Unterschiede festgestellt werden. Diese insgesamt ermutigenden Ergebnisse sollten in Zukunft Anlass dazu geben, laparoskopische kolorektale Eingriffe bei malignen Tumoren vermehrt innerhalb randomisierter Studien durchzuführen, um valide Ergebnisse zur Sicherheit und zum onkologischem Outcome dieser Technik zu erhalten.

Literatur

[1]   Bardram L, Funch-Jensen P, Jensen P et al.: Recovery after laparoscopic colonic surgery with epidural analgesia and early oral nutrition and mobilisation. Lancet 345 (1995) 763–764. [EBM IIa]

[2]   Basse L, Jakobsen DH, Billesbolle P et al.: A clinical pathway to accelerate recovery after colonic resection. Ann Surg 232 (2000) 51–57. [EBM IIa]

[3]   McClane S J, Senagore A, Marcello P: Experience based postoperative care in laparoscopic-assisted colectomy reduces length of stay. Dis Colon Rectum 43 (2000) A54. [EBM IIa]

[4]   Anderson ADG, McNaught CE, MacFie J et al.: Randomized clinical trial of multimodal optimization and standard perioperative surgical care. Brit J Surg 90 (2003) 1497–1504. [EBM Ib]

[5]   Delaney CP, Zutshi M, Senagore AJ et al.: Prospective, randomized, controlled trial between a pathway of controlled rehabilitation with early ambulation and diet and traditional postoperative care after laparotomy and intestinal resection. Dis Colon Rectum 46 (2003) 851–859. [EBM Ib]

[6]   Munikrishnan V, Gillams AR, Lees WR et al.: Prospective study comparing multislice CT Colonography with colonoscopy in the detection of colorectal cancer and polyps. Dis Colon Rectum 46 (2003) 1384–1390. [EBM III]

[7]   Fenlon HM, Nunes DP, Schroy PC III et al.: A comparison of virtual and conventional colonoscopy for the detection of colorectal polyps. N Engl J Med 341 (1999) 1496–1503. [EBM III]

[8]   Quirke P, Durdey P, Dixon MF, Williams NS: Local recurrence of rectal adenocarcinoma due to inadequate surgical resection. Histopathological study of lateral tumour spread and surgical excision. Lancet 336 (1986) 996–998. [EBM III]

[9]   Hall NR, Finan PJ, Al-Jaberi T et al.: Circumferential margin involvement after mesorectal excision of rectal cancer with curative intent: predictor of survival but not local recurrence?

Dis Colon Rectum 41 (1998) 979–983. [EBM III]

[10] Martling A, Holm T, Bremmer S et al.: Prognostic value of preoperative magnetic resonance imaging of the pelvis in rectal cancer. Brit J Surg 90 (2003) 1422–1428. [EBM III]

[11] Maurer CA, Z'graggen K, Mettler D et al.: Erstbeschreibung eines neuartigen Colonreservoirs und Funktionsvergleich mit gerader coloanaler und Colon J-pouch-analer Anastomose im Schwein. Swiss Surg Suppl 1 (1997) 8. [EBM III]

[12] Maurer CA, Z'graggen K, Zimmermann W et al.: Experimental study of neorectal physiology after formation of a transverse coloplasty pouch. Br J Surg 86 (1999) 1451–1458.

[13] Z'graggen K, Maurer CA, Mettler D et al.: A novel colon pouch and its comparison with a straight coloanal and colon J-pouch-anal anastomosis: Preliminary results in pigs. Surgery 125 (1999) 105–112.

[14] Z'graggen K, Maurer CA, Büchler MW: Transverse coloplasty pouch. A novel neorectal reservoir. Dig Surg 16 (1999) 363–369.

[15] Mantyh CR, Hull TL, Fazio VW: Coloplasty in Low Colorectal Anastomosis. Manometric and Functional Comparison with Straight and Colonic J-Pouch Anastomosis. Dis Colon Rectum 44 (2001) 37–42. [EBM III]

[16] Z'graggen K, Maurer CA, Birrer S et al.: A New Surgical Concept for Rectal Replacement After Anterior Resection. The Transverse Coloplasty Pouch. Ann Surg 234 (2001) 780–787. [EBM III]

[17] Fürst A, Suttner S, Agha A et al.: Colonic J-pouch vs. coloplasty following resegtion of distal rectal cancer. Early results of a prospective, randomized, pilot study. Dis Colon Rectum 46 (2003) 1161–1166. [EBM IIa]

[18] Thaler K, Baig MK, Berho M et al.: Determinants of recurrence after sigmoid resection for uncomplicated diverticulitis. Dis Colon Rectum 46 (2003) 385–388. [EBM III]

[19] Herold A: Diagnostik und chirurgische Therapie der chronischen Obstipation. Viszeralchirurgie 36 (2001) 196–202. [EBM IV]

[20] Nyam DC, Pemberton JH, Ilstrup DM, Rath DM: Long-term results of surgery for chronic constipation. Dis Colon Rectum 40 (1997) 273–279. [EBM III]

[21] Pluta H, Bowes KL, Jewell LD: Long-term results of total abdominal colectomy for chronic idiopathic constipation. Dis Colon Rectum 39 (1996) 160–166. [EBM III]

[22] Knowles CH, Scott M, Luniss PJ: Outcome of colectomy for slow transit constipation. Ann Surg 230 (1999) 627–638. [EBM III]

[23] Lubowski DZ, Chen FC, Kennedy ML, King DW: Results of colectomy for severe slow transit constipation. Dis Colon Rectum 39 (1996) 23–29. [EBM III]

[24] Pfeifer J, Agachan F, Wexner SD: Surgery for constipation – a review. Dis Colon Rectum 39 (1996) 444–460. [EBM III]

[25] FritzHarris GP, Garcia-Aguilar J, Parker SC et al.: Quality of Life after Subtotal Colectomy for Slow-Transit-Constipation. Both Quality and Quantity Count. Dis Colon Rectum 46 (2003) 433–440. [EBM III]

[26] Kalbassi MR, Winter DC, Deasy JM: Quality-of-Life Assessment of Patients after Ileal Pouch-Anal Anastomosis for Slow-Transit-Constipation With Rectal Inertia. Dis Colon Rectum 46 (2003) 1508–1512. [EBM IV]

[27] Schiedeck THK, Schwandner O, Bruch HP: Laparoskopische Therapie der chronischen Obstipation. Zentralbl Chirurg 124 (1999) 818–824. [EBM III]

[28] Bruch HP, Herold A, Schiedeck THK, Schwandner O: Laparoscopic surgery for rectal prolapse and outlet obstruction. Dis Colon Rectum 42 (1999) 1189–1194. [EBM III]

[29] Bönner C, Prohm P: Rektumprolaps – laparoskopische Resektion und Ergebnisse. Zentralbl Chir 128 (2003) 199–201. [EBM IV]

[30] Kairaluoma MV, Viljakka MT, Kellokumpu ICH: Open vs. Laparoscopic Surgery for Rectal Prolapse: A Case-Controlled Study Assessing Short-Term Outcome. Dis Colon Rectum 46 (2003) 353–360. [EBM III]

[31] Tsunoda A, Yasuda N, Yokoyama N et al.: Delorme's Procedure for Rectal Prolapse. Clinical and Physiological Analysis. Dis Colon Rectum 46 (2003) 1260–1265. [EBM III]

[32] Voyvodic F, Rieger NA, Skinner S et al.: Endosonographic imaging of anal sphincter injury: Does the size of the tear correlate with the degree of dysfunction? Dis Colon Rectum 46 (2003) 735–741. [EBM III]

[33] Bollard RC, Gardiner A, Duthie GS, Lindow SW: Anal sphincter injury, fecal and urinary incontinence: A 34-year follow-up after forceps delivery. Dis Colon Rectum 46 (2003) 1083–1088. [EBM III]

[34] Whitehead WE, Wald A, Norton NJ: Treatment options for fecal incontinence. Dis Colon Rectum 44 (2001) 131–142. [EBM III]

[35] Solomon MJ, Rex J, Eyers AA et al.: Biofeedback for fecal incontinence using transanal ultrasonography: a novel approach. Dis Colon Rectum 43 (2000) 788–792. [EBM III]

[36] Fernandez-Fraga X, Azpiroz F, Aparici A et al.: Predictors of response to biofeedback

treatment in anal incontinence. Dis Colon Rectum 46 (2003) 1218–1225. [EBM III]

[37] Stearns MW: Preoperative radiation in carcinoma of the rectum. Proc Natl Cancer Conf 5 (1964) 489–476. [EBM IV]

[38] Nathanson DR, Espat NJ, Nash GM et al.: Evaluation of preoperative and postoperative radiotherapy on long-term functional results of straight coloanal anastomosis. Dis Colon Rectum 46 (2003) 888–894. [EBM III]

[39] Junginger T, Kneist MD, Heintz A: Influence of identification and preservation of pelvic autonomic nerves in rectal cancer surgery on bladder dysfunction after total mesorectal excision. Dis Colon Rectum 46 (2003) 621–628. [EBM III]

[40] Bruch HP, Schwandner O: Current status of laparoscopic surgery in colorectal cancer. Onkologie 24 (2001) 29–32. [EBM III]

[41] Marusch F, Gastinger I, Schneider C et al.: Experience as a factor influencing the indications for laparoscopic colorectal surgery and the results. Surg Endosc 15 (2001) 116–120. [EBM III]

[42] Schlachta CM, Mammazza J, Seshadri PA et al.: Defining a learning curve for laparoscopic colorectal resections. Dis Colon Rectum 44 (2001) 217–222. [EBM III]

[43] Ramshaw BJ, Young D, Garcha I et al.: The role of multimedia interactive programs in training for laparoscopic procedures. Surg Endosc 15 (2001) 21–27. [EBM IV]

[44] Dunker MS, Ten Hove T, Bemelman WA et al.: Interleukin-6, C-Reactive Protein, and expression of Human Leukcoyte Antigen-DR on peripheral blood mononuclear cells in patients after laparoscopic vs. conventional bowel resection. Diu Colon Rectum 46 (2003) 1238–1244. [EBM III]

[45] Wu FPK, Sietses C, von Blomberg BME et al.: Systemic and peritoneal inflammatory response after laparoscopic or conventional colon resection in cancer patients. Dis Colon Rectum 46 (2003) 147–155. [EBM III]

[46] Hasegawa H, Watanabe M, Nishibori H et al.: Laparoscopic surgery for recurrent Crohn´s disease. British J Surg 90 (2003) 970–973. [EBM IV]

[47] Evans J, Poritz L, Mac Rae H: Influence of experience on laparoscopic ileocolic resection for Crohn´s disease. Dis Colon Rectum 45 (2002) 1595–1600. [EBM IV]

[48] Patankar SK, Larach SW, Ferrara A et al.: Prospective comparison of laparoscopic vs. open resections for colorectal adenocarcinoma over a ten-year period. Dis Colon Rectum 46 (2003) 601–611. [EBM IIa]

[49] Baker RP, White EE, Titu L et al.: Does laparoscopic abdominoperineal resection of the rectum compromise long-term survival? Dis Colon Rectum 45 (2002) 1481–1485. [EBM III]

[50] Yamamoto S, Watanabe M, Hasegawa H, Kitajima M: Prospective evaluation of laparoscopic surgery for rectosigmoidal and rectal carcinoma. Dis Colon Rectum 45 (2002) 1648–1654. [EBM III]

XI Was gibt es Neues in der chirurgischen Onkologie?

S. Pistorius, D. Ockert und H. D. Saeger

1 Einleitung

Die Ergebnisse klinischer Studien in den zurückliegenden Jahren konnten zeigen, dass bei einer Reihe von malignen Tumoren des Gastrointestinaltraktes eine multimodale Therapie zu einer verbesserten Prognose beiträgt. Die chirurgische Resektion nach onkologischen Kriterien bildet innerhalb dieses Therapiekonzeptes oft die entscheidende Größe. Darüber hinaus scheint die zeitliche Abfolge von chirurgischer Resektion, Chemo- bzw. Strahlentherapie eine wesentliche Rolle für die Prognose der Patienten zu spielen. Bezüglich der eingesetzten Chemotherapeutika konnten bei einigen Tumorentitäten verbesserte Ansprechraten bzw. verringerte Toxizitäten erzielt werden, was wiederum einen Einfluss auf die Gesamtprognose der Patienten hatte. Durch die gezielte Entwicklung neuer, spezifischerer Zytostatika wurden erweiterte neoadjuvante, adjuvante und palliative Therapieansätze möglich. Eine genaue Prädiktion des Ansprechens dieser Therapien auf der Basis der Daten der klinischen Befunde, der bildgebenden Diagnostik sowie der Konstellation molekularer Marker ist bei den meisten Tumoren jedoch noch immer nicht möglich.

Um den Anforderungen einer individuellen, multimodalen Therapiekonzeption gerecht werden zu können, ist eine enge fachübergreifende Zusammenarbeit der beteiligten Fachgebiete bei der prätherapeutischen Diagnostik, Therapie und Nachsorge dieser Patienten unumgänglich. Ein wichtiger Stellenwert bei der diesbezüglichen Koordination, Beratung und Betreuung wird zukünftig daher verstärkt interdisziplinären Krebs-Zentren zukommen, die darüber hinaus als überregionale Kompetenzzentren fungieren können.

Die Grundlage dieses Beitrages stellt wie in den vergangenen Jahren eine Medline-Recherche des letzten Jahres sowie die Durchsicht wichtiger chirurgischer und onkologischer Journale dar.

2 Ösophaguskarzinom

2.1 Staging

Die entscheidende Voraussetzung für eine stadiengerechte Therapie von Patienten mit Ösophaguskarzinom stellt die exakte Staging-Diagnostik sowohl vor Beginn der Therapie als auch zur Evaluierung des Ansprechens einer neoadjuvanten Therapie dar. In diesem Zusammenhang stehen eine Reihe relevanter Untersuchungsmethoden zur Verfügung. In einer Analyse des Einsatzes von CT, Endosonographie mit Feinnadel-Aspirationsbiopsie, PET, Thorakoskopie und Laparoskopie bzw. deren Kombination wurden die Effizienz und Kostenrelation verglichen [1]. Dabei zeigte sich, dass die Kombination von CT und Endosonographie mit Feinnadel-Aspirationsbiopsie sowohl die effektivste als auch die preisgünstigste Diagnostik darstellte und nur von der Kombination PET und Endosonographie mit Feinnadel-Aspirationsbiopsie bezüglich der Effizienz gering übertroffen wurde, dies jedoch bei deutlich höheren Kosten. Ob und inwieweit die

PET als „golden standard" zukünftig einen Platz als Routineuntersuchung im Staging eines Primärtumors erhalten wird, muss nicht zuletzt auch vor dem Hintergrund der Diskussion um zukünftige Fallkostenpauschalen gesehen werden.

Da die Prognose der Patienten wesentlich von einer R0-Resektion abhängt, liegt ein großes Augenmerk des Chirurgen auf einer möglichst präzisen Bestimmung prädiktiver Faktoren der bildgebenden Diagnostik bezüglich der Option einer solchen Resektion. Eine 372 Patienten umfassende Studie zeigte, dass dabei eine im Ösophagusbreischluck erkennbare oder nicht erkennbare Achsenabweichung des Ösophagus und eine in der Bildgebung fassbare Response oder Nonresponse einer neoadjuvanten Behandlung entscheidende Faktoren für diese Beurteilung darstellen [2].

2.2   Chirurgische Technik

Obwohl R0-Resektionen bei Patienten mit bis in den Magen vorgewachsenen Plattenepithelkarzinomen des Ösophagus technisch möglich sind, ist deren onkologischer Nutzen bislang nicht hinreichend evaluiert. In einer retrospektiven Analyse von 63 Patienten mit dieser Tumorausbreitung wurden die Langzeitergebnisse untersucht. Voraussetzung war eine R0-Resektion sowie neben der subtotalen Ösophagusresektion und Lymphknotendissektion zumindest eine Teilresektion des Magens. Es zeigte sich, dass die 5-Jahres-Überlebensrate von 36% bei Patienten, deren Primärtumor den Magen infiltriert hatte, durchaus akzeptabel erschien. Bei Tumorinfiltration der Magenwand von extraluminal, z.B. über den Weg der lymphatischen Aussat, betrug die 5-Jahres-Überlebensrate nur 7% [3].

Der Einfluss der Erfahrung des Chirurgen auf das Outcome der Patienten ist bekannt. Bezüglich der postoperativen Komplikationsrate bei Patienten mit Ösophagusresektion wurden im letzten Jahr zunehmend häufiger Daten publiziert, die eindeutig zeigten, dass sogenannte

„high-volume hospitals" (HVH) eine signifikant geringere Mortalitäts- und Morbiditätsrate aufwiesen als sogenannte „low volume hospitals" (LVH) [4]. Dazu wurde das Outcome von 366 Patienten mit Ösophagusresektion verglichen, wobei die Operationsletalität in HVH mit 2,5% deutlich geringer ausfiel als die der LVH mit 15,4%, ebenso war die Rate von chirurgischen Komplikationen, Sepsis, pulmonaler und renaler Insuffizienz in HVH signifikant geringer.

Obwohl die transthorakale en-bloc-Ösophagusresektion mit Lymphadenektomie die chirurgische Therapie der Wahl bei Patienten mit resektablen Ösophaguskarzinomen darstellt, sind weiterhin andere Techniken wie die transhiatale Resektion gebräuchlich. In einer randomisierten, 220 Patienten umfassenden Studie wurden beide Verfahren bezüglich der Morbidität und Überlebenszeit verglichen [5]. Dabei zeigte sich zwar eine gering höhere Morbidität des Standardverfahrens, jedoch kein signifikanter Unterschied der Mortalität. Nach einem mittleren Follow-up von 4,7 Jahren hatten Patienten, die transhiatal operiert wurden, mit 30% eine geringere Überlebenszeit als die transthorakal resezierten Patienten (40%), auch wenn dieser Unterschied nicht signifikant war. Diese Ergebnisse bezüglich der Morbidität wurden in einer randomisierten, jedoch nur 20 Patienten umfassenden Studie, die beide Verfahren bezüglich Immunantwort und Infektionsraten verglich, unterlegt [6]. Unabhängig von beiden Verfahren waren größere postoperative Infektionen mit einer verminderten präoperativen Zytokin-Produktion der T-Zellen und einer reduzierten Interferon-γ-Produktion assoziiert.

2.3   Neoadjuvante und adjuvante Therapie

Obwohl die Evaluierung des Nutzens einer präoperativen Radiochemotherapie bereits in den vergangenen Jahren Gegenstand vieler randomisierter Studien war, konnten 2003 einige neue Aspekte dieser multimodalen Therapie aufgezeigt werden. Eine Phase-II-Studie mit 129 Patienten im Stadium I bis III unter Verwendung von Paclitaxel, Carboplatin, 5-FU und Radiatio mit 45 Gy zeigte bei 38 % der Patienten eine komplette, pathologisch gesicherte Response und eine 3-Jahres-Überlebensrate von 41 % [7]. In einer weiteren, 108 Patienten umfassenden Studie, betrug die Rate der kompletten Remission 22 % [8]. Eine komplette Remissionsrate von 21 % bestätigte auch eine Metaanalyse von neun kontrollierten, randomisierten Studien [9].

Unabhängig von den eingesetzten Chemotherapieprotokollen ist jedoch im historischen Vergleich die Einführung der Radiochemotherapie offensichtlich mit einer signifikanten Verbesserung der Gesamtprognose verbunden. Im retrospektiven Vergleich der Behandlungsergebnisse bei 639 Patienten vor und nach Einführung der Radiochemotherapie wurde eine mittlere Überlebenszeit mit 15,8 versus 25,6 Monaten beobachtet [10]. Allerdings hat die Aussage von Studien vergangener Jahre nach wie vor Gültigkeit, dass nur die Patienten hinsichtlich ihrer Prognose von einer neoadjuvanten Radiochemotherapie profitieren, die auch ein Ansprechen auf die präoperative Behandlung zeigen, wobei mit 5-Jahres-Überlebensraten bis zu 54 % in dieser Patientengruppe teilweise beachtliche Ergebnisse erzielt werden [11]. Die bereits oben erwähnte Metaanalyse [9] von neun randomisierten, kontrollierten Studien unter Einschluss von 1116 Patienten kommt zu dem Schluss, dass die neoadjuvante Radiochemotherapie letztlich in einer Verbesserung der 3-Jahres-Überlebensrate und Verminderung der Rezidivrate resultiert und widerspricht damit zumindest bezüglich der Überlebensrate einer 2002 von den gleichen Autoren publizierten Metaanalyse [12].

Oft gerät bei den Betrachtungen der Überlebensraten die Lebensqualität der Patienten etwas aus dem Blickfeld der Untersucher. Umso wichtiger sind Analysen, die diesen Faktor mit in die Betrachtungen einbeziehen, wie eine prospektive Pilotstudie mit 38 Patienten herausfand [13]. Dabei zeigte sich eine geringere Lebensqualität der neoadjuvant therapierten Patienten gegenüber den Patienten, die keine präoperative Radiochemotherapie erhielten.

Die Relevanz der adjuvanten Radiochemotherapie ist gegenüber der neoadjuvanten Behandlung deutlich in den Hintergrund getreten, wobei das Ergebnis dieses Vorgehens mit einer 5-Jahres-Überlebensrate von 41,3 % (versus 31,7 % der nicht adjuvant behandelten Patienten) durchaus bemerkenswert ist. Dies war jedoch nur bei Patienten mit Lymphknotenmetastasen im Stadium III signifikant, wie eine prospektive, randomisierte Studie mit 495 Patienten zeigte [14].

2.4 Definitive Radiochemotherapie

Da eine Reihe von Patienten entweder aufgrund der Tumorlokalisation, des Tumorstadiums oder allgemeiner Inoperabilität wegen schwerer Nebenerkrankungen nicht für eine Resektion in Frage kommen, ist die definitive Radiochemotherapie bei diesen Patienten der einzige kurative Therapieansatz. Die hierzu publizierten Ergebnisse einer Gruppe von 57 Patienten erscheinen jedoch ernüchternd, insbesondere eingedenk der Tatsache, dass sogar Patienten, die eine komplette Remission zeigten (42 %), eine 3-Jahres-Überlebensrate von nur 19 % erreichten [15]. Interessanterweise war die Überlebensrate unabhängig vom Vorliegen von Fernmetastasen in Lymphknoten.

3 Magenkarzinom

3.1 Neoadjuvante und adjuvante Therapie

Obwohl Langzeitergebnisse randomisierter Studien, die einen Überlebensvorteil des Einsatzes einer adjuvanten oder neoadjuvanten Therapie bei Patienten mit Magenkarzinom zeigen, auch 2003 fehlen, hat sich in den letzten Jahren ein deutlicher Trend hin zu dieser kombinierten Therapie insbesondere bei der Behandlung von Patienten mit lokal fortgeschrittenem Magenkarzinom gezeigt.

Eine prospektiv randomisierte Studie mit 252 Patienten, die die Ergebnisse kurativer Resektion versus kurativer Resektion mit adjuvanter Chemotherapie (Mitomycin, 5-FU and Zytosinarabinosid) untersuchte, konnte weder bezüglich der rezidivfreien noch der gesamten Überlebenszeit einen Vorteil der adjuvant behandelten Patienten nachweisen [16]. Zwei Metaanalysen unter Einschluss von 21 bzw. 14 randomisierten Studien hatten lediglich einen geringen Gewinn an Überlebenszeit der adjuvant behandelten Patienten bei verschiedenen Chemotherapien ergeben [17, 18]. Eine Recherche publizierter randomisierter Studien führte hingegen zu der Empfehlung, bei Patienten mit T3-Karzinomen und/oder Lymphknotenmetastasen die kombinierte adjuvante Radiochemotherapie einzusetzen, da dadurch eine Verbesserung der 5-Jahres-Überlebensrate um 11,6 % erzielt werden konnte [19].

Auch der Einsatz zusätzlicher Zytostatika wie Doxorubicin bzw. Mitomycin C neben 5-FU konnte in einer randomisierten Studie mit 416 Patienten keinen positiven Einfluss auf das Überleben erbringen [20]. Ebenso führte die Anwendung von Immuntherapeutika, wie OK-432 (Picibanil) neben etablierten Chemotherapieschemata nicht zu einer signifikanten Verlängerung der Überlebensrate. Dies wurde in einer Metaanalyse mit 1522 Patienten deutlich; der Vorteil der zusätzlich immuntherapeutisch behandelten Patienten bezüglich der 3-Jahres-Überlebensrate betrug dabei lediglich 5 % [21].

4 Kolorektales Karzinom

4.1 Chirurgische Technik

Nach wie vor wird die Frage der onkologischen Gleichwertigkeit laparoskopischer und konventioneller Resektionen von kolorektalen Karzinomen intensiv diskutiert.

Wie bereits für laparoskopische Kolonresektionen gezeigt, so konnte inzwischen auch für Rektumresektionen nachgewiesen werden, dass laparoskopische Verfahren keinen Unterschied bezüglich der Morbidität und Mortalität im Vergleich mit konventionellen Resektionen aufweisen [22]. In einer Studie mit 86 Patienten (52 laparoskopische und 24 konventionelle Resektionen) war die Rezidivrate der laparoskopisch operierten Patienten mit 20,8 % gegenüber der konventionell operierter Patienten mit 16,6 % nicht signifikant erhöht, die kumulative Überlebenszeit zeigte keinen signifikanten Unterschied [23]. Ähnliche Ergebnisse hatte zuvor eine prospektive, nicht randomisierte Studie mit 53 Patienten erbracht [24].

Vorläufige, bislang nicht publizierte Ergebnisse der deutschen Arbeitsgruppe zeigten für Sigmaresektionen bei 292 Patienten bezüglich der 2-Jahres-Überlebensrate mit ca. 90 % für die Stadien I und II und 64 % für Stadium III vergleichbare Ergebnisse wie konventionelle Resektionen.

4.2 Neoadjuvante und adjuvante Therapie

Voraussetzung für eine gezielte Indikationsstellung zur neoadjuvanten Radiochemotherapie bei Patienten mit Rektumkarzinom stellt ein präzises Staging dar. Neben der Beurteilung mittels Endosonographie erbringen die CT bzw. die MRT wichtige diesbezügliche Informationen, wobei noch nicht eindeutig geklärt werden konnte, ob die MRT bei dieser Fragestellung der CT tatsächlich überlegen ist [25].

Bei Patienten mit Rektumkarzinom im UICC Stadium ≥ II wird zunehmend der neoadjuvanten Radiochemotherapie gegenüber der adjuvanten Behandlung der Vorzug gegeben. Einerseits versprechen die bisherigen Daten eine bessere Verträglichkeit, insbesondere in Bezug auf die anorektale Funktion [26], andererseits könnte dies bei tiefsitzenden Rektumkarzinomen durch Downstaging zu einer Verringerung der Rate abdomino-perinealer Rektumexstirpationen führen [27]. Im direkten Vergleich von neoadjuvanter versus adjuvanter Radiochemotherapie zeigte die deutsche randomisierte Multizenterstudie ebenso wie eine spanische Studie keinen Unterschied bezüglich der postoperativen Komplikationsrate [28, 29]. Darüber hinaus konnte gezeigt werden, dass bei Patienten, die eine neoadjuvante Behandlung erhielten, disseminierte Tumorzellen deutlich seltener nachzuweisen sind als bei nicht vorbehandelten Patienten [30].

Ein Schwerpunkt der molekularbiologischen Grundlagenforschung auf dem Gebiet der adjuvanten Therapie des Kolonkarzinoms war wiederum die Suche nach prädiktiven Responsemarkern. So konnte in einer Mikrosatellitenanalyse unter Verwendung von Markern für die Chromosome 17 und 18 ein deutlich besseres Ansprechen auf eine adjuvante Behandlung mit 5-FU bei den Patienten nachgewiesen werden, bei denen beide Allele erhalten waren [31]. Darüber hinaus konnte gezeigt werden, dass nur die Patienten von einer adjuvanten Chemotherapie profitieren, deren Tumore keine oder geringe Mikrosatelliteninstabilitäten aufweisen [32]. Außerdem wurde im Rahmen einer Expressionsanalyse der prädiktive Wert des Thymidylatsynthase-(TS)-Spiegels in kolorektalem Karzinomgewebe von Patienten, die eine adjuvante 5-FU-basierte Chemotherapie erhielten, untersucht. Es zeigte sich, dass die Patienten mit hohem TS-Spiegel länger überlebten als die mit niedrigem TS-Spiegel [33].

4.3 Palliative Therapie

Bezüglich der palliativen Therapie von Patienten mit metastasiertem kolorektalem Karzinom gewinnen zunehmend sogenannte „targeted compounds" an Bedeutung. Das sind Therapeutika, die nicht wie übliche Zytostatika unspezifisch Zellen schädigen, sondern gezielt Wachstumsprozesse der Tumorzellen beeinflussen. Eine dieser Substanzen ist Bevacizumab, ein monoklonaler Antikörper gegen den vaskulären endothelialen Wachstumsfaktor (VEGF). Die hohe Wirksamkeit dieser Substanz in Kombination mit 5-FU/Leucovorin bezüglich der progressfreien Zeit und der Verlängerung der mittleren Überlebenszeit wurde in einer prospektiv randomisierten Studie mit 104 Patienten belegt [34].

Die ersten, noch nicht publizierten Ergebnisse einer EORTC-Studie zeigen, dass die Kombination von Irinotecan und 5-FU/Folinsäure deutlich bessere Ansprechraten und einen signifikanten Vorteil in Bezug auf das progressionsfreie Überleben bei Patienten mit metastasiertem kolorektalen Karzinom erzielt.

5 Pankreaskarzinom

5.1 Chirurgische Technik und Indikationsstellung

Obwohl die onkologische Resektion bei Patienten mit Pankreaskarzinom nach wie vor die einzige Therapie mit kurativem Therapieansatz darstellt, sind die Spätergebnisse nach wie vor unbefriedigend. Es könnte daher von Bedeutung sein, diejenigen Patienten nach einer R0-Resektion zu identifizieren, bei denen ein erhöhtes Risiko für die Entstehung eines Tumorrezidivs vorliegt. Ein prädiktiver Faktor für das rasche Auftreten von Lokalrezidiven bzw. für eine verringerte Überlebenszeit könnte die zytologische Untersuchung der Drainageflüssigkeit aus dem Resektionsgebiet sein. Dies belegte eine prospektive Studie mit 58 R0-resezierten Patienten, wobei sich zeigte, dass die 3-Jahres-Rezidivrate bei Patienten mit zytologisch negativer Drainageflüssigkeit mit 23 % deutlich geringer war als die mit positiver Zytologie mit 85 %. Die 3-Jahres-Überlebensrate der Patienten mit negativer Zytologie war mit 55 % ebenso deutlich höher gegenüber der Vergleichsgruppe mit 14 % [35].

Dass die Infiltration der Pfortader keine Kontraindikation zur onkologischen Pankreaskopfresektion darstellt und die Resektion der Pfortader durchaus akzeptable Ergebnisse liefert, wurde nochmals in einer japanischen Studie belegt. Es zeigte sich kein signifikanter Unterschied der Überlebensrate zwischen Patienten mit oder ohne Pfortaderresektion, wenngleich die Prognose der Patienten mit histologisch bestätigter Tumorinfiltration schlechter ausfiel [36]. Ebenso sollte ein hohes Erkrankungsalter a priori keine Kontraindikation zur Resektion sein, da das Alter keinen Einfluss auf die Mortalität, Morbidität und Überlebensrate hat. Das wurde in einer deutschen Studie mit 519 Patienten, von denen 18 % 70 Jahre und älter waren, gezeigt [37].

Wie bereits bei anderen Tumorentitäten dargestellt, hat auch die Behandlung von Patienten mit Pankreaskarzinom an „high-volume"-Zentren einen Einfluss auf die Prognose. Dies belegte eine englische Studie mit 782 Patienten, bei der berichtet wurde, dass an diesen Zentren die Patienten nicht nur umfassender behandelt wurden, sondern auch eine bessere Prognose ihrer Erkrankung hatten [38].

5.2 Neoadjuvante und adjuvante Therapie

Da die Prognose von Patienten mit Pankreaskarzinom entscheidend von einer R0-Resektion abhängt, wird in weiteren Studien das Downstaging primär nicht R0-resektabler Pankreaskarzinome mittels neoadjuvanter Therapie evaluiert. Eine prospektive Studie von 87 Patienten mit lokal fortgeschrittenem Pankreaskarzinom aus dem Memorial Sloan-Kettering Cancer Center konnte keinen Nutzen einer neoadjuvanten Radiochemotherapie nachweisen, da nur bei 3 % der Patienten eine suffiziente Tumorverkleinerung erreicht und schließlich nur bei einem Patienten eine R0-Resektion möglich wurde [39]. Eine Resektionsrate von 13 % konnte bei primär irresektablen Tumoren durch neoadjuvante Radiochemotherapie unter Verwendung von Gemcitabine erzielt werden. Diese Daten wurden in einer

nicht randomisierten Studie mit 67 Patienten beschrieben [40].

Nachdem in den vergangenen 4 Jahren sowohl die ESPAC-1- als auch die EORTC-Studie nur eine minimale Verbesserung der Überlebenszeit durch adjuvante Chemotherapie bzw. Radiochemotherapie nachweisen konnten [41, 42] wurde inzwischen eine weitere große Studie (ESPAC-3) begonnen, deren Abschluss und Auswertung jedoch noch ausstehen. Gegenstand dieser Studie ist die zusätzliche Gabe von Gemcitabine zu dem bei der ESPAC-1-Studie untersuchten 5-FU/Folinsäure-Protokoll.

6 Primäre und sekundäre Lebermalignome

6.1 Primäre Lebermalignome

Ein limitierender Faktor für ausgedehnte, onkologische Resektionen bei Patienten mit hepatozellulärem Karzinom (HCC) stellt die häufig assoziierte Leberzirrhose dar. Bei diesen Patienten kommt daher als einzig kuratives Verfahren die Lebertransplantation in Betracht, die aufgrund der bekannten Grenzen häufig nur in sehr selektionierten Patientengruppen realisierbar ist.

Lokal ablative Verfahren, wie Mikrosphärentherapie, Chemoembolisation, Alkoholsklerosierung oder Hochfrequenzthermoablation (HiTT) können in diesen Fällen zu einer deutlichen Verbesserung der Überlebenszeit führen oder als sogenanntes „Bridging" bis zur Transplantation eingesetzt werden [43, 44]. HiTT scheint dabei sogar zu besseren Ergebnissen bezüglich der Überlebensrate als die bereits länger praktizierte Ethanolsklerosierung zu führen [45]. Die Ergebnisse der HiTT könnten durch die Kombination mit anderen Verfahren, wie z.B. Chemoembolisation noch verbessert werden [46].

Da die 5-Jahres-Überlebensrate bei resezierten Patienten mit 31 % bis 69 % nicht eindeutig besser als die abladierter Patienten ist [47–51] und die Rezidivrate auch bei resezierten Patienten bis zu 55 % beträgt [49, 52], gibt es Überlegungen, HiTT auch als kurative Alternative zur Resektion einzusetzen [53].

6.2 Lebermetastasen

6.2.1 Ablative Technik

Bezüglich ablativer Verfahren zur palliativen Behandlung von Lebermetastasen bei Patienten, die entweder lokal irresektabel oder allgemein inoperabel sind, wurden in den letzten Jahren eine Vielzahl von Studien mit kleinen und mittleren Patientenzahlen publiziert. HiTT hat sich offensichtlich auch hierbei als eines der am häufigsten eingesetzten Verfahren erwiesen und findet als palliative Ergänzung zur Resektion, in Kombination mit palliativer Chemotherapie oder alleiniges palliatives Verfahren Anwendung. Als gut praktikables und sicheres Verfahren mit geringer Morbiditäts- und Mortalitätsrate wurden dabei verschiedene Aspekte sowohl hinsichtlich der technischen Weiterentwicklung als auch der mittel- und langfristigen Ergebnisse untersucht. Die ermittelten Rezidivraten von 57 bis 70 % sind jedoch erheblich und müssen als Folge des systemischen Tumorprogresses oder einer inkompletten Ablation interpretiert werden [54, 55].

Die Bedeutung der Kombination von palliativer Chemotherapie und HiTT wird gegenwärtig auch im Rahmen der CRAFT-Studie untersucht. Bisherige Daten lassen vermuten, dass durch die Kombination z.B. mit Doxorubicin das Volumen der destruierten Metastasen vergrößert werden könnte [56].

Obwohl HiTT zum gegenwärtigen Zeitpunkt nur als palliatives Verfahren indiziert erscheint, sind die Daten des direkten Vergleichs von HiTT mit Resektion durchaus beachtenswert, wie eine nicht randomisierte Studie mit 45 Patienten zeigte, deren solitäre Lebermetastasen entweder reseziert oder abladiert wurden. Dabei zeigte sich kein signifikanter Unterschied hinsichtlich der mittleren Überlebenszeit (41 versus 37 Monate) oder der 3-Jahres-Überlebensrate (55,4 % versus 52,6 %) [57].

6.2.2 Neoadjuvante und adjuvante Therapie

Der Stellenwert einer neoadjuvanten bzw. adjuvanten Chemotherapie im Rahmen der kurativen Resektion von Lebermetastasen kolorektaler Karzinome ist noch immer nicht abschließend geklärt. Insbesondere ist bei bestimmten onkologischen Konstellationen wie z.B. bei Rektumkarzinomen mit Lymphknotenmetastasen und synchronen Lebermetastasen die Datenlage nicht eindeutig. Hier wären evidenzbasierte Daten notwendig.

Eine retrospektive Analyse aus dem Memorial-Sloan-Kettering-Cancer-Center mit insgesamt 106 Patienten konnte keinen Vorteil der neoadjuvanten Behandlung bezüglich der 5-Jahres-Überlebensrate ermitteln [58]. Eine japanische Studie hingegen beschrieb eine Verbesserung der Überlebensrate durch eine neoadjuvante Chemotherapie [59]. Außerdem zeigte eine prospektive Beobachtungsstudie unter Verwendung von 5-FU, Folinsäure und Oxaliplatin eine hohe Remissionsrate und eine rezidivfreie 2-Jahres-Überlebensrate von 52 % [60].

7 Gastrointestinale Stromatumoren (GIST)

Gastrointestinale Stromatumoren bilden den Hauptteil der mesenchymalen Tumoren des Gastrointestinaltraktes. Charakteristisch für GIST ist die Expression von CD117 (c-kit) auf der Zelloberfläche. War in den vergangenen Jahren die chirurgische Resektion die einzig mögliche kurative Therapie, so konnte durch die gezielte Entwicklung des Thyrosinkinase-Inhibitors Imatinib (Glivec®) ein Präparat in die Behandlung von GIST eingeführt werden, dessen hohe Wirksamkeit sowohl einen suffizienten neoadjuvanten, adjuvanten und palliativen Therapieansatz ermöglicht, wie die Ergebnisse einer Reihe dazu publizierter Studien zeigen. GIST stellen somit ein richtungsweisendes Modell für die molekular basierte Diagnostik und Therapie solider Tumoren dar. Die Dignitäts- und Risikobeurteilung von GIST basiert im Wesentlichen auf der Tumorgröße, der Mitosezahl und des histologischen Subtyps [61–63]. Kandidaten für eine Behandlung mit Imatinib stellen insbesondere Patienten mit fortgeschrittenen, irresektablen, metastasierten oder potentiell malignen GIST dar.

Zwei Studien mit je 147 Patienten mit fortgeschrittenen GIST konnten Responseraten von 38 bis 54 % nachweisen [64, 65]. Eine weitere kleine Studie mit 27 Patienten mit GIST zeigte sogar bei 67 % eine partielle und bei 4 % der Patienten eine komplette Remission [66]. Bisher nicht publizierte Zwischenergebnisse der EORTC- und US-Studie beschreiben gegenwärtig Responseraten bis 75 %. Darüber hinaus werden z.Z. mehrere große Studien, wie die ACSOG- und RTOG-Studie durchgeführt, die neben den Responseraten auch die Entwicklung der Überlebensraten bei mit Imatinib behandelten Patienten mit GIST untersuchen.

Intensiv wird derzeit der Zusammenhang zwischen der Lokalisation der c-kit-Mutation und der Response bei einer Behandlung mit Imatinib untersucht. Dies könnte eine noch gezieltere Therapie in Abhängigkeit vom molekularen Befund ermöglichen.

Obwohl bei der derzeitigen Datenlage noch keine generellen Empfehlungen zur Dosierung und Indikationsstellung für eine Imatinib-Therapie gegeben werden können, so scheinen die bisherigen Ergebnisse eine Imatinib-Therapie bei Patienten mit metastasierten und fortgeschrittenen GIST zu rechtfertigen.

Literatur

[1]   Wallace MB, Nietert PJ, Earle C et al.: An analysis of multiple staging management strategies for carcinoma of the esophagus: computed tomography, endoscopic ultrasound, positron emission tomography, and thoracoscopy/laparoscopy. Ann Thorac Surg 74 (2002) 1026–1032. [EBM IIa]

[2]   Mariette C, Finzi L, Fabre S et al.: Factors predictive of complete resection of operable esophageal cancer: a prospective study. Ann Thorac Surg 75 (2003) 1720–1726. [EBM III]

[3]   Doki Y, Ishikawa O, Kabuto T et al.: Possible indication for surgical treatment of squamous cell carcinomas of the esophagus that involve the stomach. Surgery 133 (2003) 479–485. [EBM III]

[4]   Dimick JB, Pronovost PJ, Cowan JA et al.: Surgical volume and quality of care for esophageal resection: do high-volume hospitals have fewer complications? Ann Thorac Surg 75 (2003) 337–341. [EBM III]

[5]   Hulscher JB, van Sandick JW, de Boer AG et al.: Extended transthoracic resection compared with limited transhiatal resection for adenocarcinoma of the esophagus. N Engl J Med 347 (2002) 1662–1669. [EBM Ib]

[6]   van Sandick JW, Gisbertz SS, ten Berge IJ et al.: Immune responses and prediction of major infection in patients undergoing transhiatal or transthoracic esophagectomy for cancer. Ann Surg 237 (2003) 35–43. [EBM Ib]

[7]   Meluch AA, Greco FA, Gray JR et al.: Preoperative therapy with concurrent paclitaxel/carboplatin/infusional 5-FU and radiation therapy in locoregional esophageal cancer: final results of a Minnie Pearl Cancer Research Network phase II trial. Cancer J 9 (2003) 251–260. [EBM Ib]

[8]   Donington JS, Miller DL, Allen MS et al.: Tumor response to induction chemoradiation: influence on survival after esophagectomy. Eur J Cardiothorac Surg 24 (2003) 631–636; discussion 636–637. [EBM III]

[9]   Urschel JD, Vasan H: A meta-analysis of randomized controlled trials that compared neoadjuvant chemoradiation and surgery to surgery alone for resectable esophageal cancer. Am J Surg 185 (2003) 538–543. [EBM Ia]

[10] Law S, Kwong DL, Kwok KF et al.: Improvement in treatment results and long-term survival of patients with esophageal cancer: impact of chemoradiation and change in treatment strategy. Ann Surg 238 (2003) 339–347; discussion 347–338. [EBM III]

[11] Guillem P, Fabre S, Mariette C et al.: Surgery after induction chemoradiotherapy for oesophageal cancer. Eur J Surg Oncol 29 (2003) 158–165. [EBM III]

[12] Urschel JD, Vasan H, Blewett CJ: A meta-analysis of randomized controlled trials that compared neoadjuvant chemotherapy and surgery to surgery alone for resectable esopha-

geal cancer. Am J Surg 183 (2002) 274–279.
[EBM III]

[13] Brooks JA, Kesler KA, Johnson CS et al.: Prospective analysis of quality of life after surgical resection for esophageal cancer: preliminary results. J Surg Oncol 81 (2002) 185–194. [EBM IIa]

[14] Xiao ZF, Yang ZY, Liang J et al.: Value of radiotherapy after radical surgery for esophageal carcinoma: a report of 495 patients. Ann Thorac Surg 75 (2003) 331–336. [EBM Ib]

[15] Kaneko K, Ito H, Konishi K et al.: Definitive chemoradiotherapy for patients with malignant stricture due to T3 or T4 squamous cell carcinoma of the oesophagus. Br J Cancer 88 (2003) 18–24. [EBM IIb]

[16] Nashimoto A, Nakajima T, Furukawa H et al.: Randomized trial of adjuvant chemotherapy with mitomycin, Fluorouracil, and Cytosine arabinoside followed by oral Fluorouracil in serosa-negative gastric cancer: Japan Clinical Oncology Group 9206-1. J Clin Oncol 21 (2003) 2282–2287. [EBM Ib]

[17] Janunger KG, Hafstrom L, Glimelius B: Chemotherapy in gastric cancer: a review and updated meta-analysis. Eur J Surg 168 (2002) 597–608. [EBM Ia]

[18] Hu JK, Chen ZX, Zhou ZG et al.: Intravenous chemotherapy for resected gastric cancer: meta-analysis of randomized controlled trials. World J Gastroenterol 8 (2002) 1023–1028. [EBM Ia]

[19] Earle CC, Maroun J, Zuraw L: Neoadjuvant or adjuvant therapy for resectable gastric cancer? A practice guideline. Can J Surg 45 (2002) 438–446. [EBM Ia]

[20] Chang HM, Jung KH, Kim TY et al.: A phase III randomized trial of 5-fluorouracil, doxorubicin, and mitomycin C versus 5-fluorouracil and mitomycin C versus 5-fluorouracil alone in curatively resected gastric cancer. Ann Oncol 13 (2002) 1779–1785. [EBM Ib]

[21] Sakamoto J, Teramukai S, Nakazato H et al.: Efficacy of adjuvant immunochemotherapy with OK-432 for patients with curatively resected gastric cancer: a meta-analysis of centrally randomized controlled clinical trials. J Immunother 25 (2002) 405–412. [EBM Ia]

[22] Anthuber M, Fuerst A, Elser F et al.: Outcome of laparoscopic surgery for rectal cancer in 101 patients. Dis Colon Rectum 46 (2003) 1047–1053. [EBM IIa]

[23] Feliciotti F, Guerrieri M, Paganini AM et al.: Long-term results of laparoscopic versus open resections for rectal cancer for 124 unselected patients. Surg Endosc (2003) [EBM Ib]

[24] Lezoche E, Feliciotti F, Paganini AM et al.: Results of laparoscopic versus open resections for

non-early rectal cancer in patients with a minimum follow-up of four years. Hepatogastroenterology 49 (2002) 1185–1190. [EBM IIa]

[25] Mathur P, Smith JJ, Ramsey C et al.: Comparison of CT and MRI in the pre-operative staging of rectal adenocarcinoma and prediction of circumferential resection margin involvement by MRI. Colorectal Dis 5 (2003) 396–401. [EBM IIa]

[26] Nathanson DR, Espat NJ, Nash GM et al.: Evaluation of preoperative and postoperative radiotherapy on long-term functional results of straight coloanal anastomosis. Dis Colon Rectum 46 (2003) 888–894. [EBM IIb]

[27] Crane CH, Skibber JM, Birnbaum EH et al.: The addition of continuous infusion 5-FU to preoperative radiation therapy increases tumor response, leading to increased sphincter preservation in locally advanced rectal cancer. Int J Radiat Oncol Biol Phys 57 (2003) 84–89. [EBM III]

[28] Sauer R, Fietkau R, Wittekind C et al.: Adjuvant vs. neoadjuvant radiochemotherapy for locally advanced rectal cancer: the German trial CAO/ARO/AIO-94. Colorectal Dis 5 (2003) 406–415. [EBM Ib]

[29] Valero G, Lujan JA, Hernandez Q et al.: Neoadjuvant radiation and chemotherapy in rectal cancer does not increase postoperative complications. Int J Colorectal Dis 18 (2003) 495–499. [EBM III]

[30] Kienle P, Koch M, Autschbach F et al.: Decreased detection rate of disseminated tumor cells of rectal cancer patients after preoperative chemoradiation: a first step towards a molecular surrogate marker for neoadjuvant treatment in colorectal cancer. Ann Surg 238 (2003) 324–330; discussion 330–321. [EBM IIb]

[31] Barratt PL, Seymour MT, Stenning SP et al.: DNA markers predicting benefit from adjuvant fluorouracil in patients with colon cancer: a molecular study. Lancet 360 (2002) 1381–1391. [EBM IIb]

[32] Ribic CM, Sargent DJ, Moore MJ et al.: Tumor microsatellite-instability status as a predictor of benefit from fluorouracil-based adjuvant chemotherapy for colon cancer. N Engl J Med 349 (2003) 247–257. [EBM IIb]

[33] Kornmann M, Schwabe W, Sander S et al.: Thymidylate synthase and dihydropyrimidine dehydrogenase mRNA expression levels: predictors for survival in colorectal cancer patients receiving adjuvant 5-fluorouracil. Clin Cancer Res 9 (2003) 4116–4124. [EBM IIb]

[34] Kabbinavar F, Hurwitz HI, Fehrenbacher L et al.: Phase II, randomized trial comparing bevacizumab plus fluorouracil (FU)/leucovorin

(LV) with FU/LV alone in patients with metastatic colorectal cancer. J Clin Oncol 21 (2003) 60–65. [EBM Ib]

[35] Ishikawa O, Wada H, Ohigashi H et al.: Postoperative cytology for drained fluid from the pancreatic bed after „curative" resection of pancreatic cancers: does it predict both the patient's prognosis and the site of cancer recurrence? Ann Surg 238 (2003) 103–110. [EBM IIb]

[36] Nakagohri T, Kinoshita T, Konishi M et al.: Survival benefits of portal vein resection for pancreatic cancer. Am J Surg 186 (2003) 149–153. [EBM III]

[37] Richter A, Niedergethmann M, Lorenz D et al.: Resection for cancers of the pancreatic head in patients aged 70 years or over. Eur J Surg 168 (2002) 339–344. [EBM III]

[38] Bachmann MO, Alderson D, Peters TJ et al.: Influence of specialization on the management and outcome of patients with pancreatic cancer. Br J Surg 90 (2003) 171–177. [EBM III]

[39] Kim HJ, Czischke K, Brennan MF et al.: Does neoadjuvant chemoradiation downstage locally advanced pancreatic cancer? J Gastrointest Surg 6 (2002) 763–769. [EBM IIa]

[40] Ammori JB, Colletti LM, Zalupski MM et al.: Surgical resection following radiation therapy with concurrent gemcitabine in patients with previously unresectable adenocarcinoma of the pancreas. J Gastrointest Surg 7 (2003) 766–772. [EBM IIa]

[41] Neoptolemos JP, Dunn JA, Stocken DD et al.: Adjuvant chemoradiotherapy and chemotherapy in resectable pancreatic cancer: a randomised controlled trial. Lancet 358 (2001) 1576–1585. [EBM Ib]

[42] Klinkenbijl JH, Jeekel J, Sahmoud T et al.: Adjuvant radiotherapy and 5-fluorouracil after curative resection of cancer of the pancreas and periampullary region: phase III trial of the EORTC gastrointestinal tract cancer cooperative group. Ann Surg 230 (1999) 776–782; discussion 782–774. [EBM Ib]

[43] Fontana RJ, Hamidullah H, Nghiem H et al.: Percutaneous radiofrequency thermal ablation of hepatocellular carcinoma: a safe and effective bridge to liver transplantation. Liver Transpl 8 (2002) 1165–1174. [EBM III]

[44] Graziadei IW, Sandmueller H, Waldenberger P et al.: Chemoembolization followed by liver transplantation for hepatocellular carcinoma impedes tumor progression while on the waiting list and leads to excellent outcome. Liver Transpl 9 (2003) 557–563. [EBM IIa]

[45] Lencioni RA, Allgaier HP, Cioni D et al.: Small hepatocellular carcinoma in cirrhosis: randomized comparison of radio-frequency thermal ablation versus percutaneous ethanol injection. Radiology 228 (2003) 235–240. [EBM Ib]

[46] Kitamoto M, Imagawa M, Yamada H et al.: Radiofrequency ablation in the treatment of small hepatocellular carcinomas: comparison of the radiofrequency effect with and without chemoembolization. AJR Am J Roentgenol 181 (2003) 997–1003. [EBM IIa]

[47] Esnaola NF, Mirza N, Lauwers GY et al.: Comparison of clinicopathologic characteristics and outcomes after resection in patients with hepatocellular carcinoma treated in the United States, France, and Japan. Ann Surg 238 (2003) 711–719. [EBM III]

[48] Minagawa M, Makuuchi M, Takayama T et al.: Selection criteria for repeat hepatectomy in patients with recurrent hepatocellular carcinoma. Ann Surg 238 (2003) 703–710. [EBM III]

[49] Ercolani G, Grazi GL, Ravaioli M et al.: Liver resection for hepatocellular carcinoma on cirrhosis: univariate and multivariate analysis of risk factors for intrahepatic recurrence. Ann Surg 237 (2003) 536–543. [EBM III]

[50] Dong B, Liang P, Yu X et al.: Percutaneous sonographically guided microwave coagulation therapy for hepatocellular carcinoma: results in 234 patients. AJR Am J Roentgenol 180 (2003) 1547–1555. [EBM III]

[51] Cha CH, Ruo L, Fong Y et al.: Resection of hepatocellular carcinoma in patients otherwise eligible for transplantation. Ann Surg 238 (2003) 315–321; discussion 321–313. [EBM III]

[52] Cha C, Fong Y, Jarnagin WR et al.: Predictors and patterns of recurrence after resection of hepatocellular carcinoma. J Am Coll Surg 197 (2003) 753–758. [EBM III]

[53] Lau WY, Leung TW, Yu SC et al.: Percutaneous local ablative therapy for hepatocellular carcinoma: a review and look into the future. Ann Surg 237 (2003) 171–179. [EBM III]

[54] Pawlik TM, Izzo F, Cohen DS et al.: Combined resection and radiofrequency ablation for advanced hepatic malignancies: results in 172 patients. Ann Surg Oncol 10 (2003) 1059–1069. [EBM III]

[55] Livraghi T, Solbiati L, Meloni F et al.: Percutaneous radiofrequency ablation of liver metastases in potential candidates for resection: the „test-of-time approach". Cancer 97 (2003) 3027–3035. [EBM III]

[56] Goldberg SN, Kamel IR, Kruskal JB et al.: Radiofrequency ablation of hepatic tumors: increased tumor destruction with adjuvant liposomal doxorubicin therapy. AJR Am J Roentgenol 179 (2002) 93–101. [EBM Ib]

[57]   Oshowo A, Gillams A, Harrison E et al.: Comparison of resection and radiofrequency ablation for treatment of solitary colorectal liver metastases. Br J Surg 90 (2003) 1240–1243. [EBM IIa]

[58]   Allen PJ, Kemeny N, Jarnagin W et al.: Importance of response to neoadjuvant chemotherapy in patients undergoing resection of synchronous colorectal liver metastases. J Gastrointest Surg 7 (2003) 109–115; discussion 116–107. [EBM III]

[59]   Tanaka K, Adam R, Shimada H et al.: Role of neoadjuvant chemotherapy in the treatment of multiple colorectal metastases to the liver. Br J Surg 90 (2003) 963–969. [EBM III]

[60]   Wein A, Riedel C, Bruckl W et al.: Neoadjuvant treatment with weekly high-dose 5-Fluorouracil as 24-hour infusion, folinic acid and oxaliplatin in patients with primary resectable liver metastases of colorectal cancer. Oncology 64 (2003) 131–138. [EBM IIa]

[61]   Miettinen M, Majidi M, Lasota J: Pathology and diagnostic criteria of gastrointestinal stromal tumors (GISTs): a review. Eur J Cancer 38 Suppl 5 (2002) S39–51. [EBM III]

[62]   Franquemont DW: Differentiation and risk assessment of gastrointestinal stromal tumors. Am J Clin Pathol 103 (1995) 41–47. [EBM III]

[63]   Singer S, Rubin BP, Lux ML et al.: Prognostic value of KIT mutation type, mitotic activity, and histologic subtype in gastrointestinal stromal tumors. J Clin Oncol 20 (2002) 3898–3905. [EBM IIb]

[64]   Croom KF, Perry CM: Imatinib mesylate: in the treatment of gastrointestinal stromal tumors. Drugs 63 (2003) 513–522; discussion 523–514. [EBM Ib]

[65]   Dagher R, Cohen M, Williams G et al.: Approval summary: imatinib mesylate in the treatment of metastatic and/or unresectable malignant gastrointestinal stromal tumors. Clin Cancer Res 8 (2002) 3034–3038. [EBM Ib]

[66]   Verweij J, van Oosterom A, Blay JY et al.: Imatinib mesylate (STI-571 Glivec, Gleevec) is an active agent for gastrointestinal stromal tumors, but does not yield responses in other soft-tissue sarcomas that are unselected for a molecular target. Results from an EORTC Soft Tissue and Bone Sarcoma Group phase II study. Eur J Cancer 39 (2003) 2006–2011. [EBM IIa]

XII Was gibt es Neues in der Unfallchirurgie?

P. F. STAHEL, S. KRASNICI und W. ERTEL*

1 Neue Implantate

1.1 Marknagelosteosynthese proximaler Femurfrakturen

Die Marknagelosteosynthese hat sich als Standard zur Versorgung von pertrochantären Femurfrakturen mit instabiler medialer Abstützung (AO 31-A2 und 31-A3) und von subtrochantären Femurfrakturen durchgesetzt [1]. Eine Pionierrolle spielte dabei Ende der 80er Jahre die Einführung des „klassischen" Gammanagels [2] (Abb. 1A). Die Arbeitsgemeinschaft für Osteosynthesefragen (AO) hat das Konzept des Gammanagels Mitte der 1990er Jahre mit der Entwicklung des proximalen Femurnagels (PFN) weitergeführt [3, 4] (Abb. 1B). Beim PFN wird die Rotationsstabilität durch eine zusätzliche Antirotationsschraube kranial der Schenkelhalsschraube erhöht. Die lang gezogene, auslaufende Nagelspitze des PFN unterstützt ein unaufgebohrtes Einbringen des Nagels, minimiert dadurch die Operationszeit und reduziert die systemische und pulmonale Belastung der Patienten durch die fehlende Notwendigkeit des Aufbohrens der Markhöhle.

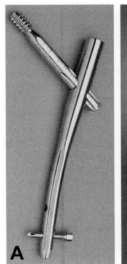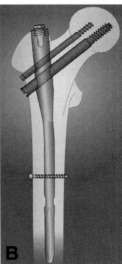

Abb. 1: Konventioneller Gammanagel (A) und PFN (B)

1.2 Die Entwicklung des Antirotations-PFN (PFNA)

Ende der 1980er Jahre wurde durch die AO die Spiralklinge entwickelt [5]. Eine Besonderheit der Spiralklinge ist die erhöhte Ausreißfestigkeit und die hohe Rotationsstabilität bei vergrößerter Auflagefläche im Vergleich zu einem Verriegelungsbolzen mit identischem Kerndurchmesser. Diese Eigenschaften weisen vor allem im osteoporotischen Knochen einen wichtigen Vorteil zur Erhöhung der Ausreißfestigkeit auf (Abb. 2) [6]. Die Technologie der

* Die Autoren danken Herrn Martin Altmann, Firma Mathys, Bettlach, Schweiz, für die zur Verfügung gestellten Abbildungen zu den Implantaten.

Spiralklinge wurde aufgrund ihrer positiven Eigenschaften als Kernelement in den neuen PFNA integriert (Abb. 3). Die zweigängige Spiralklinge (Abb. 4) kann sich während des Einschlagens in den spongiösen Knochen frei drehen und wird nach Erreichen der gewünschten Position im Femurkopf über ein Gewinde innerhalb der Klinge rotationstabil verriegelt. Die Dynamisierung der Spiralklinge im Marknagel bleibt unter Belastung gewährleistet.

Biomechanische Untersuchungen am Kunststoffmodell konnten den Nachweis einer äquivalenten Rotationssicherung und Ausreißfestigkeit des PFNA im Vergleich zu herkömmlichen Implantaten mit oder ohne Antirotationskomponente erbringen (Abb. 5). Bei äquivalenter biomechanischer Stabilität des Implantates wird ca. 2/3 weniger Querschnittsfläche innerhalb des Knochens im Vergleich zur dynamischen Hüftschraube (DHS) benötigt (Abb. 6). Dadurch bleibt die Knochensubstanz im Schenkelhals und Femurkopf weitgehend erhalten. Zusätzlich führt das Einschlagen der Klinge des PFNA zu einer Kompression, bzw. Kompaktierung des spongiösen Knochens in der Zirkumferenz der Klinge (Abb. 6A, Pfeil). Dieses Phänomen bewirkt wiederum eine erhöhte Ausreißfestigkeit der Klinge, weshalb keine zusätzlichen Antirotationskomponenten erforderlich sind.

Zusammenfassend sind die Eigenschaften des neuen PFNA charakterisiert durch:

1. Hohe Rotationsstabilität im Schenkelhals mit einem einzigen Element, ohne zusätzliche Antirotationsschraube

2. Weitgehender Erhalt der spongiösen Knochensubstanz im Schenkelhals und Femurkopf

3. Hohe „cut-out"-Resistenz

4. Einfache Anwendbarkeit mit kurzer Operationszeit

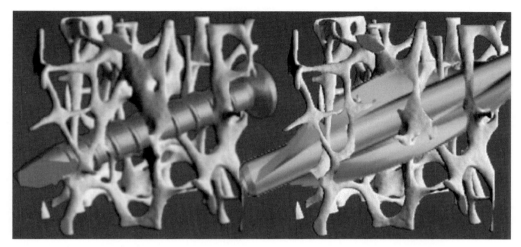

Abb. 2: Erhöhte Ausreißfestigkeit und Rotationsstabilität der Spiralklinge (rechts) im Vergleich zum konventionellen Verriegelungsbolzen (links) am Beispiel des osteoporotischen Knochens

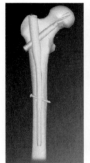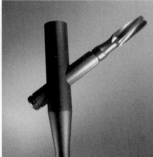

Abb. 3: Antirotations-PFN (PFNA): die Spiralklinge ersetzt die konventionelle Schenkelhalsschraube und die Antirotationsschraube

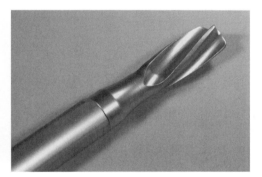

Abb. 4: Spiralklinge des PFNA

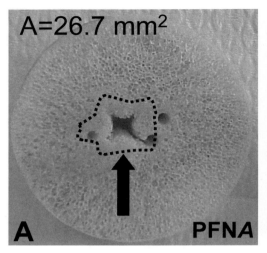
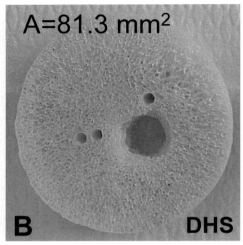

Abb. 6: Weitgehender Erhalt der spongiösen Knochenstruktur in Schenkelhals und Femurkopf mit Kompaktierung des spongiösen Knochens um die PFNA-Klinge (A, Pfeil) im Vergleich zur dynamischen Hüftschraube (B)

1.3 PFNA Handling-Tests: erste klinische Erfahrungen

Von November 2003 bis Januar 2004 wurden erste Handling-Tests mit dem neuen PFNA in elf Zentrumskliniken in Deutschland, Holland, und der Schweiz durchgeführt (Abb. 7). Diese ersten klinischen Tests konnten die einfache Handhabung des neuen Implantates bestätigen, die mit einer kurzen Operationszeit von durchschnittlich 30 Minuten (Schnitt-Naht-Zeit) assoziiert war (STAHEL et al., nicht publizierte Beobachtungen). Eine umfassende prospektive Multizenterstudie ist im Frühjahr 2004 angelaufen und soll mittels Analyse von Langzeitresultaten die viel versprechenden präliminären Ergebnisse und potentiellen Vorteile des neuen PFNA evaluieren.

2 Der geriatrische Patient – Implantate für osteoporotische Frakturen

2.1 Einleitung

Osteoporose ist eine Volkskrankheit. Sie ist gekennzeichnet durch verminderte Knochenmasse und ein erhöhtes Frakturrisiko. Osteoporotische Frakturen sind neben der fortgeschrittenen Osteoarthrose die Hauptursache für unfallchirurgische Operationen bei Patienten über 65 Jahren [7]. Gemäß der errechneten altersstandardisierten Inzidenz für osteoporotische Frakturen ereignet sich ca. alle 30 Sekunden eine osteoporotische Fraktur [8]. Die direkten anfallenden Kosten für hospitalisierte Patienten mit osteoporotischen Frakturen werden in Europa auf drei Milliarden Euro pro Jahr geschätzt [8].

Die Besonderheiten des osteoporotischen Knochens stellen spezielle Anforderungen an eine stabile Osteosynthese als Grundprinzip der

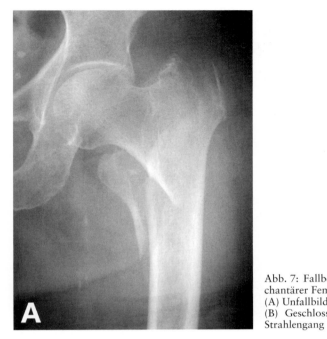

Abb. 7: Fallbeispiel: 95-jährige Patientin mit pertro-
chantärer Femurfraktur links (AO 31-A2)
(A) Unfallbild
(B) Geschlossene Reposition im a.p.- und axialen
Strahlengang

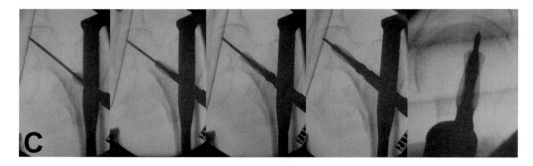

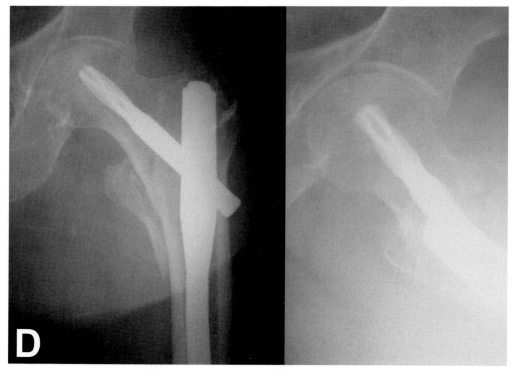

Abb. 7: Fallbeispiel: 95-jährige Patientin mit pertrochantärer Femurfraktur links (AO 31-A2)
(C) Einschlagen der Spiralklinge unter Bildwandler-Kontrolle
(D) Postoperative Röntgenkontrolle

frühfunktionellen Nachbehandlung. Dies ist insbesondere für Patienten im fortgeschrittenen Alter von essentieller Bedeutung zur Vermeidung von potentiell lebensbedrohlichen Komplikationen, wie der tiefen Beinvenenthrombose, Lungenembolie oder Pneumonie.

Hierbei werden die herkömmlichen Techniken und Implantate zur Frakturversorgung der Situation im osteoporotischen Knochen oft nicht gerecht und erlauben keine sichere belastungsstabile Osteosynthese [7]. Die verminderte Knochendichte führt zu einer verminderten

Ausreißfestigkeit der konventionellen Implantate. Der Wahl des adäquaten Osteosynthese-verfahrens kommt deshalb eine Schlüsselstellung in der Behandlung osteoporotischer Frakturen zu. Die Anforderungen an ein geeignetes Implantat sind:

- Feste Verankerung im substanzgeminderten Knochen

- Minimierung der Plattenauflagefläche zur Vermeidung periostaler Kompression

- Geringe Traumatisierung der Weichteile durch den operativen Zugang

2.2 Winkelstabile Implantate

2.2.1 LCP („locking compression plate")

Das Konzept der Winkelstabilität mit den Vorteilen der erhöhten Ausreißfestigkeit der Schrauben und einer verminderten Belastung der periostalen Durchblutung wurde seit den 90er Jahren zunehmend in die Entwicklung neuer Implantate integriert. Dies führte über die ersten internen Platten-Fixateure („locked internal fixator" und „point contact fixator") zur LISS („less invasive stabilization system") und zur Entwicklung der LCP („locking compression plate"). Die LCP hat seit der Einführung in prospektive klinische Studien im Jahr 2001 bereits weltweite Verbreitung gefunden [9]. Bei diesen winkelstabilen Implantaten ist das direkte Anpressen der Platte auf den Knochen zur rigiden Stabilität der Fraktur obsolet. Durch den fehlenden Anpressdruck bleibt die periostale Blutversorgung weiterhin gewährleistet. Ein zusätzlicher wichtiger Vorteil der Osteosynthese mit winkelstabilen Implantaten stellt die hohe Ausreißfestigkeit im osteoporotischen Knochen dar [9]. Die LCP weist als Innovation ein kombiniertes Loch aus dem klas-

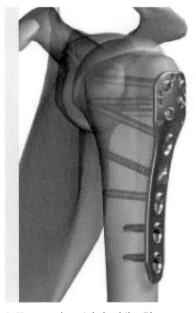

Abb. 9: Konzept der winkelstabilen Plattenosteosynthese für osteoporotische Frakturen des proximalen Humerus („*locking proximal humerus plate*", LPHP)

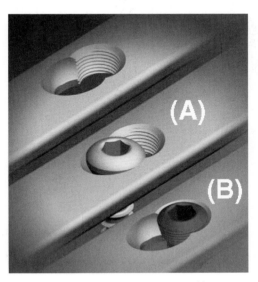

Abb. 8: Kombinationsloch der LCP: Wahlweise Besetzung mit konventioneller (A) oder winkelstabiler Schraube (B).

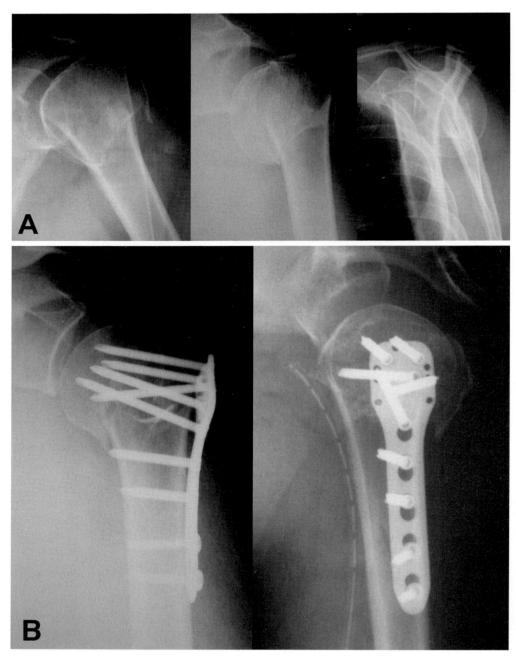

Abb. 10: Fallbeispiel: 80-jährige Patientin mit dislozierter 4-Fragmentfraktur des Humeruskopfes bei fortge-schrittener Osteoporose; (A) Unfallbilder; (B) Postoperative Versorgungsbilder nach offener Reposition über deltoideo-pektoralen Zugang und winkelstabiler Osteosynthese mit LPHP.

sischen ovalen Loch zur dynamischen Kompression und dem internen Fixateur-Loch mit winkelstabilem Schraubengewinde auf. Das Kombinationsloch erlaubt die freie Wahl des geeigneten Schraubentyps (konventionell vs. winkelstabil) in Abhängigkeit der individuellen Anforderungen der verschiedenen Frakturen und der unterschiedlichen Knochenqualität (Abb. 8). Zwei prospektive klinische Multizenterstudien der AO sind in den letzten zwei Jahren angelaufen und haben die Wertigkeit der LCP zur Versorgung von osteoporotischen Frakturen des distalen Radius und des proximalen Humerus belegt (Abb. 9 und 10).

2.2.2 Die „interlocked blade plate"

Das Prinzip der „interlocked blade plate" [10] beruht darauf, eine individuell zu einer Winkelplatte geschränkte dynamische Kompressionsplatte (DCP) durch eine Kortikalis-Schraube zwischen kortikaler Auflageseite und metaphysär eingebrachter „Neo-Klinge" zu verriegeln. Diese Konstruktion besitzt eine „Knebelwirkung" mit erhöhter Ausreißfestigkeit und ist deshalb zur Versorgung von osteoporotischen Frakturen besonders geeignet. Anwendung findet die Platte vorwiegend bei proximalen Tibiafrakturen und bei Humeruskopffrakturen [10]. In einem ersten klinischen Erfahrungsbericht wurden keine Komplikationen verzeichnet. Alle beschriebenen Fälle der mit dieser modifizierten Technik versorgten osteoporotischen Frakturen bei bis zu 90-jährigen Patienten heilten folgenlos aus [10].

2.3 Intramedulläre Kraftträger

Ein intramedullärer Kraftträger ist traditionell das Implantat der Wahl bei osteoporotischen Frakturen langer Röhrenknochen. Üblicherweise wird durch die Verriegelung des Marknagels eine ausreichende Rotations- und Achs-

stabilität erzielt. Schwierigkeiten können entstehen, wenn die Schrauben nicht die stabile Verankerung im osteoporotischen Knochen erreichen, die für die frühfunktionelle Nachbehandlung, bzw. die Mobilisation mit Vollbelastung erforderlich ist. Diesbezüglich hat sich die Verriegelungstechnik mittels Spiralklinge (Abb. 2) für osteoporotische Schaftfrakturen langer Röhrenknochen bewährt [5, 6]. Bei den kürzlich neu eingeführten expandierbaren Marknagel-Systemen wird auf Verriegelungsbolzen verzichtet. Hierbei wird die Rotationsstabilität durch die diaphysäre Verspannung des intraoperativ expandierbaren Marknagel-Systems erreicht [11]. Diese neuen Implantate sind bezüglich ihrer Wertigkeit zur Versorgung osteoporotischer Frakturen derzeit in klinischer Testung [11].

2.4 Verbundosteosynthese

Eine erhöhte Ausreißfestigkeit von Schrauben in osteoporotischem Knochen kann durch Anwendung von flüssigem Polymethylmethacrylat (PMMA) oder von neuartigen bioresorbierbaren Polymeren in den Bohrkanal erreicht werden [12, 13]. Durch eine Vorkühlung des Verbundstoffs kann die zur Verfügung stehende Zeit bis zur Aushärtung verlängert werden. Bei Frakturen, die aufgrund der ausgeprägten Substanzminderung keine ausreichende Heilungstendenz an der Frakturstelle erwarten lassen, kann eine sofortige Vollbelastung durch eine zusätzliche Zement-Armierung erreicht werden. Das Prinzip der Verbundosteosynthese mittels injizierbarem Zement wurde bereits im Design neuer Implantate verwirklicht [12]. Erste Erfahrungen berichten über eine modifizierte Schenkelhalsschraube, die über integrierte Injektionskanäle die Möglichkeit der intraoperativen Femurkopfaugmentation mit Zement bietet [12].

3 Navigation: klinische Anwendung in der Beckenchirurgie

3.1 Einleitung

Die Navigation, bzw. Computer-assistierte Chirurgie („computer-assisted surgery", CAS) hat in den letzten Jahren im Bereich der Wirbelsäulenchirurgie, der Endoprothetik und für die distale Verriegelung von Marknagelosteosynthesen bereits weitgehende klinische Anwendung gefunden. Nach Firmenangaben der marktführenden Hersteller stehen in Deutschland bisher 270 Navigationseinheiten in unfallchirurgischen und orthopädischen Kliniken zur Verfügung. Diese bemerkenswerte Zahl legt nahe, dass die vor kurzem noch pionierhafte Navigation bald zur Basisausrüstung im OP und zur Standardprozedur in der Unfallchirurgie gehören wird.

Im Bereich der Beckenchirurgie war der Einsatz der CAS jedoch bisher auf periazetabuläre Osteotomien und die Verschraubung der Iliosakralfugensprengung limitiert. Neue Publikationen berichten erstmals über die operative Versorgung von Azetabulum- und Beckenringfrakturen durch CT- und Bildwandler-gestützte Navigation. Die CT-basierte Navigation zur Versorgung von Beckenring- und Azetabulumfrakturen ist insofern problematisch, als nach der Frakturreposition für die Platzierung der Schrauben ein erneuter CT-Datensatz erforderlich ist. Dies ist mit einem entsprechend hohen logistischen Aufwand verbunden, da entweder ein CT im Operationssaal vorhanden sein muss, oder aber der Eingriff im CT-Raum durchgeführt werden müsste. Eine Software, die unter Laborbedingungen erstmals die navigierte, virtuell kontrollierte Reposition von Fragmenten auf der Basis von präoperativ erstellten CT-Datensätzen ermöglicht, konnte selbst in der Kontrollgruppe unter visueller und taktiler Kontrolle keine exakte anatomische Reposition ermöglichen [14, 15].

Im Gegensatz zur CT-Navigation stellt ein Datensatz aus intraoperativ angefertigten Röntgenbildern die Grundlage für die C-Arm-Navigation („real-time navigation") dar. Der zeitliche Aufwand für das Aufzeichnen der verschiedenen Blickwinkel und das Errechnen der Bilddaten erlaubt jedoch die Anwendung dieser Technik nur in elektiven Situationen ohne Zeitdruck der operativen Versorgung. Vorteile der CAS zur Versorgung von Beckenfrakturen sind die erhöhte Präzision bei gleichzeitiger Reduktion der intraoperativen Strahlenbelastung. Die Bildwandlereinstellung muss nur zu Beginn des Eingriffs erfolgen. Die Strahlenexposition bei der Schraubenplatzierung unterschreitet mit durchschnittlich 0,5 Minuten Durchleuchtungszeit pro Schraube deutlich die Werte der herkömmlichen Verfahren [16]. Allerdings ist der Einsatz der Fluoroskopie limitiert, da die zweidimensionalen Aufnahmen die komplexe Anatomie des Beckens nur ungenügend repräsentieren.

Unabhängig von der Systemwahl kann die Navigation dazu beitragen, kritische Operationsschritte mit hoher Präzision durchzuführen. Bei beiden Systemen bietet die Navigation Vorteile hinsichtlich der intraoperativen Strahlenexposition. Bei allen navigierten Eingriffen sollte der Bildwandler als „backup" zur Verfügung stehen, um den Eingriff im Bedarfsfall auf konventionelle Art zu vollenden. Gefahrenpotential bergen unbemerkte Manipulationen an der „reference base", die zur Verschiebung der Gesamtdarstellung führen bzw. Fehler der Bildgebung, der Systemsoftware sowie der Hardwarekomponenten. Die technische Weiterentwicklung der Navigationssysteme wird in Zukunft auch die navigationsunterstützte Versorgung von komplexen Beckenfrakturen ermöglichen.

4 Therapie der Sepsis

Die Letalität der Sepsis bei schwerverletzten Patienten auf den Intensivstationen bleibt trotz

Fortschritten in Grundlagenforschung und klinischen Behandlungskonzepten mit 30–50% ausgesprochen hoch. Allein in den Vereinigten Staaten treten jährlich 750.000 Sepsis-Fälle auf, von denen über 225.000 tödlich enden. In den letzten 15 Jahren sind sämtliche pharmakologischen Therapiestudien bei Sepsis-Patienten fehlgeschlagen, was viele Studienärzte zur Einsicht gebracht hat, dass die schwere Sepsis durch eine irreversible Organschädigung bereits bei Auftreten der ersten klinischen Zeichen nicht mehr therapeutisch zu beeinflussen ist [17]. Die systemische Infektion wird durch eine massive Entzündungsreaktion begleitet, welche mitunter für die schlechte Prognose verantwortlich ist. Die Entzündungsreaktion interagiert mit der Koagulationskaskade und inhibiert die Fibrinolyse, was zur disseminierten intravasalen Gerinnung und zum letalen Ausgang führt.

Eine kürzlich publizierte Studie erbrachte erstmals den Nachweis, dass die pharmakologische Modulation der Inflammations- und Koagulationskaskade mit human-rekombinantem aktiviertem Protein C („Drotrecogin-α activated") die Sterblichkeitsrate septischer Patienten signifikant verbessert [18]. Die prospektiv-randomisierte und doppelblind-geführte Multizenterstudie von BERNARD et al. konnte zeigen, dass bei insgesamt 1690 Patienten mit Sepsis die Therapie mit aktiviertem Protein C (24 µg/kg/h über 96 Stunden; n = 850) zu einer Reduktion der Letalität von 30,8% in der Placebo-Gruppe (n = 840) auf 24,7% führt, was einem hoch-signifikanten Unterschied entspricht (p = 0,005). Die Protein-C-behandelten Patienten hatten signifikant verminderte Plasma-Konzentrationen von D-Dimeren und zeigten ein leicht höheres Blutungsrisiko als die Placebo-Gruppe, das jedoch nicht statistisch signifikant war (p = 0,06) [18].

Basierend auf diesen Erkenntnissen sollten in Zukunft septische Patienten mit den entsprechenden Einschlusskriterien (Endorgan-Dysfunktion, Schockzeichen, Azidose, Oligurie, Hypoxämie) mit aktiviertem Protein C behandelt werden. Obwohl bei der Interpretation der vorliegenden Daten noch Zurückhaltung geboten ist, scheint mit der Protein-C-Studie erstmals ein effektiver klinischer Durchbruch erzielt worden zu sein. Weitere internationale Studien sind erforderlich, um den klinischen Erfolg dieses neuen Therapiekonzeptes zu bestätigen. (Siehe auch Kapitel II Intensivmedizin).

5 Genpolymorphismen

5.1 Einleitung

Die Untersuchung genetischer Polymorphismen stellt seit einigen Jahren einen wichtigen Schwerpunkt der klinischen Forschung in der Unfallchirurgie dar. Die Bedeutung von Genpolymorphismen bei Traumapatienten liegt im Wesentlichen darin, dass eine unterschiedliche genetische Prädisposition die sekundären posttraumatischen immunologischen, reparativen und psychologischen Reaktionen unabhängig vom Schweregrad des primären Traumas beeinflussen kann. Im letzten Jahr wurden mehrere klinische Studien publiziert, die die genetisch-prädeterminierte Vulnerabilität auf ein Schädel-Hirn-Trauma sowie auf das Risiko für Frakturen und für das Auftreten einer Sepsis und einer pathologischen posttraumatischen Stress-Verarbeitung untersucht haben.

5.2 Schädel-Hirn-Trauma (SHT)

Apolipoprotein E (ApoE) stellt ein wichtiges Protein für den Lipidtransport im Gehirn dar und ist von essentieller Bedeutung für die Neuroplastizität und den Erhalt der strukturellen mikrotubulären Integrität der Nervenzellen. Patienten mit dem Allel ApoE ε4 weisen ein erhöhtes Risiko für neurodegenerative Erkrankungen wie M. Alzheimer („Alzheimer's disease", AD) auf. Zusätzlich ist seit einigen Jahren bekannt, dass die vermehrte Ablagerung des Proteins Amyloid-β im Gehirn von Patienten mit Schädel-Hirn-Trauma (SHT) auf eine genetische Prädisposition durch das ApoE ε4-Allel zurückzuführen ist. Klinische Studien konnten den Nachweis erbringen, dass sowohl ApoE, als auch Amyloid-β-Protein nach SHT im intrathekalen Kompartiment in hohen Konzentrationen freigesetzt werden und einen Risikofaktor für die spätere Entwicklung von AD darstellen [19].

Das ApoE-Gen liegt auf Chromosom 19 und umfasst vier Exone. Genetische Polymorphismen von ApoE sind für drei Isoformen (ApoE 2, 3, 4) als Produkt von drei verschiedenen Allelen (ε2, ε3, ε4) am identischen Genlokus beschrieben [20]. In der westlichen Bevölkerung liegt das ApoE ε4-Allel mit einer Prävalenz von 15 % vor und stellt einen etablierten Risikofaktor für Atherosklerose und AD dar. Ein vorausgegangenes SHT erhöht das Risiko für AD bei Vorliegen eines ApoE ε4-Genpolymorphismus synergistisch. So birgt das ApoE ε4-Allel in sich ein 2,5fach erhöhtes Risiko für AD im Vergleich zur Normalbevölkerung. Bei Zustand nach SHT wird dieses Risiko bei gleichzeitigem Vorliegen des ApoE-Genpolymorphismus auf den Faktor 10 erhöht [20]. Pathophysiologisch wird die erhöhte Vulnerabilität des Gehirns beim ApoE ε4-Genpolymorphismus auf die vermehrte Amyloid-β-Protein-Deposition im verletzten Nervengewebe zurückgeführt. So wurden in autoptischen Untersuchungen des Gehirns von SHT-Patienten in über 30 % Ablagerungen von Amyloid-β-Protein gefunden. Klinische Studien aus den späten 90er Jahren konnten bereits den Nachweis erbringen, dass Amyloid-β nach SHT intrathekal in vivo freigesetzt wird und dass der ApoE ε4-Genpolymorphismus mit einer schlechten Prognose nach SHT einhergeht [19, 21]. Die exakten molekularbiologischen Mechanismen der durch das ApoE ε4-Allel modulierten neuropathologischen Phänomene sind bis heute weitgehend unerforscht. Neue experimentelle Modelle an transgenen und mutanten Maus-Stämmen sollen in nächster Zukunft neue Einsichten in die Pathophysiologie der Amyloid-β-Protein-vermittelten Neurodegeneration nach SHT bringen und das Verständnis der zugrun-deliegenden ApoE-Genpolymorphismen weiter verbessern [22].

5.3 Fraktur-Risiko

Prospektive Populations-basierte Kohortenstudien konnten den Nachweis erbringen, dass verschiedene genetische Polymorphismen mit einem erhöhten Fraktur-Risiko einhergehen. Die „Rotterdam-Studie" untersuchte prospektiv über 2000 Probanden auf die Prävalenz von drei polymorphen Loci in der 5'-Region des Östrogen-Rezeptor-α-Gens [23]. Die Untersuchungen wiesen bei weiblichen Probanden eine signifikante Korrelation zwischen der Häufigkeit des Auftretens genetischer Polymorphismen in der 5'-Promotor-Region und Intron 1 des Östrogen-Rezeptor-α-Gens mit einer verminderten Knochendichte der Lumbalwirbelkörper nach [23]. Von hoher klinischer Bedeutung war die Beobachtung, dass die genannten Genpolymorphismen bei postmenopausalen Frauen mit einem signifikant erhöhten Risiko einhergehen, eine Wirbelkörperfraktur zu erleiden. Hierbei hatten die untersuchten Allele einen „Dosis-Wirkungs-Effekt" mit einer erhöhten „odds ratio" von 2,2 betreffend dem Fraktur-Risiko gegenüber der „normalen" postmenopausalen weiblichen Bevölkerung. Im Gegensatz dazu konnte bei männlichen Probanden keine Assoziation zwischen den Genpolymorphismen und der Qualität der Knochenstruktur, bzw. einem erhöhten Fraktur-Risiko festgestellt werden [23].

Eine finnische Studie untersuchte 258 gesunde präpubertale Mädchen zwischen 10 und 12 Jahren auf die Prävalenz der Genpolymorphismen für Kollagen Typ I und der Assoziation mit einem erhöhten Fraktur-Risiko [24]. Kollagen Typ I stellt ein für den Aufbau der Knochenstruktur essentielles Protein dar. Polymorphismen des α2-Polypeptid-Gens des heterotrimerischen Kollagen-Typ-I-Komplexes (COLIA2-Gen) wurden bereits zuvor mit einer verminderten Knochendichte und dem erhöhten Risiko für osteoporotische Frakturen assoziiert. In der finnischen Studie hatten Mädchen

mit einem homozygoten COLIA2-Genpoly-
morphismus ein fünffach erhöhtes Fraktur-Risiko gegenüber den homozygoten Wild-Typ-
Probandinnen [24]. Knapp 90 % aller Mädchen, die eine Fraktur erlitten hatten, waren
für mindestens ein Allel des polymorphischen
*Pvu*II-Locus des COLIA2-Gens positiv. Interessanterweise korrelierte das erhöhte Risiko
für Frakturen nicht mit den Ergebnissen der
Knochendichtemessungen, so dass letztere als
Screening-Untersuchungen bei präpubertalen
Mädchen als obsolet betrachtet werden müssen [24].

5.4 Sepsis

Kürzlich publizierte Studien haben die Bedeutung von Polymorphismen für inflammatorische Gene betreffend der Anfälligkeit für eine
posttraumatische Sepsis untersucht. Interleukin (IL)-18 stellt ein wichtiges pro-inflammato-
risches Zytokin der IL-1-Familie dar, das als
essentieller Mediator des posttraumatischen
Multiorganversagens und der posttraumatischen Sepsis identifiziert wurde [25]. Eine klinische Studie an 66 schwerverletzten Patienten
mit einem Injury Severity Scale (ISS)-Score > 16
konnte den Nachweis erbringen, dass ein genetischer Polymorphismus des IL-18-Promoters
signifikant mit dem Auftreten einer posttraumatischen Sepsis korreliert [26]. Im Gegensatz
dazu konnte in einer anderen Studie keine Korrelation zwischen einem Polymorphismus des
Lipopolysaccharid-(LPS)-bindenden Proteins
(LBP) und der Inzidenz der posttraumatischen
Sepsis bei 151 untersuchten Trauma-Patienten
nachgewiesen werden [27]. Die exakte Bedeutung von Polymorphismen inflammatorischer
Gene die Anfälligkeit für eine Sepsis betreffend
bei schwerverletzten Patienten muss in ausgedehnten Kohortenstudien weiter evaluiert werden.

5.5 Posttraumatische Belastungs-
störungen

Bei ca. 15 %–30 % aller Traumapatienten treten in den ersten Stunden bis Tagen nach Trauma psychische Reaktionen auf. Diese sind
meist von kurzer Dauer und manifestieren sich
im Sinne von dissoziativen Symptomen sowie
depressiven Verstimmungen oder Angstzuständen [28]. Im Gegensatz dazu treten seltener sogenannte „posttraumatische Belastungsstörungen" als verzögerte oder protrahierte Reaktionen auf ein stark belastendes traumatisches Ereignis auf. Die posttraumatische Belastungsstörung ist generell mit einem hohen Risiko einer
psychiatrischen Komorbidität verbunden [28].
Die genetische Prädisposition für eine posttraumatische Belastungsstörung war bisher jedoch weitgehend unerforscht. LAWFORD et al.
untersuchten 63 Kriegsveteranen mit einer
schweren posttraumatischen Belastungsstörung nach Gefechtserfahrung (sog. „combat-
related posttraumatic stress disorder") auf die
Prävalenz eines Polymorphismus des D2-Do-
pamin-Rezeptor-Gens [29]. Wie bereits in früheren Studien gezeigt werden konnte, ist das
Auftreten des A1-Allels des D2-Dopamin-Re-
zeptor-Gens mit einer verminderten Dopamin-
aufnahme im Striatum assoziiert. Die Studie
von LAWFORD et al. konnte nachweisen, dass
Patienten mit dem A1-Allel des D2-Dopamin-
Rezeptor-Gens signifikant erhöhte psychopa-
thologische Scores betreffend Auftreten von
Angstzuständen, Schlaflosigkeit, sozialer Dysfunktion und Depressionen aufwiesen gegenüber den Patienten, die für das A1-Allel negativ
waren [29]. Diese Daten legen die Schlussfolgerung nahe, ein genetisches Screening bei Patienten mit Verdacht auf eine beginnende posttraumatische Belastungsstörung zu empfehlen,
zumal diese Patienten von einer frühzeitigen
pharmakologischen Therapie mit Serotonin-
Wiederaufnahme-Inhibitoren profitieren [29].

Literatur

[1]   Saudan M, Lübbecke A, Sadowski C et al.:
Pertrochanteric fractures: is there an advan-

tage to an intramedullary nail? J Orthop Trauma 16 (2002) 386–393. [EBM Ib]

[2]   Hesse B, Lampert C, Remiger A et al.: Die Versorgung trochantärer Frakturen mit dem Gammanagel. Unfallchirurg 106 (2003) 281–286. [EBM III]

[3]   Nuber S, Schönweiss T, Rüter A: Stabilisierung von instabilen trochantären Mehrfragmentfrakturen: Vergleich zwischen PFN und DHS mit Trochanterabstützplatte. Unfallchirurg 106 (2003) 39–47. [EBM III]

[4]   Herrera A, Domingo LJ, Calvo A et al.: A comparative study of trochanteric fractures treated with the Gamma nail or the proximal femoral nail. Int Orthop 26 (2002) 365–369. [EBM Ib]

[5]   Broos PL, Reynders P: The use of the unreamed AO femoral intramedullary nail with spiral blade in nonpathologic fractures of the femur: experience with eighty consecutive cases. J Orthop Trauma 16 (2002) 150–154. [EBM IV]

[6]   Ito K, Hungerbühler R, Wahl D, Grass R: Improved intramedullary nail interlocking in osteoporotic bone. J Orthop Trauma 15 (2001) 192–196. [EBM IIb]

[7]   Treml J, Kroker PB: Orthopedic surgery in the elderly. Hosp Med 61 (2000) 417–419. [EBM IV]

[8]   Ismail AA, Pye SR, Cockerill WC et al.: Incidence of limb fracture across Europe: results from the European Prospective Osteoporosis Study. Osteoporosis Int 13 (2002) 565–571. [EBM IIa]

[9]   Wagner M: General principles for the clinical use of the LCP. Injury 34 (2003) SB31–SB42. [EBM IV]

[10]   Palmer SH, Handley R, Willett K: The use of interlocked ‚customised‘ blade plates in the treatment of metaphyseal fractures in patients with poor bone stock. Injury 31 (2000) 187–191. [EBM IV]

[11]   Franck WM, Olivieri O, Jannasch O, Hennig FF: Expandable nail system for osteoporotic humeral shaft fractures: preliminary results. J Trauma. 54 (2003) 1152–1158. [EBM IV]

[12]   Augat P, Rapp S, Claes L: A modified hip screw incorporating injected cement for the fixation of osteoporotic trochanteric fractures. J Orthop Trauma 16 (2002) 311–316. [EBM IIb]

[13]   Ignatius AA, Augat P, Ohnmacht M et al.: A new bioresorbable polymer for screw augmentation in the osteosynthesis of osteoporotic cancellous bone: a biomechanical evaluation. J Biomed Mater Res 58 (2001) 254–260. [EBM IIb]

[14]   Hüfner T, Citak M, Tarte S et al.: Navigierte Reposition von Acetabulumquerfrakturen: eine Präzisionsanalyse. Unfallchirurg 106 (2003) 968–974. [EBM IIb]

[15]   Hüfner T, Pohlemann T, Tarte S et al.: Computerassisted fracture reduction of pelvic ring fractures: an in vitro study. Clin Orthop 399 (2002) 231–239. [EBM IIb]

[16]   Stöckle U, König B, Schaser K et al.: CT- und fluoroskopiebasierte Navigation in der Beckenchirurgie. Unfallchirurg 106 (2003) 914–920. [EBM IV]

[17]   Matthay MA: Severe sepsis: a new treatment with both anticoagulant and antiinflammatory properties. N Engl J Med 344 (2001) 759–762. [EBM Ib]

[18]   Bernard GR, Vincent JL, Laterre PF et al.: Efficacy and safety of recombinant human activated protein C for severe sepsis. N Engl J Med 344 (2001) 699–709. [EBM Ib]

[19]   Emmerling MR, Morganti-Kossmann MC, Kossmann T et al.: Traumatic brain injury elevates the Alzheimer‘s Amyloid Peptide $A\beta_{42}$ in human CSF: a possible role for nerve cell injury. Ann NY Acad Sci 903 (2000) 118–122. [EBM IIb]

[20]   Nathoo N, Chetty R, van Dellen JR, Barnett GH: Genetic vulnerability following traumatic brain injury: the role of apolipoprotein E. J Clin Pathol Mol Pathol 56 (2003) 132–136. [EBM Ib]

[21]   Teasdale GM, Nicoll JAR, Murray G et al.: Association of apolipoprotein E polymorphism with outcome after head injury. Lancet 350 (1997) 1069–1071. [EBM IIa]

[22]   Uryu K, Laurer H, McIntosh TK et al.: Repetitive mild brain trauma accelerates $A\beta$ deposition, lipid peroxidation, and cognitive impairment in a transgenic mouse model of Alzheimer‘s disease. J Neurosci 22 (2002) 446–454. [EBM IIa]

[23]   Van Meurs JB, Schuit SC, Weel AE et al.: Association of 5‘ estrogen alpha gene polymorphism with bone mineral density, vertebral bone area and fracture risk. Hum Mol Genet 12 (2003) 1745–1754. [EBM IIb]

[24]   Suuriniemi M, Mahonen A, Kovanen V et al.: Relation of PvuII site polymorphism in the COL1A2 gene to the risk of fractures in prepubertal Finnish girls. Physiol Genomics 14 (2003) 217–224. [EBM IIb]

[25]   Oberholzer A, Steckholzer U, Kurimoto M et al.: Interleukin-18 plasma levels are increased in patients with sepsis compared to severely injured patients. Shock 16 (2001) 411–414. [EBM IIb]

[26]   Stassen NA, Breit CM, Norfleet LA, Polk Jr HC: IL-18 promotor polymorphisms correlate

with the development of post-injury sepsis. Surgery 134 (2003) 351–356. [EBM IIb]

[27] Barber RC, O'Keefe GE: Characterization of a single nucleotide polymorphism in the lipopolysaccharide binding protein and its association with sepsis. Am J Respir Crit Care Med 167 (2003) 1316–1320. [EBM IIb]

[28] Schnyder U: Posttraumatische Belastungsstörungen. In: Rüter A, Trentz O, Wagner M: Unfallchirurgie. 2. Auflage, Urban & Fischer, München (2004) 465–470. [EBM IV]

[29] Lawford BR, Young RM, Noble EP et al.: D2 dopamine receptor gene polymorphism: paroxetine and social functioning in posttraumatic stress disorder. Eur Neuropsychopharmacol 13 (2003) 313–320. [EBM IIa]

XIII Was gibt es Neues in der Endokrinen Chirurgie?

O. Gimm, J. Ukkat, M. Brauckhoff, K. Lorenz und H. Dralle

1 Schilddrüse

1.1 Benigne Struma

1.1.1 Minimal-invasive Schilddrüsenchirurgie

Shimizu et al. berichten über das von ihnen favorisierte Verfahren der Video-assisted Neck Surgery (VANS) ohne Gasinsufflation in der Schilddrüsen- und Nebenschilddrüsenchirurgie durch einen epipectoralen Zugang, welches von den Autoren bei mittlerweile ca. 200 minimal-invasiv durchgeführten Operationen angewendet wurde [1]. Das Operationsverfahren wird als geeignet beschrieben, benigne Schilddrüsentumoren, near total Resektionen, aber auch totale Thyreoidektomien durchzuführen. Der größte Resektatdurchmesser betrug dabei 7,4 cm. Als geeignet zur Operation maligner Schilddrüsentumoren wird das Verfahren nur bei differenzierten thyreoidalen Tumoren unter 1 cm im Durchmesser empfohlen. Hier beschreiben die Autoren in allen zehn Fällen maligner Tumoren, eine totale Lobektomie und prophylaktische neck-dissection durchgeführt zu haben. Wichtigstes Kriterium der komplikationsarmen und schnellen Durchführung dieses Verfahrens sind die Erfahrung und das Training. Der Vorteil der Methode besteht im kosmetischen Aspekt.

Auch Takami et al. berichten über Vorteile der endoskopischen Technik. Die Autoren berichten über extrazervikale Zugänge, deren Vorteile neben dem Fehlen einer Narbe im Halsbereich in einer geringeren Rate und einem geringeren Ausmaß an Hyposensibilitäten im Hals-

bereich bestehen [2]. Die beschriebenen Techniken des transaxillären und epipectoralen Zugangs wurden von den Autoren bei 58 Patienten angewandt. Die Präparation erfolgte durch subplatysmale Insufflation von CO_2 mit einem Druck von 4 mm Hg. Die genannten Operationszeiten wurden unter 120 Minuten für den anterioren und unter 150 Minuten für den axillären Zugang angegeben. Die Indikation ist auch für diese Operationsmethode streng zu stellen, so ist die Methode z.B. nur bei unilateralen Eingriffen möglich. Auch wenn die Zahlen zu Komplikationsraten und Langzeitverläufen anhand ausreichend großer Fallzahlen noch ausstehen, so ist der Trend zu minimal invasiven Operationen in der Chirurgie benigner Schilddrüsenerkrankungen zu erkennen und wird für ausgewählte Indikationen mit im Vordergrund stehendem kosmetischen Ergebnis weitere Verbreitung finden.

1.1.2 Komplikationen/postoperative Beschwerden

Thomusch et al. analysierten den Einfluss der Operationstechnik bezüglich der postoperativen Hypoparathyreoidismusrate bei 5846 konsekutiven Patienten, bei denen eine bilaterale Schilddrüsenoperation durchgeführt wurde [3]. Ein transienter bzw. permanenter Hypoparathyreoidismus wurde bei 7,3 % bzw. 1,5 % der Operierten nachgewiesen. Mit Hilfe der Regressionsanalyse wurden die Risikofaktoren totale Thyreoidektomie (odds ratio [OR] 4,7), weibliches Geschlecht (OR 1,9), Morbus Basedow (OR 1,9), Rezidivstruma (OR 1,7) und bilaterale zentrale Ligatur der A. thyreoidea inferior (OR 1,7) als unabhängige Risikofaktoren identifiziert. Mit Hilfe der multivariaten Analyse wurden die Risikofaktoren totale Thyreoidektomie (OR 11,4), die bilaterale zentrale (OR 5,0) und periphere (OR 2,0) Ligatur der A. thyreoidea inferior sowie die Identifizierung und Erhaltung von weniger als zwei Nebenschilddrüsen identifiziert. Als Konsequenz aus diesen Daten sollten mindestens zwei Nebenschilddrüsen identifiziert und erhalten werden. Zudem sollte bei bilateraler Thyreoidektomie die A. thyreoidea eher peripher als zentral ligiert werden.

Dass selbst unkomplizierte bilaterale Schilddrüseneingriffe postoperativ zu aerodigestiven Symptomen führen können, zeigt eine Arbeit von PEREIRA et al. [4]. Dabei wurden die Parameter Stimmveränderung, Husten, Dysphagie, Nackenbeschwerden sowie die Häufigkeit von Erkältungserkrankungen vor und nach dem Schilddrüseneingriff erfragt. Es fanden sich vor allem bezüglich unspezifische Stimmveränderungen, Nackenbeschwerden und Schluckbeschwerden signifikante Unterschiede in 28% vs. 3%, 22% vs. 0% bzw. 15% vs. 3% nach der Schilddrüsenoperation. Die Autoren schlussfolgern, dass unspezifische aerodigestive Symptome nach Schilddrüseneingriffen häufig sind, als Ursache wird eine Schädigung pharyngealer und laryngealer Strukturen diskutiert.

1.2 Maligne Struma

1.2.1 Diagnostik

1.2.1.1 Genetische Veränderungen

Im Jahr 2000 wiesen KROLL et al. bei 5 von 8 (63%) follikulären Schilddrüsenkarzinomen ein bis dahin unbekanntes Fusionsgen, *PAX8/PPARγ*, nach, welches bei anderen Schilddrüsentumoren, insbesondere follikulären Adenomen nicht gefunden wurde. Damit war das neue Gen der bedeutendste Marker, um bereits präoperativ zwischen follikulären Schilddrüsenkarzinomen und -adenomen unterscheiden

zu können. Leider konnten die Ergebnisse nicht von allen Untersuchern bestätigt werden. So wiesen unter anderen DWIGTH et al. nicht nur bei 10 von 34 (29%) follikulären Schilddrüsenkarzinomen das Fusionsgen nach, sondern auch bei 1 von 20 (5%) atypischen follikulären Adenomen [5]. CHEUNG et al. wiesen das Fusionsgen sogar bei 6 von 11 (55%) follikulären Schilddrüsenadenomen nach [6]. Somit muss davon ausgegangen werden, dass das Fusionsgen leider doch nicht so spezifisch für follikuläre Schilddrüsenkarzinome ist wie zunächst angenommen.

1.2.1.2 Feinnadelaspirationszytologie

Der Nutzen der Feinnadelaspirationszytologie bezüglich der Dignitätsbeurteilung von Schilddrüsenknoten ist, obwohl nicht allgemein anerkannt, oftmals gezeigt worden. KIKUCHI et al. untersuchten retrospektiv bei 49 operierten Patienten mit vorausgegangener Radiatio die Korrektheit der Feinnadelaspirationszytologie [7]. Dabei fanden die Autoren, dass sechs von 20 Patienten (30%) mit benignem und sechs von 16 Patienten (38%) mit verdächtigem zytologischen Befund ein Karzinom hatten. Die Autoren zeigten ferner, dass die Rate falsch-negativer Ergebnisse bei Patienten nach vorausgegangener Radiatio höher war als bei Patienten ohne Radiatio. Aufgrund der Tatsache, dass diese Studie retrospektiv erfolgte, lassen sich die Ergebnisse nicht verallgemeinern, können jedoch richtungsweisend sein. Prospektive Studien an größeren Patientengruppen wären notwendig, um die Ergebnisse zu verifizieren. Der Kliniker sollte sich jedoch der eventuell eingeschränkten Beurteilbarkeit von Schilddrüsenknoten mittels Feinnadelaspirationszytologie nach Radiatio bewusst sein.

1.2.1.3 Metastasen

MACHENS et al. untersuchten eine große Zahl follikulärer (n = 100), papillärer (n = 236) und medullärer (n = 237) Schilddrüsenkarzinome bezüglich Risikofaktoren für das Vorliegen von Lymphknoten- oder Fernmetastasen [8].

Im Allgemeinen hatten Patienten mit extrathyreoidaler Tumorausdehnung (pT4-Tumoren nach der TNM-Klassifikation von 1997) häufiger Lymphknoten- und Fernmetastasen. Patienten mit einem papillären Schilddrüsenkarzinom > 2 cm hatten häufiger Lymphknotenmetastasen, bei Patienten mit medullärem Schilddrüsenkarzinom war dies sogar bereits bei primären Tumoren > 1 cm der Fall. Der einzige Risikofaktor für Fernmetastasen war das Vorhandensein von Lymphknotenmetastasen. Die Autoren legen nahe, bei Vorliegen einer extrathyreoidalen Tumorausbreitung, einem großen Primärtumor sowie bei Vorhandensein von Lymphknotenmetastasen verstärkt nach Fernmetastasen zu suchen.

1.2.2 Differenzierte Schilddrüsenkarzinome

Die Prognose papillärer Mikrokarzinome (< 1 cm) wird im Allgemeinen als sehr gut bezeichnet. Dem entsprechend wird die Hemithyreoidektomie heute als ausreichend angesehen, insofern der Tumor unifokal ist und keine Metastasen nachweisbar sind. CHOW et al. analysierten retrospektiv die Daten von 203 Patienten mit papillären Mikrokarzinomen [9]. Die Autoren bestätigen die insgesamt gute Prognose. Dennoch starben auch von diesen Patienten 1 % am Tumor, wobei kein Patient mit einem Tumor < 5 mm am Tumor verstarb. Bei einer initialen Häufigkeit von Lymphknotenmetastasen bei ca. 17 % der Patienten wurden Lymphknotenrezidive in 5 % nachgewiesen. Die Lymphknotenrezidivrate war am höchsten bei Patienten, welche auch primär Lymphknotenmetastasen aufwiesen, was per se mit einer höheren Inzidenz von Fernmetastasen korrelierte, sowie bei Patienten mit multifokalen Tumoren. Das Risiko von Lymphknotenmetastasenrezidiven konnte bei Patienten, welche mit Radiojod abladiert wurden, gesenkt werden. Die Autoren legen aufgrund dieser Daten nahe, Patienten mit papillären Mikrokarzinomen ebenso zu behandeln wie Patienten mit papillären Schilddrüsenkarzinomen > 1 cm.

Eine wesentlich höhere Rate an Lymphknotenmetastasen bei papillären Mikrokarzinomen (166 von 259 Patienten bzw. 64 %) fanden WADA et al. [10]. Dabei wurden 235 Patienten prophylaktisch und 24 Patienten therapeutisch lymphadenektomiert. Dass in der Studie von WADA et al. im Vergleich zu der Studie von CHOW et al. deutlich mehr Patienten mit papillärem Mikrokarzinom Lymphknotenmetastasen aufwiesen ist sicher aufgrund der in der letzteren Studie hohen Zahl prophylaktisch lymphadenektomierter Patienten zu erklären. Da 16,7 % der therapeutisch, aber lediglich 0,43 % der prophylaktisch lymphadenektomierten Patienten Lymphknotenrezidive entwickelten, schließen die Autoren, dass eine prophylaktische Lymphadenektomie bei Patienten mit papillären Mikrokarzinomen nicht indiziert ist. Die relativ niedrige Nachbeobachtungszeit von durchschnittlich ca. fünf Jahren lässt eine definitive Aussage jedoch nicht zu, da Rezidive bei diesem Tumor oft erst nach über zehn Jahren beobachtet werden.

Ein therapeutisches Problem differenzierter Schilddrüsenkarzinome stellen Knochenmetastasen dar. Häufig findet die externe Radiatio Anwendung. Die Möglichkeit einer operativen Therapie ist oft nicht gegeben. EUSTATIA-RUTTEN et al. untersuchten den Wert einer palliativen Embolisation bei 16 Patienten; es wurden 41 Embolisationen durchgeführt [11]. Insgesamt waren die Ergebnisse ausgesprochen entmutigend. Die Autoren sehen eine Indikation für dieses therapeutische Verfahren lediglich gegeben bei gewünschter rascher Beschwerdeerleichterung, diese ist allerdings nur transient und hält im Median 6,5 Monate an.

1.2.3 Medulläre Schilddrüsenkarzinome

Die Thematik der Genotyp-Phänotyp-Korrelation wurde auch im Jahr 2003 erneut intensiv untersucht. In einer Studie über 167 Patienten mit RET-Mutation analysieren MACHENS et al. die Progression von der C-Zell-Hyperplasie zum medullären Schilddrüsenkarzinom in Abhängigkeit von der jeweiligen RET-Mutation

[12]. Dabei fanden sich signifikante Unterschiede zwischen den einzelnen *RET*-Mutationen. Diese bestanden zum einen in dem Zeitpunkt der Progression der Präkanzerose C-Zell-Hyperplasie zum medullären Schilddrüsenkarzinom ohne und mit Lymphknotenmetastasen, zum anderen in dem zum Zeitpunkt der Operation vorliegendem MEN-2-Phänotyp. Die Daten ermöglichen eine individuelle Planung bezüglich Zeitpunkt und Ausmaß der prophylaktischen Operation.

In einer weiteren Arbeit von MACHENS et al. wurden 207 asymptomatische Patienten mit hereditärem medullären Schilddrüsenkarzinom unter 20 Jahren, welche im Rahmen einer europäischen Studie (EUROMEN) zusammengetragen wurden, analysiert [13]. Dabei wurde eine deutliche altersabhängige Progression von der C-Zell-Hyperplasie zum medullären Schilddrüsenkarzinom beobachtet. Des Weiteren gab es deutliche Unterschiede zwischen Patienten, bei denen die Mutation die extrazelluläre Domäne betroffen war und Patienten, bei denen durch die intrazelluläre Domäne der Tyrosinkinase RET betroffen war, wobei letztere einen milderen Verlauf zeigten bzw. die Progression von der C-Zell-Hyperplasie zum medullären Schilddrüsenkarzinom bei diesen Patienten zu einem späteren Zeitpunkt beobachtet wurde. Die altersabhängige Penetranz schien nicht von der Art des Aminosäureaustausches abzuhängen. Insgesamt sind die Ergebnisse geeignet, eine immer exaktere Bestimmung des Operatonszeitpunktes und Operationsausmaßes bei Patienten mit hereditärem medullärem Schilddrüsenkarzinom in Abhängigkeit von der jeweiligen *RET*-Mutation vorzunehmen.

Etwas im Widerspruch zu den Daten der vorherigen Arbeit stehen die Ergebnisse von PUÑALES et al. [14]. Diese analysierten 69 Patienten mit *RET*-Codon 634-Mutation und wiesen nach, dass Patienten mit C634R-Mutation zum Zeitpunkt der Diagnose signifikant häufiger Fernmetastasen aufwiesen als Patienten mit einem anderen Aminosäurenaustausch (C634Y bzw. C634W). Zudem waren Lymphknoten- und Fernmetastasen bei Patienten mit C634R-Mutation zu einem früheren Zeitpunkt nachzuweisen als bei Patienten mit C634Y-Mutation.

Näher mit den seltenen Mutationen in den *RET*-Codons 790 und 791, welche außerhalb Europas bisher nicht beschrieben sind, befassten sich GIMM et al. Die Autoren untersuchten die Daten von 40 Patienten mit diesen *RET*-Mutationen und zeigten, dass diese Patienten einen im Vergleich zur klassichen Codon 634-Mutation weniger aggressiven Verlauf haben, wobei dieser bei Patienten mit Codon 791-Mutation am mildesten zu sein scheint [15]. Dennoch weisen Index-Patienten eine geringere biochemische Heilungsrate auf als Screening-Patienten, die möglichst frühzeitige Operation sollte also auch bei diesen Patienten erfolgen.

Das Ausmaß der Lymphknotendissektion bei sporadischen und hereditären medullären Schilddrüsenkarzinomen wurde erneut analysiert. In einer zwar retrospektiven, jedoch gut untersuchten Studie an 101 Patienten (54 sporadisch, 47 hereditär) wiesen SCOLLO et al. Lymphknotenmetastasen bei insgesamt 55% der Patienten nach [16]. Dabei enthielt das ipsilaterale, zervikolaterale Kompartment mit 57% quasi ebenso häufig Lymphknotenmetastasen wie das zervikozentrale Kompartment mit 50%. Aber auch im kontralateralen, zervikolateralen Kompartment wurden in 28% der Fälle Lymphknotenmetastasen nachgewiesen. Die Autoren schlussfolgern aus ihren Daten, dass sowohl bei Patienten mit hereditärem als auch mit sporadischem medullärem Schilddrüsenkarzinom neben einer totalen Thyreoidektomie eine bilaterale Lymphknotendissektion erfolgen sollte. Diese Daten decken sich mit denen anderer Autoren und eigenen in den vergangenen Jahren publizierten Daten und legen nahe, dass dieses Vorgehen inzwischen als Standard anzusehen ist.

1.2.4 Nachsorge

Hinsichtlich der Nachsorge von Patienten mit papillärem Schilddrüsenkarzinom wird der Wert der Thyreoglobulinbestimmung immer noch sehr kontrovers diskutiert. MAZZAFERRI et al. haben im Jahr 2003 einen Consensus-Report bezüglich der Rolle des Serum-Thyreoglobulins bei low-risk-Patienten mit papillärem Schilddrüsenkarzinom verfasst [17]. Analysiert wurden die Ergebnisse mehrerer Studien mit unterschiedlichen Cutoff-Werten. Des Weiteren wurde untersucht, ob zur Stimulation von Thyreoglobulin entweder die Schilddrüsenhormonsubstitution unterbrochen werden oder rekombinantes humanes TSH (rhTSH) eingesetzt werden sollte. Anhand der vorliegenden Daten wurde empfohlen, bei Patienten mit differenzierten Schilddrüsenkarzinomen, bei denen eine (fast)totale Thyreoidektomie mit anschließender Radiojodtherapie erfolgt ist, eine Thyreoglobulin-Stimulation mittels rhTSH durchzuführen. Bei Vorliegen von Metastasen lag die rhTSH-stimulierte Thyreoglobulin-Konzentration bei 91 % der Patienten > 2 µg/l. Bei Werten unter 1 µg/l sollte eine routinemäßige Ganzkörperszintigraphie nicht durchgeführt werden.

Den Ergebnissen der Konsensuskonferenz entsprechend zeigten auch PACINI et al., dass der rhTSH-stimulierte Serum-Thyreoglobulinwert die höchste Sensitivität in der Nachsorge von Patienten mit differenziertem Schilddrüsenkarzinom hat, wobei PACINI et al. zusätzlich die Durchführung einer zervikalen Sonographie empfehlen [18]. Limitierend dürfte die ausgesprochene untersucherabhängige Sensitivität der Sonographie sein. Dass die zervikale Sonographie mit hochfrequenten Schallköpfen (7,5–13 MHz) jedoch durchaus ein hervorragendes diagnostisches Hilfsmittel sein kann, zeigten FRASOLDATI et al. [19].

Bezüglich des verwendeten Thyreoglobulin-Assays empfehlen WEIGHTMAN et al. die Verwendung eines Immunoradiometrischen Assays (IRMA) gegenüber einem Radioimmunoassay (RIA), weil der Radioimunoassay häufiger falsch-negative Ergebnisse aufwies (13,4 % vs. 2,4 %) [20].

2 Nebenschilddrüsen

2.1 Primärer Hyperparathyreoidismus

Bei Patienten mit primärem Hyperparathyreoidismus können nicht selten Symptome wie Depression und chronische Ermüdung nachgewiesen werden. Die Single-Photon-Emissions-Computertomographie (SPECT) ist in der Lage, eine regional reduzierte Hirndurchblutung nachzuweisen, wie sie häufig bei Patienten mit Depressionen und chronischer Ermüdung gefunden wird. Diese Beobachtungen veranlassten MJÅLAND et al. dazu, Veränderungen der regionalen Hirndurchblutung bei Patienten mit primärem Hyperparathyreoidismus vor und nach Operation zu untersuchen [21]. Tatsächlich konnten die Autoren bei 13 von 14 Patienten mit präoperativ pathologisch regional reduzierter Hirndurchblutung eine Normalisierung nach Operation nachweisen und sehen dies als weiteres Argument für eine frühzeitige Operation an.

In diesem Zusammenhang ist auch eine Arbeit von PRAGER et al. interessant. Diese Autoren zeigten mit Hilfe eines speziellen Testes, dass die Konzentration und Aufmerksamkeit von Patienten mit primärem Hyperparathyreoidismus nach erfolgreicher Parathyreoidektomie signifikant besser sind [22].

CARTY et al. zeigten, dass erhöhte Parathormonspiegel bei normokalzämischen Patienten nach Operation eines primären Hyperparathyreoidismus in bis zu 28 % nachgewiesen werden können [23]. Ursächlich dafür ist oftmals eine unzureichende Aufnahme von Kalzium mit der Nahrung, die Autoren empfehlen eine Substitution von Kalzium und gegebenenfalls Vitamin-D-Derivaten, wobei eine prophylaktische Einnahme jedoch keinen Vorteil gegenüber einer späteren Einnahme zeigte. Natürlich muss zunächst eine Persistenz bzw. ein Rezidiv des primären Hyperparathyreoidismus ausgeschlossen werden.

2.2 Parathormonschnellassay

Nachdem in den letzten Jahren der Nutzen des Parathormonschnellassays bezüglich der Operation bei primärem Hyperparathyreoidismus in einer Vielzahl von Studien nachgewiesen worden ist, wird der Test nun auch anderweitig genutzt. So untersuchten ELARAJ et al., inwieweit der intraoperative Parathormonschnellassay in der Lage ist, eine postoperativ symptomatische Hypokalzämie vorherzusagen [24]. Dabei zeigten die Autoren, dass ein Abfall von 84% und mehr gegenüber dem Ausgangswert ein Prädiktor für eine postoperativ symptomatische Hypokalzämie war, allerdings lag der positiv-prädiktive Wert bei lediglich 46%, der negativ-prädiktive Wert bei 82%. Ob die prophylaktische Calcium-Substitution in diesen Fällen gerechtfertigt ist, bleibt fraglich, letztendlich sollte weiterhin die Klinik wegweisend bezüglich der Therapie postoperativer Hypokalzämien sein. Patienten mit einem Abfall des intraoperativen Parathormons von 84% und mehr bedürfen jedoch eventuell eines intensiveren Monitorings.

RICHARDS et al. hingegen untersuchten die prädiktive Aussage des intraoperativen Parathormonschnellassays auf das Vorliegen einer postoperativen Hypokalzämie bei Patienten mit Schilddrüsenoperationen [25]. Dabei fanden die Autoren, dass ein intraoperativer Parathormonspiegel von < 10 pg/ml mit einer Sensitivität von 80% und einer Spezifität von 100% eine Aussage über das Eintreten einer postoperativen Hypokalzämie zulässt. Auffällig an der Studie ist die insgesamt hohe Rate an postoperativen Hypokalzämien (zehn von 30 Patienten bzw. 33%), eine Tetanie trat immerhin bei fünf Patienten (17% von 30) auf.

2.3 Sestamibi-Szintigraphie

Eine Reihe von Studien konnte mittlerweile nachweisen, dass die präoperative Sestamibi-Szintigraphie bei Patienten mit Nebenschilddrüsenadenomen eine hohe Sensitivität und Spezifität hat. Ob dies letztendlich auch für die Patienten von Vorteil ist, ist bisher nur unzureichend nachgewiesen worden. ALLENDORF et al. untersuchten die Daten von 528 konsekutiven Patienten, die von einem Chirurgen innerhalb eines Zeitraumes von fünf Jahren operiert wurden [26]. Patienten, welche voroperiert waren bzw. bei denen andere bildgebende Verfahren zur Anwendung gekommen waren, wurden ausgenommen. Bei allen Patienten wurde bilateral exploriert, der Parathormonschnellassay kam nicht zu Anwendung. Letztendlich konnten die Autoren keinen signifikanten Unterschied der Heilungsrate zwischen Patienten mit (97,5%) und ohne (99,3%) Sestamibi-Szintigraphie nachweisen. Lediglich Patienten, bei denen die Sestamibi-Szintigraphie negativ war, hatten mit 92,7% eine signifikant (p < 0,01) schlechtere Heilungsrate als Patienten mit positiver oder gar keiner Sestamibi-Szintigraphie (99,3%). Die Autoren schlussfolgern, dass die Sestamibi-Szintigraphie den Erfolg der Operation nicht beeinflusst, allerdings vermag sie die Patienten zu identifizieren, bei denen eine biochemische Heilung unwahrscheinlicher ist. Die Ergebnisse dieser Studie zeigen auch, wie bedeutsam die Erfahrung des Operateurs ist, weil bei entsprechender Erfahrung selbst ohne präoperative Lokalisationsdiagnostik eine Heilungsrate von über 99% erreicht wurde.

2.4 Nebenschilddrüsenkarzinome

HOWELL et al. fanden, dass das Gen *HRPT2*, welches eine wichtige Rolle bezüglich der Pathogenese des Jaw-Tumor-Syndroms spielt, bei Patienten mit sporadischem Nebenschilddrüsenkarzinom sehr oft mutiert ist, bei Patienten mit gutartigen Tumoren hingegen wurden keine Mutationen nachgewiesen [27]. Diese Ergebnisse wurden inzwischen von SHATTUCK et al. bestätigt [28]. Sollten sich diese Ergebnisse auch an größeren Kollektiven bestätigen lassen, so wäre dieses Gen das derzeit spezifischste, um benigne von malignen Nebenschilddrüsen zu unterscheiden.

3 Nebennieren

3.1 Nebennierenmarktumoren

Ein weiterhin bestehendes diagnostisches Problem ist die Dignitätsbeurteilung von Phäochromozytomen. Vor allem Kapselinfiltration und Gefäßinfiltration sind in ihrer Bedeutung für die Dignität von Phäochromozytomen umstritten. Lediglich bei Vorliegen von Fernmetastasen kann sicher von einem malignen Tumor ausgegangen werden. BOLTZE et al. untersuchten diesbezüglich verschiedene Komponenten des Telomerase-Komplexes [29]. Dabei war vor allem die Expression von hTERT prädiktiv für das Vorliegen eines Malignoms, neun von neun (100 %) eindeutig malignen Phäochromozytomen, aber lediglich zwei von 28 (7 %) benignen Phäochromozytomen exprimierten hTERT. Sollten sich diese Ergebnisse bestätigen, so wäre hTERT ein neuer Marker für die Dignität von Phäochromozytomen.

3.2 Nebennierenrindentumoren

Die congenitale adrenale Hyperplasie (CAH) ist eine seltene Erkrankung. Bereits vor über 50 Jahren konnte nachgewiesen werden, dass die exogene Glukokortikoidgabe zu einer effektiven Minderung der ACTH-Sekretion führt. Langfristig sind die Auswirkungen des Hyperkortisolismus jedoch oft inakzeptabel. VAN WYK et al. analysieren ihre Ergebnisse der bilateralen Adrenalektomie bei insgesamt 18 Patienten mit diesem seltenen Krankheitsbild [30]. Dreizehn Patienten wurden laparoskopisch, die anderen fünf offen operiert. Zwar wurde bei fünf Patienten postoperativ eine Addison-Krise diagnostiziert, alle Patienten reagierten jedoch adäquat auf eine daraufhin eingeleitete Therapie. Insgesamt beurteilen die Autoren die Ergebnisse der bilateralen Adrenalektomie bei der CAH als sehr gut, wobei die Kriterien zum großen Teil sehr subjektiv sind. Vor allem wurde keine Langzeituntersuchung durchgeführt, erst dann wäre das Addison-Risiko wirklich relevant. Eine enge Überwachung der Kortisol-Substitution muss in jedem Fall erfolgen.

Bezüglich der Therapie nicht-resektabler Primärtumoren und Metastasen von adrenokortikalen Karzinomen stehen nur wenige Optionen zur Verfügung. WOOD et al. untersuchten die Möglichkeit der Radiofrequenzablation bei primären und metastatischen Tumoren von 15 Patienten. Insgesamt wurden 36 Sitzungen durchgeführt, die Follow-Up-Zeit betrug im Mittel 10,3 Monate [31]. Bei drei der 15 Patienten (20 %) wurde trotz Radiofrequenzablation eine Größenzunahme des Tumors festgestellt, bei vier Patienten zeigte sich keine Größenänderung. Drei Patienten (20 %) zeigten jedoch eine nahezu vollständige Tumorablation. Insgesamt war die Radiofrequenzablation bei Tumoren < 5 cm am wirkungsvollsten. Aufgrund der relativ kurzen Follow-Up-Zeit ist eine Aussage über die Wirksamkeit der Radiofrequenzablation bei adrenokortikalen Karzinomen derzeit noch nicht möglich. Zudem müssen größere Patientenkollektive untersucht werden, auch um weitere Faktoren zu bestimmen, die auf eine erfolgreiche Radiofrequenzablation schließen lassen.

4 Gastroenteropankreatische neuroendokrine Tumoren

4.1 Multiple endokrine Neoplasie Typ 1

Patienten mit multipler endokriner Neoplasie Typ 1 (MEN 1) haben ein hohes Risiko, endokrine Pankreastumoren zu entwickeln. Die Entstehung derartiger Tumoren kann am besten mit Hilfe der Endosonographie kontrolliert werden. GAUGER et al. untersuchten retrospektiv die Daten von 15 asymptomatischen MEN-1-Patienten (Serumhormonwerte einschließlich Gastrin und Endosonographie) [32]. Bei neun Patienten waren erhöhte Gastrinwerte nachweisbar, mit Hilfe der Endosonographie waren jedoch bereits bei 14 Patienten pankreatische Tumoren nachweisbar, bei zwölf Patienten sogar multipel. Dreizehn Patienten wurden operiert, in einem Fall waren Lymphknotenmetastasen nachweisbar. Keiner der Patienten verstarb, die beobachteten Komplikationen (pankreatische und biliäre Fisteln) konnten behandelt werden. Die Autoren befürworten dieses aggressive Screening und operative Vorgehen bei MEN-1-Patienten, um die potentiell malignen Tumoren bereits in einem frühen Stadium zu identifizieren. Langzeitergebnisse an größeren Patientengruppen müssen jedoch den Nutzen eines solchen Vorgehens erst noch eindeutig zeigen.

4.2 Endokrine Pankreastumoren

In den meisten Fällen sind Insulinome solitär, in bis zu 24 % treten sie jedoch auch multifokal auf. Die Genzen präoperativer bildgebender Verfahren sind bekannt [33] und gelten nicht nur für das solitäre Insulinom, sondern umso mehr für multifokale Tumoren. Eine intraoperative Erfolgskontrolle wäre wünschenswert. CARNEIRO et al. untersuchten einen Insulinschnellassay, mit dem man innerhalb von acht Minuten den Insulinspiegel bestimmen kann, bei acht Patienten mit Insulinom [34]. Die Ergebnisse des intraoperativen Insulinschnellassays wurden mit den postoperativen Werten verglichen. Bei sechs Patienten wurde der Operationserfolg richtig vorausgesagt (5x richtig-positiv, 1x richtig-negativ). Bei einem Patienten mit Nesidioblastose war das intraoperative Ergebnis falsch-negativ. Bei einem weiteren Patient konnten die Werte aufgrund der Einnahme von Diazoxid nicht analysiert werden. Die Ergebnisse zeigen, dass der Insulinschnellassay sehr nützlich bezüglich der intraoperativen Erfolgskontrolle bei der Operation von Insulinomen ist. Ob der Test sich ähnlich wie der Parathormonschnellassay in der Klinik etablieren wird, bleibt abzuwarten.

Die Ergebnisse eines aggressiven chirurgischen Vorgehens bei 23 Patienten mit malignen Insel-

zelltumoren des Pankreas und Vorliegen von Lebermetastasen analysierten SARMIENTO et al. [35]. Bei allen Patienten wurde eine distale Pankreatektomie einschließlich Splenektomie durchgeführt. Bei sechs der Patienten wurden mehr als drei Lebersegmente reseziert, bei 17 Patienten ≤ drei Segmente. Bei einer Komplikationsrate von 30 % traten keine perioperativen Todesfälle auf. Die 5-Jahres-Überlebensrate lag bei 71 %, die Symptomfreiheit lag zu diesem Zeitpunkt bei 24 %, lediglich bei 5 % konnte jedoch keine Progression nachgewiesen werden. Insgesamt sind die Ergebnisse durchaus vielversprechend, einschränkend muss jedoch gesagt werden, dass eine Kontrollgruppe nicht vorliegt, so dass ein Benefit dieses aggressiven Vorgehens nicht wirklich gezeigt werden konnte.

Ähnlich verhält es sich mit einer Studie von NORTON et al., die die Morbidität und Mortalität eines aggressiven Vorgehens bei 20 Patienten mit fortgeschrittenen neuroendokrinen Tumoren analysieren [36]. Lymphknotenmetastasen waren bei 70 % der Patienten nachgewiesen worden, Fernmetastasen bei 40 %. Komplikationen traten bei 30 % der Patienten auf, kein Patient verstarb aufgrund der Operation. Zwar betrug die Fünf-Jahres-Überlebensrate 80 %, jedoch musste in dieser Studie bei allen Patienten nach dem siebten Jahr mit einem Rezidiv gerechnet werden. Aufgrund der dennoch relativ guten Ergebnisse schlussfolgern die Autoren, dass die häufig diskutierten Kontraindikationen für eine Operation wie Lymphknoten- und Fernmetastasen bei diesen Tumoren neu überdacht werden sollten.

4.3 Karzinoide

Durch die Sekretion vasoaktiver Substanzen können Karzinoide zu Rechtsherzerkrankungen führen. In einer retrospektiven Studie von 71 Patienten mit Karzinoiden untersuchten MOLLER et al., Faktoren, welche mit der Progression der Herzerkrankung assoziiert sind [37]. Dabei fanden die Autoren, dass vor allem die Urinspiegel von 5-Hydroxyindolessigsäure

(5-HIAA), ein Metabolit von Serotonin, mit der Progression korrelieren. Eine Behandlung mit Somatostatin führte zu keiner Besserung. Ebenso konnte die Progression nicht durch eine Chemotherapie beeinflusst werden, im Gegenteil, letztere schien die Progression eher negativ zu beeinflussen. Ob im Einzelfall eine Besserung durch eine Operation erzielt werden kann, bleibt ungeklärt, eine prospektive, randomisierte Studie wurde dringend empfohlen.

Die Wirksamkeit einer Therapie mit Interferon α (IFN) bei Patienten mit disseminierten Midgut-Karzinoiden, welche einer Operation nicht mehr zugänglich waren, untersuchten KÖLBY et al. [38]. Dabei wiesen die Autoren nach, dass die zusätzliche Therapie mit IFN α gegenüber Octreotid allein zwar nicht zu einer Verbesserung des Überlebens führte, dass jedoch eine signifikante (p = 0,008) Verminderung der Tumorprogression erreicht werden konnte. Weitere Studien an größeren Patientenkollektiven sind sicher erforderlich, um die allgemeine Gültigkeit der höheren Effektivität von Octreotid plus IFN α gegenüber Octreotid ohne IFN α zu bestätigen.

Über eine beeindruckende Zahl von insgesamt 13,715 Karzinoiden, welche über einen Zeitraum von 1950 bis 1999 in den USA behandelt wurden, berichten MODLIN et al. [39]. Insgesamt vermerken die Autoren eine Zunahme von Karzinoiden in dem o.g. Zeitraum. Dabei traten die Karzinoide am häufigsten im Dünndarm (41,8%), Rektum (27,4%) und Magen (8,7%) auf. Assoziierte andere Tumoren (nicht-Karzinoide) wurden häufig bei Karzinoiden des Dünndarms (29,0%), Magens (20,5%), Kolons (20,0%) und der Appendix (18,2%) nachgewiesen. Die Karzinoide beschränkten sich am häufigsten auf den lokalen Prozess bei Karzinoiden des Rektums (81,7%) und des Magens (67,5%). Bei Karzinoiden des Zökums (ca. 92%) und des Pankreas (bis ca. 80%) hingegen waren häufig Metastasen nachweisbar. Die beste 5-Jahres-Überlebensraten wurden bei Karzinoiden des Rektums (88,3%) und der Appendix (71,0%) beobach-

tet. Die schlechtere Überlebensrate der Appendixkarzinoide gegenüber den Rektumkarzinoiden lässt sich eventuell dadurch erklären, dass die Appendixkarzinoide nur in 55,4% (vs. 81,7%) auf den lokalen Prozess beschränkt waren. Obwohl retrospektiv und über einen sehr langen Zeitraum analysiert, zeigen die Daten doch, dass zum Zeitpunkt der Diagnose bereits knapp 13% der Karzinoide metastasiert hatten. Auch betrug die 5-Jahres-Überlebensrate lediglich 67,2%, was die im Allgemeinen angenommene gute Prognose dieser Tumoren in Frage stellt. Ob eine aggressivere chirurgische Therapie zu besseren Überlebensraten führt, muss jedoch erst noch gezeigt werden.

Literatur

[1]   Shimizu K, Tanaka S.: Asian perspective on endoscopic thyroidectomy – a review of 193 cases. Asian J Surg 26 (2003) 92–100. [EBM III]

[2]   Takami H, Ikeda Y.: Total endoscopic thyroidectomy. Asian J Surg 26 (2003) 82–85. [EBM III]

[3]   Thomusch O, Machens A, Sekulla C et al.: The impact of surgical technique on postoperative hypoparathyroidism in bilateral thyroid surgery: a multivariate analysis of 5846 consecutive patients. Surgery 133 (2003) 180–185. [EBM IIb]

[4]   Pereira JA, Girvent M, Sancho JJ et al.: Prevalence of long-term upper aerodigestive symptoms after uncomplicated bilateral thyroidectomy. Surgery 133 (2003) 318–322. [EBM III]

[5]   Dwight T, Thoppe SR, Foukakis T et al.: Involvement of the PAX8/peroxisome proliferator-activated receptor gamma rearrangement in follicular thyroid tumors. J Clin Endocrinol Metab 88 (2003) 4440–4445. [EBM IIb]

[6]   Cheung L, Messina M, Gill A et al.: Detection of the PAX8-PPAR gamma fusion oncogene in both follicular thyroid carcinomas and adenomas. J Clin Endocrinol Metab 88 (2003) 354–357. [EBM III]

[7]   Kikuchi S, Perrier ND, Ituarte PH et al.: Accuracy of fine-needle aspiration cytology in patients with radiation-induced thyroid neoplasms. Br J Surg 90 (2003) 755–758. [EBM III]

[8]   Machens A, Holzhausen HJ, Lautenschlager C et al.: Enhancement of lymph node metastasis and distant metastasis of thyroid carcinoma. Cancer 98 (2003) 712–719. [EBM III]

[9]   Chow SM, Law SC, Chan JK et al.: Papillary microcarcinoma of the thyroid-Prognostic significance of lymph node metastasis and multifocality. Cancer 98 (2003) 31–40. [EBM III]

[10]   Wada N, Duh QY, Sugino K et al.: Lymph node metastasis from 259 papillary thyroid microcarcinomas: frequency, pattern of occurrence and recurrence, and optimal strategy for neck dissection. Ann Surg 237 (2003) 399–407. [EBM IIb]

[11]   Eustatia-Rutten CF, Romijn JA, Guijt MJ et al.: Outcome of palliative embolization of bone metastases in differentiated thyroid carcinoma. J Clin Endocrinol Metab 88 (2003) 3184–3189. [EBM IIb]

[12]   Machens A, Holzhausen HJ, Thanh PN et al.: Malignant progression from C-cell hyperplasia to medullary thyroid carcinoma in 167 carriers of RET germline mutations. Surgery 134 (2003) 425–431. [EBM III]

[13]   Machens A, Niccoli-Sire P, Hoegel J et al.: Early malignant progression of hereditary medullary thyroid cancer. N Engl J Med 349 (2003) 1517–1525. [EBM III]

[14]   Punales MK, Graf H, Gross JL et al.: RET codon 634 mutations in multiple endocrine neoplasia type 2: variable clinical features and clinical outcome. J Clin Endocrinol Metab 88 (2003) 2644–2649. [EBM III]

[15]   Gimm O, Niederle BE, Weber T et al.: RET proto-oncogene mutations affecting codon 790/791: A mild form of multiple endocrine neoplasia type 2A syndrome? Surgery 132 (2002) 952–959. [EBM III]

[16]   Scollo C, Baudin E, Travagli JP et al.: Rationale for central and bilateral lymph node dissection in sporadic and hereditary medullary thyroid cancer. J Clin Endocrinol Metab 88 (2003) 2070–2075. [EBM III]

[17]   Mazzaferri EL, Robbins RJ, Spencer CA et al.: A consensus report of the role of serum thyroglobulin as a monitoring method for low-risk patients with papillary thyroid carcinoma. J Clin Endocrinol Metab 88 (2003) 1433–1441. [EBM III]

[18]   Pacini F, Molinaro E, Castagna MG et al.: Recombinant human thyrotropin-stimulated serum thyroglobulin combined with neck ultrasonography has the highest sensitivity in monitoring differentiated thyroid carcinoma. J Clin Endocrinol Metab 88 (2003) 3668–3673. [EBM IIb]

[19]   Frasoldati A, Pesenti M, Gallo M et al.: Diagnosis of neck recurrences in patients with differentiated thyroid carcinoma. Cancer 97 (2003) 90–96. [EBM IIb]

[20]   Weightman DR, Mallick UK, Fenwick JD et al.: Discordant serum thyroglobulin results generated by two classes of assay in patients with thyroid carcinoma: correlation with clinical outcome after 3 years of follow-up. Cancer 98 (2003) 41–47. [EBM IIb]

[21]   Mjaland O, Normann E, Halvorsen E et al.: Regional cerebral blood flow in patients with primary hyperparathyroidism before and after successful parathyroidectomy. Br J Surg 90 (2003) 732–737. [EBM IIa]

[22]   Prager G, Kalaschek A, Kaczirek K et al.: Parathyroidectomy improves concentration and retentiveness in patients with primary hyperparathyroidism. Surgery 132 (2002) 930–935. [EBM III]

[23]   Carty SE, Roberts MM, Virji MA et al.: Elevated serum parathormone level after „concise parathyroidectomy" for primary sporadic hyperparathyroidism. Surgery 132 (2002) 1086–1092. [EBM IIb]

[24]   Elaraj DM, Remaley AT, Simonds WF et al.: Utility of rapid intraoperative parathyroid hormone assay to predict severe postoperative hypocalcemia after reoperation for hyperparathyroidism. Surgery 132 (2002) 1028–1033; discussion 1033–1034. [EBM III]

[25]   Richards ML, Bingener-Casey J, Pierce D et al.: Intraoperative parathyroid hormone assay: an accurate predictor of symptomatic hypocalcemia following thyroidectomy. Arch Surg 138 (2003) 632–635; discussion 635–636. [EBM IIb]

[26]   Allendorf J, Kim L, Chabot J et al.: The impact of sestamibi scanning on the outcome of parathyroid surgery. J Clin Endocrinol Metab 88 (2003) 3015–3018. [EBM IIb]

[27]   Howell VM, Haven CJ, Kahnoski K et al.: HRPT2 mutations are associated with malignancy in sporadic parathyroid tumours. J Med Genet 40 (2003) 657–663. [EBM IIb]

[28]   Shattuck TM, Valimaki S, Obara T et al.: Somatic and germ-line mutations of the HRPT2 gene in sporadic parathyroid carcinoma. N Engl J Med 349 (2003) 1722–1729. [EBM IIb]

[29]   Boltze C, Mundschenk J, Unger N et al.: Expression profile of the telomeric complex discriminates between benign and malignant pheochromocytoma. J Clin Endocrinol Metab 88 (2003) 4280–4286. [EBM IIb]

[30]   Van Wyk JJ, Ritzen EM.: The role of bilateral adrenalectomy in the treatment of congenital adrenal hyperplasia. J Clin Endocrinol Metab 88 (2003) 2993–2998. [EBM III]

[31]   Wood BJ, Abraham J, Hvizda JL et al.: Radiofrequency ablation of adrenal tumors and adrenocortical carcinoma metastases. Cancer 97 (2003) 554–560. [EBM III]

[32]   Gauger PG, Scheiman JM, Wamsteker EJ et al.: Role of endoscopic ultrasonography in

screening and treatment of pancreatic endocrine tumours in asymptomatic patients with multiple endocrine neoplasia type 1. Br J Surg 90 (2003) 748–754. [EBM III]

[33]   Richards ML, Gauger PG, Thompson NW et al.: Pitfalls in the surgical treatment of insulinoma. Surgery 132 (2002) 1040–1049. [EBM III]

[34]   Carneiro DM, Levi JU, Irvin GL: 3rd. Rapid insulin assay for intraoperative confirmation of complete resection of insulinomas. Surgery 132 (2002) 937–943. [EBM IIb]

[35]   Sarmiento JM, Que FG, Grant CS et al.: Concurrent resections of pancreatic islet cell cancers with synchronous hepatic metastases: outcomes of an aggressive approach. Surgery 132 (2002) 976–982. [EBMIII]

[36]   Norton JA, Kivlen M, Li M et al.: Morbidity and mortality of aggressive resection in patients with advanced neuroendocrine tumors. Arch Surg 138 (2003) 859–866. [EBM III]

[37]   Moller JE, Connolly HM, Rubin J et al.: Factors associated with progression of carcinoid heart disease. N Engl J Med 348 (2003) 1005–1015. [EBM III]

[38]   Kolby L, Persson G, Franzen S et al.: Randomized clinical trial of the effect of interferon alpha on survival in patients with disseminated midgut carcinoid tumours. Br J Surg 90 (2003) 687–693. [EBM Ib]

[39]   Modlin IM, Lye KD, Kidd M.: A 5-decade analysis of 13,715 carcinoid tumors. Cancer 97 (2003) 934–959. [EBM III]

XIV Was gibt es Neues in der Kinderchirurgie?

B. M. Ure, N. K. Jesch und A. M. Holschneider

1 Einleitung

In den Beiträgen von „Was gibt es Neues in der Kinderchirurgie?" der letzten Jahre wurden überwiegend Ergebnisse aus der kinderchirurgischen Grundlagenforschung diskutiert. Diesmal soll der Beitrag auf klinische Arbeiten und solche Grundlagenforschungsprojekte, die klinische Probleme betreffen, fokussiert sein.

2 Gastrointestinaltrakt

2.1 Totale parenterale Ernährung

Die Langzeitparenteralernährung (TPN) geht mit einer Veränderung der Immunreaktivität und einer erhöhten bakteriellen Translokation einher. Wildhaber et al. [1] untersuchten am Mausmodell die intraepitheliale Genregulation von Lymphozyten. Im Vergleich zu einer Kontrollgruppe waren während TPN 88 Gene intraepithelialer Lymphozyten hochreguliert, weitere 114 Gene herabreguliert. Vier Gene wurden als besonders hoch- und zwei als besonders herabreguliert identifiziert. Besonders betroffene Gene (FK506-binding Protein 5, mannose-binding Lectin, Metallothionein 1 und 2, Cytochrom P450 1a1) haben immunmodulatorische Bedeutung. Diese Ergebnisse belegen erstmals, dass der Genexpression in intraepithelialen Lymphozyten möglicherweise eine Bedeutung bei septischen Prozessen während TPN zukommt.

Cruccetti et al. [2] untersuchten Kinder mit TPN, enteral ernährte gesunde Kinder und enteral ernährte gesunde Erwachsene. Die Monozyten-Produktion von TNF-α oder IL-6 nach LPS-Stimulation war bei Kindern mit TPN im Vergleich zu den anderen Gruppen signifikant erniedrigt. Bei einer Stimulation des Blutes mit Staphylococcus epidermidis war die Produktion von TNF-α, IL-6 und IL-1β ebenfalls vermindert. Folglich sind Besonderheiten der Immunreaktion bei TPN nicht nur auf lokale Effekte, sondern auch auf Funktionsveränderungen zirkulierender Monozyten zurückzuführen.

Neurologische und zerebrale Veränderungen bei Kindern mit langzeitparenteraler Ernährung wurden auf eine cerebrale Akkumulation von Mangan zurückgeführt. Iinuma et al. [3] untersuchten den Mangangehalt bei sechs Kindern mittels Magnetresonanzimaging. Bei allen Patienten wurde eine Hyperintensität des Globus pallidus festgestellt. Der kalkulierte „whole-blood manganese level" war bei vier Patienten erhöht. Die Untersuchung erfolgte zwölf Monate nach Beendigung der TPN. Inwiefern diese Ergebnisse in Nachbetreuungskonzepte von Kindern mit Langzeitparenteralernährung eingehen sollten, bleibt zu diskutieren.

2.2 Ösophagus und Magen

Der Sinn einer endoskopischen Routineuntersuchung der Speiseröhre nach Ösophagusatresie wurde vielfach diskutiert. Schalamon et al. [4] untersuchten 79 Langzeitüberlebende nach primärer Ösophagusanastomose über einen mittleren Zeitraum von zehn Jahren. Bei 40 % der Patienten bestand eine signifikante ösophageale Pathologie, 12 % hatten eine moderate und 1 % eine schwere Ösophagitis. Bei 18 % war eine Metaplasie der Magenschleimhaut auffällig, wobei die pathologischen Veränderungen überwiegend vor dem dritten Lebensjahr zu verzeichnen waren. Eine Fundoplikatio erfolgte bei 28 % der Patienten. Die Autoren empfehlen eine endoskopische Routinebetreuung von Patienten mit Ösophagusatresie zumindest bis zum dritten Lebensjahr.

Behandlungskonzepte nach Pyloromyotomie, insbesondere die ad libitum-Fütterung, sind Gegenstand von Diskussionen. Im Rahmen einer prospektiven Untersuchung wurde der Verlauf bei 56 konsekutiv behandelten Kindern, 31 nach einem Fütterungsprotokoll, 25 mit ad libitum-Fütterung analysiert. Ad libitum-Fütterung ging mit einem signifikant kürzeren Krankenhausaufenthalt bei allerdings vermehrtem postoperativem Erbrechen einher. Die Krankenhauskosten konnten um 1290 USD/Patient gesenkt werden. Somit bestätigten die Autoren [5] den Vorteil des ad libitum-Fütterungskonzepts nach Pyloromyotomie.

Magen- und Gastrostomasonden sind innerhalb kurzer Zeit mit Bakterien besiedelt. DAUTLE et al. [6] untersuchten 78 Gastrostomie-Katheter hinsichtlich der Besiedlung mit Biofilmen. Diese Biofilme enthalten sessile Bakterien, die sich in einer selbstproduzierten extrazellulären Polysaccharidmatrix adhärent auf der Katheteroberfläche befinden. Alle Katheter wiesen bakterielle Biofilme auf, die 24 bakterielle Spezies enthielten, vorwiegend Bacillus, Enterococcus und Staphylococcus. Diese Ergebnisse legen nahe, dass derartige Katheter insbesondere für immunkompromittierte Patienten eine Gefahr darstellen können. Inwiefern Besiedlungen für die Ausbildung von Granulationsgewebe verantwortlich sein können, bleibt zu klären.

2.3 Dünndarm

Mehrere Autoren berichten über Techniken zur Versorgung von jejunoilealen Atresien bzw. von Kindern mit Kurzdarm. NAMASIVA-

YAM et al. [7] führten eine um 180° rotierte Anastomose bei zehn Neonaten mit Jejunumatresie aus. Diese Technik beinhaltet, dass das distale Ende um 180° dergestalt rotiert wird, dass der mesenteriale Anteil des proximalen Schenkels der antimesenterialen Seite des distalen Darms angenähert wird. Diesem Vorgehen liegt der Gedanke zugrunde, dass der antimesenteriale Anteil einer Anastomose geringer durchblutet ist und eine Revaskularisierung von der mesenterialen Seite der Anastomose ausgeht. Die Technik wurde erfolgreich angewandt, doch fehlt eine systematische Aufarbeitung hinsichtlich der klinisch relevanten Vorteile.

Eine Technik der „seriell transversen Enteroplastik" zur Verlängerung des Darms bei Kurzdarmsyndrom wurde von KIM et al. [8] zunächst an sechs Ferkeln geprüft. Es handelt sich um die transverse Applikation eines GIA-Staplers, um einen Zick-Zack-Kanal zu erzeugen. Nachdem die Technik im Tierversuch erfolgreich war, wurde der Eingriff bei einem zwei Jahre alten Jungen mit Kurzdarm, bei dem eine vorherige Bianchi-Prozedur nicht ausreichend erfolgreich war, durchgeführt. Es kam zu einer Verbesserung der absorptiven Kapazität, nachgewiesen mittels D-Xylose-Absorption, jedoch nicht zu einer vollständigen enteralen Ernährung.

2.4 Gallengangatresie

Eine erste Studie zur hochdosierten Therapie mit Steroiden, Ursodeoxycholsäure und intravenösen Antibiotika nach Kasai-Operation bei Gallengangatresie wurde vorgestellt [9]. Von 28 Kindern mit Gallengangatresie erhielten 14 für acht bis zwölf Wochen das erwähnte Behandlungskonzept mit nachfolgender oraler antibiotischer Prophylaxe. Die Standardbehandlung der 14 Kontrollpatienten beinhaltete keine Steroide, uneinheitliche Ursodeoxycholsäure-Applikation und eine lediglich perioperative intravenöse antibiotische Therapie. Bei 79 % der Patienten der Steroidgruppe fiel das konjugierte Bilirubin innerhalb von drei Monaten unter 1,0 mg/dl, im Gegensatz zu 21 % in der Kontrollgruppe. In der Steroidgruppe wurden signifikant weniger Patienten im ersten Jahr lebertransplantiert (21 % vs. 85 %). Aus diesen präliminären Ergebnissen kann abgeleitet werden, dass eine adjuvante hochdosierte Steroidtherapie mit intravenöser antibiotischer Therapie für den Verlauf nach Kasai-Operation vorteilhaft ist. Erforderlich ist eine randomisierte Studie, insbesondere um die Effekte einer langzeitintravenösen antibiotischen vs. Steroidtherapie vs. keiner Therapie zu ermitteln.

Der Effekt einer antirefluxiven Klappenbildung der ausgeschalteten Roux-Y-Schlinge zur Cholangitisprophylaxe wurde im Rahmen mehrerer Studien widerlegt. MURAJI et al. [10] prüften, inwiefern eine derartige Klappe bei rezidivierenden unbehandelbaren Cholangitiden erfolgreich ist. Die Technik kam bei elf Kindern im Alter von sechs Monaten bis vier Jahren zur Anwendung, wonach keines dieser Kinder einen Cholangitisschub aufwies. Lediglich zwei Patienten erhielten eine Lebertransplantation, ein Kind starb aufgrund einer anderen Ursache. Die Autoren empfehlen deshalb, eine derartige Klappe bei unbehandelbarer Cholangitis zu diskutieren.

Erneut wurden mehrere Faktoren untersucht, die Hinweise auf den Verlauf nach Hepatoportoenterostomie geben können. KOBAYASHI et al. [11] identifizierten eine Expression von immunologisch costimulatorischen Molekülen (B7-1, B7-2, CD40), die an der Oberfläche von Kupffer- und dendritischen Zellen und im Hepatozytenzytoplasma exprimiert wurden. Diese Faktoren könnten für den/die Autoimmunprozess(e) bei der Ausbildung der Leberfibrose und portalen Hypertension nach Gallengangatresie von Bedeutung sein.

Der Plasmaendothelin-1-Spiegel wurde prospektiv an 30 Patienten nach Portoenterostomie im Vergleich zu zwölf gesunden Kindern bestimmt. Dieser potente Vasokonstriktor wird in Zusammenhang mit der Stimulation der hepatischen Kollagensynthese gebracht. Bei Patienten mit Gallengangatresie und insbesondere

bei solchen mit erhöhten Transaminasenwerten waren die Endothelin-1-Spiegel signifikant erhöht, so dass über einen Zusammenhang mit der Ausbildung der progressiven Leberfibrose spekuliert wird [12]. Ähnliches wurde von YO-SHIDA et al. [13] für den Serum-Insulinlike-Growth-Factor-1 (IGF-1) postuliert, ein Hormon, das die Proliferation und Differenzierung von Zellen reguliert und vorwiegend in der Leber unter der Kontrolle von Wachstumshormonen produziert wird. Die signifikant verminderten IGF-1-Werte bei Kindern mit Gallengangatresie und insbesondere bei solchen mit einer Leberzirrhose werden von den Autoren in Zusammenhang mit dem Fortschreiten einer Fibrose gesehen.

Eine Therapieoption bei Cholangitis wurde von ALLADI et al. [14] vorgestellt. Eine artifizielle OK-432-induzierte Cholangitis wurde mit Methotrexat (MTX) behandelt. Durch eine niedrig dosierte orale Applikation von MTX kam es zu einer signifikanten Verbesserung histologischer Leberveränderungen, so dass hier eventuell klinisch ein Therapieansatz besteht.

2.5 Morbus Hirschsprung und anorektale Malformationen

Die Technik der transanalen endorektalen Durchzugs-Operation bei Morbus Hirschsprung findet zunehmende Akzeptanz. HADIDI [15] operierte 28 Kinder im Alter von sechs Tagen bis 13 Jahren. Bei allen war die Erkrankung auf das Rektosigmoid beschränkt, lediglich ein Patient hatte ein protektives Kolostoma. Bei einer mittleren Operationszeit von 90 Minuten war die technische Durchführbarkeit ausgezeichnet. Bei einem Patienten war aufgrund einer Urethraverletzung eine Laparotomie erforderlich, zwei Patienten bedurften aufgrund einer Leckage einer Kolostomie. Bei drei Patienten kam es zu Enterokolitiden. Obstipation, Inkontinenz, Abszessbildung oder andere Probleme wurden über eine Follow-up-Zeit von vier bis 46 Monaten nicht berichtet. RINTALA [16] operierte 26 Patienten, die retrospektiv analysiert wurden. Bei 13 wurde der

Eingriff in der Neonatalperiode vorgenommen, bei vier Patienten bestand ein Stoma. Intra- und postoperative Komplikationen wurden bei einem mittleren stationären Aufenthalt von 3 Tagen nicht beobachtet. Nach einer mittleren Follow-up-Zeit von 6 Monaten war lediglich bei einem Patienten eine Enterokolitis auffällig. Sechs Patienten wurden zwischenzeitlich anal dilatiert. PETERLINI und MARTINS [17] operierten 20 Kinder mit einer modifizierten Technik. Alle Patienten hatten nach fünf bis 29 Monaten ein normales Stuhlverhalten und ein normales anorektales manometrisches Druckprofil. Aufgrund dieser Studien ist davon auszugehen, dass die transanale Rekto-Sigmoid-Resektion eine gute Option in der Versorgung des Morbus Hirschsprung darstellt.

Die Operationstechnik nach Rehbein wird nahezu ausschließlich im deutschsprachigen Raum durchgeführt. RASSOULI et al. [18] analysierten in einer Multicenterstudie 200 Patienten, die in 22 Zentren in einem Zeitraum von fünf Jahren operiert wurden. Bei 23% kam es im Langzeitverlauf zur Obstipation, bei 4% zur Enkopresis und bei 11% zur Enterokolitis. Leckagen traten bei 7% und eine dilatationsbedürftige Striktur bei 10% auf. Im Vergleich zu Literaturangaben über andere Resektionsverfahren ist die ermittelte Inzidenz der Enterokolitis nach der Rehbein-Technik niedrig, dagegen kommt es zu häufig zur Obstipation. Nachteil dieser Studie bleibt, dass die Endpunkte nicht eindeutig definiert waren.

YAMATAKA et al. [19] stellten eine neue Technik der intraoperativen Endosonographie zur technischen Verbesserung der laparoskopisch assistierten Durchzugs-Operation bei hoher Analatresie vor. Die Autoren konnten endosonographisch den externen Analspinkter und die Schenkel des M. levator ani ausmessen, wobei eine Validierung der Methode leider nicht möglich war. Inwiefern es sich hier um eine klinisch verlässlich einsetzbare Methode handelt, bleibt nachzuweisen.

HALLOWS et al. [20] führten bei neun Kindern mit Megarektosigmoid nach Korrektur ano-rektaler Malformationen eine anteriore Resektion durch. Bei allen Kindern war ein vorheriges Bowelmanagement nicht erfolgreich, zudem bestand bei allen Kindern ein proximal des Megarektosigmoids normalkalibriges Kolon. Die angegebenen Ergebnisse waren ausgezeichnet. Alle Patienten hatten ein bis drei Stuhlentleerungen pro Tag, bei keinem waren Einläufe erforderlich.

2.6 Nekrotisierende Enterokolitis

In mehreren Arbeiten wurden Besonderheiten der Nekrotisierende Enterokolitis (NEC) bei Kindern mit sehr niedrigem Geburtsgewicht untersucht. CHARDOT et al. [21] laparotomierten 90 Kinder. Die Überlebensrate bei Kindern mit einem Geburtsgewicht unter 1000 g betrug 68%, bei Kindern mit einem Gewicht darüber 91%. Dies ging nicht mit einer vermehrten Darmschädigung der ersten Patientengruppe einher. DEMESTRE et al. [22] legten eine weitere Studie zur peritonealen Drainage als primäre Maßnahme bei NEC vor. Die Überlebensraten waren denen der zuvor erwähnten Studie zur Laparotomie bei NEC vergleichbar mit 57% bei Kindern mit einem Geburtsgewicht unter 1000 g und 95% bei Kindern mit einem Gewicht darüber. Die Autoren schlussfolgerten zwar, dass die Einlage einer Drainage die erste Maßnahme bei Kindern mit schwerer NEC sein sollte, doch bleiben sie den Nachweis des Nutzens schuldig.

Die Abgrenzung der NEC von der lokalisierten intestinalen Perforation bleibt Diskussionsgegenstand. HWANG et al. [23] definierten die beiden Entitäten histologisch und fanden bei Kindern mit intestinaler Perforation häufiger eine Indomethacin- oder Dexamethason-Therapie und umbilikale arterielle Katheter. Hinsichtlich der Mortalität und des Nahrungsaufbaus bestanden keine Unterschiede. In einer weiteren Analyse [24] ging die fokale intestinale Perforation mit einem signifikant geringeren Gestationsalter und Geburtsgewicht sowie mit einer höheren Inzidenz eines Respiratory Distress Syndromes einher. Auch HOLLAND et al.

[25] identifizierten in einer retrospektiven Analyse als Risikofaktoren für eine intestinale Perforation die neonatale Beatmung, Steroide, Indomethacin und die Zwillingsschwangerschaft.

Die Zuverlässigkeit der radiologischen Diagnose bei NEC und fokaler intestinaler Perforation untersuchten TAM et al. [26]. Für die Pneumatosis intestinalis bestand eine Sensitivität von 44 %, für Pfortadergas von 13 % und für freie Luft von 50 % gemessen am operativen Befund. Die Spezifität lag zwischen 92 % und 100 %. In Anbetracht der ausgesprochen niedrigen Sensitivität sind radiologische Befunde als weitgehend unzuverlässig anzusehen.

2.7 Bauchwanddefekte

Behandlungskonzepte der Gastroschisis stehen weiterhin zur Diskussion. Neuerdings wird wieder der schrittweise Verschluss favorisiert. KIDD et al. [27] verglichen 38 Kinder mit einer hohen Rate an Primärverschlüssen (84 %) mit 80 Kindern mit einer niedrigen Rate (40 %). Die Länge des Hospitalaufenthaltes und der Beatmung waren für die verzögert verschlossene Gruppe signifikant länger, doch bestanden wenige Infektionen und mechanische Komplikationen. Der Zeitraum bis zur vollständigen Oralernährung war nicht unterschiedlich. Aufgrund dieser Ergebnisse favorisieren die Autoren den verzögerten Verschluss. Eine andere Arbeitsgruppe [28] ermittelte ebenfalls bessere Ergebnisse nach verzögertem Gastroschisisverschluss. Auch hier war die Komplikationsrate niedriger, zudem bestanden eine kürzere Beatmungszeit und eine höhere Rate an Faszienverschlüssen.

KOIVUSALO et al. [29] ermittelten eine ausgezeichnete Langzeit-Lebensqualität. Diese war bei 57 Patienten mit Bauchwanddefekten zwischen 17 und 48 Jahren nach dem Eingriff mit der Lebensqualität einer Normalpopulation vergleichbar. Das angewandte Messinstrument enthielt Fragen zur allgemeinen Gesundheit, zu Symptomen, zum psychosozialen Verhalten so-wie den SF-36 zur Erfassung der globalen Lebensqualität.

3 Minimal invasive Chirurgie

3.1 Pneumoperitoneum/Immunologie

Die immunologischen Effekte des Pneumoperitoneums bei Kindern mit Sepsis oder tumorösen Erkrankungen sind unzureichend untersucht. ROMEO et al. [30] prüften die Aktivität peritonealer Makrophagen am Rattenmodell. Nach Laparoskopie im Vergleich zur Laparotomie kam es zunächst zu einer signifikanten Erhöhung der Freisetzung von Stickstoffmonooxid (NO). Nach LPS-Stimulation war dagegen das Ergebnis invers, so dass laparoskopierte Tiere eine deutlich verminderte NO-Produktion aufwiesen. Dies betraf auch die Makrophagen-mRNA für iNOS. Letztere war in der Laparoskopiegruppe geblockt. Diese Beobachtung bestätigt die Ergebnisse früherer Untersuchungen, in denen das Pneumoperitoneum mit einer veränderten lokalen Reaktion auf septischen Stress einherging. Inwiefern diese Veränderungen der Makrophagenfunktion klinisch von Relevanz sind, bleibt nachzuweisen.

3.2 Hämodynamik

Hämodynamische Veränderungen während eines Niedrigdruck-Pneumoperitoneums wurden von DE WAAL und KALKMAN [31] untersucht. Der Cardiac-Index war bei 13 Kindern im Alter von sechs bis 36 Monaten, bei denen der intraperitoneale Druck während der Laparoskopie maximal 5 mmHg betrug, nicht signifikant verändert. Dies steht im Gegensatz zu den Ergebnissen zahlreicher Untersuchungen an Erwachsenen und Kindern, bei denen höhere Pneumoperitoneumdrucke zur Anwendung kamen. Die Autoren bestätigten somit, dass kardiozirkulatorische Effekte durch Niedrig-druck-Laparoskopie vermieden werden.

Konzepte für die intra- und postoperative Überwachung laparoskopierter Kleinkinder sind essentiell. McHoney et al. [32] belegten dies durch eine Untersuchung an 20 laparosko-pisch und 19 konventionell operierten Kin-dern. Die CO_2-Elimination (End-tidal CO_2) korrelierte mit dem Alter. Junge Kinder atme-ten deutlich mehr CO_2 ab, sodass von einer hö-heren peritonealen Absorption auszugehen ist. Hinsichtlich einer weiteren kurzdauernden Er-höhung der CO_2-Elimination nach Beendigung des Pneumoperitoneums spekulierten die Au-toren, dass diese durch einen erhöhten venösen Rückfluss aus den unteren Extremitäten be-dingt sein könnte.

3.3 Minimal invasive Techniken

Ostlie et al. [33] führten bei 154 Kindern eine Fundoplikatio mit direkt eingebrachten Instru-menten ohne Arbeitstrokare und gleichzeitiger Roboter-gesteuerter Kameraführung (AESOP) durch. Sämtliche Eingriffe waren problemlos ausführbar. Das Pneumoperitoneum konnte auch ohne Trokare adäquat gehalten werden. Dutta et al. [34] berichteten ihre Erfahrungen mit der vollständig laparoskopischen ileokoli-schen Resektion bei 15 Patienten mit Morbus Crohn. Die Anastomose wurde laparoskopisch mit intrakorporaler Knotung ausgeführt. Bei einem Patienten kam es zu einer Leckage, die konservativ behandelt wurde. Bei einem weite-ren Patienten war aufgrund einer Anastomo-senstriktur eine erneute laparoskopische Re-sektion mit nachfolgend gutem Verlauf erfor-derlich. Die vollständig laparoskopische Darmresektion bei Morbus Crohn ist somit ausführbar, über die Vorteile kann allerdings weiterhin nichts berichtet werden. Gleiches gilt für die laparoskopische Hepatoportoentero-stomie bei Gallengangatresie. Zwei erste erfolg-reich operierte Fälle wurden von Esteves et al. [35] berichtet. Die Y-Roux-Anastomose wurde extrakorporal nach Hervorluxierung des Darms durch den Nabel vorgenommen. Die

erste laparoskopische assistierte Magenhoch-zugsoperation bei langstreckiger Ösophagus-atresie eines drei Monate alten Kindes wurde von Ure et al. [36] berichtet. Die laparoskopi-sche Magenmobilisation, Resektion des Öso-phagusstumpfes, Pyloroplastik und transhiata-le Dissektion dauerten 4,5 Stunden.

3.4 Minimal invasive onkologi-sche Chirurgie

Zwei Arbeiten erschienen zur laparoskopi-schen Chirurgie bei Kindern mit verschiedenen malignen Erkrankungen. Warmann et al. [37] berichteten über 78 Kinder, von denen 27% minimal invasiv operiert wurden. Neben 16 Tumorbiopsien erfolgten neun Resektionen. Allerdings musste bei fünf dieser neun Fälle aufgrund operativ technischer Probleme kon-vertiert werden. Komplikationen wurden nicht berichtet. Insgesamt kamen minimal invasive Techniken bei einem Viertel der Patienten zur Anwendung. Sailhammer et al. [38] analy-sierten 29 Eingriffe (20 Thorakoskopien, neun Laparoskopien). Die diagnostische Sicherheit war 100%, und sämtliche Resektionen konn-ten erfolgreich ausgeführt werden. De Lagau-sie et al. [39] führten bei neun Kindern eine la-paroskopische Resektion adrenaler Neuroblas-tome durch. Einmal wurde konvertiert, bei den übrigen Kindern betrug die mittlere Operati-onszeit 85 Minuten. Intra- oder postoperative Komplikationen wurden nicht berichtet. Bei ei-nem Patienten mit Konversion war nach sieben Monaten eine Metastasierung zu verzeichnen. Diese Studien belegen, dass die minimal invasi-ve Chirurgie in selektierten Fällen mit soliden Tumoren angewandt werden kann.

Kritisch wird das minimal invasive Vorgehen bei Lungenmetastasen gesehen. Hier ist insbe-sondere die sichere Lokalisation von compu-tertomographisch verdächtigen Arealen prob-lematisch. McConnell et al. [40] färbten die verdächtigen Prozesse CT-gesteuert mit Me-thylenblau an. Alle 19 Eingriffe wurden ohne Komplikationen ausgeführt, einmal wurde auf-grund einer Malfunktion des Staplergerätes konvertiert. Mehr als die Hälfte der Kinder konnte am Operationstag entlassen werden. Unklar bleibt weiterhin, inwiefern eine Palpation der Lungen zum Ausschluss kleinster computertomographisch nicht darstellbarer Metastasen essentiell ist.

HAYES-JORDAN et al. [41] verglichen die bildgebungsgesteuerte perkutane Probengewinnung mit der thorakoskopischen Lungenbiopsie. Adäquates Material zur pathologischen Aufarbeitung wurde bei allen 28 thorakoskopisch biopsierten Patienten gewonnen. Dies traf lediglich auf 26 (80 %) der Patienten mit bildgebungsgesteuerter Nadelbiopsie zu. Allerdings wurde bei acht thorakoskopischen Prozeduren konvertiert und eine Thorakotomie ausgeführt. Bei allen drei Patienten mit unzureichendem Material in der Gruppe der nadelbiopsierten Kinder konnte eine anschließende thorakoskopische Biopsie die Diagnose sichern. Der stationäre Aufenthalt bei Kindern nach Nadelbiopsie war signifikant kürzer. Fünf der thorakoskopisch biopsierten Kinder (18 %) benötigten aufgrund einer Luftleckage eine Thoraxdrainage. Die Autoren schlussfolgerten, dass die schnittbildgesteuerte Lungenbiopsie im Vergleich zur thorakoskopischen Biopsie vorteilhaft ist.

Diskutiert wurde mehrfach, dass das CO_2-Pneumoperitoneum durch Veränderungen der lokalen Immunität eine Metastasierung im Bereich der Trokarinsertionsstellen begünstigen könnte. Die Ergebnisse einer Umfrage aus Japan [42] sprechen dagegen. In 29 Institutionen wurden 85 laparoskopische und 44 thorakoskopische Eingriffe bei Kindern mit verschiedenen malignen kindlichen Tumoren durchgeführt. Metastasen im Bereich der Trokarinsertationsstellen wurden in keiner Institution beobachtet.

3.5 Minimal invasive Urologie

Die laparoskopische Therapie des vesiko-ureteralen Refluxes hat sich im Gegensatz zu zahlreichen anderen minimal invasiven urologischen Verfahren nicht durchgesetzt. SAKAMOTO et al. [43] berichteten über eine extraperitoneale laparoskopische Lich-Gregoir Antirefluxplastik, welche bei vier Patienten ohne intra- oder postoperative Komplikationen mit miktionscystourethrographisch ausgezeichnetem Ergebnis durchgeführt wurde. KAWAUCHI et al. [44] operierten zwei Patienten. Hier betrug die Operationszeit jeweils mehr als sechs Stunden. Deshalb bedarf es weiterer Evaluationen, bevor eine Empfehlung ausgesprochen werden kann. Dies ist insbesondere im Zusammenhang mit den Ergebnissen einer Metaanalyse zur Therapie des vesiko-ureteralen Refluxes zu sehen [45]. Die chirurgischen Behandlungskonzepte waren im Vergleich zur antibiotischen Prophylaxe nur eingeschränkt vorteilhaft.

Die Retroperitoneoskopie ist im Vergleich zur Laparoskopie technisch schwieriger, doch wurden in den letzten Jahren mehrfach Vorteile hinsichtlich kardiorespiratorischer Parameter belegt. Technische Probleme während der Pyeloplastik führten bei vier von 21 Kindern in der Serie von EL-GHONEIMI et al. [46] zur Konversion. Weiter problematisch war, dass bei drei Kindern die intraoperativ eingelegten JJ-Stents nicht bis in die Blase reichten und eine Entfernung ureteroskopisch erforderlich war. Die Ergebnisse der retroperitonealen Nephroureterektomie derselben Arbeitsgruppe waren besser [47]. Konvertiert wurde bei einem von 15 Kindern aufgrund eines Einrisses des Peritoneums. Acht Patienten der Laparoskopiegruppe konnten am Operationstag nach Hause entlassen werden. Die mittlere Operationszeit der retroperitonealen Eingriffe war im Vergleich zu einer konventionell operierten Vergleichsgruppe nicht signifikant unterschiedlich. STEYAERT et al. [48] entfernten retroperitoneale und adrenale Tumoren bei zehn Kindern über einen retroperitonealen Zugang. Bei allen

Patienten konnte der Tumor vollständig exzidiert werden, einmal kam es zu einer Verletzung des Zwerchfells, einmal zu einer Blutung. Postoperative Komplikationen ergaben sich nicht, so dass der retroperitoneale Zugang zur Nebenniere eine Option darstellt.

3.6 Thorakoskopie

Im Vorjahr waren zwei erste kleine Serien zur thorakoskopischen Versorgung der Ösophagusatresie vorgestellt worden. ZEE und BAX [49] berichteten jetzt über 13 Neonaten, die alle erfolgreich thorakoskopisch operiert wurden. Intraoperative Probleme waren bei einer mittleren Operationszeit von 2,6 Stunden nicht zu verzeichnen. Zwei Patienten hatten eine Leckage, die konservativ behandelt wurde. Der Nahrungsaufbau war im Mittel nach 8,6 Tagen abgeschlossen, die Hospitalisation dauerte zwölf Tage. Ösophagusdilatationen waren bei vier Patienten erforderlich. Diese Ergebnisse belegen, dass die minimal invasive Versorgung der Ösophagusatresie technisch durchführbar ist. Abgesehen vom kosmetischen Vorteil bleiben die Vor- und Nachteile an größeren Serien zu prüfen.

Die Durchführbarkeit der thorakoskopischen Entfernung von Lungenanteilen bei Kindern ist nicht ausreichend untersucht. ROTHENBERG [50] berichtete über seine Erfahrungen bei 45 Lobektomien. Lediglich einmal wurde konvertiert. Der Hospitalaufenthalt betrug im Mittel 2,4 Tage, maximal fünf Tage. Es bleibt zu prüfen, inwiefern derartig ausgezeichnete Ergebnisse bei verbreiteter Anwendung der Technik erzielt werden können.

Die Indikationen und Vorteile der thorakoskopischen Ausräumung von Pleuraempyemen sind nicht geklärt. COHEN et al. [51] belegten an 21 Patienten, die mit einer historischen Vergleichsgruppe von 54 Patienten verglichen wurden, dass die minimal invasive Technik signifikant weniger Interventionen, eine kürzere Dauer der intravenösen antibiotischen Behandlung und des Hospitalaufenthaltes erzielen

konnte. Keiner der thorakoskopisch therapierten Patienten musste im Verlauf thorakotomiert werden. Obwohl die Studie nicht prospektiv randomisiert und die Entlassungskriterien nicht standardisiert waren, können die Ergebnisse als Hinweis darauf gelten, dass die thorakoskopische Strategie einen festen Platz in der Versorgung von Pleuraempyemen haben sollte.

3.7 Minimal invasive Trichterbrust-Korrektur

Enthusiastische Berichte über die minimal invasive Trichterbrust-Korrektur haben zu einer weiteren Verbreitung der Technik geführt. INGE et al. [52] verglichen jetzt eine kleinere Serie von 52 konventionell operierten Kindern mit 43 minimal invasiv operierten Kindern hinsichtlich der Krankenhauskosten und Krankenhausverweildauer. Bei minimal invasiv operierten Kindern kam ein besonderes Schmerztherapiekonzept ohne Epiduralanästhesie zur Anwendung. Die minimal invasive Trichterbrust-Korrektur war mit um 27 % höheren Kosten verbunden, wobei der Krankenhausaufenthalt um zwei Tage verkürzt werden konnte. Das kosmetische Ergebnis wurde von 85 % bzw. 90 % der Patienten als exzellent bezeichnet. Den Autoren gelang der Nachweis, dass auch ohne Epiduralanästhesie eine gute Schmerztherapie mit kurzer Hospitalisation erzielt wird.

Vielfach wurde postuliert, dass die Implantation eines Stabes zur Trichterbrust-Korrektur die Lungenfunktion nicht beeinflusst. Dies belegten BOROWITZ et al. [53] an zehn Patienten. Die Lungenfunktion und die Sauerstoffutilisation wurden nicht signifikant verändert. Allerdings liegen weitere Fallberichte über Nachteile im Sinne relevanter Komplikationen vor. NIEDBALA et al. [54] beobachteten zwei Kinder mit ausgeprägter Skoliose nach dem Eingriff. MUENSTERER et al. [55] sahen einen 14 Jahre alten Jungen mit Postperikardiotomie-Syndrom, welches mit Steroiden erfolgreich behandelt werden konnte.

4 Kongenitale Zwerch-fellhernie

Eine erste randomisierte Studie zur fetalen endoskopischen Trachealokklusion legten HARRISON et al. [56] vor. In die Studie wurden Kinder mit großen linksseitigen Defekten, mit Herniierung der Leber und einem Kopf/Lungen-Verhältnis unter 1,4 eingeschlossen. Untersucht wurde die fetale endoskopische Trachealokklusion vs. Standardbehandlung. Die Randomisierung musste nach 24 Patienten beendet werden, da sich eine unerwartet hohe Überlebensrate in der Standardgruppe einstellte. Mehr als 90 Tage überlebten 73 % der Kinder in der Trachealokklusionsgruppe vs. 77 % der Kinder in der Standardtherapiegruppe. In der Trachealokklusionsgruppe kam es häufiger zur Frühgeburt (mittlere Schwangerschaftsdauer 31 vs. 37 Wochen). Somit konnte die Trachealokklusion in der vorliegenden Studie keine Verbesserung des Outcomes erzielen.

Die Indikationen für extrakorporale Membranoxygenierung (ECMO) werden weiterhin in Abhängigkeit von der zugrunde liegenden pulmonalen Erkrankung kontrovers diskutiert. LANGHAM et al. [57] analysierten prospektiv Daten von 216 Patienten, von denen 188 Neonaten waren. Die Überlebensrate betrug 81 %, wobei 98 % der Kinder mit Mekoniumaspiration überlebten. Durch ECMO konnte nach Organtransplantation eine Überlebensrate von 57 % erzielt werden. Ähnlich waren die Ergebnisse bei Kindern mit unterschiedlichen Ursachen des Lungenversagens, wobei lediglich zwei Kinder der Serie eine Trachealokklusion aufgrund einer kongenitalen Zwerchfellhernie erhalten hatten. Hinsichtlich der letzteren Population lässt sich auch an dieser Serie weiterhin kein Vorteil der ECMO ableiten.

Mehrere aktuelle Arbeiten liegen zur venovenösen ECMO vor. KUGELMAN et al. [58] verglichen retrospektiv 26 Kinder mit venovenöser und 19 mit venoarterieller ECMO. Problematisch war bei dem Studiendesign, dass initial stets venovenös und erst bei Unmöglichkeit dieser Methode venoarteriell vorgegangen wurde. Es bestanden keine statistisch signifikanten Unterschiede in der Überlebensrate, der ECMO-Dauer, des Extubationszeitpunkts und der stationären Verweildauer. Ebenso war die Inzidenz intrakranieller oder myokardialer Komplikationen nicht signifikant unterschiedlich. Die Autoren schlussfolgerten, dass die venovenöse ECMO bei Neugeborenen mit Zwerchfellhernie, sofern sie durchführbar ist, zu bevorzugen ist. PETTIGNANO et al. [59] verglichen 68 Kinder mit venovenöser ECMO mit 14 Kindern mit venoarterieller ECMO, wobei die Indikationen unterschiedlicher Art waren. Venovenös behandelte Überlebende wurden signifikant kürzer beatmet, 81 % der venovenösen und 64 % der venoarteriellen ECMO-Kinder überlebten.

Es ist bekannt, dass „partial liquid ventilation" (PLV) die Lungenfunktion und das Lungenwachstum bei Kindern mit Zwerchfellhernie positiv beeinflussen kann. HIRSCHL et al. [60] führten eine randomisierte Studie zum Vergleich der PLV mit konventioneller mechanischer Ventilation durch. Die Anzahl der beatmungsfreien Tage in den ersten 28 Tagen war nicht signifikant unterschiedlich. In der PLV-Gruppe waren zwei Todesfälle aufgrund von Sepsis und Nierenversagen zu verzeichnen, in der anderen Gruppe ein Todesfall aufgrund pulmonaler Hypertension. Technische Probleme oder PVL-assoziierte Probleme waren nicht zu verzeichnen, so dass die Autoren die Ergebnisse als vielversprechend interpretierten.

Die Überlebensrate von Kindern mit kongenitaler Zwerchfellhernie können bei Anwendung eines Protokolls mit minimalem Barotrauma und ECMO ausgezeichnet sein [61]. Bei einer vorher berechneten Überlebensrate von 68 % überlebten tatsächlich 93 % der Kinder. Im Gegensatz zu einer vorhergesagten Überlebensrate von 52 % überlebten 86 % der Neonaten mit ECMO. Allerdings benötigten 25 % der Überlebenden eine Heimoxygenierung.

Erstmals war in einer nationalen neonatalen Mortalitätsanalyse eine Assoziation zwischen der Anwendung von ECMO und der Reduzierung der neonatalen Mortalität nachzuweisen [62]. Im US-amerikanischen Bundesstaat Michigan wurden innerhalb von 20 Jahren 1061 Neonaten mit ECMO behandelt. Die Überlebensrate betrug 82 %. Die Berechnung der Todeswahrscheinlichkeit mit und ohne ECMO ergab, dass durch eine ECMO-Behandlung von 100 Neonaten 38 zusätzlich Überlebende erzielt wurden. Diese Ergebnisse betreffen allerdings das gesamte ECMO-Kollektiv und sind nicht übertragbar auf Kinder mit Zwerchfellhernie.

5   Trauma

Die systematische Evaluation polytraumatisierter Kinder und die Klassifizierung von Verletzungen mittels Scores sind essentiell. MALDINI et al. [63] wandten bei 568 polytraumatisierten Kindern den Traumainjury Severity Score (TRISS) an. Ziel war, die Überlebenswahrscheinlichkeit vorherzuberechnen. Bei einer Mortalität von 5 % und einem mittleren ISS der Überlebenden von neun konnte ein signifikanter Unterschied zwischen der vorhergesagten und der tatsächlichen Mortalität nachgewiesen werden (vorhergesagt 8 % vs. tatsächlich 5 %). Somit legten die Autoren eine weitere Arbeit zur Validierung und berechtigten Propagierung des TRISS vor.

Bei Pankreasverletzungen wird regelhaft der Serum-Amylase- und Lipasespiegel bestimmt. In einer retrospektiven Analyse wurde dieses Vorgehen an 1821 Patienten, von denen 293 ein Rumpftrauma hatten, geprüft [64]. Bei 507 Patienten wurden Serum-Amylase- und Lipasewerte bestimmt, 116 hatten auffällige Werte. Bei 48 % der Patienten mit erhöhten Werten bestand kein Anhalt für eine Abdominalverletzung. Pankreasverletzungen bestanden bei acht Patienten (4 %). Lediglich sechs der acht pankreasverletzten Kinder hatten initial erhöhte Werte. Bei keinem Patient mit erhöhten Amylase/Lipase-Werten und einer Pankreasverletzung fehlten klinische Symptome, die auf die Verletzung hinwiesen. Die Autoren schlussfolgerten zurecht, dass die Routinebestimmung von Serum-Amylase- und Lipasewerten bei Kindern mit Rumpftrauma nicht gerechtfertigt ist. Sie ist lediglich dann sinnvoll, wenn ein klinischer Verdacht auf eine Pankreasverletzung besteht.

Bei Leberverletzungen mit hämodynamischer Instabilität wird üblicherweise laparotomiert. OHTSUKA et al. [65] berichteten über ihre Erfahrungen mit der transkatheter-arteriellen Embolisation. Diese kam bei zwei von 16 Kindern mit zunächst hämodynamisch stabiler Situation unter Flüssigkeitsersatz und nachfolgend klinischer Verschlechterung erfolgreich zur Anwendung. Aufgrund ihres Erfolges propagieren die Autoren ihre Methode auch für die initiale Behandlung der schweren Leberverletzung. Inwiefern dies vertretbar ist, bleibt in einer größeren Serie nachzuweisen.

6   Verschiedenes

Indikationen und Ergebnisse der Lungentransplantation im Kindesalter werden weiterhin kontrovers diskutiert, so dass HUDDLESTON et al. [66] ihre Erfahrungen der letzten 13 Jahre mitteilten. Das Gesamtkollektiv beinhaltete 190 Patienten im Alter unter 18 Jahren, 32 Patienten im Alter unter einem Jahr. Dies ist die weltweit größte Serie. Die Überlebensrate nach einem Jahr betrug 77 %, nach drei Jahren 62 % und nach fünf Jahren 55 %. Die Überlebensrate war nicht von der primären Diagnose oder dem Lebensalter bei der Transplantation abhängig. Relevante Probleme waren im Langzeitverlauf die Bronchiolitis obliterans bei 46 % der Patienten und die Posttransplantmalignität bei 14 % der Patienten. Die Lungentransplantation bei Kindern ist folglich weiterhin ein Hochrisiko-Eingriff und im Verlauf wesentlich durch das Auftreten einer Bronchiolitis obliterans bestimmt.

In experimentellen Arbeiten wurden für die moderate Hypothermie vorteilhafte Effekte auf die Leberfunktion, Darmmotilität und Darmhistologie bei intestinalem Ischämie-Reperfusionsschaden herausgearbeitet. VINARDI et al. [67] prüften den Einfluss der moderaten Hypothermie auf die Infiltration des Darms und der Lunge mit neutrophilen Granulozyten. Während Ischämie-Reperfusion kam es im Rattenversuch zu einer signifikanten Herabsetzung der Infiltration Neutrophiler in die Lunge. Die Myeloperoxidase-Aktivität als Indikator für die Neutrophileninfiltration war ebenfalls signifikant herabgesetzt. Somit kann beim Ischämie-Reperfusionsschaden durch eine moderate Hypothermie durch Verminderung der Neutrophileninfiltration die Schädigung entfernter Organe reduziert werden. KUENZLER et al. [68] hatten einen anderen Ansatz. Die Autoren hatten in Vorversuchen nachgewiesen, dass die Enterozytenapoptose nach intestinalem Ischämie-Reperfusionsschaden durch Hepatozyte Growth Factor (HGF) vermindert wird. Jetzt wurde gezeigt, dass diese Effekte mit einer Herabsetzung der Aktivierung von Enterozytencaspaseenzymen einhergehen. Die Caspaseenzyme sind potente Apoptoseinitiatoren.

Von der Surgical Infection Society (SIS) aus den USA liegt eine Empfehlung zur perioperativen antibiotischen Prophylaxe und zur antibakteriellen Therapie vor. Diese Empfehlung hat bisher keine allgemeine Akzeptanz gefunden. GÓRECKI et al. [69] untersuchten prospektiv 124 Kinder, bei denen perioperativ das vorgeschlagene Konzept zur Anwendung kam. Als Vergleichsgruppe dienten 254 Kinder, bei denen der jeweilige Chirurg ein eigenes Konzept anwandte. Die mittlere Applikationsdauer der Antibiotika betrug in der Konzeptgruppe 3,9 Tage vs. 7,1 Tage in der zweiten Gruppe. Hinsichtlich der Mortalität und Morbidität bestanden keine Unterschiede. Folglich ist auf eine höhere Akzeptanz von Konzepten zur perioperativen antibiotischen Prophylaxe und Therapie hinzuarbeiten.

Literatur

[1] Wildhaber BE, Yang H, Tazuke Y, Teitelbaum DH: Gene alteration of intestinal intraepithelial lymphocytes with administration of total parenteral nutrition. J Pediatr Surg 38 (2003) 840–843.

[2] Cruccetti A, Pierro A, Uronen H, Klein N: Surgical infants on total parenteral nutrition have impaired cytokine responses to microbial challenge. J Pediatr Surg 38 (2003) 138–142.

[3] Iinuma Y, Kubota M, Uchiyama M et al.: Whole-blood manganese levels and brain manganese accumulation in children receiving long-term home parenteral nutrition. Pediatr Surg Int 19 (2003) 268–272.

[4] Schalamon J, Lindahl H, Saarikoski H, Rintala RJ: Endoscopic follow-up in esophageal atresia – for how long is it necessary? J Pediatric Surg 38 (2003) 702–704.

[5] Puapong D, Kahng D, Ko A, Appelbaum H: Ad libitum feeding: safely improving the cost-effectiveness of pyloromyotomy. J Pediatr Surg 37 (2002) 1667–1668.

[6] Dautle MSP, Wilkinson TR, Gauderer MWL: Isolation and identification of biofilm microorganisms from silicone gastrostomy devices. J Pediatr Surg 38 (2003) 216–220.

[7] Namasivayam S, Shanmugasundaram R, Ramesh S, Padmapriya E: 180° rotated intestinal anastomosis for jejunoileal atresia in neonates – a preliminary study. Pediatr Surg Int 18 (2002) 751–752.

[8] Kim HB, Fauza D, Garza J et al.: Serial transverse enteroplasty (STEP): a novel bowel lengthening procedure. J Pediatr Surg 38 (2003) 425–429.

[9] Meyers RL, Book LS, O'Gorman MA et al.: High-dose steroids, ursodeoxycholic acid, and chronic intravenous antibiotics improve bile flow after Kasai procedure in infants with biliary atresia. J Pediatr Surg 38 (2003) 406–411.

[10] Muraji T, Tsugawa C, Nishijima E et al.: Surgical management for intractable cholangitis in biliary atresia. J Pediatr Surg 37 (2002) 1713–1715.

[11] Kobayashi H, Li Z, Yamatake A et al.: Role of immunologic costimulatory factors in the pathogenesis of biliary atresia. J Pediatr Surg 38 (2003) 892–896.

[12] Chongsrisawat V, Chatchatee P, Samransamruajkit R et al.: Plasma endothelin-1 levels in patients with biliary atresia: possible role in development of portal hypertension. Pediatr Surg Int 19 (2003) 478–481.

[13] Yoshida S, Nio M, Hayashi Y et al.: Serum insulinlike growth factor-I in biliary atresia. J Pediatr Surg 38 (2003) 211–215.

[14]   Alladi A, Gupta DK, Gupta SD: Evaluation of the protective effect of methotrexate on OK432-induced liver injury in a rat model. Pediatr Surg Int 19 (2003) 96–99.

[15]   Hadidi A: Transanal endorectal pull-through for Hirschsprung's disease: a comparison with the open technique. Eur J Pediatr Surg 13 (2003) 176–180.

[16]   Rintala RJ: Transanal coloanal pull-through with a short muscular cuff for classic Hirschsprung's disease. Eur J Pediatr Surg 13 (2003) 181–186.

[17]   Peterlini FL, Martins JL: Modified transanal rectosigmoidectomy for Hirschsprung's disease: clinical and manometric results in the initial 20 cases. J Pediatr Surg 38 (2003) 1048–1050.

[18]   Rassouli R, Holschneider AM, Bolkenius M et al.: Long-term results of Rehbein's procedure: a retrospective study in German-speaking countries. Eur J Pediatr Surg 13 (2003) 187–194.

[19]   Yamataka A, Yoshida R, Kobayashi H et al.: Intraoperative endosonography enhances laparoscopy-assisted colon pull-through for high imperforate anus. J Pediatr Surg 37 (2002) 1657–1660.

[20]   Hallows MR, Lander AD, Corkery JJ: Anterior resection for megarectosigmoid in congenital anorectal malformations. J Pediatr Surg 37 (2002) 1464–1466.

[21]   Chardot C, Rochet JS, Lezeau H et al.: Surgical necrotizing enterocolitis: are intestinal lesions more severe in infants with low birth weight? J Pediatr Surg 38 (2003) 167–172.

[22]   Demestre X, Ginovart G, Figueras-Aloy J et al.: Peritoneal drainage as primary management in necrotizing enterocolitis: a prospective study. J Pediatr Surg 37 (2002) 1534–1539.

[23]   Hwang H, Murphy JJ, Gow KW et al.: Are localized intestinal perforations distinct from necrotizing enterocolitis? J Pediatr Surg 38 (2003) 763–767.

[24]   Okuyama H, Kubota A, Oue T et al.: A comparison of the clinical presentation and outcome of focal intestinal perforation and necrotizing enterocolitis in very-low-birth-weight neonates. Pediatr Surg Int 18 (2002) 704–706.

[25]   Holland AJA, Shun A, Martin HCO et al.: Small bowel perforation in the premature neonate: congenital or acquired? Pediatr Surg Int 19 (2003) 489–494.

[26]   Tam AL, Camberos A, Applebaum H: Surgical decision making in necrotizing enterocolitis and focal intestinal perforation: Predictive value of radiologic findings. J Pediatr Surg 37 (2002) 1688–1691.

[27]   Kidd Jr JN, Jackson RJ, Smith SD, Wagner CW: Evolution of staged versus primary closure of gastroschisis. Ann Surg 237 (2003) 759–64.

[28]   Schlatter M, Norris K, Uitvlugt N et al.: Improved outcomes in the treatment of gastroschisis using a preformed silo and delayed repair approach. J Pediatr Surg 38 (2003) 459–464.

[29]   Koivusalo A, Lindahl H, Rintala RJ: Morbidity and quality of life in adult patients with a congenital abdominal wall defect: a questionnaire survey. J Pediatr Surg 37 (2002) 1594–1601.

[30]   Romeo C, Impellizzeri P, Antonuccio P et al.: Peritoneal macrophage activity after laparoscopy or laparotomy. J Pediatr Surg 38 (2003) 97–101.

[31]   De Waal EE, Kalkman CJ: Haemodynamic changes during low-pressure carbon dioxide pneumoperitoneum in young children. Paediatr Anaesth 13 (2003) 18–25.

[32]   McHoney M, Corizia L, Eaton S et al.: Carbon dioxide elimination during laparoscopy in children is age dependent. J Pediatr Surg 38 (2003) 105–110.

[33]   Ostlie DJ, Miller KA, Woods RK, Holcomb III GW: Single cannula technique and robotic telescopic assistance in infants and children who require laparoscopic Nissen fundoplication. J Pediatr Surg 38 (2003) 111–115.

[34]   Dutta S, Rothenberg SS, Chang J, Bealer J: Total intracorporeal laparoscopic resection of Crohn's disease. J Pediatr Surg 38 (2003) 717–719.

[35]   Esteves E, Neto EC, Neto MO et al.: Laparoscopic Kasai portoenterostomy for biliary atresia. Pediatr Surg Int 19 (2002) 737–740.

[36]   Ure BM, Jesch NK, Sumpelmann R, Nustede R: Laparoscopically assisted gastric pull-up for long gap esophageal atresia. J Pediatr Surg 38 (2003) 1661–1662.

[37]   Warmann S, Fuchs J, Jesch NK et al.: A prospective study of minimally invasive techniques in pediatric surgical oncology: preliminary report. Med Pediatr Oncol 40 (2003) 155–157.

[38]   Sailhamer E, Jackson CC, Vogel AM et al.: Minimally invasive surgery for pediatric solid neoplasms. Am Surg 69 (2003) 566–568.

[39]   De Lagausie P, Berrebi D, Michon J et al.: Laparoscopic adrenal surgery for neuroblastomas in children. J Urol 170 (2003) 932–935.

[40]   McConnell PI, Feola GP, Meyers RL: Methylene blue-stained autologous blood for needle localization and thoracoscopic resection of deep pulmonary nodules. J Pediatr Surg 37 (2002) 1729–1731.

[41] Hayes-Jordan A, Connolly B, Temple M et al.: Image-guided percutaneous approach is superior to the thoracoscopic approach in the diagnosis of pulmonary nodules in children. J Pediatr Surg 38 (2003) 745–748.

[42] Iwanaka T, Arai M, Yamamoto H et al.: NO incidence of port-site recurrence after endosurgical procedure for pediatric malignancies. Pediatr Surg Int 19 (2003) 200–203.

[43] Sakamoto W, Nakatani T, Sakakura T et al.: Extraperitoneal laparoscopic Lich-Gregoir antireflux plasty for primary vesicoureteral reflux. Int J Urol 10 (2003) 94–97.

[44] Kawauchi A, Fujito A, Soh J et al.: Laparoscopic correction of vesicoureteral reflux using the Lich-Gregoir technique: initial experience and technical aspects. Int J Urol 10 (2003) 90–93.

[45] Wheeler D, Vimalachandra D, Hodson EM et al.: Antibiotics and surgery for vesicouretereic reflux: a meta-analysis of randomised controlled trails. Arch Dis Child 88 (2003) 688–694.

[46] El-Ghoneimi A, Farhat W, Bolduc S et al.: Laparoscopic dismembered pyeloplasty by a retroperitoneal approach in children. BJU Int 92 (2003) 104–108.

[47] El-Ghoneimi A, Farhat W, Bolduc S et al.: Retroperitoneal laparoscopic vs open partial nephroureterectomy in children. BJU Int 91 (2003) 532–535.

[48] Steyaert H, Juricic M, Hendrice C et al.: Retroperitoneoscopic approach to the adrenal glands and retroperitoneal tumours in children: Where do we stand? Eur J Pediatr Surg 13 (2003) 112–115.

[49] Zee DC, Bax NM: Thoracoscopic repair of esophageal atresia with distal fistula. Surg Endosc 17 (2003) 1065–1067.

[50] Rothenberg SS: Experience with thoracoscopic lobectomy in infants und children. J Pediatr Surg 38 (2003) 102–104.

[51] Cohen G, Hjortdal V, Ricci M et al.: Primary thoracoscopic treatment of empyema in children. J Thorac Cardiovasc Surg 125 (2003) 83–84.

[52] Inge TH, Owings E, Blewett CJ et al.: Reduced hospitalization cost for patients with pectus excavatum treated using minimally invasive surgery. Surg Endosc 17 (2003) 1609–1613.

[53] Borowitz D, Cerny F, Zallen G et al.: Pulmonary function and exercise response in patients with pectus excavatum after nuss repair. J Pediatr Surg 38 (2003) 544–547.

[54] Niedbala A, Adams M, Boswell WC, Considine JM: Acquired thoracic scoliosis following minimally invasive repair of pectus excavatum. Am Surg 69 (2003) 530–533.

[55] Muensterer OJ, Schenk DS, Praun M et al.: Postpericardiotomy syndrome after minimally invasive pectus excavatum repair unresponsive to nonsteroidal anti-inflammatory treatment. Eur J Pediatr Surg 13 (2003) 206–208.

[56] Harrison MR, Keller RL, Hawgood SB et al.: A randomized trial of fetal endoscopic tracheal occlusion for severe fetal congenital diaphragmatic hernia. N Engl J Med 13 (2003) 1916–1924.

[57] Langham Jr MR, Kays DW, Beierle EA et al.: Expanded application of extracorporeal membrane oxygenation in a pediatric surgery practice. Ann Surg 237 (2003) 766–772.

[58] Kugelman A, Gangitano E, Pincros J et al.: Venovenous versus venoarterial extracorporeal membrane oxygenation in congenital diaphragmatic hernia. J Pediatr Surg 38 (2003) 1131–1136.

[59] Pettignano R, Fortenberry JD, Heard ML et al.: Primary use of the venovenous approach for extracorporeal membrane oxygenation in pediatric acute respiratory failure. Pediatr Crit Care Med 4 (2003) 291–298.

[60] Hirschl RB, Philip WF, Glick L et al.: A prospective, randomized pilot trial of perfluorocarbon-induced lung growth in newborns with congenital diaphragmatic hernia. J Pediatr Surg 38 (2003) 283–289.

[61] Downard CD, Jaksic T, Garza JJ et al.: Analysis of an improved survival rate for congenital diaphragmatic hernia. J Pediatr Surg 38 (2003) 729–732.

[62] Campbell BT, Braun TM, Schumacher RE et al.: Impact of ECMO on neonatal mortality in Michigan (1980–1999). J Pediatr Surg 38 (2003) 290–295.

[63] Maldini B, Skuric J, Visnjic S, Fattorini I: Authors' own assessment of TRISS method studies in the treatment of major trauma in children. Eur J Pediatr Surg 13 (2003) 260–265.

[64] Adamson WT, Hebra A, Thomas PB et al.: Serum amylase and lipase alone are not cost-effective screening methods for pediatric pancreatic trauma. J Pediatr Surg 38 (2003) 354–357.

[65] Ohtsuka Y, Iwasaki K, Okazumi S et al.: Management of blunt hepatic injury in children: usefulness of emergency transcatheter arterial embolization. Pediatr Surg Int 19 (2003) 29–34.

[66] Huddleston CB, Bloch JB, Sweet SC et al.: Lung transplantation in children. Ann Surg 236 (2002) 270–276.

[67] Vinardi S, Pierro A, Parkinson EJ et al.: Hypothermia throughout intestinal ischaemia-reperfusion injury attenuates lung neutrophil infiltration. J Pediatr Surg 38 (2003) 88–91.

[68] Kuenzler KA, Arthur LG, Schwartz MZ: A possible mechanism for prevention of intestinal programmed cell death after ischemia-reperfusion injury by hepatocyte growth factor pretreatment. J Pediatr Surg 37 (2002) 1696–1699.

[69] Górecki W, Grochowska E, Krysta M et al.: A prospective comparison of antibiotic usage in pediatric surgical patients: the safety, advantage, and effectiveness of the Surgical Infection Society guidelines versus a common practice. J Pediatr Surg 37 (2002) 1430–1434.

XV Was gibt es Neues in der Plastischen Chirurgie?

S. Langer, L. Steinsträsser, H. U. Steinau und H. H. Homann

1 Einleitung

Die Neuerungen in der Plastischen Chirurgie eines Jahres werden regelhaft auf dem US-amerikanischen Kongress Plastic Surgery Research Council (PSRC, University of Nevada, Las Vegas, USA, April 2003) sowie auf dem Jahreskongress der Vereinigung der Plastischen Chirurgen (VDPC, Universität Freiburg i. Breisgau, September 2003) abgebildet. Dabei orientiert sich der PSRC ausschließlich wissenschaftlich, die US-amerikanische Fachgesellschaft hält zusätzlich einen eigenen klinischen Kongress ab. Der Deutsche Jahreskongress der VDPC beinhaltet wissenschaftliche Foren sowie klinische Beiträge zu verschiedenen Hauptthemen (z.B. Mamma, Kopf und Hals, etc). Analysiert man die Abstractbände beider Kongresse, so fällt dem wissenschaftlich interessierten Leser auf, dass die Datenqualität beim US-Kongress deutlich höher einzuschätzen ist. Als Beispiel kann man die Sitzung „Ischemia/Vascularization" anführen. Hier findet sich einer von zehn Abstracts (10 %) „ohne" Daten bzw. ohne eine Darstellung von Datenpaaren oder ohne Signifikanzrechnung [1]. Das deutsche wissenschaftliche Pendant „Forum I" präsentiert zehn von zwölf Abstracts ohne „Zahlen" (80 %) [2]. In den Ergebnissen der o.g. Abstracts werden keine Zahlen, Vergleiche oder Daten vorgestellt, sondern Trends oder Pilotstudien beschrieben. Im Gegensatz hierzu wird ein Abstract ohne „Daten" beim Review-Prozess vor dem US-Kongress herausgefiltert und bleibt ohne Chance auf Präsentation. Beispielhaft wird hier konsequent mit einfachen Mitteln die Qualität der wissenschaftlichen Sitzungen hoch gehalten. Ähnliche Trends lassen sich bei den zusätzlichen klinischen Vorträgen auf dem PSRC und in noch größerem Ausmaß bei den ästhetischen Beiträgen beobachten.

2 Zukunft der Plastischen Chirurgie

Der Deutschen Chirurgie läuft der Nachwuchs davon oder er kommt erst gar nicht in Versuchung, die Chirurgie kennen zu lernen. Die „schlechte Stimmung", die „harten Arbeitszeiten" und regelhafte „Dienstüberstunden ohne Bezahlung" schrecken den Nachwuchs ab. Chirurgische Stationen (recherchiert man die Stellenanzeigen z.B. im Deutschen Ärzteblatt) sind wohl nur noch mit Kollegen in der Ausbildung zum Allgemeinmediziner zu führen. Der Chirurg steht am OP-Tisch, der künftige Allgemeinarzt macht die Stationsarbeit. Die postoperative Visite und die Wundkontrolle sollten jedoch dem Operateur vorbehalten bleiben.

Die angeführten Vorstellungen stammen von Umfragen aus dem eigenen Studentenunterricht. Daher ist es nicht verwunderlich, dass der medizinische Nachwuchs Berufsfelder aussucht, die geregelte Arbeitszeit, die Möglichkeit einer Niederlassung, und einen Anteil von privaten Abrechnungsmöglichkeiten „ohne Vorgaben der Krankenkassen" beinhalten. Bedauerlich ist, dass bereits Studenten am Anfang der klinischen Ausbildung mit der Vergütungssituation eines Kassen- und Krankenhausarztes konfrontiert werden und daher die Zulassung als Kassenarzt oder die Tätigkeit im Krankenhaus über die Ausbildungszeit hinaus nicht anstreben. Abrechnungsrelevante Zusatzkurse wie TCM (Traditionelle Chinesische Medizin, Chirotherapie, Ernährungsberatung) werden bereits während des Studiums belegt. Geradezu motivierend wirkt es, wenn der Dokumentationsgeplagte Arzt vom akademischen Nachwuchs erfahren muss, dass im Staatsexamen 2003 zum ersten Mal ICD-10-Verschlüsselungsnummern im schriftlichen Examen abgefragt wurden. Man stelle sich vor, dass einer klinischen Diagnose fünf Zahlenkombinationen folgen (A–E) und der Kandidat ein Kreuz setzen muss. Ärztliche Fähigkeiten und Wissen werden verdrängt, der Patient bzw. die Diagnose wird in Zahlencodes verschlüsselt.

Eine interessante Arbeit von NEWTON und GRAYSON [3] analysiert die Berufswahl der US-amerikanischen Medizinstudenten seit 1987. Obwohl die Aussichten eines Chirurgen in den USA (auch finanziell) weitaus besser erscheinen als derzeit in der Bundesrepublik, fiel der Anteil der Absolventen, die sich für die Chirurgie entscheiden, von 7,8% (1987) auf 5,8% (2002) ab. Dies bedeutet, dass dem amerikanischen Gesundheitswesen pro Jahr ca. 300 Chirurgen weniger zur Verfügung standen und auch heute noch stehen. Eine Zahl, die bereits zu erheblichen Problemen bei der Umsetzung der täglichen Arbeitsbelastung geführt hat. Wen wundert es, wenn ca. 20% der Residents eines Jahrganges (Daten: Jahr 2000) ihre chirurgische Ausbildung abbrechen. Innerhalb der Spezialisierungen der Chirurgie verliert die Herz-/Thoraxchirurgie die meisten auszubildenden Residents, die Plastische Chirurgie gewinnt an Attraktivität hinzu. Auch in Deutschland sind Ausbildungsplätze in der Plastischen Chirurgie besonders begehrt. Falsch ist jedoch der Eindruck, es handele sich um ein „kleines" operatives Fach. Die Ausbildung umfasst in der Regel die Arbeit auf einer Brandverletzten-intensivstation mit Verbrennungs-Operationssaal sowie akute Handtraumatologie mit Replantationsdienst. Die operative Kooperation mit Traumatologie, Allgemeinchirurgie und Herz-/Thoraxchirurgie erfordert eine breite und solide chirurgische Grundausbildung des Plastischen Chirurgen. Die Dienstbelastung ist aufgrund der Notfallbehandlung (an Akutkliniken) hoch und wird durch das jeweilige stationäre Patientengut der Klinik (z.B. onkologische Patienten; Brandintensivstation) geprägt.

3 Mammachirurgie

Im Jahresbeitrag 2003 wurde detailliert auf die autologe Brustrekonstruktion mittels Unterbauchlappen (TRAM, DIEP) und Latissimus-dorsi-Lappen eingegangen. Die Problematik der finanziellen Vergütung dieser aufwendigen operativen Prozeduren innerhalb des G-DRG-Fallpauschalensystems wurde diskutiert, postoperative Verhaltensweisen (Chemo-, Strahlentherapie, Nachsorge) wurden aufgeführt. Für das Jahr 2004 soll der Schwerpunkt des Beitrags auf dem Gebiet der Brustprothesen liegen.

Frühkomplikationen nach kosmetischer Brustvergrößerung mittels Silikonkissenimplantaten wurden von einer dänischen Arbeitsgruppe untersucht. 19% (von 1090 Patientinnen) entwickelten mindestens eine Komplikation. 79% dieser Komplikationen wurden bereits in der frühen postoperativen Phase (sechs Monate post OP) augenscheinlich. Eine Indikation zur Revision war jedoch nur bei 6% der Patientinnen innerhalb von 24 Monaten post OP gegeben, so dass von einer guten allgemeinen Verträglichkeit und einer nur geringen Anzahl schwerer Komplikationen in der frühen postoperativen Phase nach Silikonkissenimplantation gesprochen werden kann [4]. Bei dem erwähnten Patientengut handelt es sich in der Regel um gesunde Frauen. Die Verwendung von Brustprothesen zur Rekonstruktion der Brust nach Ablatio haben NAHABEDIAN et al. [5] publiziert. In diesem Patientenkollektiv (130 Frauen, 168 Implantate) wurden eine Infektionsrate von 7,7% nach Implantation einer Prothese registriert. Eine signifikante Korrelation der Infektionsrate mit vorausgegangener Radiatio wurde festgestellt. Eine fast fünf-fach höhere Infektionsrate wurde für Implantate, die in bestrahltes Gewebe eingebracht wurden, mittels Regressionsanalyse errechnet. Des Weiteren wurde eine positive Korrelation der Infektionsrate von Implantaten bei Patientinnen festgestellt, die lymphnodektomiert waren. Da die Lymphnodektomie sowie die Bestrahlung der Thoraxwand nach Ablatio zum Therapiekonzept beim Mammakarzinom (bis auf wenige Ausnahmen) gehören, kann man von einer sehr hohen Infektionsgefahr sprechen. Darauf muss der Operateur die Patientin im Aufklärungsgespräch hinweisen und die Alternative, nämlich Brustaufbau mittels Eigengewebe, ansprechen. Interessanterweise wurde in der o.g. Untersuchung kein weiteres Risiko für die Parameter Rauchen und Chemotherapie erkannt.

Die Vorsorgeuntersuchungen von Frauen nach kosmetischer Brustaugmentation werden erhöhte finanzielle und personelle Ressourcen des Gesundheitswesens beanspruchen [6]. Dies liegt darin begründet, dass die Frau nach Augmentation bereits in jüngeren Jahren Vorsorgeuntersuchungen bezüglich Mammakarzinom wünscht. Die Frau ohne Augmentation wird (wenn überhaupt) Vorsorgeprogramme erst später beanspruchen. Die steigende Anzahl von Mammographien in Kombination mit Ultraschall der Brustdrüse werden einen nicht vernachlässigbaren Kostenfaktor darstellen. Nebenbefundlich konnten COLVILLE und Mitarbeiter [6] an 1209 untersuchten Mammakarzinomen keinen Zusammenhang mit einer vorausgegangenen Augmentation ermitteln. Man kann sogar davon ausgehen, dass eine Frau mit Brustimplantaten bezüglich Brusterkrankungen (insbesondere Mammakarzinom) größere Vorsicht walten lässt als die nicht operierte Frau. Das ärztliche Aufklärungsgespräch, die präoperative Untersuchung der Brust sowie die regelmäßigen Selbstuntersuchungen der Frau tragen hierzu bei. Das Gerücht, dass die Suizidalitätsrate bei augmentierten Patientinnen erhöht sei, konnte nicht bestätigt werden. Hierzu haben PUKKALA und Mitarbeiter Daten aus

Finnland vorgelegt [7]. Eine amerikanische Studie belegte jedoch, dass brustaugmentierte Frauen mit der Aufklärung über Komplikationen häufig (88 %) unzufrieden waren. Die Frauen gaben an, dass sie über die Presse und Fernsehen mehr Informationen erhalten hatten als durch den Operateur [8].

Die Behandlung eines Karzinoms der augmentierten Brust bedarf besonderer Sorgfalt. 58 Patientinnen mit Mammakarzinom wurden von KARANAS und Mitarbeitern behandelt [9]. Die modifizierte radikale Mastektomie (MRM) wurde bei 52 % der Patientinnen durchgeführt. Die anderen Patientinnen wurden brusterhaltend (BET) operiert, wenige auch Implantat-erhaltend. Zusammenfassend kommen die Autoren dieser Arbeit jedoch zu dem Schluss, dass die Ablatio die Therapie der Wahl bei Karzinom einer Implantatbrust darstellt. Die BET kann nur für einige wenige Patientinnen empfohlen werden.

Im Bereich der Implantattechnologie werden heute beschichtete, silikongefüllte Implantate als Standard angesehen. Der Vorteil der beschichteten gegenüber den glattwandigen Prothesen liegt auf der Hand. Die Beschichtung soll das Problem der Kapselkontraktur verhindern bzw. reduzieren. Die Kapselkontraktur wird heute als eine Oberflächen-Host-Reaktion angesehen. Mikro-Polyurethan-Schäume (MPS) werden zur „Verpackung" von Silikonimplantaten verwendet. MPS der Stärke bis zu 2,4 mm umhüllen das Implantat vollständig. Die Schäume sind porös, die Oberfläche ist rau. Aufgrund dieser Eigenschaft wird als Wirkmechanismus das Einsprossen von körpereigenem Gewebe (Fibroblasten, Angiogenese) und dadurch eine Verteilung der kontraktilen Kräfte der Kapselbildung (die auch in Zukunft nicht ausbleibt) diskutiert. Des Weiteren sollen die porösen Implantate eine geringere Inzidenz zur Dislokation nach Implantation bedingen, da sie weniger verrutschen als ihre glattwandigen Pendants. Eine niederländische Arbeit berichtet von der subpektoralen Fixierung eines Brustimplantats mittels Polyesternähten. Nach mehrmaligen Dislokationen früherer Implantate konnte durch dieses Manöver bei der Patientin ein stabiles Ergebnis erzielt werden. MRT-Untersuchungen bestätigten die Unversehrtheit des Implantats trotz Durchzugsnaht [10]. Die Dislokation von Implantaten soll durch die subfaziale Positionierung verhindert werden. Bei diesem Operationsverfahren wird das Implantat zwischen Pectoralisfazie und M. pectoralis platziert. GRAF und Mitarbeiter [11] operierten bisher 263 Patientinnen mit dieser Methode. Die Komplikationsrate, so die Autoren, ist vergleichbar mit der subglandulären Lage des Implantats. Eine reine, randomisierte Kontrollgruppe fehlt jedoch in dieser Arbeit. Als Vorteil wird die Unsichtbarkeit des Implantatrandes (auch bei großen Implantaten) genannt. Daten zur Operationsdauer fehlen.

Die Verwendung von Expandern zur langsamen „Formung" eines Lagers für ein späteres permanentes Implantat oder für Eigengewebe zur Brustrekonstruktion ist ein bekanntes Protokoll. GUI und Mitarbeiter [12] verwendeten für die Rekonstruktion von 107 Brüsten permanente Expander. 61 davon wurden in Kombination mit einem Latissimus-dorsi-Lappen operiert. Nach dem Auffüllen mit Kochsalzlösung verblieben die Expander in der Patientin. Diese Methode war mit einer geringen Komplikationsrate assoziiert. 88 % der Patientinnen würden diese Operationsmethode erneut wählen.

BRUNNERT und Mitarbeiter haben auf dem Russischen Jahreskongress ihre Erfahrungen mit beschichteten Implantaten (1411 Implantate, 1988–2003) vorgestellt. Bei primärer Augmentation wurde hier bei der Nachuntersuchung (Mittelwert 9,5 Jahre) eine Kapselkontrakturrate von 1,1 % festgestellt [13]. Die Kapselkontrakturrate von 6,8 % von 155 Implantaten bei Re-Augmentationen ist dennoch noch nicht zufriedenstellend. Die Autoren sind davon überzeugt, dass aufgrund der Weiterentwicklung von Biomaterialien, die zur Beschichtung von Silikonimplantaten verwendet werden, die Kapselkontrakturrate weiter reduziert

werden kann. Ein Restrisiko, eine Kontraktur nach Implantation von Biomaterialien zu erleiden, wird nicht eliminierbar werden. Interessant werden die Langzeitergebnisse (z.B. 15 Jahre) sein.

Aufgrund dieses Restrisikos von Implantaten muss der beratende Arzt der Patientin mit dem Wunsch nach kosmetischer Brustvergrößerung auch die Alternative zum Implantat (z.B. Eigengewebetransplantation mittels DIEP-Lappen ohne Hautinsel) nennen [14].

4 Gynäkomastie

Die Gynäkomastie ist eine unphysiologische, gutartige Vergrößerung der männlichen Brust. Sie hat in der westlichen Welt eine Inzidenz von ca. 30 % bis zu 64 % in unterschiedlichen Studien. Häufig stellen sich junge, übergewichtige Männer mit der Vergrößerung beider Brustdrüsen vor, einseitige Befunde sind selten. In einer Übersichtsarbeit von ROHRICH und Mitarbeitern [15] werden Äthiologie, notwendige Diagnostik und Therapieverfahren der Gynäkomastie in Tabellen aufgeführt. Die Arbeit kann somit als praktischer klinischer Algorithmus dienen. Zur Diagnose sei erwähnt, dass die ausführliche Anamnese und klinische Untersuchung die Palpation der Hoden immer einschließen muss. Sollten bei Männern Auffälligkeiten der Hoden, des Behaarungstyps bzw. des Habitus vorliegen, so sollte immer eine Vorstellung beim Endokrinologen bzw. Urologen erfolgen, da z.B. auch Leydig-Tumore eine Gynäkomastie hervorrufen können. Die Fragen nach Alkohol- und Drogenkonsum sowie der Einnahme von Dopingmitteln (Kraftsportler) sollten nicht ausbleiben. Bis zum Grad III der Gynäkomastie (Hyperthrophie < 500 g/Seite mit Ptose) wird der Drüsen-/Fettgewebeüberschuss mittels Liposuktion entfernt. Die „offene" Entfernung der Drüse wird zudem erst in der zweiten Sitzung favorisiert, so dass nach erfolgter Liposuktion der Haut/Weichteilmantel schrumpfen und danach eventuell zusätzlich eine offene Resektion des harten, zentralen Drüsenanteils erfolgen kann.

5 Perforator-Lappenplastiken

Die Verwendung von Perforator-Lappenplastiken zur Rekonstruktion der Brust wurde ausführlich im Jahresband 2003 erörtert. Perforator-Lappen werden als „Angiosom", d.h. als Gewebeblock, welcher durch ein einziges Blutgefäß komplett versorgt wird, verstanden [16]. Der Gewebeblock besteht in der Regel aus Haut mit subkutanem Fettgewebe ohne Muskelanteil. Als Beispiel sei der DIEP (Deep inferior epigastric perforator)-Lappen genannt, ein TRAM-Lappen ohne Rektus-Muskelanteil. Der Vorteil bei der Verwendung von Perforator-Lappen besteht in der geringen Hebedefektmorbidität und fehlendem muskulären Funktionsverlust. So konnten 96 % der Patientinnen, deren Brust mittels DIEP-Lappen rekonstruiert wurde, postoperativ „Situps" durchführen, Bauchwandbrüche wurden keine festgestellt [17]. Aufgrund dieser Vorteile sind Perforator-Lappen in den vergangenen Jahren „in Mode" gekommen. Es ist daher nicht verwunderlich, dass fast monatlich neue Perforator-Lappen „erfunden" werden oder deren Indikation erweitert wird. Auf Kongressen wurden die identischen Lappen von unterschiedlichen Vortragenden häufig anders benannt. Um eine eindeutige Nomenklatur zu entwickeln und um einen Perforator-Lappen klar von einem herkömmlichen Lappen abgrenzen zu können, haben HALLOCK und Mitarbeiter [18] alle derzeit publizierten Perforator-Lappen tabellarisch aufgelistet. Die eindeutige Nomenklatur erlaubt nun die internationale Kommunikation, derer sich auch der Gent-Konsensus widmet [19]. Der Gent-Konsensus hat sechs Definitionen für Perforator-Lappen aufgestellt. Eine davon lautet, dass die Namensgebung des Lappens immer durch das den Lappen versorgende Gefäß begründet wird, nie durch den Muskel, den dieses Gefäß durchzieht.

6 Wundheilung

In jüngster Zeit erlauben uns neue molekularbiologische Techniken einen besseren Einblick in Genomics und Proteomics. Mit der Entschlüsselung des menschlichen Genoms drängt die Wissenschaft in die Post-Genom-Ära [20]. Die Proteine treten als Funktionsträger biochemischer Prozesse immer mehr in den Vordergrund, während die Gene nur das Grundgerüst darstellen. Genetische Information ist statistisch in einer bestimmten Abfolge chemischer Bausteine festgelegt, Proteine funktionieren über ihre dynamische dreidimensionale Struktur. Die Gesamtheit aller Proteine, die von einem Genom ausgehen, bilden das Proteom. Die Entschlüsselung des Proteoms ist die Voraussetzung für das Verständnis komplexer pathophysiologischer Zusammenhänge und für die Etablierung neuer Therapiekonzepte für Wundheilung, Angiogenese, Tumorforschung und Immuntherapie. Beispielhaft sei hier eine Untersuchung von MÜLLER und Mitarbeitern [21] angeführt, die mit Hilfe der Genexpressionsanalyse zeigen konnten, dass die m-RNA-Expressionsprofile bei hypertrophen Narben und Keloiden unterschiedlich sind. Weitere Untersuchungen sind notwendig, um diese Unterschiede zu verifizieren und mit diesem Wissen neue Ansätze für eine bessere Therapie zu entwickeln.

7 Wundinfektion

Wie bereits in der letzten Ausgabe erwähnt, sind Infektionen mit multiresistenten Keimen weiterhin in zunehmendem Maße an den hohen Mortalitätsraten von Patienten mit ausgedehnten posttraumatischen Haut-Weichteildefekten und bei Verbrennungsopfern beteiligt. Des Weiteren stellen septische Komplikationen bei der Implantation von prothetischen Materialien ein zunehmendes Risiko für den chirurgischen Patienten dar. Diese persistierende Problematik impliziert, dass neue Strategien entwickelt werden müssen, die eine effektivere Prävention und Eradikation multiresistenter Mikroben ermöglichen [22].

Intensive Forschungsanstrengungen beschäftigen sich mit „endogenen Antibiotika", die im Gegensatz zu den von Bakterien und Pilzen produzierten Antibiotika von phylogenetisch höher entwickelten Zellen produziert werden. Diese endogenen Antibiotika sind in der Natur weit verbreitet und werden unter dem Begriff der antimikrobiellen Peptide zusammengefasst. Antimikrobielle Peptide sind Effektormoleküle des angeborenen, unspezifischen Immunsystems, dem so genannten innate immune system. Im Gegensatz zum „lernenden" (adaptiven) Zweig des Immunsystems werden antimikrobielle Peptide bei einer Infektion sehr schnell aktiviert und bilden eine erste Schutzbarriere gegen eine Vielzahl von Eindringlingen. Das innate immune system stellt nicht nur einen ersten Schutz gegen Kolonisierung und Infektion dar, sondern aktiviert auch das adaptive Immunsystem und reguliert dessen Aktivität in qualitativer Hinsicht [23]. Der Gedanke liegt deshalb nahe, antimikrobielle Peptide therapeutisch bei lokalen Wundinfektionen einzusetzen. Neben der antimikrobiellen Komponente konnte unlängst bei dem humanen Cathelicidin LL37 eine potente angiogene Wirkung nachgewiesen werden, die an mehreren in vivo-Modellen mit VEGF vergleichbar war [24]. Des Weiteren wurde gezeigt, dass dieses rekombinante humane Histon eine ausgeprägte antimikrobielle Wirkung in einem Infektions-Verbrennungsmodell ohne Zeichen der Zytotoxizität hat [25]. Dies spricht für einen Schutzmechanismus des angeborenen Immunsystems der Zelle vor potentiell eindringenden pathogenen Mikroben. Dieser Mechanismus könnte eine Alternative zur Bekämpfung von Bakterien, Viren und Pilzen z.B. in Wunden darstellen.

8   Gentherapie

Mit Hilfe der Gentechnik ist es möglich, zahlreiche defekte humane Proteine „rekombinant" herzustellen, um hiermit die Durchblutung und Wundheilung positiv zu beeinflussen. Doch die Molekularbiologie ermöglicht nicht nur die Herstellung menschlicher Proteine in vitro; sie lässt sich auch einsetzen, um körpereigene Zellen und Gewebe zu veranlassen, die gewünschten Proteine selbst zu produzieren. Darüber hinaus kann man die Produktion unerwünschter Genprodukte (Entzündungsmediatoren oder Tumorproteine) gentherapeutisch unterdrücken oder aber therapeutisch erwünschte Gene (Tumorsuppressorgene) vermehrt zur Expression zu bringen. HIRSCH und Mitarbeiter [26] konnten zeigen, dass durch die Kombination von Adenoviren mit lipsomalen Vektoren in kutanen Epithelzellen eine signifikante Steigerung der Transfektionseffizienz erreicht werden kann. Die Methodik gewährleistet eine konstante Transfektionseffizienz bei geringerem Bedarf an Adenoviren. In einer anderen Studie wurde belegt, dass eine temporäre adenovirale Transfektion von VEGF an einem ischämischen Lappenmodell der Ratte innerhalb einer Woche vor Ischämiebeginn eine therapeutisch relevante Angiogenese induzieren kann [27].

9   Tissue Engineering

Apoptose oder programmierter Zelltod gelten als ein Phänomen, das einen integralen Bestandteil für die Entwicklung und zelluläre Hämostase darstellt. In den letzten Jahren hat sich das Verständnis der Apoptose verbessert, da wichtige Moleküle der Signalkaskade identifiziert worden sind. Forschungsgebiete, in denen die Apoptose eine wichtige Rolle spielt, sind z.B. die Allotransplantation, die Entwicklung und Ausbildung der Extremitäten, die Wundheilung, die Stammzellphysiologie und das physiologische Altern. Mit dieser Erkenntnis wird es in naher Zukunft möglich sein, den programmierten Zelltod zum Wohle des Patienten sinnvoll zu nutzen [28]. Dabei dürfen Methoden der Applikation von Substituten dermo-epidermaler Strukturen nicht unerwähnt bleiben. So können kollagen- oder hyaluronsäurehaltige Präparate durch Bereitstellung extrazellulärer Matrixbausteine die Wundheilung fördern. HOFER und Mitarbeiter [29] konnten unlängst zeigen, dass eine poly(DL-lactic-co-glycolic acid) (PLGA)-enthaltende Wundkammer in Ratten signifikant mehr Blutgefäße entwickelte als die Kontrollkammern ohne Matrix. Fibrin als Matrix für humane Keratinozyten und Fibroblasten zeigte eine signifikante Steigerung der VEGF-Produktion und Migration der vaskulären Endothelzellen im Vergleich zur nicht fibrinhaltigen Kontrollmatrix [30]. Zur Verbesserung des Gewebeersatzes sollte somit auf autologe pluripotente Zellen zurückgegriffen werden. Neben dem Knochenmark wird nun vermehrt versucht, epidermale Stammzellen zum Gebeweersatz zu verwenden. Mittlerweile ist es möglich, aus autologem humanem Serum humane Präadipozyten anzuzüchten und zu differenzieren [31]. Die Transplantation differenzierter Präadipozyten könnte in Zukunft eine adäquate Lösung für die Korrektur von Weichgewebsdefekten bei großflächigen Verbrennungen, nach Tumorresektionen oder angeborenen Defekten darstellen. Trotz all dieser positiven Erfolgsnachrichten dürfte sich die „Bench to Bedside"-Umsetzung der Grundlagenforschung angesichts der finanziellen Problematik auch unter G-DRG-Kriterien schwierig gestalten.

10 Handchirurgie

Unverändert war auch 2003 die Behandlung des Karpaltunnelsyndroms wieder Gegenstand zahlreicher Untersuchungen.

Eine sehr interessante Arbeit berichtet von der Prävalenz operationspflichtiger Karpaltunnel-

syndrome (CTS) in der amerikanischen Bevölkerung von 0,7%. Das zeigt, welchen Stellenwert diese Erkrankung auch sozioökonomisch besitzt [32]. Die Operationsmethoden beim CTS vereinfachen sich weiter. So ist die Epineurotomie nicht von Vorteil gegenüber der einfachen Dekompression [33]. Es wundert daher nicht, dass im Gegensatz zu der Standardoperation und auch der endoskopischen Methode die minimal-invasive Technik mit sehr kleinem Zugang zunehmend eingesetzt wird und gute Ergebnisse liefert [34]. Zur Standardisierung von Untersuchungen im Zusammenhang mit Karpaltunnelsyndromen liefert der DASH-Score ähnlich gute Ergebnisse wie der CTS-Fragebogen, was bei Untersuchungen zu beachten ist [35]. Inwieweit die neurophysiologische Untersuchung noch notwendig ist bleibt umstritten. Validierte Fragebögen können die neurophysiologischen Untersuchungen ersetzen, dies muss jedoch auch bei gutachterlichen Fragestellungen zunächst akzeptiert werden, bevor präoperativ durchgeführte neurophysiologische Messungen ersetzt werden können [36].

Nach endoskopischer Operation eines Karpaltunnelsyndroms haben die Patienten eine um acht Tage verkürzte Ausfallzeit, die Autoren schließen daraus, dass bei sonst gleichem Outcome der Operationsmethoden arbeitende Patienten besser endoskopisch operiert werden sollten [37]. Die kategorische Ablehnung beidseitiger Karpaltunneloperationen muss angesichts einer Publikation, die eine sehr hohe Zufriedenheit bei beidhändig operierten Patienten nachweisen konnte, überdacht werden, obschon hier die sorgfältige Selektion der Patienten sicherlich bedacht werden muss [38]. Angesichts dieser Veröffentlichungen und der Veröffentlichungen der letzten Jahre muss davon ausgegangen werden, dass für die „Standardoperation" mit großem Zugang, Epineurektomie oder Epineurotomie heutzutage keine Indikation mehr besteht.

Bezüglich der im letzten Jahr ausreichend diskutierten Problematik der Handwurzelveränderungen seien exemplarisch drei Arbeiten erwähnt.

Die Fusion zwischen Skaphoid und Lunatum wurde nachuntersucht, die operativen Schwierigkeiten exakt analysiert. Zehn von den 13 mit der gewählten Methode operierten Patienten zeigten eine hohe Zufriedenheit, was angesichts anderer Verfahren kein schlechtes Resultat darstellt [39].

WATSON und Mitarbeiter [40] haben ihre Ergebnisse der STT-Fusion vorgestellt. Bei über 800 STT-Arthrodesen berichten sie von einer Misserfolgsrate von 13,7 %, was angesichts der diffizilen Technik hervorragend ist. Dies zeigt aber wiederum, dass gerade bei solch schwierigen Operationen eine flache Lernkurve anzunehmen ist und dass diese Operationen, die gerade jungen Patienten zur Beschwerdefreiheit dienen sollen, in erfahrene Hände zu legen sind.

Zu beachten ist, dass auch bei der sehr zuverlässigen Operation nach Kapandji-Sauve eine Rate von 25 % nicht guter Ergebnisse zu verzeichnen ist. Dies muss bei der Indikationsstellung berücksichtigt werden [41].

Vor der Durchführung handchirurgischer Untersuchungen sei die Lektüre von BINDRA et al. [42] empfohlen, die die derzeit gebräuchlichsten Untersuchungsmethoden, Tests und Fragebögen zusammengefasst haben. Hinsichtlich der Datenakquisition lohnt ein Blick in den Artikel von SAUERLAND et al. [43], in dem typische Untersuchungsschwierigkeiten aufgelistet werden.

Erwähnt werden muss eine amerikanische Arbeit, welche die Behandlung der Epikondylitis, des „Tennisarms", mittels Eigenblutinjektionen beschreibt. Hier war nach refraktärer konservativer Therapie bei fast 80 % der Patienten durch die Eigenblutinjektion ein positiver Effekt erzielt worden [44]. Bedenkt man die Prävalenz dieser Erkrankung, welche häufig therapierefraktär ist, so ließe sich die Eigenblutinjektion in das Spektrum der Behandlung einbeziehen.

Auf der diesjährigen Tagung der Deutschsprachigen Arbeitsgemeinschaft für Handchirurgie, die zukunftweisend gemeinsam mit den französischen Handchirurgen stattfand, waren die Rheumahand und die Weichteilsarkome der oberen Extremität als Hauptthemen ausgewiesen. Obschon echte Neuigkeiten nicht vorgetragen wurden, konnte anhand der Vorträge erkannt werden, dass auch innerhalb eines kleinen Faches wie der Handchirurgie eine Sub-Spezialisierung stattfindet, welche den Behandlungsergebnissen bei unseren Patienten dienlich ist. Voraussetzung dafür sind natürlich die enge fachliche Kommunikation sowie der Patientenaustausch. Hinsichtlich der Ausbildung muss betont werden, dass ein Klinikwechsel innerhalb der Facharztweiterbildung den Mitarbeitern leichter ermöglicht werden sollte, um auch andere Therapiekonzepte und Behandlungsmöglichkeiten kennen lernen zu können.

Literatur

[1]   The Plastic Surgery Research Council Abstract book, 48th Annual Meeting, University of Nevada School of Medicine (2003) 1–395. [EBM IV]

[2]   Abstract-Buch, 34. Jahrestagung der Deutschen Plastischen Chirurgen. Plastische Chirurgie 3 (Suppl.1) (2003) 1–113. Karger, Basel. [EBM IV]

[3]   Newton DA, Grayson MS: Trends in career choice by US medical school graduates. JAMA 290 (2003) 1179–1182. [EBM IV]

[4]   Henriksen TF, Holmich LR, Fryzek JP et al.: Incidence and severity of short-term complications after breast augmentation: results from a nationwide breast implant registry. Ann Plast Surg 51 (2003) 531–539. [EBM IIa]

[5]   Nahabedian MY, Tsangaris T, Momen B, Manson PN: Infectious complications following breast reconstruction with expanders and implants. Plast Reconstr Surg 112 (2003) 467–476. [EBM IIa]

[6]   Colville RJ, Mallen CA, McLean L, McLean NR: What is the impact of breast augmentation on the Breast Screening Programme? Eur J Surg Oncol 29 (2003) 434–436. [EBM IIa]

[7]   Pukkala E, Kulmala I, Hovi SL et al.: Causes of death among Finnish women with cosmetic breast implants, 1971–2001. Ann Plast Surg 51 (2003) 339–342; discussion 343–344. [EBM IIa]

[8] Coon SK, Burris R, Coleman EA, Lemon SJ: An analysis of telephone interview data collected in 1992 from 820 women who reported problems with their breast implants to the food and drug administration. Plast Reconstr Surg 109 (2002) 2043–2051. [EBM III]

[9] Karanas YL, Leong DS, Da Lio A et al.: Surgical treatment of breast cancer in previously augmented patients. Plast Reconstr Surg 111 (2003) 1078–1083; discussion 1084–1086. [EBM III]

[10] Chantal M, Melis P, Marco R: Suturing of a textured breast implant filled with cohesive silicone gel to prevent dislocation. Scand J Plast Reconstr Surg Hand Surg 37 (2003) 236–238. [EBM IV]

[11] Graf RM, Bernardes A, Rippel R et al.: Subfascial breast implant: a new procedure. Plast Reconstr Surg 111 (2003) 904–908. [EBM III]

[12] Gui GP, Tan SM, Faliakou EC et al.: Immediate breast reconstruction using biodimensional anatomical permanent expander implants: a prospective analysis of outcome and patient satisfaction. Plast Reconstr Surg 111 (2003) 125–138; discussion 139–140. [EBM IIb]

[13] Brunnert K: 14 years of clinical experience in breast augmentation and reconstruction using MPS mammary implants. 4th International Congress on Plastic and Aestetic surgery, Yaroslavl, Russia (2003). [EBM IIa]

[14] Allen RJ, Heitland AS: Autogenous augmentation mammaplasty with microsurgical tissue transfer. Plast Reconstr Surg 112 (2003) 91–100. [EBM IV]

[15] Rohrich RJ, Ha RY, Kenkel JM, Adams WP Jr: Classification and management of gynecomastia: defining the role of ultrasound-assisted liposuction. Plast Reconstr Surg 111 (2003) 909–923; discussion 924–925. [EBM IV]

[16] Taylor GI: The angiosomes of the body and their supply to perforator flaps. Clin Plast Surg 30 (2003) 331–342. [EBM IV]

[17] Nahabedian MY, Tsangaris T, Manson PN: Breast reconstruction with perforator flaps: outcome analysis of the flap and donor site. The Plastic Surgery Research Council Abstract book, 48th Annual Meeting, University of Nevada School of Medicine (2003) 248. [EBM IIa]

[18] Hallock GG: Muscle perforator flaps: the name game. Ann Plast Surg 51(2003) 630–632. [EBM IV]

[19] Blondeel PN, Van Landuyt KH, Monstrey SJ et al.: The „Gent" consensus on perforator flap terminology: preliminary definitions. Plast Reconstr Surg 112 (2003) 1378–1383; quiz 1383, 1516; discussion 1384–1387. [EBM IV]

[20] Pleat J, Dunkin C, Zitzmann N: Plastic surgery beyond the human genome. Plast Reconstr Surg 111 (2003) 2479–2480. [EBM IV]

[21] Müller DF, Borelli C, Wagner N et al.: Differentielle Genexpressionsanalyse bei hypertrophen Narben und Keloiden. 34. Jahrestagung der Deutschen Plastischen Chirurgen 3 (2003) 58. [EBM IIa]

[22] Breuing K, Kaplan S, Liu P et al.: Wound fluid bacterial levels exceed tissue bacterial counts in controlled porcine partial-thickness burn infections. Plast Reconstr Surg 111 (2003) 781–788. [EBM IIa]

[23] Steinstraesser L, Burghard O, Nemzek J et al.: Protegrin-1 increases bacterial clearance in sepsis but decreases survival. Crit Care Med 31 (2003) 221–226. [EBM IIa]

[24] Koczulla R, von Degenfeld G, Kupatt C et al.: An angiogenic role for the human peptide antibiotic LL-37/hCAP-18. J Clin Invest 111 (2003) 1665–1672. [EBM IIa]

[25] Baraniskin A, Pazdzierny G, Lehnhardt M et al.: Antimikrobielle Aktivität von Histonen. 34. Jahrestagung der Deutschen Plastischen Chirurgen 3 (2003) 52. [EBM IIb]

[26] Hirsch T, Jacobsen, F, Mertens, J et al.: Die adenovirale Transfektionseffizienz in kutane Epithelzellen wird durch Zusatz von Liposomen gesteigert. 34. Jahrestagung der Deutschen Plastischen Chirurgen 3 (2003) 54. [EBM IIb]

[27] Maichle A, Niedworok C, Spanholtz T et al.: Timing and Target der temporären Genexpression von VEGF165 im ischämischen Lappenmodell der Ratte. 34. Jahrestagung der Deutschen Plastischen Chirurgen 3 (2003) 31. [EBM IIb]

[28] Gastman BR, Futrell JW, Manders EK: Apoptosis and plastic surgery. Plast Reconstr Surg 111 (2003) 1481–1496. [EBM IV]

[29] Hofer SO, Knight KM, Cooper-White JJ et al.: Increasing the volume of vascularized tissue formation in engineered constructs: an experimental study in rats. Plast Reconstr Surg 111 (2003) 1186–1192; discussion 1193–1184. [EBM IIb]

[30] Hojo M, Inokuchi S, Kidokoro M et al.: Induction of vascular endothelial growth factor by fibrin as a dermal substrate for cultured skin substitute. Plast Reconstr Surg 111 (2003) 1638–1645. [EBM IIa]

[31] Hemmrich K, von Heimburg D, Haydarlioglu S, Pallua N: Die Kultivierung humaner Präadipozyten im autologen Serum bietet neue Perspektiven für die Rekonstruktion von Weichgewebsdefekten. 34. Jahrestagung der Deutschen Plastischen Chirurgen 3 (2003) 54. [EBM IIb]

[32]   Atroshi I, Gummesson C, Johnsson R et al.: Severe carpal tunnel syndrome potentially needing surgical treatment in a general population. J Hand Surg [Am] 28 (2003) 639–644. [EBM IIa]

[33]   Borisch N, Haussmann P: Neurophysiological recovery after open carpal tunnel decompression: comparison of simple decompression and decompression with epineurotomy. J Hand Surg [Br] 28 (2003) 450–454. [EBM Ib]

[34]   Bradley MP, Hayes EP, Weiss AP et al.: A prospective study of outcome following mini-open carpal tunnel release. Hand Surg 8 (2003) 59–63. [EBM Ib]

[35]   Gay RE, Amadio PC, Johnson JC: Comparative responsiveness of the disabilities of the arm, shoulder, and hand, the carpal tunnel questionnaire, and the SF-36 to clinical change after carpal tunnel release. J Hand Surg [Am] 28 (2003) 250–254. [EBM IIa]

[36]   Kamath V, Stothard J: A clinical questionnaire for the diagnosis of carpal tunnel syndrome. J Hand Surg [Br] 28 (2003) 455–459. [EBM IV]

[37]   Saw NL, Jones S, Shepstone L et al.: Early outcome and cost-effectiveness of endoscopic versus open carpal tunnel release: a randomized prospective trial. J Hand Surg [Br] 28 (2003) 444–449. [EBM Ib]

[38]   Wang AA, Hutchinson DT, Vanderhooft JE: Bilateral simultaneous open carpal tunnel release: a prospective study of postoperative activities of daily living and patient satisfaction. J Hand Surg [Am] 28 (2003) 845–848. [EBM Ib]

[39]   Zubairy AI, Jones WA: Scapholunate fusion in chronic symptomatic scapholunate instability. J Hand Surg [Br] 28 (2003) 311–314. [EBM Ib]

[40]   Watson HK, Wollstein R, Joseph E et al.: Scaphotrapeziotrapezoid arthrodesis: a follow-up study. J Hand Surg [Am] 28 (2003) 397–404. [EBM Ib]

[41]   Wustner-Hofmann MC, Schober F, Hofmann AK: The value of the kapandji-sauve procedure with considering clinical results and measurement of bone density. Handchir Mikrochir Plast Chir 35 (2003) 147–156. [EBM IIa]

[42]   Bindra RR, Dias JJ, Heras-Palau C et al.: Assessing outcome after hand surgery: the current state. J Hand Surg [Br] 28 (2003) 289–294. [EBM IIa]

[43]   Sauerland S, Lefering R, Bayer-Sandow T et al.: Fingers, hands or patients? The concept of independent observations. J Hand Surg [Br] 28 (2003) 102–105. [EBM IIb]

[44]   Edwards SG, Calandruccio JH: Autologous blood injections for refractory lateral epicondylitis. J Hand Surg [Am] 28 (2003) 272–278. [EBM IIb]

XVI Was gibt es Neues in der High-Tech-Chirurgie?

Kein neuer Beitrag

XVII Was gibt es Neues in der post-operativen Schmerztherapie?

M. Steinberger und A. Beyer

1 Einleitung

Jede effektive „postoperative Schmerztherapie" wird in der Regel bereits präoperativ geplant und begonnen. Daher soll im Folgenden der treffendere Begriff „perioperative Schmerztherapie" verwendet werden.

Perioperative Schmerztherapie dient nicht nur dem Patientenkomfort (worauf der Patient nach Ansicht von Fachjuristen auch einen Rechtsanspruch hat), sondern ist auch in der Lage, die Morbidität signifikant zu senken. Dies gilt inzwischen als gesichert [1]. Eine suffiziente und moderne perioperative Schmerztherapie könnte darüber hinaus auch die perioperativen Kosten senken (u.a. über eine Verkürzung der Krankenhausaufenthaltsdauer), was im Zeitalter der DRG-Vergütung eine beträchtliche Relevanz gewinnt [2].

Welche therapeutischen Konzepte sich etabliert haben, bzw. welche Ausblicke sich aufgrund neuer Forschungsergebnisse ergeben, soll im Folgenden erläutert werden.

In den letzten 20 Jahren hat die Forschung zu einem zunehmend besseren Verständnis der physiologischen Vorgänge im Rahmen der Nozizeption geführt. Entsprechend ergeben sich immer neue potentielle Ansatzpunkte für schmerztherapeutische Maßnahmen im Rahmen operativer Eingriffe. Man sollte daher annehmen, dass mit wachsender Kenntnis um die Vorgänge im nozizeptiven Nervensystem auch die Qualität der perioperativen Schmerztherapie entsprechend gestiegen sein muss. Nach einer aktuellen Beurteilung von Neugebauer et

al. bestehen jedoch immer noch beträchtliche Diskrepanzen zwischen dem differenzierten Instrumentarium, das inzwischen für die perioperative Schmerztherapie zur Verfügung steht und der klinischen Umsetzung im chirurgischen Alltag [3]. In einer anonymen Fragebogen-Erhebung unter 738 chirurgischen Kliniken in Deutschland von 2003 hatte sich gezeigt, dass im Vergleich zu einer Erhebung von 1997 zwar etwas mehr Kliniken die patientenkontrollierte Analgesie (PCA) einsetzen (64,5 % gegenüber 46,6 % in 1997), jedoch verwenden unverändert nur 11,4 % der Kliniken quantitative Messinstrumente zur standardisierten Erfassung postoperativer Schmerzen. Auch die inzwischen ubiquitär verfügbaren Leitlinien der Fachgesellschaften sind nicht in allen Zentren bekannt (19,9 % der antwortenden Chefärzte hatte angegeben, die Leitlinien nicht zu kennen) [3].

Insbesondere die Etablierung einer standardisierten Schmerzmessung (z.B. über einfach handzuhabende Visuelle Analog-Skalen oder die Einschätzung der Schmerzstärke auf einer zehnstufigen Skala, der so genannten Numerischen Rating Skala durch den Patienten) erlaubt nicht nur ein Feedback über die Qualität der schmerztherapeutischen Bemühungen, sondern lässt auch Komplikationen frühzeitig erkennen. Sie stellt damit die Basis für ein Qualitätsmanagement in der Schmerztherapie und der postoperativen Versorgung dar.

Ein bislang eher unterschätztes Problem liegt auch in der Entstehung chronischer Schmerzen nach operativen Eingriffen. Aktuelle Daten implizieren zumindest für ausgewählte operative Eingriffe eine klinisch (und letztlich auch ökonomisch) relevante Inzidenz eingriff-assoziierter chronischer Schmerzsyndrome (Übersicht in Tabelle 1).

Durch eine sorgfältige perioperative Schmerztherapie lässt sich vermutlich das Auftreten chronischer Schmerzen nach operativen Eingriffen reduzieren. WULF fasst dieses Konzept in der neuen Auflage des „Schmerztherapiebuches" zusammen, indem er formuliert: „Wer perioperativ Schmerzen vermeidet, muss sie nicht postoperativ mühsam behandeln" [9].

Im Folgenden sollen nun wichtige aktuelle Entwicklungen im Bereich postoperative Schmerztherapie beleuchtet werden, wobei der Schwerpunkt auf rationale und evidenzbasierte medikamentöse Strategien gelegt wurde.

2   Pathophysiologie der Nozizeption/Komponenten einer Chronifizierung

Um eine moderne und adäquate perioperative Schmerztherapie durchzuführen, ist es notwendig, die möglichen operationstrauma-bedingten Veränderungen im nozizeptiven Nervensystem zu kennen. Diese können unbestritten der Chronifizierung akuter postoperativer Schmerzen Vorschub leisten. Wesentliche Erkenntnisse wurden in den letzten Jahren über die peripheren Entzündungsreaktionen sowie über die zentralen neuronalen Veränderungen v.a. im Bereich der Rückenmarkneurone gewonnen.

Hieraus ergeben sich klinisch relevante Hypothesen bezüglich der Wirkungsweise etablierter und potentieller Analgetika und adjuvanter Substanzen in der Schmerztherapie, was im Folgenden kurz dargestellt werden soll.

2.1   Vorgänge am Nozizeptor/ periphere Sensibilisierung

Gewebstraumatisierungen (z.B. im Rahmen einer Operation) führen einerseits zu einer mechanischen Erregung der peripheren Nozizeptoren, andererseits kommen in Folge der Reaktion des Gewebes auf die Noxe Entzündungsvorgänge in Gang. Diese bestehen in einer Anreicherung pro-inflammatorischer Substanzen sowohl durch Zellverletzungen vor Ort, als auch durch eingewanderte oder gewebsständi-

Tab. 1: Inzidenz chronischer Schmerzen nach bestimmten operativen Eingriffen

Operation	Häufigkeit chronischer post-operativer Schmerzen	Häufigkeit schwerer oder beeinträchtigender chronischer Schmerzen	Literatur
Laparoskopische Leistenhernienop.	6–12 %	10,6 %	ZIB et al. 2002 [4]
Leistenhernienop. allgemein	2–37 %		PERKINS 2000 [5]
Thorakotomie allgemein	44–67 %	3–25 % („severe pain")	PERTTUNEN et al. 1999 [6]
Cholecystektomie	3–56 %		PERKINS 2000 [5]
Mastektomie	13–68 %		JUNG et al. 2003 [7]
Mediane Sternotomie	28 %	13 % (VAS > 30/100)	MEYERSON 2001 [8]

ge immunkompetente Zellen, nicht zuletzt aber auch durch die nozizeptiven Nerven selbst. Insbesondere spielt hier die Freisetzung von Substanz P und CGRP mit Förderung der Vasodilatation und Extravasation von Flüssigkeit im Sinne einer neurogenen Entzündung eine wichtige Rolle. Durch Einwirkung dieser Entzündungsmediatoren wird einerseits die Reizschwelle der Nozizeptoren im Entzündungsgebiet gesenkt und damit die Generierung von „Schmerzreizen" gefördert, andererseits werden auch benachbarte Nozizeptoren mit hohen Erregungsschwellen (sog. „schlafende Nozizeptoren") gleichsam „geweckt" und tragen dann auch zur zentralen Übermittlung nozizeptiver Signale bei. Klinisch imponieren die geschilderten Veränderungen als klassische Entzündungszeichen und als Ausbreiten einer schmerzempfindlichen Zone um die eigentliche Stelle der Schädigung herum (sog. primäre Hyperalgesie).

Als mögliche Ansatzpunkte für eine Hemmung der peripheren Sensibilisierung sind neben der Blockade neuronaler Na^+-Kanäle durch Lokalanästhetika bislang lediglich die Anwendung von Kälte (Vasokonstriktion, Verlangsamung enzymatischer Prozesse, $A\delta$-Faser-Stimulation) sowie die Blockade der peripheren Cyklooxigenase mit antiphlogistischen Analgetika etabliert. Die Beeinflussung anderer Mediatorsysteme (wie z.B. die Blockade von Bradykinin-Rezeptoren oder die gezielte Hemmung pro-inflammatorischer Zytokine) ist derzeit Gegenstand verschiedener Forschungsprojekte.

2.2 Vorgänge im Zentralnervensystem/zentrale Sensibilisierung

Bei Eintreffen des nozizeptiven Aktionspotentials am nachgeschalteten Neuron im Rückenmark kommt es zu einer präsynaptischen Freisetzung exzitatorischer Neurotransmitter, v.a. Glutamat und Substanz P in den synaptischen Spalt. Durch Bindung an postsynaptische Rezeptoren erfolgt ein Einstrom von Na^+- und

Ca^{++}-Ionen in das Zellinnere und damit eine Depolarisation, die bei Erreichen eines Schwellenwertes ein weiteres Aktionspotential generiert. Bei repetitiver Stimulation erfolgt zusätzlich eine Aktivierung eines normalerweise inaktiven weiteren Glutamatrezeptors, des NMDA-Rezeptors, über den nach Bindung von Glutamat ein massiver zusätzlicher Einstrom positiver Ladungen in die Zelle stattfindet. Über eine solchermaßen getriggerte intrazelluläre Anflutung von Calcium-Ionen werden kaskadenartig Prozesse in Gang gesetzt, die letztlich zu einer Senkung der Reizschwelle des Neurons durch Aktivierung intrazellulärer Enzyme, Öffnung weiterer Ionenkanäle und schließlich auch vermehrter Expression bestimmter Gene (sog. immediate early genes) u.a. mit dem Resultat der Synthese weiterer Ionenkanäle führen.

Diese als zentrale Sensibilisierung bekannten Phänomene werden physiologischerseits mit der Speicherung von Gedächtnisinhalten in Zusammenhang gebracht, können aber im nozizeptiven System zu einer Verselbstständigung der Schmerzen führen und tragen damit zu einer Schmerzchronifizierung bei.

Klinisch relevante Ansatzpunkte für eine Hemmung der Nozizeption auf dieser Ebene sind neben der etablierten Hemmung der zellulären Erregbarkeit über Opioidrezeptoren insbesondere auch ein antihyperalgetischer Effekt einer Blockade der NMDA-Rezeptoren und die spinale Hemmung der exzitatorischen Komponenten durch α2-Adrenozeptor-Agonisten.

2.3 Weitere wichtige Komponenten: Gliazellen und Immunsystem

Daneben finden verschiedenste Interaktionen zwischen nozizeptiven Neuronen und Gliazellen statt, die sowohl peripher als auch zentral die Verarbeitung nozizeptiver Reize beeinflussen können. Die Vorstellung einer Interaktion zwischen z.B. Schwann-Zellen und Neuronen führt zu der Hypothese, dass eine Beeinflussung der Reizverarbeitung nicht nur an den Nozizeptoren selbst und den Kontaktstellen zwischen primärem Neuron und Rückenmark-Neuron, sondern praktisch entlang des gesamten Verlaufs der Nervenfaser stattfindet. Die vereinfachte Vorstellung der Nervenfaser als inertes Kabel, das nur der Fortleitung von Impulsen dient, würde damit endgültig begraben. Das Verhaltensspektrum der Gliazellen reicht dabei von einer Freisetzung pro-inflammatorischer Substanzen in unmittelbarer Nähe des Neurons über eine Exkretion spezieller Chemotaxine, die immunkompetente Zellen anlocken bis hin zu einer raschen Verbreitung einer Erregung durch Ca^{++}-Diffusion über das weitreichende Netz der Gliazellen im Bereich eines Nervs oder auch größerer Rückenmarkabschnitte. Hierzu sind in den nächsten Jahren weitere interessante Erkenntnisse aus der neurophysiologischen Forschung zu erwarten. Möglicherweise ergeben sich daraus auch Ansatzpunkte für weitere schmerztherapeutische Optionen, wie z.B. eine gezielte Hemmung Gliazell-abhängiger Entzündungsfaktoren [10].

Ähnliches gilt für die Interaktion zwischen Immunsystem und nozizeptivem Nervensystem:

Immunkompetente Zellen können nach Triggerung sowohl pro-inflammatorische Zytokine (z.B. Interleukin [IL-] 1 und IL-6 oder TNF α) sezernieren und damit auch Nozizeptoren direkt sensibilisieren, über chemotaktische Substanzen weitere Immunzellen „anlocken" als auch durch Freisetzung potentiell zytotoxischer Substanzen (v.a. reaktive Sauerstoffverbindungen und NO) zu einer weiteren Gewebeschädigung führen und den Entzündungsprozess damit weiter fördern.

Andererseits können Immunzellen auch anti-inflammatorische Zytokine produzieren (z.B. IL-4 und IL-13) und zusätzlich über Synthese und Ausschüttung endogener Opioide eine Hemmung der Erregbarkeit nozizeptiver Strukturen bewirken. Aus diesen Erkenntnissen wird deutlich, dass das Immunsystem in der Modulation nozizeptiver neuronaler Strukturen eine wesentliche Rolle spielt [11]. Abbil-

dung 1 gibt eine zusammenfassende Übersicht über wesentliche pro- und anti-inflammatorische Einflüsse auf Nozizeptoren.

Ein Therapieansatz in Form einer unspezifischen Hemmung des Immunsystems z.B. durch Corticosteroide ginge jedoch an der Komplexität des Problems vorbei. Mögliche erfolgversprechende Ansatzpunkte wären hier gezielte Aktivierung einzelner anti-inflammatorischer Komponenten oder aber auch eine Unterstützung der opioid-vermittelten Antinozizeption z.B. durch Hemmung des Abbaus peripherer endogener Opioide oder dem Einsatz peripher wirksamer exogener Opioide, die dann ein günstigeres Nebenwirkungsspektrum im Vergleich zu „klassischen" Substanzen zeigen sollten. Entsprechende Substanzen befinden sich derzeit bereits in klinischer Erprobung [12].

Nicht vergessen werden darf darüber hinaus der Einfluss psychologischer Faktoren auf die Schmerzverarbeitung. So konnte ULRICH bereits 1982 zeigen, dass bei Patienten nach Cholecystektomie das visuelle Umfeld im Aufwachraum (in diesem Fall Blick auf Bäume oder auf eine hässliche Wand) sowohl die angegebene Schmerzintensität und den postoperativen Analgetikabedarf als auch die Verweildauer im Krankenhaus beeinflussen kann [13]. Diese Erkenntnisse haben im Laufe der Zeit nicht an Aktualität verloren und so wird in vielen Arbeiten über postoperative Schmerztherapie der Faktor „psychologische Komponenten" stets betont, betrifft dies doch hauptsächlich einfache Maßnahmen wie Angstvermeidung, Zuwendung und Informationsvermittlung [14].

Aus den Erkenntnissen über Nozizeption und Sensibilisierungsvorgänge wird deutlich, dass effektive Schmerztherapiekonzepte sinnvollerweise an mehreren Stellen der Schmerzverarbeitung gleichzeitig ansetzen müssen. Es wird darüber hinaus auch verständlich, warum das klassische Konzept der „präemptiven Analgesie", das eine anhaltende Schmerzlinderung postuliert, wenn mit der Gabe einzelner analgetischer Substanzen oder Verfahren bereits vor dem Auftreten des nozizeptiven Reizes be-

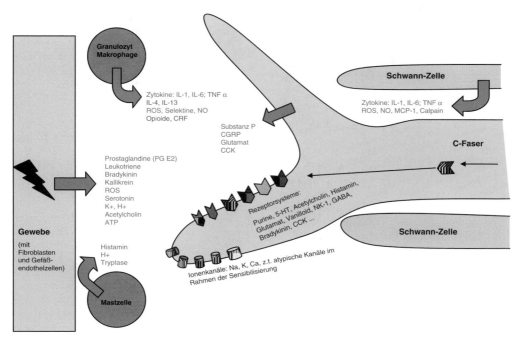

Abb. 1: Wichtige Komponenten der Sensibilisierungsvorgänge am Nozizeptor.
Pro-inflammatorische Faktoren sind rot, anti-inflammatorische blau gekennzeichnet.
ROS (Reaktive oxygen species > reaktive Sauerstoffverbindungen), MCP-1 (Monocyte chemoattractant protein 1), NK-1 (Neurokinin 1) nach [10], [11]

gonnen wird, in dieser Form für die klinische Alltagssituation nicht ohne weiteres nachweisbar ist. Die durch das Gewebstrauma ausgelösten Vorgänge spielen sich einerseits an verschiedenen Regionen des Organismus gleichzeitig ab und sind andererseits über einen längeren Zeitraum präsent. Es muss daher während der gesamten Phase der traumabedingten Gewebsreaktionen eine adäquate Abschirmung vor übermäßigen nozizeptiven Reizen erfolgen, um ein Anstoßen der unerwünschten Sensibilisierungsvorgänge wirksam vermeiden zu können. Eine Kombination verschiedener Komponenten mit unterschiedlichen Wirkprinzipien minimiert dabei die Nebenwirkungen des einzelnen Verfahrens bei Nutzung möglicher synergistischer Effekte [15]. Dieses Prinzip wird als **„balancierte Analgesie"** bezeichnet [16].

3 Das Instrumentarium der perioperativen Schmerztherapie

Klassische Komponenten einer modernen perioperativen Schmerztherapie betreffen folgende Ansatzpunkte:

Präoperativ:

- Bereits präoperativ muss das Schmerztherapiekonzept mit dem Patienten besprochen werden; dabei erfolgt die Auswahl des geeignetsten Verfahrens, ggf. bereits die Erläuterung der Funktionsweise einer PCA-Pumpe.

- Chirurgischerseits sollte auch unter diesem Gesichtspunkt die Wahl des am wenigsten invasiven Operationsverfahrens erfolgen (kleine Schnitte, endoskopische Zugänge, wenig Druck beim Pneumoperitoneum, spannungsfreier Wundverschluss usw.).

Intraoperativ:

- Anwendung von kontinuierlichen Regionalanästhesieverfahren, die postoperativ weiter genutzt werden können.

  - Insbesondere für den Einsatz der thorakalen Epiduralanästhesie existieren inzwischen multiple qualitativ hochwertige Studien, die eine Reduzierung der Morbidität belegen. Darüber wurde an dieser Stelle bereits ausführlich berichtet. Es gilt unverändert, dass bei zu erwartenden starken Schmerzen bei entsprechenden operativen Eingriffen eine kontinuierliche thorakale Epiduralanästhesie das effektivste Verfahren zur perioperativen Schmerzbekämpfung darstellt.

- Intraoperative Infiltration der Wunde mit einem möglichst lang wirkenden Lokalanästhetikum

- Reduzierung der Drainagen auf das Notwendigste

- Systemische Schmerztherapie als balancierte Analgesie, am besten mit präemptiver Gabe geeigneter Substanzkombinationen

Postoperativ:

- Beachtung einer adäquaten Lagerung

- Hinzunahme aller geeigneter nicht-medikamentöser Analgesieverfahren (Kühlung, TENS, Zuwendung)

- Akribisches Monitoring der Schmerzintensität im Rahmen der Routineüberwachung

  - Es hat sich bewährt, Schmerz gleichsam als eigenen „Vitalparameter" zu begreifen und ohne großen Aufwand eine routinemäßige Dokumentation zu etablieren. Hierzu kann die Einführung entsprechender Spalten in der Patientenkurve auf den Stationen hilfreich sein. Ein mögliches Layout für eine solche Seite einer Stationskurve ist in Abbildung 2 dargestellt.

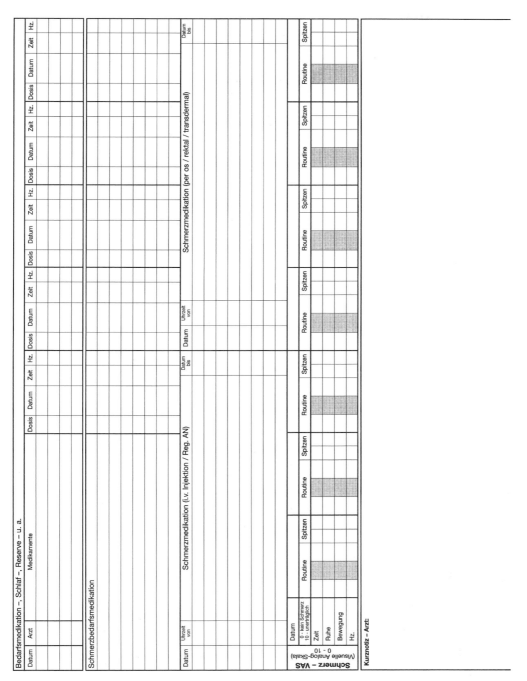

Abb. 2: Layout Stationskurve

3.1 Systemische Analgetika

Als Faustregel zur Auswahl der Analgetika im Rahmen der postoperativen Schmerztherapie wird häufig das bekannte Stufenschema der WHO zur Tumorschmerztherapie zitiert. Die aufsteigende Stufenleiter des WHO-Schemas entspricht jedoch bei postoperativen Schmerzen nicht dem klinischen Alltag. Ein Stufenschema für die medikamentöse Schmerztherapie nach Operationen muss – dem zu erwartenden Verlauf der Schmerzintensität folgend – von stärker zu schwächer wirksamen Medikamenten „absteigen". Es findet daher ein modifiziertes Stufenschema Anwendung, das etwa wie in Abbildung 4 gezeigt skizziert werden kann.

3.1.1 Opioidanalgetika

Opioide, insbesondere die stark wirksamen Substanzen, werden seit langer Zeit erfolgreich in der postoperativen Schmerztherapie eingesetzt. Ihre Wirksamkeit gilt als ausreichend belegt, sie sind jedoch mit einer ganzen Reihe nicht unbeträchtlicher Nebenwirkungen verbunden. So stellt die atemdepressive Wirkung eine potentiell lebensbedrohliche, wenn auch extrem selten auftretende Komplikation dar, daneben sind Hemmung der gastrointestinalen

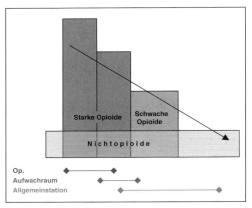

Abb. 4: Absteigendes Stufenschema zur medikamentösen Therapie perioperativer Schmerzen. Dem zu erwartenden nozizeptiven Input entsprechend, wird während der Op. i.d.R. die höchste Opioiddosis verabreicht, im Aufwachraum mit kleineren Dosen starker Opioide der individuelle Bedarf ermittelt und je nach Verlauf der Schmerzen schließlich auf schwache Opioide und/oder Nichtopioide „abgestiegen". Bei entsprechender Indikation können auch Nichtopioide vor der Operation bereits präemptiv (z.B. auf Station) verabreicht werden.

Peristaltik, Auslösen von Übelkeit und Erbrechen, Sedierung und Blasenentleerungsstörungen weitere perioperativ ungünstige Effekte. In einer Übersichtsarbeit von 1996 waren KEHLET et al. (Allgemeinchirurgen aus Dänemark)

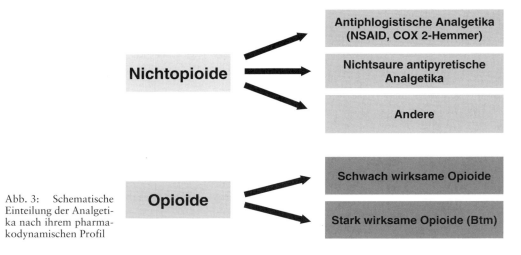

Abb. 3:   Schematische Einteilung der Analgetika nach ihrem pharmakodynamischen Profil

zu dem Schluss gekommen, dass insbesondere im Bereich der ambulanten Chirurgie durch Anwendung verschiedener Maßnahmen zur postoperativen Schmerztherapie die Opioiddosierung möglichst weit reduziert werden sollte um opioidbedingte Nebenwirkungen möglichst zu vermeiden. Auch dies ein Plädoyer für „balancierte Analgesie" [17].

Da die Wirksamkeit einzelner Opioide bei verschiedenen Patienten beträchtlich variieren kann, hat sich bewährt, postoperativ unter kontrollierten Bedingungen, also z.B. im Aufwachraum, eine Titrationsphase mit kleineren intravenösen Boli eines starken Opioids durchzuführen und danach die weitere postoperative Schmerztherapie individuell zu gestalten. Am Effektivsten erfolgt dies über eine patientenkontrollierte Analgesie, bei der der Patient sich zeitnah immer soviel Analgetika abrufen kann, dass eine gleichmäßige Analgesie bei minimalen Nebenwirkungen erreicht werden kann. Als Goldstandard gilt in diesem Zusammenhang die intravenöse PCA über eine programmierbare Infusionspumpe. Die Auswahl der Substanzen sowie die Überwachung der Effektivität und möglicher Nebenwirkungen richten sich nach den jeweiligen örtlichen Voraussetzungen.

Als mögliche Alternative und/oder Ergänzung könnte die intranasale Applikation von Opioiden mittelfristig an Bedeutung gewinnen. Es existieren einzelne Studien zum Einsatz von Fentanyl, Pethidin und Butorphanol auch im postoperativen Verlauf. Dabei hatten sich die verwendeten Substanzen für die nasale Applikation als praktikabel und effektiv erwiesen, die Patientenzufriedenheit war durchweg besser als bei den verglichenen Standardschemata. Problematisch ist derzeit noch die variable Pharmakokinetik in den verschiedenen Studien, die möglicherweise auf die verschiedenen galenischen Zubereitungen zurückzuführen ist [18].

3.1.2 Nichtopioide

3.1.2.1 Entzündungshemmende Analgetika

Den so genannten entzündungshemmenden oder antiphlogistischen Analgetika ist gemein, dass sie vorwiegend eine Hemmung der peripheren Cyclooxigenase (unselektiv oder COX 2-spezifisch) bewirken und damit in eine wichtige Komponente der neuronalen Sensibilisierung eingreifen. Es liegt also nahe, Substanzen aus dieser Gruppe weiterhin in die perioperative Schmerztherapie mit einzubeziehen.

Unselektive Cyclooxigenasehemmer (NSAIDs)

NSAIDs werden seit langem erfolgreich in der postoperativen Schmerztherapie eingesetzt. Die analgetische Wirksamkeit der gängigen Substanzen ist ausreichend belegt, sie sind preisgünstig und das Nebenwirkungsspektrum ist im Prinzip weitgehend klar.

Auf einen bislang unterschätzten Aspekt bei der Anwendung der Substanzen weisen TRAMÈR et al. in einer Studie aus dem Jahr 2000 hin: Sie beziffern die statistische Häufigkeit tödlicher GI-Komplikationen unter regelmäßiger NSAID-Einnahme über mehr als zwei Monate auf 1 : 1220 (!) [19]. Bei sorgfältigem Herausfiltern der Risikopatienten spielt dies jedoch für die kurzzeitige Anwendung der Substanzen in der perioperativen Therapie eine geringere Rolle. Durchaus relevant ist die Thrombozytenaggregationshemmung, die den Einsatz der Substanzen zumindest im präemptiven Ansatz bei Eingriffen mit zu erwartendem starkem Blutverlust limitiert. Weitere relevante Nebenwirkungen betreffen eine dosisabhängige Beeinflussung der Nierenfunktion, die Erhöhung des Tonus der Bronchialmuskulatur bei disponierten Patienten und allergische Reaktionen. Insgesamt bleiben NSAIDs bei sorgfältiger Beachtung von Kontraindikationen und Risiken sicherlich weiterhin eine wesentliche Komponente in der perioperativen Schmerztherapie.

Selektive COX 2-Hemmer

Mit der Entdeckung verschiedener unterschiedlich exprimierter Isoenzyme der Cyclooxigenase schien sich die Analgetikawelt zunächst etwas zu vereinfachen. Die Vorstellung einer „guten" COX für die benefiziellen Effekte und einer „bösen" Untereinheit, die nur bei Entzündungsvorgängen relevant wurde, ließ eine plausible Dichotomisierung der Physiologie der Prostaglandinmechanismen zu. Entsprechend rasch wurden spezifische Hemmstoffe der COX 2, sog. „Coxibe", synthetisiert und in zunehmendem Maße vermarktet.

Inzwischen konnte jedoch auch eine konstitutionelle Expression von COX 2 in der Niere, der Lunge und den Ovarien festgestellt werden, außerdem wird der COX 2 eine wichtige Rolle bei der Wundheilung zugeschrieben [20]. Diese Erkenntnisse relativieren die vehement postulierten Vorteile der reinen COX 2-Hemmung.

Unter den in Deutschland zugelassenen Coxiben haben jetzt auch zwei Substanzen die Zulassung für die Indikation akuter postoperativer Schmerzzustände: Rofecoxib in Vioxx dolor® und Parecoxib (ein Prodrug von Valdecoxib) in Dynastat®. Während ersteres ausschließlich als Tablette (25 und 50 mg) verfügbar ist, steht mit Dynastat® (40 mg Trockensubstanz zum Auflösen) das bisher einzige intravenös applizierbare Coxib zur Verfügung. Valdecoxib selbst ist als Bextra® in Deutschland derzeit im Rahmen der Akutschmerztherapie nur bei Dysmenorrhoe zugelassen. Eine Erweiterung des Indikationsspektrums auch auf perioperative Schmerztherapie ist jedoch zu erwarten.

Wie steht es nun um die perioperative analgetische Wirksamkeit der Coxibe?

Die Wirksamkeit der Substanzen zur postoperativen Schmerztherapie konnte in mehreren Studien belegt werden. So konnte in mehreren Metaanalysen eine signifikant bessere Schmerzlinderung durch Coxibe gegenüber Placebo nachgewiesen werden. Dosisfindungsstudien zeigten bei Rofecoxib, Parecoxib und

Valdecoxib einen analgetischen Ceiling-Effekt bei 50 mg für Rofecoxib bzw. 40 mg für die anderen Substanzen. Ein klarer Vorteil gegenüber herkömmlichen NSAIDs bezüglich analgetischer Potenz ergab sich jedoch insgesamt nicht. Auch zeigte sich keine bessere Wirksamkeit der intravenösen Zubereitung Parecoxib gegenüber der enteralen Substanz. Die Rate an akuten Nebenwirkungen unterschied sich insgesamt in den meisten Studien nicht signifikant gegenüber den verglichenen NSAIDs, wobei hier kritisch anzumerken ist, dass die primären Outcomeparameter aller existierenden Studien sich auf Schmerzen bezogen und nicht auf Nebenwirkungen [21]. In mehreren Studien wurde keine höhere Nebenwirkungsrate unter Coxiben als unter Placebo ermittelt.

Ein möglicher Vorteil der Coxibe liegt in der längeren Wirkdauer. Bei einem Vergleich der Zeiten bis zur postoperativen Anforderung weiterer Analgetika nach verschiedenen chirurgischen Eingriffen konnte für Placebo im Median 1,6 Stunden, für Morphin 4 mg i.v. drei Stunden, Ketorolac 30 mg i.v. 5,5 Stunden, Parecoxib 40 mg i.v. 8,7 Stunden und Valdecoxib 40 mg p.o. 15,4 Stunden ermittelt werden. [22]

Jedoch gelangt das Nutzen-/Risikoprofil der Substanzen zunehmend in den Focus kontroverser Diskussionen. Es gilt inzwischen einerseits als ausreichend belegt, dass die COX 2-Hemmer eine niedrigere Rate an gastrointestinalen Nebenwirkungen aufweisen. Zudem bewirken sie keine Thrombozytenaggregationshemmung, was sie gerade für den perioperativen Einsatz interessant machen könnte. Andererseits scheint das Risiko einer Nierenschädigung sich nicht von herkömmlichen NSAIDs zu unterscheiden und es konnte gezeigt werden, dass unter Coxiben Blutdruckerhöhungen und Flüssigkeitsretention auftreten können [20].

Weiterhin ist noch ungeklärt, inwieweit eine mögliche prothrombotische Wirkung durch die Hemmung der COX 2 (möglicherweise durch eine stärkere Hemmung des antithrombotischen PGI_2 bei unveränderter Bildung des prothrombotisch wirkenden Thromboxan A_2) klinisch relevant ist. Es gibt Hinweise darauf, dass das Risiko eines Myokardinfarkts unter der Einnahme von Rofecoxib in Dosen von 25 mg/d und darüber signifikant ansteigt [23]. Hier müssen weitere Studien abgewartet werden, um eine valide Bewertung abzugeben.

Insgesamt stellen die Coxibe wohl auch für die perioperative Schmerztherapie eine Bereicherung dar, jedoch ist das letzte Wort hinsichtlich Kosten-/Nutzen-Relation und Spektrum relevanter Nebenwirkungen noch nicht gesprochen. Weitere Arbeiten müssen zeigen, für welche Patienten unter welchen Voraussetzungen Coxibe eine Verbesserung des bisherigen Regimes bedeuten.

3.1.2.2 Nichtsaure antipyretische Substanzen

Paracetamol

Paracetamol (oder Acetaminophen) ist ein viele Jahre bekanntes Analgetikum mit überwiegend zentraler analgetischer und antipyretischer Wirkung. Die analgetische Potenz wird dabei als schwach eingestuft. Aufgrund des in klinischen Dosierungen günstigen Nebenwirkungsspektrums ist es seit langem Medikament der ersten Wahl zur Behandlung von Schmerzen und Fieberzuständen bei Kindern. Zur Vermeidung lebensbedrohlicher Leberschäden ist eine akute Überdosierung unbedingt zu vermeiden (Tagesdosis < 4 g/die bei Erwachsenen, bei Kindern < 100 mg/kg/die).

Seit 2001 steht inzwischen auch in Deutschland eine intravenös applizierbare Paracetamol-Zubereitung (Perfalgan®) zur Verfügung, die zur perioperativen Schmerztherapie zugelassen ist. Es handelt sich um eine gebrauchsfertige Lösung in einfach handzuhabenden Infusionsflaschen. Ob die Substanz bei intravenöser Applikation aufgrund der raschen hohen Blutspiegel möglicherweise eine höhere analgetische Wirksamkeit aufweist als nach enteraler Gabe, ist derzeit noch nicht ausreichend belegt. Es existiert lediglich eine randomisierte, kont-

rollierte, doppelblinde Studie, die bei 323 Patienten nach einer Hallux-valgus-Operation die Effektivität von oralem Paracetamol mit der intravenösen Gabe einer äquivalenten Menge einer Prodrug von Paracetamol (Propacetamol) vergleicht. Dabei hatte sich ein signifikanter Unterschied in der Anschlagszeit, der Wirkdauer und der maximalen Schmerzlinderung zugunsten der intravenösen Substanz ergeben [24]. Kritikpunkte an dieser Studie könnten sein, dass die orale Bioverfügbarkeit von Paracetamol allgemein mit 70–90 % angegeben wird [25] und damit die Blutspiegel sicher nicht ohne weiteres vergleichbar sind, zudem wurde die Testmedikation erst bei Beginn der Schmerzen verabreicht, so dass allein schon das raschere Anfluten der intravenösen Substanz eine frühere und damit effektivere Beeinflussung der nozizeptiven Vorgänge erklären könnte. Möglicherweise wäre derselbe Effekt mit einer höheren oralen Dosis zu einem früheren Zeitpunkt auch erreicht worden. Entsprechende Studien stehen jedoch noch aus, so dass der Stellenwert parenteral applizierbaren Paracetamols noch nicht abzuschätzen ist. Zur perioperativen Behandlung von Patienten mit multiplen Komorbiditäten kann Perfalgan® jedoch in jedem Fall eine Bedeutung zukommen.

Metamizol

Metamizol (oder Dipyrone) wird ebenfalls seit vielen Jahren in der perioperativen Schmerztherapie eingesetzt und zeichnet sich durch eine gute analgetische Wirksamkeit, eine große therapeutische Breite sowie einen relaxierenden Effekt auf die glatte Muskulatur aus. Dadurch gilt Metamizol als Substanz der Wahl bei kolikartigen viszeralen Schmerzen.

Als relevante Nebenwirkungen sind insbesondere ein ausgeprägter Blutdruckabfall bei rascher intravenöser Injektion sowie allergische Reaktionen bekannt. Das Auftreten einer lebensbedrohlichen Agranulozytose wurde nach einer internationalen multizentrischen Studie von 1986 mit ca. 1,1 pro 1 Million Anwendungen über sieben Tage beziffert [26]. Eine aufsehenerregende neuere Arbeit aus Schweden bezifferte die Inzidenz einer lebensbedrohlichen Agranulozytose (mit einer Letalität von aktuell ca. 8 %) nach Metamizoleinnahme inzwischen auf 1 : 1439 Verschreibungen. Dies hat zu einem erneuten Widerruf der Zulassung von Metamizol in Schweden geführt [27] und die Diskussion über das Nutzen/Risiko-Profil der Substanz neu belebt.

Die angegebenen Zahlen widersprechen jedoch klinischen Erfahrungen aus verschiedenen anderen Ländern, so dass bereits territoriale evtl. genetisch determinierte Unterschiede in der Empfindlichkeit auf die Substanz diskutiert wurden. Eine offizielle Stellungnahme der Arzneimittelkommission der Deutschen Ärzteschaft wurde bisher nicht veröffentlicht, so dass zunächst jeder einzelne Anwender gehalten ist, Indikation und Einsatz der Substanz nach ärztlichen Erwägungen selbst kritisch zu prüfen. Es gibt nach unserer Ansicht derzeit keinen Grund, auf Metamizol in der Schmerztherapie zu verzichten, jedoch sollte die Möglichkeit einer bedrohlichen Störung des hämatopoetischen Systems im Auge behalten und zumindest im ambulanten Bereich auch mit den Patienten besprochen werden. Patienten mit Risikofaktoren für Knochenmarkveränderungen sollten nicht mit Metamizol behandelt werden. Dass ggf. bei Auftreten einer Agranulozytose eine entsprechende Meldung an die Behörden erfolgen muss, versteht sich von selbst.

3.1.2.3 Nichtanalgetika: NMDA-Antagonisten und α2-Agonisten

Die wesentliche Rolle der NMDA-Rezeptoren bei der zentralen Sensibilisierung im Nervensystem wurde oben bereits beschrieben. Es liegt daher nahe, NMDA-Antagonisten klinisch perioperativ einzusetzen, um damit das Auftreten von pathologischen Schmerzsensationen zu verhindern, der Entstehung chronischer Schmerzen vorzubeugen und den postoperativen Analgetikabedarf zu senken. Ein weiterer interessanter Aspekt ist die Interaktion zwischen Opioiden und NMDA-Rezeptoren. Es gibt Hinweise darauf, dass durch Agonisten am μ-Opioidrezeptor über Aktivierung eines intrazellulären Enzyms (Proteinkinase C) die NMDA-Rezeptoren aktiviert werden können, was klinisch eine Hyperalgesie und eine Opioidtoleranz auslösen könnte. So konnte die Arbeitsgruppe um SIMONNET et al. an Rattenexperimenten zeigen, dass repetitive Injektionen von Fentanyl nach initialer Erhöhung der Reizschwelle von Nozizeptoren (entsprechend einer Analgesie) deren Reizschwelle über Stunden deutlich senken konnten (Hyperalgesie). Weiterhin konnte gezeigt werden, dass eine systemische Gabe von Morphin gegen Ende dieser Hyperalgesiephase eine mehrere Tage anhaltende Hyperalgesie perpetuieren konnte und die analgetische Wirksamkeit in Abhängigkeit der vorher verabreichten Fentanyldosis geringer war. Eine vorherige Injektion subanalgetischer Dosen von Ketamin, einem potenten NMDA-Antagonisten, konnte diese Prozesse vollständig blockieren [28].

Konsequenterweise wurden bereits verschiedene Studien durchgeführt, die eine antinozizeptive Wirkung bei operativen Eingriffen am Menschen überprüfen sollten. Die Ergebnisse sind jedoch nicht einheitlich. So konnten beispielsweise LEHMANN und KLASCHIK in einer prospektiven, randomisierten, doppelblinden Studie an 80 Patienten, die sich einer allgemeinchirurgischen Operation unterzogen, keinen signifikanten analgetischen Effekt durch eine präemptive Gabe von niedrig dosiertem Ketamin zeigen, was der Arbeitsgruppe um ROYTBLAT et al. in einer vergleichbaren Studie zuvor gelungen war [29]. In einer weiteren Studie von ÜNLÜGENC et al. wurde an insgesamt 66 Patienten zur postoperativen Schmerztherapie eine i.v. PCA mit Tramadol (5 mg/ml) mit einer Mischung aus Tramadol und Magnesium und einer Mischung aus Tramadol und niedrig dosiertem Ketamin (Tramadol 5 mg/ml + Ketamin 1 mg/ml; jeweils loading dose, Basalrate und Bolusmöglichkeit) verglichen. Es zeigte sich eine überlegene Schmerzlinderung in den Gruppen Tramadol+Ketamin und Tramadol+Magnesium bei einem signifikant erhöhten Sedierungsscore in den wirksameren Gruppen über die ersten 120 Minuten postoperativ. Interessanterweise unterschied sich die Magnesiumgruppe nicht signifikant von der Ketamingruppe, außer, dass zwei der Ketaminpatienten über Doppelbilder geklagt hatten [30]. Für Dextromethorphan scheint das Wirkungs-/Nebenwirkungsprofil günstiger zu sein; eine aktuelle Studie von WEINBROUM et al. aus Israel konnte an 60 Patienten, die sich einer ausgedehnten Tumorresektion unterziehen mussten, zeigen, dass jeweils 90 mg Dextromethorphan pro Tag präoperativ und an den zwei postoperativen Tagen zu einer signifikanten Reduktion der subjektiven Schmerzscores und des Bedarfs an systemischen und/oder epiduralen Analgetika führten. Nebenwirkungen der Substanz waren nicht festgestellt worden [31]. Es gibt jedoch auch hier widersprüchliche Studienergebnisse bezüglich der analgetischen Wirksamkeit [32], so dass zunächst weitere Studien abgewartet werden müssen, bevor generelle Empfehlungen, vor allem auch hinsichtlich einer rationalen Dosierung abgegeben werden können.

Zu Bedenken gilt außerdem, dass NMDA-Rezeptoren eine wichtige Rolle bei der Speicherung von Gedächtnisinhalten und der frühkindlichen Ausbildung des neuronalen Netzes im Gehirn spielen, so dass eine unselektive bzw. unkritische Blockade dieser Rezeptoren kognitive Beeinträchtigungen erwarten lässt, die im Einzelfall nicht vorhersehbar sind. Für Ketamin ist darüber hinaus beschrieben, dass auch in niedrigeren Dosierungen neben den bekannten psychotropen Effekten auch schizophrenie-ähnliche Zustände ausgelöst werden können [33]. Aus den genannten Gründen kann eine routinemäßige Gabe von NMDA-Antagonisten im Rahmen der perioperativen Schmerztherapie nach der aktuellen Datenlage derzeit noch nicht empfohlen werden.

Für den zentral wirkenden α-Agonisten **Clonidin** sind sowohl eine eigene analgetische Potenz als auch eine synergistische Wirkung mit Opioiden gut belegt, wenngleich der genaue Wirkmechanismus noch nicht vollständig ge-

klärt ist. Aufgrund der Nebenwirkungen (Sedierung, Hypotension) bei systemischer Gabe ist vorwiegend eine rückenmarknahe Anwendung über regionale Epiduralkatheter üblich. Allerdings liegt auch hier keine entsprechende Zulassung vor, so dass im Einzelfall die Anwendung als Heilversuch durchgeführt werden muss. Aufgrund des etwas günstigeren Wirkungs-/Nebenwirkungsspektrums könnte dem α2-Agonisten **Dexmedetomidin** mittelfristig auch in der perioperativen Schmerztherapie eine Bedeutung zukommen [32]. Die Datenlage ist jedoch bisher noch sehr dünn und die Substanz ist derzeit in Deutschland nicht zugelassen.

4 Zusammenfassung

Die perioperative Schmerztherapie wird in Zukunft unter dem Gesichtspunkt der Verringerung perioperativer Morbidität, der Prophylaxe chronischer Schmerzzustände sowie nicht zuletzt auch unter medikoökonomischen Aspekten eine immer größere Rolle spielen.

Mit zunehmender Kenntnis der neurophysiologischen Vorgänge bei der Nozizeption erweitert sich das Spektrum an Methoden zur perioperativen Schmerztherapie ständig. Klinisch relevante Neuerungen im Bereich medikamentöse Schmerztherapie betreffen vor allem die Einführung neuer Substanzen (COX 2-Hemmer, NMDA-Antagonisten), neue Darreichungsformen bekannter Substanzen (Paracetamol) sowie das Konzept einer stringenten balancierten Analgesie mit mehreren Einzelkomponenten, die – am besten präoperativ beginnend – über den gesamten Zeitraum der Entwicklung potentiell schädlicher nozizeptiver Phänomene vor einer „Entgleisung" dieser Reaktionen schützen sollen.

Wesentlich für die Verbesserung der Situation der perioperativen Schmerztherapie in Deutschland ist jedoch zunächst, das Bewusstsein für die Bedeutung der Schmerztherapie zu wecken. Wichtigstes Instrument hierzu ist die

Einführung einer standardisierten Schmerzmessung und die Einbindung aller beteiligten
Berufsgruppen in das jeweilige Schmerzma-
nagement-Konzept vor Ort. Die Erkenntnis
muss wachsen, dass von einer suffizienten standardisierten perioperativen Schmerztherapie
letztlich alle Beteiligten im Gesundheitssystem
– Patienten, Ärzte, Pflegepersonal und Krankenhäuser – profitieren.

Bei der Gestaltung eines regionalen Standards
sollen dabei aktuelle wissenschaftliche Erkenntnisse berücksichtigt werden, die in regelmäßig aktualisierter Form z.B. über nationale
und internationale Leitlinien der Fachgesellschaften vermittelt werden.

Die aktuell gültigen Leitlinien deutscher Fachgesellschaften zur postoperativen Schmerztherapie
können im Internet unter http://www.leitlini-
en.net abgerufen werden. Neuere Entwicklungen auf diesem Sektor findet man auch im
Arbeitsbericht der Arbeitsgruppe Akutschmerz
auf der Homepage der Deutschen Gesellschaft
zum Studium des Schmerzes unter http://
www.dgss.org/AKAkutschmerz.html.

Literatur

[1]   Wiebalck A, Zenz M, Buerkle H et al: Post-
      operative Schmerztherapie und Outcome. In:
      Zenz M, Jurna I: Lehrbuch der Schmerzthera-
      pie. 2. Aufl. Wissensch Verlagsges, Stuttgart
      (2001) 893–907. [EBM Ib]
[2]   Zimberg SE: Reducing pain and costs with in-
      novative postoperative pain management.
      Manag Care Q 11 (2003) 34–36. [EBM IV]
[3]   Neugebauer E, Sauerland S, Keck V et al.:
      Leitlinien Akutschmerztherapie und ihre Um-
      setzung in der Chirurgie. Chirurg 74 (2003)
      235–238. [EBM III]
[4]   Zib M, Gani J: Inguinal Hernia Repair: Where
      to next? ANZ J Surg 72 (2002) 573–579.
      [EBM Ia]
[5]   Perkins FM, Kehlet H: Chronic Pain as an
      Outcome of Surgery. Anesthesiology 93
      (2000) 1123–1133. [EBM III]
[6]   Perttunen K, Tasmuth T, Kalso E: Chronic
      pain after thoracic surgery: a follow up study.
      Acta Anaesthesiol Scand 43 (1999) 563–567.
      [EBM III]
[7]   Jung BF, Ahrendt GM, Oaklander AL, Dwor-
      kin RH: Neuropathic pain following breast
      cancer surgery: proposed classification and re-
      search update. Pain 104 (2003) 1–13. [EBM
      IIb]
[8]   Meyerson J, Thelin S, Gordh T et al.: The inci-
      dence of chronic post-sternotomy pain after
      cardiac surgery – a prospective study. Acta
      Anaesthesiol Scand 45 (2001) 940–944. [EBM
      III]
[9]   Wulf H: Perioperative Schmerztherapie. In:
      Diener HC, Maier C: Das Schmerztherapie-
      buch. 2. Aufl. Urban und Fischer, München,
      Jena; (2003)243–260.
[10] Watkins LR, Maier SF: Beyond Neurons: Evi-
      dence That Immune and Glial Cells Contrib-
      ute to Pathological Pain States. Physiol Rev 82
      (2002) 981–1011. [EBM Ib]
[11] Machelska H, Stein C: Immune Mechanisms
      in Pain Control. Anesth Analg 95 (2002)
      1002–1008. [EBM Ib]
[12] Schmidt WK: An overview of current and in-
      vestigational Drugs for the Treatment of Acute
      and Chronic Pain. In: Bountra C, Munglani R,
      Schmidt W: Pain – Current Understanding,
      Emerging Therapies and Novel Approaches to
      Drug Discovery. Marcel Dekker, New York,
      Basel (2003) 385–406. [EBM Ib]
[13] Ulrich RS: View Through a Window May In-
      fluence Recovery from Surgery. Science 224
      (1984) 420–421. [EBM Ib]
[14] Simanski C, Neugebauer E: Postoperative
      Schmerztherapie. Chirurg 74 (2003) 254–275.
      [EBM III]
[15] Kelly DJ, Ahmad M, Brull SJ: Preemptive an-
      algesia I: physiological pathways and pharma-
      cological modalities. Can J Anesth 48 (2001)
      1000–1010. [EBM III]
[16] Kehlet H, Werner M, Perkins F: Balanced an-
      algesia: what is it and what are its advantages
      in postoperative pain? Drugs 58 (1999) 793–
      797. [EBM Ib]
[17] Kehlet H, Rung GW, Callesen T: Postopera-
      tive opioid analgesia: time für a reconsidera-
      tion? J Clin Anesth 8 (1996) 441–445.
[18] Dale O, Hjortkaer R, Kharasch ED: Nasal ad-
      ministration of opioids for pain management
      in adults. Acta Anaesthesiol Scand 46 (2002)
      759–770. [EBM Ib]
[19] Tramèr MR, Moore RA, Reynolds DJ, Mc-
      Quay HJ: Quantitative estimation of rare ad-
      verse events which follow a biological progres-
      sion: a new model applied to chronic NSAID
      use. Pain 85 (2000) 169–182. [EBM III]
[20] Smith WL, Langenbach R: Why there are two
      cyclooxygenase isoenzymes. J Clin Invest 107
      (2001) 1491–1459. [EBM Ib]
[21] Gilron I, Milne B, Hong M: Cyclooxygenase-
      2 Inhibitors in Postoperative Pain Manage-
      ment – Current Evidence and Future Direc-

tions. Anesthesiology 99 (2003) 1198–1208. [EBM Ia]

[22] Barden J, Edwards JE, McQuay HJ et al.: Oral Valdecoxib and injected Parecoxib for acute postoperative pain: a quantitative systematic review. BMC Anesthesiology 3 (2003) 1–9. [EBM Ia]

[23] Ray WA, Stein CM, Daugherty JR et al.: COX-2 selective non-steroidal anti-inflammatory drugs and risk of serious coronary heart disease. Lancet 360 (2002) 1071–1073. [EBM III]

[24] Jarde O, Boccard E: Parenteral versus Oral Route Increases Paracetamol Efficacy. Clin Drug Invest 14 (1997) 474–481. [EBM IIa]

[25] Forrest JA, Clements JA, Prescott LF: Clinical pharmacokinetics of Paracetamol. Clin Pharmacokinet 7 (1982) 93–107. [EBM IIb]

[26] The International Agranulocytosis and Aplastic Anemia Study: Risks of Agranulocytosis and Aplastic Anemia. A first report of their relation to drug use with special reference to analgesics. JAMA 256 (1986) 1749–175. [EBM III]

[27] Hedenmalm K, Spigset O: Agranulocytosis and other blood dyscrasias associated with dipyrone (metamizole). Eur J Clin Pharmacol 58 (2002) 256–274. (EBM III]

[28] Laulin J-P, Maurette P, Corcuff J-B et al.: The Role of Ketamine in Preventing Fentanyl-Induced Hyperalgesia and Subsequent Acute Morphin Tolerance. Anesth Analg 94 (2002) 1263–1269. [EBM Ib]

[29] Lehmann KA, Klaschik M: Klinische Untersuchung über die präemptive Analgesie durch niedrig dosiertes Ketamin. Schmerz 15 (2001) 248–253. [EBM Ib]

[30] Ünlügenc H, Gündüz M, Özalevli M et al.: A comparative study on the analgesic effect of tramadol, tramadol plus magnesium and tramadol plus ketamine for postoperative pain management after major abdominal surgery. Acta Anaesthesiol Scand 46 (2002) 1025–1030. [EBM Ib]

[31] Weinbroum AA, Bender B, Bickels J et al.: Preoperative and Postoperative Dextromethorphan Provides Sustained Reduction in Postoperative Pain and Patient-Controlled Epidural Analgesia Requirement. Cancer 97 (2003) 2334–2339. [EBM Ib]

[32] Weinbroum AA, Ben-Abraham R: Dextromethorphan and Dexmedetomidine: New Agents for the Control of Perioperative Pain. Eur J Surg 167 (2001) 563–569. [EBM Ib]

[33] Morgan CJ, Mofeez A, Brandner B et al.: Acute Effects of Ketamine on Memory Systems and Psychotic Symptoms in Healthy Volunteers. Neuropsychopharmacology 29 (2004) 208–218. [EBM Ib]

XVIII Was gibt es Neues in der Thrombo-embolieprophylaxe?

S. Haas

Thromboembolische Komplikationen zählen auch heute noch zu den gefürchteten Komplikationen nach chirurgischen Eingriffen und größeren Verletzungen. Obwohl die aus früheren Studien ableitbaren Häufigkeiten infolge routinemäßig durchgeführter Prophylaxe nicht mehr beobachtet werden, sind sie wegen der hieraus abgeleiteten Prophylaxeempfehlungen und ihrer sozioökonomischen Bedeutung dennoch erwähnenswert. Für Patienten mit elektivem Hüftgelenkersatz wird eine mittlere Thromboserate von 54 % und für den elektiven Kniegelenkersatz mit 64 % angegeben. Bei allgemeinchirurgischen Patienten wurden tiefe Beinvenenthrombosen mit einer Häufigkeit von durchschnittlich 25 % ermittelt. Wegen einer multifaktoriellen Beeinflussung des Thromboserisikos sind diese Zahlen nur grobe Anhaltspunkte und unterliegen bei Vorhandensein bzw. Abwesenheit patientenbezogener Risikofaktoren großen Schwankungen. Deshalb ist es wichtig, die Abschätzung des individuellen Thromboserisikos chirurgischer Patienten nicht nur unter Berücksichtigung von Art und Umfang des operativen Eingriffs, sondern auch unter Einbezug prädisponierender Risikofaktoren vorzunehmen. Dies wurde auch bei der Erstellung von Leitlinien berücksichtigt und wird nachfolgend detailliert besprochen.

1 Pathophysiologie der venösen Thromboembolie in der Chirurgie

Bereits im Jahr 1846 hat Virchow drei Faktoren, die er als für die Thromboseentstehung wesentlich erachtete, beschrieben; diese Virchow'sche Trias umfasst Veränderungen der Gefäßwand, der Blutströmung und der Zusammensetzung des Blutes [19]. In der Chirurgie können die einzelnen Komponenten der Virchow'schen Trias durch zahlreiche Begleitumstände in unterschiedlichem Umfang beeinflusst werden. Operative Eingriffe führen zu einer Endothelläsion, welche mechanisch, hypoxisch oder metabolisch bedingt sein kann. Auch Art und Umfang der Immobilisierung des Patienten leisten über eine Beeinflussung der Blutströmung einen Beitrag zur postoperativen Thromboseentstehung. Hinzu kommen risikofördernde Begleitumstände, die als dispositionelle Risikofaktoren zur Erhöhung des individuellen Risikos beitragen.

Chirurgische Eingriffe führen zu einer Aktivierung der Blutgerinnung, deren Ausmaß mit der Schwere des Gewebetraumas korreliert. Es kommt zu einem reaktiven Anstieg verschiedener Gerinnungsfaktoren im Plasma, wie z.B. Faktor VIII und Fibrinogen, und im postoperativen Verlauf zu einer Abschwächung der Fibrinolyse; Antiplasmin und Plasminogen-Aktivator-Inhibitor steigen nach ausgedehnten operativen Eingriffen regelmäßig an (Tab. 1).

In eigenen Untersuchungen konnte gezeigt werden, dass die Gerinnung bei Patienten mit

Tab. 1: Dysbalance im Gerinnungs- und Fibrinolysesystem bei chirurgischen Eingriffen

Peri- und postoperative Aktivierung der Blutgerinnung	• Anstieg von Thrombin-Antithrombin-Komplexen • Peri- und postoperativer Anstieg von Prothrombin Fragment 1+2 • Reaktiver Anstieg von Gerinnungsfaktor VIII • Reaktiver Anstieg von Gerinnungsfaktor I (Fibrinogen) • Reaktive Thrombozytose nach großen Eingriffen, insbesondere mit entzündlichen Begleitreaktionen • Vermehrte Zytokinbildung bei entzündlichen Prozessen
Postoperative Abschwächung der Fibrinolyse	• Anstieg von Antiplasmin • Anstieg von Plasminogen-Aktivator-Inhibitor

elektivem Hüftgelenkersatz perioperativ maximal aktiviert wird. Zum Zeitpunkt der Implantation des Femurschaftes kommt es zur Intravasation von Knochenmarkbestandteilen mit unmittelbar einsetzender Bildung von Thrombin. Die Einschwemmung von korpuskulären Bestandteilen in den rechten Vorhof konnte mittels transösophagealer Echokardiographie nachgewiesen werden (Abb. 1) und der signifikante intraoperative Anstieg der Thrombin-Antithrombin-Komplexe ist in Abbildung 2 graphisch dargestellt.

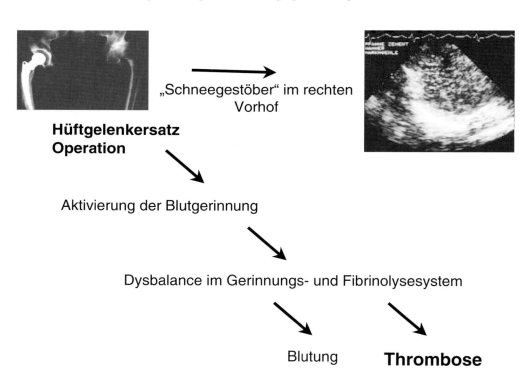

„Schneegestöber" im rechten Vorhof

Hüftgelenkersatz Operation

Aktivierung der Blutgerinnung

Dysbalance im Gerinnungs- und Fibrinolysesystem

Blutung   **Thrombose**

Abb. 1: Nachweis der intraoperativen Einschwemmung von korpuskulären Knochenmarkbestandteilen in den rechten Vorhof mittels transösophagealer Echokardiographie bei einem Patienten mit elektivem Hüftgelenkersatz

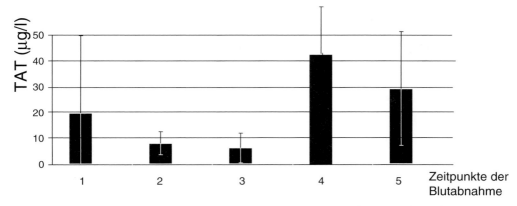

Abb. 2: Nachweis von Thrombin-Antithrombin-Komplexen (TAT) bei elektivem Hüftgelenkersatz zu verschiedenen Zeitpunkten.
1 = präoperativ; 2 = nach Einleiten der Anästhesie; 3 = unmittelbar vor Implantation des Femurschafts;
4 = Implantation des Femurschafts; 5 = ca. zwei Stunden postoperativ

Andere Arbeitsgruppen beschäftigten sich mit der Frage der Dauer einer Hyperkoagulabilität nach Hüftoperationen. Nach Untersuchungen von DAHL et al. kommt es perioperativ zu einem signifikanten Anstieg von Prothrombin Fragment 1+2; diese Marker einer Gerinnungsaktivierung klingen im Laufe der nachfolgenden Tage langsam ab und steigen dann in Form eines zweigipfligen Verlaufs bis zu sechs Wochen post operationem oftmals wieder an [4]. Mittels Thrombelastographie haben WILSON et al. ebenfalls eine mehrwöchige Aktivierung der Blutgerinnung nach Hüftfrakturen nachgewiesen, was darüber hinaus mit einem reduzierten venösen Rückstrom im operierten Bein einherging [22].

2 Indikationsstellung einer Prophylaxe

Bei der Indikation zu einer Thromboseprophylaxe handelt es sich „um eine ärztliche Individualentscheidung, bei der Nutzen und Risiko für den Patienten gegeneinander abgewogen werden müssen". Die dabei geforderte ärztliche Sorgfalt muss dem Standard eines erfahre-nen Facharztes entsprechen [18]. Diese zusammenfassende Beurteilung unter Berücksichtigung der jeweiligen operativen oder konservativen Therapie kann somit nur der behandelnde Arzt treffen. Er entscheidet über Art und Umfang sowie Dauer einer Prophylaxe. Dies hat vor allem bei einer Behandlung unter stationären Bedingungen eine besondere Bedeutung, da der Kostendruck auf die Krankenhäuser unter DRG-Bedingungen dazu führt, dass Patienten zunehmend früher entlassen werden.

Zunächst muss in Abhängigkeit von Art und Umfang des operativen Eingriffs, der Verletzung oder der Immobilisation bei konservativer Behandlung ein expositionelles Thromboembolierisiko abgeschätzt werden. Zusätzlich müssen patientenspezifische dispositionelle Risikofaktoren berücksichtigt werden.

Zur Frage des Alters ab dem eine medikamentöse Prophylaxe indiziert ist, wird in der neuen Leitlinie der Gesellschaften für Chirurgie und Orthopädie empfohlen, bei Jugendlichen mit beginnenden Pubertätszeichen die expositionellen und dispositionellen Risikofaktoren wie bei Erwachsenen zu bewerten und ggf. eine risiko- und dosisadaptierte medikamentöse Thromboseprophylaxe durchzuführen. Bei

Kindern ist eine medikamentöse Prophylaxe nur in Ausnahmefällen erforderlich [15].

3 Abschätzung des Thromboserisikos in der Chirurgie

3.1 Dispositive Risikokonstellation des Patienten

Zur Bestimmung und Abgrenzung des Begriffs der dispositiven Risikokonstellation eines Patienten kann man sich einer theoretischen Vorstellung bedienen, in welcher die aus der Infektionslehre entlehnten Begriffe Exposition, Disposition und Manifestation für ein Modell der Entstehung von Thrombosen verwendet werden; danach kommt es zur Manifestation einer Thrombose durch das Zusammenwirken von Exposition und Disposition. Exposition bedeutet dabei ein meist kurzdauerndes Ereignis, wie z.B. Operationstrauma oder Fraktur. Den Expositionsfaktoren ist gemeinsam, dass sie die Integrität der Gefäßwand beeinträchtigen, zur Einschwemmung von Gewebsflüssigkeit in die Blutbahn führen oder die Blutströmung verändern. Demgegenüber sind Dispositionsfaktoren in der Regel endogener Natur und bestehen längere Zeit, zuweilen lebenslang. Sie sind häufig humoraler Art, können jedoch auch in Veränderungen der Gefäßwand oder der Blutströmung bestehen; ihre Wirkung besteht darin, dass sie die Abwehr gegen eine Gerinnselbildung vermindern oder den Ablauf der Gerinnselbildung begünstigen oder beschleunigen. Zur Manifestation einer Thrombose kommt es, wenn die Summe von Expositions- und Dispositionsfaktoren einen kritischen Wert (die sog. Manifestationsschwelle) überschreitet. Das gesamte thromboembolische Risiko eines chirurgischen Patienten, das heißt also das individuelle Risiko, ist daher nicht nur durch Art und Umfang des operativen Eingriffs oder der Verletzung (expositionelles Risiko) charakterisiert, sondern wird auch von den dispositiven patientenbezogenen Risikofaktoren bestimmt.

Die nachfolgende Aufstellung gibt einen Überblick über die wichtigsten dispositiven Risikofaktoren:

- Thrombophilie
    - Venöse Thromboembolie in der Anamnese
    - Angeborene oder erworbene thrombophile Hämostasedefekte
- Malignome
- Schwangerschaft und Postpartalperiode
- Höheres Alter (> 50 Jahre; Risikozunahme mit dem Alter)
- Therapie mit oder Blockade von Sexualhormonen (einschließlich Kontrazeptiva und Hormonersatztherapien)
- Chronisch venöse Insuffizienz
- Schwere systemisch wirksame Infektion
- Starkes Übergewicht (Body Mass Index > 30)
- Herzinsuffizienz NYHA III° oder IV°
- Nephrotisches Syndrom

Wegen der besonderen Bedeutung der angeborenen und erworbenen thrombophilen Hämostasedefekte sind die wichtigsten Arten sowie die Indikation einer diesbezüglichen Diagnostik nachfolgend etwas ausführlicher aufgeführt.

3.1.1 Antiphospholipidsyndrom

Bei dieser Erkrankung werden Phospholipid-Antikörper gebildet. Bei einem Teil dieser Patienten liegt eine autoimmunologische Grunderkrankung wie z.B. ein Lupus erythematodes vor. Die Erkrankung kann zu arteriellen und venösen Thrombosen führen.

3.1.2 Hyperhomozysteinämie

Schon geringgradige Erhöhungen des Homozysteinspiegels (> 12 μmol/l) sind ein Risikofaktor für arterielle und venöse Thrombosen. Die Hyperhomozysteinämie kann genetisch bedingt oder Folge einer anderen Erkrankung (Niereninsuffizienz, Hypothyreose, Nikotinabusus) sein. Aber auch ein Mangel an Folsäure bzw. an Vitamin B_6 und B_{12} erhöht den Homozysteinspiegel. Deshalb kann eine Hyperhomozysteinämie durch die Kombinationstherapie aus Folsäure, Vitamin B_6 und B_{12} erfolgreich behandelt werden.

3.1.3 Mangel an Protein C, S und Antithrombin

Protein C, S und Antithrombin sind physiologische Gerinnungsinhibitoren. Homozygote Mangelzustände sind mit dem Leben nicht vereinbar. Heterozygote Merkmalsträger neigen zu thromboembolischen Komplikationen. Die Diagnose wird erst nach einem solchen Ereignis gestellt. Es empfiehlt sich dann eine dauerhafte Antikoagulation.

3.1.4 Prothrombinmutation

Eine Punktmutation im entsprechenden Gen führt zu erhöhten Prothrombinaktivitäten und somit zu einer Hyperkoagulabilität (Übergerinnbarkeit des Blutes). Die Erkrankung kann nur durch Nachweis des veränderten Gens gestellt werden. Nach dem ersten thromboembolischen Ereignis genügt eine sechs- bis zwölfmonatige Antikoagulation. Nach rezidivierenden Ereignissen sollte diese jedoch dauerhaft durchgeführt werden.

3.1.5 APC-Resistenz

Hierbei handelt es sich um eine Thrombophilie, der eine Mutation im Gen des Gerinnungsfaktors V ursächlich zugrunde liegt (Austausch der Base Guanin gegen Adenin an der Nukleotidposition 1691 auf dem Faktor-V-Gen), wodurch der Faktor V unempfindlich für die Wechselwirkung mit aktiviertem Protein C (APC) wird. Dieser Defekt wird nach dem Ort der Entdeckung auch Faktor-V-Leiden-Mutation genannt. Der Begriff wurde 1993 von einer schwedischen Arbeitsgruppe geprägt, die zeigen konnte, dass die bei einigen Familien gehäufte Thromboseneigung mit einer mangelnden Regulation des Gerinnungssystems durch APC einhergeht [6]. Von einer holländischen Arbeitsgruppe wurde herausgefunden, dass die APC-Resistenz in mehr als 80 % der Fälle auf eine molekulare Veränderung des Gerinnungsfaktors V zurückzuführen ist [2, 3]. Hier besteht eine Punktmutation im Faktor-V-Gen. Durch diese Mutation wird die Bindung des Faktors V an den physiologischen Gerinnungshemmer Protein C erschwert, so dass dieser nicht aktiviert werden kann. Dies führt zur Thrombophilie. Bei dieser Störung handelt es sich um die häufigste angeborene Thrombophilie von der 6 bis 8 % der Bevölkerung und 20 bis 40 % der Patienten mit einem thromboembolischen Ereignis betroffen sind. Ein besonders hohes Thromboserisiko besteht bei Patienten, bei denen diese Veränderung des Gerinnungsfaktors V homozygot vererbt wurde.

3.2 Wann sollte nach angeborenen oder erworbenen thrombophilen Hämostasedefekten gefahndet werden?

Bei folgenden Patienten ist eine Thrombophiliediagnostik entsprechend der oben genannten Ursachen erforderlich:

- bei Zustand nach rezidivierenden thromboembolischen Ereignissen

- bei spontanen Thrombosen ohne erkennbaren Auslöser

- bei jungen Patienten mit Thromboembolien

- bei positiver Familienanamnese und/oder geplanter hormoneller Kontrazeption, Schwangerschaft oder Operation

- bei Thrombose mit untypischer Lokalisation (Mesenterialvenenthrombose, Sinusvenenthrombose, Cavathrombose, Lebervenenthrombose)
- bei erneutem Auftreten einer Thrombose unter effektiver Antikoagulation
- bei Patientinnen mit rezidivierenden Aborten.

Die entsprechende Diagnostik sollte entweder vor oder nach Abschluss der oralen Antikoagulation durchgeführt werden, da die Protein C- und die Protein S-Aktivität aufgrund ihrer Vitamin K-Abhängigkeit durch eine Therapie mit Cumarinderivaten beeinflusst werden. Eine Heparinisierung hat keinen relevanten Einfluss auf das Ergebnis dieser Untersuchungen. Erwähnenswert ist, dass eine Bestimmung von Protein C und S durch die Thrombose selbst beeinflusst werden kann, d.h. bei Auftreten akuter Symptome sind diese Werte in der Regel falsch niedrig.

Die dispositionellen Risikofaktoren definieren zusammen mit den expositionellen die individuelle Thrombosegefahr eines Patienten. Berücksichtigt man die bisherigen mit objektiven Nachweisverfahren ermittelten Thrombosehäufigkeiten bei operierten und/oder traumatisierten Patienten und die zusätzliche patientenbezogene Risikokonstellation, so lässt sich eine Eingruppierung der Patienten nach niedrigem, mittlerem und hohem Thromboserisiko vornehmen.

In einer zweidimensionalen Darstellung wurde versucht, die grob-klinische Abschätzung des individuellen Thromboserisikos unter Berücksichtigung des expositionellen und dispositiven Risikos zu vereinfachen. Bei der praktischen Anwendung dieses Schemas wird die Abschätzung des individuellen Thromboserisikos durch die Auftragung der Summe der dispositionellen Risikofaktoren gegen das expositionelle Risiko in einem zweidimensionalen Koordinatenkreuz vorgenommen. Das Gesamtrisiko ist dann im Schnittpunkt als hohes oder mittleres Risiko ablesbar und gibt damit dem für die Prophylaxe verantwortlichen Arzt einen Anhaltspunkt bei seiner Entscheidung für oder gegen die Durchführung einer Thromboseprophylaxe. Diese zweidimensionale Darstellung des individuellen Risikoprofils, die sowohl das dem Eingriff bzw. dem Trauma eigene Risiko als auch patientenbezogene prädisponierende Faktoren umfasst, ist als praktische Orientierungshilfe gedacht, will und kann jedoch nicht den Anspruch erheben, für alle Einzelfälle eine endgültige Antwort bereitzuhalten. Erfahrung und Urteilsvermögen des verantwortlichen Arztes werden bei der Entscheidung für oder gegen eine Thromboembolieprophylaxe und der Wahl der Modalität weiterhin eine entscheidende Rolle spielen.

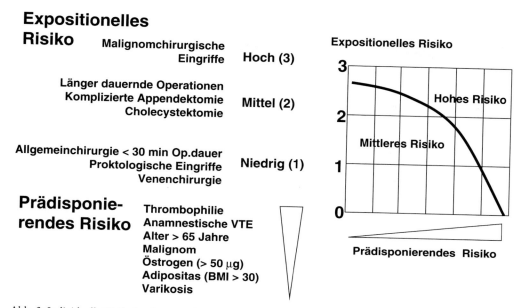

Abb. 3: Individuelle Risikobestimmung für thrombembolische Komplikationen im viszeralchirurgischen Patientengut durch Kombination des dispositionellen und expositionellen Risikos

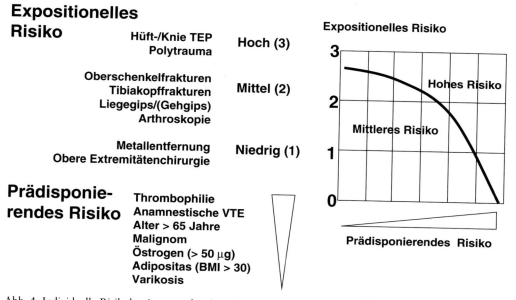

Abb. 4: Individuelle Risikobestimmung für thrombembolische Komplikationen im orthopädisch/traumachirurgischen Patientengut durch Kombination des dispositionellen und expositionellen Risikos

4 Möglichkeiten der Thromboembolie-prophylaxe

4.1 Physikalische Maßnahmen

Zu den physikalischen Methoden der Prophylaxe zählen frühzeitige Mobilisierung des Patienten, das Anlegen von Kompressionsstrümpfen oder -bandagen, intermittierende Kompression der Waden oder der gesamten unteren Extremität, sowie die apparative oder manuelle Betätigung der so genannten Sprunggelenkspumpe und der Wadenmuskulatur.

4.1.1 Anlegen von Kompressionsstrümpfen

Die Anlage von Kompressionsstrümpfen hat zum Ziel, den venösen Rückstrom zu verbessern. Dies gelingt jedoch nur durch Strümpfe mit graduiertem, von distal nach proximal abfallendem Andruck und nicht durch Verwendung von elastischen Schlauchbinden, die bei gleichmäßigem Andruck keine venöse Flussbeschleunigung und somit auch keine Absenkung der Thromboseraten bewirken.

In einer 1994 von der Arbeitsgruppe WELLS et al. publizierten Metaanalyse, in die zwölf randomisierte Prophylaxestudien bei Patienten mit mittlerem bis hohem Thromboserisiko eingeschlossen wurden, konnte die antithrombotische Effizienz von Kompressionsstrümpfen ebenfalls eindeutig nachgewiesen werden. Die Auswertung ergab eine durchschnittliche Risikoreduktion von 68 % bei der Anwendung von Strümpfen mit graduiertem Andruck (p < 0.0001) [21].

Die Arbeitsgruppe von AGU et al. hat ergänzend darauf hingewiesen, dass vergleichende Untersuchungen von Knie- und Oberschenkelstrümpfen keinen Vorteil zugunsten der langen Strümpfe erbracht haben. Nachdem flussdynamische Untersuchungen gezeigt haben, dass die so genannte Sprunggelenk- und Wadenmuskel-

pumpe als wesentlicher Motor für den venösen Rückstrom in der gesamten unteren Extremität angesehen werden muss und vergleichende Untersuchungen nach Anlegen von Kniestrümpfen keinen langsameren Blutfluss als nach Anlegen von Oberschenkelstrümpfen erbracht haben, befürworten die Autoren sogar die Verwendung der kurzen Strümpfe, da hierdurch Unannehmlichkeiten der langen Strümpfe, wie Rutschen, Schwitzen und schlechter Tragekomfort vermieden werden können, vorausgesetzt, es wird auch bei kurzen Strümpfen eine Strumpfware mit graduiertem Andruck verwendet. Der vom Strumpfhersteller anzugebende Fesseldruck sollte mindestens 18 mmHg betragen und nach proximal graduiert abnehmen [1]. Es sei jedoch angemerkt, dass bisher keine Studien mit objektivem Thrombosenachweis bzw. -ausschluss unter Verwendung von Waden-Kompressionskniestrümpfen durchgeführt wurden und eine Empfehlung dieser Strümpfe auf einer Extrapolation der positiven flussdynamischen Untersuchungen beruht. Bei etwaigen Kontraindikationen, wie z.B. arterieller Verschlusskrankheit, dürfen medizinische Kompressionsstrümpfe nicht angewendet werden.

4.1.2 Weitere physikalische Maßnahmen der Thromboembolieprophylaxe

Als weitere physikalische Methoden der Thromboembolieprophylaxe sind in früheren Studien die so genannte intermittierende Kompression der unteren Extremitäten und apparative oder manuelle Betätigung der Sprunggelenkpumpe und der Wadenmuskulatur untersucht worden. Außer für die intermittierende Kompressionsbehandlung, die bei alleiniger Anwendung zur Thromboseprophylaxe jedoch kontinuierlich praktiziert werden muss, ist die Datenlage nicht ausreichend, um diese Maßnahmen uneingeschränkt empfehlen zu können. Als synergistische Maßnahmen zusätzlich zu einer medikamentösen Prophylaxe erscheinen sie für den Hochrisikobereich jedoch sinnvoll.

4.2   Medikamentöse Maßnahmen

4.2.1   Unfraktioniertes Heparin

Die so genannte Low-dose-Heparin-Prophylaxe in Form von zwei- bis dreimal täglichen Verabreichungen bis zu einer Tagesdosis von 15.000 IE subkutan gilt als etabliertes Verfahren bei Patienten mit einem mittleren Thromboserisiko. Bei Patienten mit hohem Thromboserisiko wird die pauschalierte Gabe von 15.000 IE/Tag derzeit nicht mehr generell als ausreichend angesehen, jedoch kann die antithrombotische Wirkung unter Beachtung des Blutungsrisikos durch Dosissteigerung erhöht werden, wobei dann eine individuelle, aPTT-gesteuerte Dosierung erfolgen soll und der obere Normbereich angestrebt wird. Bei pauschalierter Dosierung bis zu 15.000 IE/Tag ist eine aPTT-Kontrolle nicht notwendig [15].

4.2.2   Niedermolekulare Heparine

Aufgrund eines verbesserten pharmakologischen Wirkprofils und überlegener Wirksamkeit im Hochrisikobereich werden seit mehr als 15 Jahren niedermolekulare Heparine zunehmend anstelle von UFH eingesetzt. Als Verbesserungen der pharmakologischen Eigenschaften sind eine signifikant höhere Bioverfügbarkeit nach subkutaner Gabe, eine längere Halbwertszeit und ein geringeres Nebenwirkungsprofil zu nennen. Die niedermolekularen Heparine sind keine einheitliche Substanzgruppe und haben unterschiedliche antithrombotische Wirksamkeiten und Dosierungsempfehlungen. Präparatespezifische Unterschiede sind deshalb zu beachten [15].

4.2.2.1   Unerwünschte Arzneimittelwirkungen bei der Heparinanwendung

Als schwerwiegendste Nebenwirkung können bei der Heparingabe Blutungen und schwere Formen der Heparin-induzierten Thrombozytopenie (HIT) auftreten.

Blutungen

Heparine können bei Niereninsuffizienz kumulieren und so zu einer erhöhten Blutungsneigung führen. Deshalb ist besonders bei älteren und niereninsuffizienten Patienten Vorsicht geboten. Blutungen können vor allem bei hoch dosierter Gabe, also insbesondere bei therapeutischer Anwendung auftreten. Bei prophylaktischer Indikation sind sie deutlich seltener. Blutungen können auch ein Hinweis auf Überdosierung sein. Patienten mit bekannter erhöhter Blutungsneigung oder aktuellen Blutungsereignissen sind daher besonders vorsichtig mit Heparin zu behandeln. Teilweise werden in den Fachinformationen kürzlich zurückliegende klinisch relevante Blutungen als Kontraindikation genannt.

Heparin-induzierte Thrombozytopenie (HIT)

Bei der HIT gibt es zwei Formen

- HIT Typ I (HIT I)
- HIT Typ II (HIT II)

Die leichte Form der Heparin-induzierten Thrombozytopenie (HIT Typ I) ist charakterisiert durch einen mäßigen Abfall der Thrombozytenwerte, der innerhalb von ein bis drei Tagen nach Beginn der Heparintherapie eintritt; die Thrombozytenwerte bleiben dabei meist im unteren Normbereich. Auch unter fortgeführter Heparintherapie normalisieren sich die Thrombozytenzahlen innerhalb weniger Tage. Komplikationen sind hierbei nicht zu erwarten, ebenso wenig wie bei einer späteren erneuten Heparinanwendung. Als wahrscheinlichster Mechanismus wird ein direkt aggregierender Effekt von Heparin auf die Thrombozyten angenommen, wie er auch in vitro mit verschiedenen Heparinpräparationen ausgelöst werden kann. Dieser Effekt ist reversibel und vom Molekulargewicht von Heparin abhängig, wobei die niedermolekularen Anteile (< 6.000 Dalton) keine aggregationssteigernde Wirkung haben.

Klinisch imponierender und für den Patienten gefährlicher ist die HIT Typ II. Diese tritt unabhängig von Geschlecht, Blutgruppe und Alter auf. Weiterhin ist sie unabhängig von der Art des verwendeten Heparins, der Injektionsart und der Dosis. Der plötzliche Thrombozytenabfall (teilweise auf Werte unter 50.000/µl, oftmals auch als Abfall von > 50 % eines zuvor gemessenen Wertes charakterisiert) tritt sechs bis 25 Tage (durchschnittlich zehn Tage) nach Beginn der Heparinbehandlung auf. Falls der Patient bereits zu einem früheren Zeitpunkt mit Heparin behandelt worden ist, kann sich die Thrombozytopenie bei erneuter Exposition auch früher entwickeln.

Pathomechanismus der HIT Typ II

Nach neuesten Erkenntnissen liegen der HIT Typ II komplexe immunologische Vorgänge zugrunde, die zusammen bei gesteigerter Gerinnung z.T. mit thromboembolischen Ereignissen zu einem erhöhten Thrombozytenverbrauch führen. Subkutan oder intravenös verabreichtes Heparin bildet mit frei zirkulierendem Plättchenfaktor 4 (PF 4) einen Komplex, der immunogen wirkt. Beim Vorliegen spezifischer IgG-Antikörper gegen diesen Komplex binden diese an den Heparin-PF-4-Komplex. Die so gebildeten Immunkomplexe können über ihr Fc-Fragment an spezifische Rezeptoren der Plättchen binden und diese dadurch aktivieren. Die aktivierten Plättchen ihrerseits sezernieren aus ihren alpha-Granula vermehrt PF 4, der diesen Kreislauf weiter verstärkt. Überschüssiger PF 4 kann teilweise durch heparinähnliche Substanzen (z.B. Heparansulfat) neutralisiert werden, die auf den Endotheloberflächen exprimiert werden. Dies stellt wieder ein Ziel für die gebildeten IgG-Antikörper dar, die eine immunologische Gefäßschädigung hervorrufen und damit eine Expression von TF und somit eine Bildung von Thrombin verursachen. Eine Quervernetzung der Immunkomplexe (bestehend aus Plättchen, IgG-Antikörpern, Heparin und PF 4) an der geschädigten Endothelialschicht kann einerseits zu einem Plättchenabfall (Thrombozytopenie) und an-

dererseits zu arteriellen oder venösen Thrombosen oder disseminierter intravasaler Gerinnung (DIC) führen.

Kontrollen des Thrombozytenzahlverlaufs, insbesondere zwischen dem 5. bis 21. Tag der Heparingabe, werden empfohlen. Eine HIT II sollte in die Differenzialdiagnose einbezogen werden, wenn:

- Hinweise auf Thrombosen oder Embolien unter Heparingabe bestehen

- die Thrombozytenzahlen um mehr als 50 % abfallen und kein anderer Grund vorliegt (z.B. große Operation, Chemotherapie, Sepsis, Verbrauchskoagulopathie)

- sich entzündliche Infiltrationen an den Heparininjektionsstellen zeigen.

Bei Patienten mit Verdacht auf HIT II:

- muss Heparin sofort abgesetzt, im Weiteren strikt vermieden und bei fortbestehender Indikation zur Prophylaxe oder zur Therapie durch ein alternatives sofort wirksames Antikoagulans (z.B. Hirudin, Danaparoid) ersetzt werden (auch andere Medikamente z.B. PPSB und Antithrombin bzw. Katheterspülungen können geringe Mengen Heparin enthalten!)

- sollten in der Akutphase keine Thrombozytenkonzentrate gegeben werden

- sollte eine entsprechende Diagnostik (Heparin-induzierte Plättchenaggregation (HIPA)-Test) durchgeführt werden

- sollte jede Episode mit Verdacht auf HIT II im Nachhinein abschließend dahingehend bewertet werden, ob tatsächlich eine HIT II vorgelegen hat oder nicht. Im positiven Fall sollte der Patient informiert und mit einem Ausweis versehen werden.

Zur praktischen Orientierung sind die wichtigsten Unterschiede zwischen HIT Typ I und HIT Typ II in der nachfolgenden tabellarischen Übersicht (Tab. 2) zusammengestellt. In der jüngsten Vergangenheit haben außerdem einige klinische Fallbeispiele gezeigt, dass auch un-

Tab. 2: Charakteristika von HIT Typ I und HIT Typ II

	HIT Typ I	HIT Typ II
Beginn nach	1–2 Tagen	nach 6–25 Tagen
Entwicklung	langsam	schnell
Thrombozytenzahl	selten < 100.000/µl	< 100.000/µl, oder Abfall > 50 % des Ausgangswertes
Komplikationen	keine	venöse und arterielle Thromboembolien («Weißer Thrombus»)
Häufigkeit	häufig (etwa 10 %)	selten (0,1–1 %; verlässliche Zahlen derzeit noch nicht verfügbar)
Therapie	keine notwendig	sofortiges Absetzen von Heparin erforderlich

ter Heparin- bzw. NMH-Behandlung auftretende Thromboembolien Ausdruck von HIT Typ II sein können. In diesen Fällen sollte die Thrombozytenzahl sofort bestimmt werden.

Therapeutisches Vorgehen bei HIT Typ II

Bei Verdacht auf eine HIT Typ II muss Heparin sofort abgesetzt werden. Nach Absetzen des Heparins steigen die Thrombozytenzahlen innerhalb von fünf bis sieben Tagen auf Normalwerte an. In den Empfehlungen der American Chest Physicians wird folgende Vorgehensweise empfohlen [12]:

1. Alternative Antikoagulation mit Danaparoid-Natrium, Lepirudin oder Argatroban

2. Alternative Antikoagulation bis zur Normalisierung der Thrombozytenzahl → Cave prothrombotische Situation

3. Keine Monotherapie mit Vitamin K-Antagonisten → Cave Extremitätengangrän

4. Therapie mit Vitamin K-Antagonisten überlappend mit alternativem Antikoagulans

5. NMH kontraindiziert

6. Keine prophylaktische Gabe von Thrombozytenkonzentraten.

In Deutschland stehen nur zwei Substanzen zur alternativen Antikoagulation zur Verfügung:

1. Ein Heparinoid (Danaparoid, Orgaran®), das wegen seines geringen Sulfatierungsgrads und seines niedrigen Molekulargewichts bei heparinähnlicher Wirkung nur selten Kreuzreaktionen hervorruft, und

2. Hirudin (Refludan®), von dem keine Kreuzreaktionen zu erwarten, aber vereinzelte anaphylaktische Reaktionen bekannt geworden sind.

Alternative Antikoagulation mit Danaparoid, Orgaran®

Danaparoid wird wie Heparin aus tierischer Darmmukosa gewonnen. Es besteht aus einer Mischung von Heparansulfat, Dermatansulfat und einer kleineren Menge Chondroitinsulfat und bewirkt überwiegend indirekt durch Bindung an AT die Hemmung von Faktor Xa. Danaparoid ist in Deutschland seit 1998 als Orgaran® zur Prophylaxe und Therapie der Thrombose bei Patienten mit HIT Typ II zugelassen. Das Präparat wurde umfangreich in verschiedenen prophylaktischen und therapeutischen Indikationen einer antithrombotischen Therapie geprüft und sollte indikationsspezifisch in den vom Hersteller empfohlenen Dosierungen eingesetzt werden.

Kreuzreaktionen sind mit diesem Präparat weitaus seltener als bei NMH, sie werden dennoch in vitro bei bis zu 10 % der Patienten beobachtet. In vivo wurden jedoch weniger als 5 % Kreuzreaktionen beschrieben. Sofern möglich, sollte daher auch Orgaran® vor Verabreichung auf Kreuzreaktionen getestet werden. Der Verlauf des klinischen Zustands und der Thrombozytenzahlen sind sorgfältig zu überwachen und bei persistierender Thrombozytopenie oder neuen Gefäßkomplikationen ist Orgaran® rasch abzusetzen. Wegen der Ausscheidung über die Niere muss Orgaran® bei Niereninsuffizienz vorsichtig dosiert werden.

Alternative Antikoagulation mit Hirudin (Refludan®)

Hirudin ist ein selektiver Thrombininhibitor und ist zur Behandlung von thromboembolischen Komplikationen im Rahmen einer HIT Typ II zugelassen. Die Dosierung erfolgt unter regelmäßiger aPTT-Kontrolle, wobei üblicherweise nach folgendem Schema vorgegangen wird: 0,4 mg/kg Körpergewicht als i.v. Bolus, gefolgt von 0,15 mg/kg Körpergewicht pro Stunde für 2–10 Tage, bzw. länger, wenn das klinische Bild es erfordert. Bei Patienten mit einem Körpergewicht > 110 kg erfolgt keine weitere Dosissteigerung. Die Dosierung ist an täglich gemessene aPTT-Werte anzupassen, wobei als Zielbereich eine 1,5- bis 3fache aPTT-Verlängerung angestrebt wird. Wegen unterschiedlicher Empfindlichkeiten verschiedener aPTT-Reagenzien ist bei den aPTT-Messungen auf eine ausreichende Sensitivität des verwendeten Reagenzes gegenüber Hirudin zu achten.

Patienten der operativen Medizin, bei denen aufgrund einer alleinigen Thrombozytopenie unter Heparin lediglich der Verdacht auf eine HIT besteht oder bei denen anamnestische Angaben hinsichtlich einer früher erlittenen Heparinunverträglichkeit einen Verdacht auf HIT nahelegen, dürfen wegen des erhöhten Blutungsrisikos unter der hohen Dosis von Refludan® mit diesem Dosierungsschema nicht behandelt werden. In diesen Fällen, d.h. HIT ohne begleitende thromboembolische Komplikationen, bietet sich der Einsatz eines anderen kürzlich zugelassenen Hirudin-Präparates (Re-

vasc®) an. Dieses Präparat hat in mehreren Studien eine hervorragende antithrombotische Wirkung im Hochrisikobereich unter Beweis gestellt und im Vergleich zu niedermolekularem Heparin sogar eine signifikant bessere Wirksamkeit und ebenbürtige Verträglichkeit bei Patienten mit elektivem Hüftgelenkersatz gezeigt. Die Dosierung von Revasc® ist einfach (zweimal täglich 15 mg s.c.) und erfordert keine laborkontrollierten Dosiskorrekturen.

4.2.2.2 Fortführung einer alternativen Antikoagulation bei HIT Typ II

Patienten mit HIT Typ II erfordern in der Regel eine effiziente Antikoagulation über einen längeren Zeitraum, wozu in der Regel Cumarinderivate, in Deutschland vorzugsweise Phenprocoumon, eingesetzt werden. Die Einleitung einer derartigen Antikoagulation ist in den ersten Tagen einer HIT Typ II jedoch kontraindiziert, da es wegen eines sofortigen Protein C-Abfalls zu einer vorübergehenden Steigerung des thrombogenen Zustands kommt, der das Thromboserisiko im Rahmen einer HIT Typ II noch weiter erhöht. Insbesondere bei einer hohen Initialdosis von Cumarinderivaten wurde trotz gleichzeitiger Antikoagulation mit einem der oben erwähnten alternativen Antikoagulanzien in der Literatur über thrombotische Gefäßverschlüsse mit nachfolgender Extremitätengangrän berichtet [20]. Eine Therapie mit Phenprocoumon oder ähnlichen Substanzen sollte daher in den ersten drei bis fünf Tagen nach Absetzen des Heparins nicht begonnen werden. Idealerweise sollte bis zur Normalisierung der Thrombozytenzahl gewartet und anschließend mit einer niedrigen Initialdosis begonnen werden. Sollte eine HIT Typ II unter bereits laufender Therapie mit oralen Antikoagulanzien auftreten, kann Phenprocoumon fortgesetzt werden.

4.2.3 Pentasaccharid (Fondaparinux)

Fondaparinux ist ein synthetisch hergestelltes Pentasaccharid, das antithrombinvermittelt Faktor Xa hemmt. Die Substanz hat eine

100%ige Bioverfügbarkeit nach subkutaner Gabe, bindet nahezu ausschließlich und mit hoher Affinität an AT, wird nicht metabolisiert und renal eliminiert. Demzufolge ist bei Patienten mit schwerer Niereninsuffizienz (Kreatinin-Clearance < 30 ml/min) der Einsatz von Fondaparinux-Natrium kontraindiziert. Zu beachten ist, dass Fondaparinux-Natrium erst postoperativ appliziert wird, d.h. die erste Dosis sechs Stunden nach der Operation erfolgt. Die Substanz wurde in einem umfangreichen globalen Entwicklungsprogramm bei orthopädischen und unfallchirurgischen Hochrisikopatienten geprüft. Insgesamt wurden in vier Phase-III-Doppelblindstudien über 7300 Patienten mit orthopädischen und unfallchirurgischen Hochrisikoeingriffen (elektiver Hüftgelenkersatz, elektiver Kniegelenkersatz, Hüftfraktur) eingeschlossen [17]. Diesem weltweit durchgeführten Studienprogramm lag ein gemeinsames Studiendesign zugrunde; für alle vier Studien wurden dieselben Wirksamkeits- und Verträglichkeitsendpunkte festgelegt, die durch ein zentrales Beurteilungskomitee unter verblindeten Bedingungen evaluiert wurden, und alle mit Fondaparinux behandelten Patienten erhielten dieselbe Dosis von täglich ein Mal 2,5 mg subkutan mit Beginn der Prophylaxe sechs Stunden nach Operationsende. Als primärer Wirksamkeitsendpunkt war das Auftreten einer venösen Thromboembolie bis zum elften postoperativen Tag definiert. In den beiden europäischen Studien (Ephesus und Penthifra) wurde die Wirksamkeit und Verträglichkeit von ein Mal täglich 2,5 mg Fondaparinux und einmal täglich 40 mg Enoxaparin bei Patienten mit elektivem Hüftgelenkersatz und Hüftfraktur verglichen. In den beiden amerikanischen Studien (Pentathlon 2000 und Pentamaks) wurde die Wirksamkeit und Verträglichkeit von einmal täglich 2,5 mg Fondaparinux und zweimal täglich 30 mg Enoxaparin bei Patienten mit elektivem Hüft- bzw. Kniegelenkersatz verglichen. Die Ergebnisse der vier Studien Ephesus, Pentathlon 2000, Pentamaks und Penthifra wurden in Form einer Metaanalyse zusammengefasst ausgewertet. Mit einer relativen Risikoreduktion der Thromboemboliera-

ten von 50 % war der Unterschied zwischen den beiden Behandlungsgruppen zugunsten von Fondaparinux hochsignifikant (6,8 vs. 13,7 % venöse Thromboembolien), bei ähnlich gutem Verträglichkeitsprofil [17]. In der Langzeitstudie (Penthifra-Plus) konnten darüber hinaus die gute Wirksamkeit und Verträglichkeit von täglich 2,5 mg Fondaparinux über 30 Tage bei Patienten mit Hüftfraktur belegt und die Thromboembolierate auf 1,4 % reduziert werden [9]. Fondaparinux ist zugelassen zur Hochrisikoprophylaxe bei Patienten mit Hüft- und Kniegelenkersatz sowie nach Hüftfrakturen und kann neuerdings auch als prolongierte postoperative Prophylaxe für vier Wochen bei hohem Risiko verabreicht werden.

4.2.4 Acetylsalicylsäure

Thrombozytenfunktionshemmer (z.B. Acetylsalicylsäure) sind zur medikamentösen Thromboembolieprophylaxe unzureichend wirksam [15]

4.2.5 Orale Antikoagulanzien

Entsprechend den Empfehlungen der American Chest Physicians sind orale Antikoagulanzien vom Typ der Vitamin K-Antagonisten bei Patienten mit mittlerem und hohem Thromboembolierisiko wirksam [10]. Wegen erhöhter Blutungskomplikationen hat sich diese Prophylaxe in der perioperativen Phase jedoch nicht durchgesetzt, kann aber postoperativ zur Langzeitprophylaxe in Erwägung gezogen werden. Bei der medikamentösen Einstellung ist eine INR (International Normalized Ratio) von 2,0 bis 3,0 anzustreben. Regelmäßige Kontrollen der INR sind erforderlich.

4.2.6 Thrombininhibitoren

4.2.6.1 Hirudin

Hirudin (Desirudin/Lepirudin) ist ein spezifischer direkter Thrombininhibitor, der ursprünglich aus den Speicheldrüsen des Blutegels (Hirudo medicinalis) gewonnen wurde und heute gentechnologisch hergestellt wird. Im Unterschied zu Heparin und niedermolekularem Heparin ist es nicht Antithrombin- oder Heparin-Cofaktor-II-abhängig, weshalb es auch bei Patienten mit Antithrombin- bzw. Heparin-Cofaktor-II-Mangel eingesetzt werden kann. Außerdem wird Hirudin nicht von Plättchenfaktor 4 neutralisiert. Unter Hirudin (zweimal täglich 15 mg s.c.) zeigten sich bei Patienten mit elektivem Hüftgelenkersatz signifikant weniger tiefe venöse Thrombosen bei vergleichbarem Blutungsrisiko als unter unfraktioniertem bzw. niedermolekularem Heparin. Aufgrund der fehlenden Kreuzreaktion mit HIT Typ II-Antikörpern wird Hirudin insbesondere zur medikamentösen Thromboembolieprophylaxe bei Patienten mit HIT Typ II angewendet.

4.2.6.2   Melagatran

Auf der Suche nach neuen Antithrombotika mit verbessertem Wirk- und Sicherheitsprofil wurde der direkte Thrombininhibitor Melagatran entwickelt. In Form eines Prodrugs (Ximelagatran) kann es auch oral verabreicht werden. Melagatran ist ein niedermolekularer, kompetitiver, direkter Thrombininhibitor, der mit Thrombin ausschließlich über das aktive Zentrum eine Bindung eingeht.

Die Bioverfügbarkeit von Ximelagatran nach oraler Gabe beträgt etwa 20 %. Nach Absorption wird Ximelagatran rasch zu Melagatran umgesetzt. Ximelagatran hat eine Halbwertszeit von drei bis fünf Stunden, so dass eine zweimal tägliche Verabfolgung erforderlich ist. Da Melagatran hauptsächlich über die Nieren ausgeschieden wird, ist seine Halbwertszeit bei älteren Patienten und solchen mit gestörter Nierenfunktion verlängert. Acetylsalicylsäure beeinflusst die Pharmakokinetik von Ximelagatran nicht. Bisher sind keine Interaktionen von Ximelagatran mit Nahrungsmitteln oder anderen Substanzen bekannt. Auch beeinflusst Ximelagatran die Cytochrom-P450-Isoenzyme der Leber nicht.

Im Unterschied zu indirekten Thrombininhibitoren, die ihre Wirkung über Kofaktoren, z.B. über Aktivierung des körpereigenen Antithrombin entfalten, wird durch direkte Thrombininhibitoren auch Thrombin gehemmt, das sich innerhalb eines Thrombus befindet. Hingegen hat der Heparin-AT-Komplex aufgrund seiner Größe praktisch keinen Zugang zu Thrombus- oder zellgebundenem Thrombin und hemmt nur frei zirkulierendes Thrombin. Dies bedeutet, dass prothrombotische Zustände trotz Heparingabe nur unvollständig unterdrückt werden können.

Nach oraler Gabe von Ximelagatran bzw. subkutaner Applikation von Melagatran erwies sich die Pharmakodynamik als gut vorhersehbar, so dass diese Substanzen in fixer Dosierung verabreicht werden können. Die Dosis-Wirkungs- und Dosis-Nebenwirkungs-Kurven von Melagatran/Ximelagatran verlaufen wesentlich flacher als die von Warfarin. Daraus resultiert ein breiteres therapeutisches Fenster, welches zusammen mit der reproduzierbaren Pharmakokinetik eine routinemäßige Laborüberwachung der gerinnungshemmenden Aktivität überflüssig macht [11].

Umfangreiche klinische Studien zum Einsatz von Ximelagatran bei Patienten mit elektiven Hüft- oder Kniegelenkersatzoperationen erbrachten bei präoperativem Beginn der Prophylaxe eine hochsignifikante Absenkung der Rate proximaler Thrombosen und bei postoperativem Prophylaxebeginn eine der Vergleichsgruppe vergleichbare Rate venöser Thromboembolien. Das Studienprogramm Melagatran/Ximelagatran bietet somit Flexibilität bei der perioperativen Thromboembolieprophylaxe und durch die Möglichkeit der oralen Dosierung eine Optimierung der postoperativen Prophylaxe, die ohne regelmäßige Gerinnungskontrollen verabreicht werden kann [7, 8]. Eine Zulassung dieser Substanz ist Ende 2003 in Frankreich erfolgt und wird für Mitte 2004 auch in Deutschland erwartet.

5 Durchführung der Thromboembolieprophylaxe

Entsprechend der multifaktoriellen Genese von venösen Thrombosen sollte eine Prophylaxe auf möglichst viele thrombosefördernde Ursachen ausgerichtet sein, zumal in der Praxis die einzelnen Faktoren der Virchow'schen Trias nicht maximal beeinflusst werden können; es ist zum Beispiel wegen des damit verbundenen Blutungsrisikos nicht möglich, die Gerinnungsfähigkeit des Blutes beliebig herabzusetzen. Die Thromboseprophylaxe wird also stets mehrere einander ergänzende Maßnahmen umfassen.

5.1 Allgemein- und Viszeralchirurgie

Ohne eine spezielle Thromboembolieprophylaxe wurden zu früherer Zeit bei allgemein- und abdominalchirurgischen Patienten mit dem so genannten Radiofibrinogentest Thrombosen mit einer mittleren Häufigkeit von 25 % diagnostiziert [10]. Die relative Risikoredukti-

on verschiedener prophylaktischer Maßnahmen ist in Tabelle 3 zusammengefasst dargestellt.

Die antithrombotische Wirksamkeit einmal täglicher Gaben von niedermolekularem Heparin war einer mehrfach täglichen Gabe von UFH zumindest ebenbürtig und zum Teil sogar überlegen. Nach dem derzeitigen Kenntnisstand kann somit eine Prophylaxe mit niedermolekularen Heparinen für die Allgemeinchirurgie uneingeschränkt empfohlen werden, jedoch sind die für den jeweiligen Risikobereich empfohlenen Dosierungen zu beachten. Auch in der letzten Fassung der Empfehlungen des American College of Chest Physicians wird eine Prophylaxe mit niedermolekularen Heparinpräparaten für Patienten mit einem mittleren und hohen Thromboserisiko empfohlen, wobei die Empfehlungen in Abhängigkeit von der Evidenz der Datenlage unterschiedlich gewichtet sind. Empfehlungsgrad 1A beruht auf einer eindeutigen abgesicherten Datenbasis, Grad 1B ist etwas schwächer, weil die Aussage nicht durch alle Studien gleichermaßen abgesichert ist, und Grad 1C beruht auf kleineren Studien bzw. Extrapolation aus Daten von anderen Patientenpopulationen.

Tab. 3: Prävalenz von TVT* und Verminderung des relativen Risikos nach allgemeinchirurgischen Eingriffen durch verschiedene Prophylaxeschemata [10]

Prophylaxeschema	Studien n	Pat n	TVT gesamt % (95 %-CI)**	RRR*** %
Placebo	54	4310	25 (24–27)	–
Antithrombose-Strümpfe	3	196	14 (10–20)	44
Aspirin	5	372	20 (16–25)	20
Low-dose Heparin	47	10.339	8 (7–8)	68
Niedermolekulare Heparine	21	9364	6 (6–7)	76
Intermitt. pneumat. Kompr.	2	132	3 (1–8)	88

*   Daten aus Placebo-kontrollierten Studien mit Thrombosenachweis durch Radiofibrinogentest
**   Konfidenzintervall
*** Relative Risikoreduktion

ACCP-Empfehlungen für die Allgemein-chirurgie [10]:

1. „Ein niedriges Thromboserisiko ist für all-gemeinchirurgische Patienten anzunehmen, die sich kleinen chirurgischen Eingriffen un-terziehen, jünger als 40 Jahre alt sind und keine zusätzlichen Risikofaktoren haben. Für diese Patienten werden außer frühzeiti-ger Mobilisation keine spezifischen Maß-nahmen empfohlen (Grad 1C)

2. Ein mittleres Thromboserisiko besteht bei Patienten

   – mit kleineren Eingriffen, aber zusätzli-chen Risikofaktoren oder

   – mit größeren Operationen im Alter von unter 40 Jahren und ohne zusätzliche Ri-sikofaktoren

   Für diese mittlere Risikokategorie wird zur Prophylaxe entweder low-dose Heparin, niedermolekulares Heparin, das Anlegen von Kompressionsstrümpfen mit graduier-tem Andruck oder der Einsatz der intermit-tierenden Kompression empfohlen (Grad 1A, basierend auf Vergleichsstudien ohne Prophylaxe)

3. Ein höheres Thromboserisiko haben Patien-ten

   – mit größeren Eingriffen im Alter von über 60 Jahren oder zusätzlichen Risiko-faktoren oder

   – mit großen Eingriffen im Alter von 40 bis 60 Jahren oder zusätzlichen Risikofakto-ren

   Die Empfehlungen für diese Gruppe mit hö-herem Risiko sind außer der Empfehlung von Kompressionsstrümpfen identisch wie für die mittlere Risikoklasse.

4. Für allgemeinchirurgische Patienten mit ei-nem höheren Risiko und gleichzeitig erhöh-tem Blutungsrisiko sollte eine mechanische Prophylaxe mit Kompressionsstrümpfen oder intermittierender Kompression ange-wendet werden (Grad 1C)

5. Bei Patienten mit allgemeinchirurgischen Hochrisikoeingriffen und multiplen Risiko-faktoren wird die Kombination einer phar-makologischen Prophylaxe in Form von low-dose Heparin oder niedermolekularem Heparin mit physikalischen Maßnahmen in Form von Kompressionsstrümpfen oder in-termittierender Kompression empfohlen (Grad 1C)."

Bei der Durchführung so genannter minimal invasiver operativer Eingriffe sollte sich die pe-rioperative Thromboembolieprophylaxe an den Empfehlungen für die nicht minimal inva-sive Vorgehensweise orientieren [15].

5.2 Gefäßchirurgie

Hinsichtlich der Prophylaxe venöser Throm-boembolien bei gefäßchirurgischen Eingriffen gibt es keine klare Stellungnahme oder offiziel-le Empfehlung einer Fachgesellschaft. Es emp-fiehlt sich, die Risikoabschätzung ähnlich wie in der Allgemeinchirurgie vorzunehmen und bei Patienten mit einem mittleren oder hohen Thromboserisiko eine medikamentöse Prophy-laxe durchzuführen. Wegen eines besseren Nutzen-/Risiko-Profils sollte hierbei vorzugs-weise niedermolekulares Heparin anstelle von herkömmlichem Heparin eingesetzt werden.

5.3 Elektiver Hüftgelenkersatz

Zahlreiche verschiedene Prophylaxeschemata sind bei Patienten mit elektivem Hüftgelenker-satz untersucht worden, und in einer Literatur-übersicht von GEERTS et al. sind die Ergebnisse aus Studien mit phlebographisch kontrollier-tem Thrombosenachweis tabellarisch zusam-mengefasst [10]. Hieraus ist leicht zu erkennen, dass die pauschalierte Gabe von niedermoleku-laren Heparinen neben einer laboradjustierten Gabe von unfraktioniertem Heparin die stärk-ste Risikoabsenkung hinsichtlich der Gesamt-Thromboserate bewirkt. Zweifelsohne zählt die aPTT-kontrollierte Gabe von Heparin zu den effizientesten Prophylaxeformen, jedoch sollte berücksichtigt werden, dass die in Tabelle 4 angegebene relative Risikoverminderung von 74% auf dem Mittelwert von vier klinischen Studien an insgesamt nur 293 Patienten beruht und diesen Zahlen ein Mittelwert aus 30 Studien mit niedermolekularen Heparinen unter Einschluss von 6216 Patienten gegenübersteht. Somit kann die angegebene Risikoverminderung von 74 bzw. 70% als klinisch äquivalent angesehen werden, was auch aus dem wesentlich engeren 95%-Konfidenzintervall in der NMH-Gruppe hervorgeht.

Mittlerweile ist auch Fondaparinux zur Thromboembolieprophylaxe bei Patienten mit elektivem Hüftgelenkersatz verfügbar.

ACCP-Empfehlungen für Patienten mit elektivem Hüftgelenkersatz [10]:

1. „Für Patienten mit elektivem Hüftgelenkersatz wird subkutan verabreichtes niedermolekulares Heparin oder die laborkontrollierte Gabe von oralen Antikoagulanzien (INR 2.0 bis 3.0) empfohlen (Grad 1A)

2. Eine laborkontrollierte Gabe von unfraktioniertem Heparin mit präoperativem Beginn wäre eine Alternative, jedoch ist diese Vorgehensweise aufwendiger (Grad 2A)

3. Eine zusätzliche Prophylaxe mit Kompressionsstrümpfen oder der intermittierenden Kompression erhöht eventuell die Wirksamkeit (Grad 2C)

4. Obwohl durch andere Maßnahmen, wie z.B. low-dose Heparin, Aspirin, Dextran oder intermittierende Kompression die Rate

Tab. 4: Prävalenz von TVT* und Verminderung des relativen Risikos nach elektivem Hüftgelenkersatz durch verschiedene Prophylaxeschemata [10]

Prophylaxeschema	Studien n	Pat n	TVT gesamt % (95%-CI)**	RRR %	TVT proximal % (95%-CI)**	RRR*** %
Placebo	12	629	54,2 (50–58)	–	26,6 (23–31)	–
Antithrombose-Strümpfe	4	290	41,7 (36–48)	23	25,5 (21–31)	4
Aspirin	6	473	40,2 (35–45)	26	11,4 (8–16)	57
Low-dose Heparin	11	1016	30,1 (27–33)	45	19,3 (17–22)	27
Laboradjustiertes Heparin	4	293	14,0 (10–19)	74	10,2 (7–14)	62
Niedermolekulare Heparine	30	6216	16,1 (15–17)	70	5,9 (5–7)	78
Warfarin	13	1822	22,1 (20–24)	59	5,2 (4–6)	80
Hirudin	3	1172	16,3 (14–19)	70	4,1 (3–5)	85
Danaparoid-Natrium	3	441	15,6 (12–19)	71	4,1 (2–6)	85
Intermitt. pneumat. Kompr.	7	423	20,3 (17–24)	63	13,7 (11–17)	48

* Daten aus Placebo-kontrollierten Studien mit phlebographischem Thrombosenachweis
** Konfidenzintervall
*** Relative Risikoreduktion

Tab. 5: Prävalenz von TVT* und Verminderung des relativen Risikos nach elektivem Kniegelenkersatz durch verschiedene Prophylaxeschemata [10]

Prophylaxeschema	Studien n	Pat n	TVT gesamt % (95 %-CI)**	RRR %	TVT proximal % (95 %-CI)**	RRR*** %
Placebo	6	199	64,3 (57–71)	–	15,3 (10–23)	–
Antithrombose-Strümpfe	2	145	60,7 (52–69)	6	16,6 (11–24)	–
Aspirin	6	443	56,0 (51–61)	13	8,9 (6–12)	42
Low-dose Heparin	2	236	43,2 (37–50)	33	11,4 (8–16)	25
Niedermolekulare Heparine	13	1740	30,6 (29–33)	52	5,6 (5–7)	63
Warfarin	9	1294	46,8 (44–49)	27	10,0 (8–12)	35
Intermitt. pneumat. Kompr.	4	110	28,2 (20–38)	56	5,6 (5–7)	63

*   Daten aus Placebo-kontrollierten Studien mit phlebographischem Thrombosenachweis
**   Konfidenzintervall
*** Relative Risikoreduktion

venöser Thromboembolien insgesamt gesenkt werden kann, sind diese Maßnahmen weniger wirksam, so dass deren Einsatz nicht empfohlen werden kann."

5.4 Elektiver Kniegelenkersatz

Der elektive Kniegelenkersatz ist mit einem noch höheren Thromboserisiko behaftet als der elektive Hüftgelenkersatz, jedoch ist die Datenlage klinischer Studien weniger gesichert als für Patienten mit elektivem Hüftgelenkersatz. Die umfangreichsten Studien wurden mit niedermolekularen Heparinen durchgeführt, aber auch Fondaparinux ist für diese Indikation mittlerweile zugelassen.

ACCP-Empfehlungen für Patienten mit elektivem Kniegelenkersatz [10]:

1. „Für Patienten mit elektivem Kniegelenkersatz wird entweder niedermolekulares Heparin oder die laborkontrollierte Gabe von oralen Antikoagulanzien empfohlen (Grad 1A)

2. Eine kontinuierliche Anwendung der intermittierenden Kompression käme als Alternative in Frage (Grad-1B-Empfehlung wegen nur weniger Studien mit geringen Fallzahlen)

3. Low-dose Heparin ist nicht empfehlenswert (Grad 1C)".

5.5 Hüftfrakturen

An eine medikamentöse Prophylaxe bei operativ versorgten hüftgelenknahen Femurfrakturen sind wegen des erhöhten Blutungsrisikos der in der Regel älteren Patienten zusätzliche Anforderungen zu stellen. Sie darf keinesfalls das Risiko von revisionsbedürftigen Wundhämatomen erhöhen oder die Gefahr von Sickerblutungen verstärken und muss andererseits wegen der traumabedingten Freisetzung von Gewebsthromboplastin eine ausreichende Inhibition des aktivierten Hämostasepotenzials bewirken. Im Vergleich zum elektiven Hüft- und Kniegelenkersatz liegen bei Hüftfrakturen insgesamt wesentlich weniger Studien mit objektiv nachgewiesenen Thromboseraten zur

Beurteilung von Wirksamkeit und Verträglichkeit verschiedener prophylaktischer Maßnahmen vor.

Die Gabe von niedermolekularem Heparin ist trotz des verbesserungswürdigen Ergebnisses hinsichtlich der Absenkung des relativen Thromboserisikos die derzeit am besten abgesicherte Prophylaxeform, die auch vonseiten des Blutungsrisikos uneingeschränkt empfohlen werden kann. Auch für diese Indikation wurde Fondaparinux inzwischen zugelassen, jedoch ist die Zulassung ebenso wie für den Einsatz bei elektivem Hüft- und Kniegelenkersatz erst nach der Veröffentlichung der letzten ACCP-Empfehlungen erfolgt.

ACCP-Empfehlungen für Patienten mit Hüftfrakturen [10]:

1. „Für Patienten mit Hüftfrakturen wird entweder niedermolekulares Heparin oder die laborkontrollierte Gabe von oralen Antikoagulanzien empfohlen (Grad 1B wegen der insgesamt schwachen Datenlage)

2. Low-dose Heparin kann als Alternative angesehen werden; wegen der äußerst limitierten Datenlage ist dies aber nur eine Grad 2B Empfehlung)

3. Die alleinige Anwendung von Aspirin wird nicht empfohlen, da es im Vergleich zu anderen Modalitäten weniger wirksam ist (Grad 2A)“.

Tab. 6: Prävalenz von TVT* und Verminderung des relativen Risikos nach Hüftfrakturoperationen durch verschiedene Prophylaxeschemata [10]

Prophylaxeschema	Studien n	Pat n	TVT gesamt % (95 %-CI)**	RRR*** %
Placebo	9	381	48 (43–53)	–
Aspirin	3	171	34 (27–42)	29
Low-dose Heparin	2	59	27 (16–40)	44
Laboradjustiertes Heparin	4	293	14,0 (10–19)	74
Niedermolekulare Heparine	5	437	27 (23–31)	44
Warfarin	5	239	24 (19–30)	48

*   Daten aus Placebo-kontrollierten Studien mit phlebographischem Thrombosenachweis
**   Konfidenzintervall
***   Relative Risikoreduktion

5.6 Neurochirurgie

Vom American College of Chest Physicians wird folgende Vorgehensweise empfohlen:

ACCP-Empfehlungen für Patienten mit neurochirurgischen Eingriffen [10]:

1. „Für Patienten mit intrakraniellen neurochirurgischen Eingriffen wird eine Prophylaxe mit intermittierender pneumatischer Kompression mit oder ohne Anlage von Kompressionsstrümpfen empfohlen (Grad 1A)

2. Low-dose Heparin oder postoperativ begonnenes niedermolekulares Heparin sind akzeptable Alternativen (Grad 2A wegen Bedenken hinsichtlich klinisch relevanter zerebraler Blutungen)

3. Die Kombination von physikalischen Maßnahmen (Kompressionsstrümpfe oder intermittierende Kompression) mit einer pharmakologischen Prophylaxe (niedermolekulares Heparin oder low-dose Heparin) ist möglicherweise wirksamer als jede Methode für sich allein (Grad 1B)".

5.7 Medikamentöse Thromboembolieprophylaxe mit Heparin und niedermolekularen Heparinen in Kombination mit rückenmarknahen Anästhesieverfahren

Die rückenmarknahe Regionalanästhesie kann im generellen Vergleich mit der Allgemeinanästhesie das Risiko lebensbedrohlicher Komplikationen senken.

Gehäufte Fallberichte über spinale Blutungen bei rückenmarknahen Regionalanästhesien legen nahe, dass ein Zusammenhang mit einer perioperativ durchgeführten Antikoagulation und insbesondere mit einer Thromboseprophylaxe mit niedermolekularen Heparinen besteht. Dies führte zur Empfehlung der Deutschen Gesellschaft für Anästhesiologie und Intensivmedizin, das Patientenrisiko durch Einhalten von Zeitintervallen zwischen Regionalanästhesieeinleitung und/oder Katheterentfernung einerseits sowie Applikation der medikamentösen Thromboseprophylaxe andererseits zu reduzieren [14]. Die entsprechenden Zeitintervalle sind in Tabelle 7 aufgelistet.

Tab. 7: Empfohlene Zeitintervalle zwischen Gabe eines Antithrombotikums und spinaler/periduraler Punktion bzw. Katheterentfernung [14]

Medikament	Letzte Medikamentengabe vor Punktion/Katheterentfernung	Nächste Medikamentengabe vor Punktion/Katheterentfernung
UFH low dose	4 h	1 h
UFH high dose	4 h	1–2 h
NMH low dose	10–12 h	2–4 h
NMH high dose	24 h	2–4 h
Fondaparinux	20–22 h	2–4 h
Hirudin	8–10 h	2–4 h
Melagatran	8–10 h	2–4 h
Vitamin K-Antagonisten	INR < 1,4	Nach Katheterentfernung
ASS	> 3 Tage	Nach Katheterentfernung

Bei Patienten mit nichtelektiven Eingriffen, bei denen ein rückenmarknahes Regionalanästhesieverfahren geplant ist, sollte der Beginn der Thromboembolieprophylaxe frühzeitig nach stationärer Aufnahme mit 5000 IE unfraktioniertem Heparin subkutan erfolgen, um ein möglichst großes Zeitintervall vor dem Eingriff zu erreichen. Die Prophylaxe kann anschließend risikoadaptiert z.B. mit einem niedermolekularen Heparin etwa sieben bis neun Stunden nach Erstgabe des unfraktionierten Heparins fortgeführt werden, so dass in der Regel ein Zeitintervall von mehr als vier Stunden nach rückenmarknaher Regionalanästhesie resultiert [14].

6 Dauer der Thromboseprophylaxe

Während die peri- und postoperative stationäre Thromboseprophylaxe inzwischen in praktisch allen Kliniken routinemäßig durchgeführt wird, gibt es bezüglich Notwendigkeit und Methodik von thromboprophylaktischen Maßnahmen, die entweder nach Entlassung aus der Klinik oder nach ambulanten Eingriffen durchzuführen sind, noch viele Unklarheiten.

Über die Dauer einer postoperativen oder nach Traumata zu applizierenden Thromboseprophylaxe werden derzeit noch keine generell verbindlichen Empfehlungen ausgesprochen. In einer Reihe von klinischen Studien zur Langzeitprophylaxe sind aber Daten gesammelt worden, die zur Klärung der Indikation zur verlängerten Thromboembolieprophylaxe bei Hochrisikopatienten mit ausgedehnten malignomchirurgischen oder orthopädischen Eingriffen beigetragen haben. Man weiß, dass symptomatische venöse Thromboembolien im Durchschnitt 27 Tage nach erfolgter Hüftendoprothesenimplantation und 36 Tage nach chirurgischer Therapie von Hüftfrakturen auftreten [5]. So konnte für Patienten nach einer Hüftfraktur gezeigt werden, dass Fondaparinux die Inzidenz der VTE im Vergleich zu Placebo von 35 auf 1,4 % (relative Risikoreduktion 95,9 %) nach einer verlängerten Gabe von 19 bis 23 Tagen senkt [9]. Die weitaus meisten Daten liegen aber für die verlängerte Gabe einer Thromboembolieprophylaxe nach Hüftendoprothesenimplantation vor. So kommt eine Metaanalyse von HULL und PINEO zu dem Schluss, dass eine Thromboembolieprophylaxe mit niedermolekularem Heparin für 28 bis 35 Tage effektiver als eine Gabe für nur zehn bis 14 Tage sei [13].

Etwas kontrovers wird eine verlängerte Thromboembolieprophylaxe nach Kniegelenkersatz diskutiert. Die derzeit verfügbare Datenlage lässt also keine generalisierten Angaben zur Dauer der medikamentösen Thromboembolieprophylaxe nach orthopädischen oder traumatologischen Eingriffen zu. Lediglich für Patienten mit operativem Hüftgelenkersatz und Hüftfraktur kann aufgrund gesicherter Studiendaten die Empfehlung einer postoperativen medikamentösen Prophylaxe für ca. vier bis fünf Wochen ausgesprochen werden, was in der aktualisierten Version der Leitlinie zur stationären und ambulanten Thromboembolieprophylaxe entsprechend formuliert wurde. Für andere Patientenpopulationen sollte die Entscheidung zur Dauer der medikamentösen Prophylaxe in Abhängigkeit von zusätzlichen dispositionellen Risikofaktoren, dem operativen Trauma und dem Grad der Immobilisation getroffen werden [15]. Diese Formulierung bietet dem behandelnden Arzt einen gewissen Entscheidungskorridor, die Prophylaxedauer unter Nutzen-/Risiko-Abwägung zu bestimmen und im Individualfall zu adjustieren.

Für die ambulante Chirurgie ist die Dauer der Thromboseprophylaxe durch evidenzbasierte Studien nicht systematisch untersucht, so dass der behandelnde Arzt dies nach seinen Erfahrungen festlegen muss. Es ist aber empfehlenswert, eine medikamentöse Thromboembolieprophylaxe für die Dauer der Entlastung oder geringen Teilbelastung nach einer Verletzung oder Operation der unteren Extremität in Erwägung zu ziehen. Bei Ruhigstellung der unteren Extremität in einem immobilisierenden

Verband gilt dies für die gesamte Dauer der Immobilisierung.

7 Mediko-legale Aspekte der venösen Thromboembolieprophylaxe

Dem allgemeinen Trend folgend, wird auch der Frage der Arzthaftung für thromboembolische Komplikationen verstärkte Aufmerksamkeit gewidmet. ULSENHEIMER führt treffend das Paradoxon an, dass sich zwischen dem medizinischen Risiko für den Patienten und dem forensischen Risiko für den behandelnden Arzt zunehmend ein reziprokes Verhältnis entwickelt; das gelte insbesondere für die chirurgischen Disziplinen, in denen, bedingt durch den großen technischen Fortschritt, vermehrt risikoreichere Eingriffe durchgeführt werden. Strafrechtlich relevant seien aber nicht nur grobe Behandlungsfehler, sondern jedes Fehlverhalten könne zur Verurteilung führen. Er plädiert daher für die Vornahme einer Thromboseprophylaxe, falls ein Thromboserisiko besteht und dieses größer und gefährlicher ist als die mit der Prophylaxe verbundenen Risiken oder Nebenwirkungen [18].

In den letzten Jahren kam es zunehmend zu gerichtlichen und außergerichtlichen Auseinandersetzungen im Zusammenhang mit unterlassener oder falsch durchgeführter Thromboembolieprophylaxe, wobei patientenseits wiederholt ähnliche Behandlungs- bzw. Diagnosefehler, Aufklärungsdefizite, und Komplikationen oder Gesundheitsschäden vorgetragen wurden. Deshalb erscheint es zeitgemäß, aus gutachterlicher Sicht auf die häufigsten Fehlerquellen und Fallstricke hinzuweisen. Folgende Punkte erscheinen in diesem Zusammenhang besonders wichtig:

- Kenntnis der medizinischen Grundlagen der Thrombogenese und Risikoabschätzung thromboembolischer Komplikationen,

- Indikation von Art und Umfang prophylaktischer Maßnahmen,

- Entscheidungshilfen (Evidence based medicine und Empfehlungen und Leitlinien von Fachgesellschaften),

- mediko-legale Fallstricke.

Aus der Kenntnis der Pathophysiologie von venösen Thromboembolien, gesicherten Studienergebnissen und der klinischen Erfahrung kann die Indikationsstellung von prophylaktischen Maßnahmen bei verschiedenen Patientenpopulationen leicht abgeleitet werden. Die medizinische Patientenversorgung ist jedoch einem ständigen Wandel unterworfen, so dass für viele Situationen keine durch Studienergebnisse ausreichend abgesicherte Datenlage verfügbar ist und deshalb der Arzt im Einzelfall aufgrund seiner eigenen Erfahrung und mittels Extrapolation von Studiendaten Entscheidungen treffen muss. Hierbei ist eine sorgfältige Nutzen-/Risiko-Abschätzung einer medikamentösen Thromboseprophylaxe bei Patienten mit einem niedrigen Thromboembolierisiko besonders wichtig. Als Beispiele einer schwierigen Indikationsstellung seien fußchirurgische Eingriffe, Patienten mit postoperativer bzw. posttraumatischer Orthesenbehandlung und die exakte Abgrenzung von Patientengruppen mit minimalem Thromboserisiko genannt. Aber auch im so genannten Hochrisikobereich sind noch viele Fragen offen, z.B. die Frage von Art und Dauer einer medikamentösen Prophylaxe bei Patienten mit Hochrisikoeingriffen und einer zusätzlichen Akkumulation von dispositiven Risikofaktoren.

Im Jahr 2003 erschien die aktualisierte Fassung der Leitlinie „Stationäre und ambulante Thromboembolieprophylaxe in der Chirurgie und der perioperativen Medizin", an deren Formulierung alle in Betracht kommenden Fachgesellschaften, einschließlich der Deutschen Gesellschaft für Chirurgie, Unfallchirurgie, Orthopädie und orthopädische Chirurgie, beteiligt waren [15]. Die wichtigsten Punkte sind inhaltlich nachfolgend kurz zusammengefasst:

- Hinsichtlich der Indikation einer Prophylaxe wird auf die Notwendigkeit der individuellen Risikoabschätzung hingewiesen.

- Für Patienten mit einem niedrigen Risiko wird die derzeitig verfügbare Datenlage für eine generelle Forderung einer Medikamentengabe als nicht ausreichend angesehen; physikalische und frühmobilisierende Maßnahmen können als ausreichend erachtet werden.

- Bei Patienten mit mittlerem und insbesondere hohem Thromboserisiko ist neben den physikalischen und frühmobilisierenden Maßnahmen auch eine medikamentöse Prophylaxe indiziert.

- Eine Aufklärung des Patienten über die Thromboseprophylaxe ist notwendig. Wegen der besonderen forensischen Bedeutung ist im Folgenden der Text der Leitlinien wörtlich wiedergegeben: *„Kommt eine medikamentöse Thromboembolieprophylaxe in Betracht, muss das Aufklärungsgespräch auch Nutzen und Risiken der jeweiligen Methode und den thrombosebegünstigenden Stellenwert einer Immobilisation beinhalten. Nach dem Arzneimittelgesetz sind Medikamente nur für bestimmte Indikationen zugelassen. Wenn diese Zulassung konkret nicht vorliegt, sind die Anwendungsmöglichkeiten zwar begrenzt, die Medikamentenanwendung aber dennoch möglich, wenn der Patient neben der sorgfältigen Aufklärung über Behandlungsalternativen auch über diesen Umstand informiert wird und die Anwendung billigt. Das Aufklärungsgespräch kann formfrei geführt werden. Es sollte in seinen wesentlichen Inhalten ebenso wie die etwaige Verweigerung des Patienteneinverständnisses und/oder der ärztliche Verzicht auf eine Thromboembolieprophylaxe schriftlich dokumentiert werden."* [15]

Art und Umfang einer Thromboembolieprophylaxe bei Ruhigstellung der unteren Extremität im Gipsverband werden international auch heute noch kontrovers diskutiert. Deshalb enthalten die internationalen Konsensus-Erklärungen auch keine verbindlichen Empfehlungen zu dieser Thematik und lassen somit einen breiten Entscheidungskorridor für die Entscheidung im Einzelfall. Aus gutachterlicher Sicht muss aber auf eine deutliche Zunahme von rechtlichen Auseinandersetzungen zu dieser Thematik hingewiesen werden, und es erscheint deshalb sinnvoll, die Indikation einer Thromboembolieprophylaxe nicht ausschließlich auf der Grundlage von Empfehlungen einer „Evidence based Medicine" zu stellen. Die Kenntnis der pathophysiologischen Abläufe bei der venösen Thrombogenese ist bei der Indikationsstellung von prophylaktischen Maßnahmen gleichermaßen wichtig. Erfahrungsgemäß ist bei jedem Trauma der unteren Extremität, insbesondere mit nachfolgender Ruhigstellung, das Risiko für thromboembolische Komplikationen beträchtlich erhöht. Man kann davon ausgehen, dass in diesem Falle alle drei Faktoren der so genannten Virchow'schen Trias der Thrombogenese (Veränderungen der Bluteigenschaften, des Blutflusses und der Gefäßwand) eine Rolle spielen, da einerseits durch das Trauma sowohl die Gerinnungsneigung erhöht ist als auch Gefäßwandverletzungen vorliegen, und andererseits durch die Ruhigstellung der venöse Rückstrom vermindert wird. Obwohl man heute den individuellen Stellenwert der einzelnen Faktoren der Virchow'schen Trias bezüglich der Thromboseförderung und deren gegenseitige Beeinflussung noch nicht sicher einschätzen kann, werden prophylaktische Maßnahmen in der Praxis jeweils auf die Verringerung des Einflusses eines einzelnen Faktors ausgerichtet. So zielt der Einsatz medikamentöser Maßnahmen auf die Inhibition der nach einem Trauma oder operativen Eingriff aktivierten Blutgerinnung, und durch physikalische Maßnahmen soll der durch eine Immobilisierung verminderte venöse Rückstrom verbessert werden. Leider sind Letztere im Falle einer Ruhigstellung mit gelenkübergreifender Gipsschiene kaum möglich, weswegen diese Art der Ruhigstellung als inhärenter Risikofaktor für Thrombosen angesehen werden muss.

Zusammenfassend kann man festhalten, dass es sowohl aus theoretischen Überlegungen als auch durch Studien ableitbar ist, dass die Verringerung des venösen Flusses in den Beinenen eine wichtige Rolle bei der Entstehung tiefer Beinvenenthrombosen spielt. Wegen der noch unklaren Interdependenz der verschiedenen bisher bekannten Risikofaktoren ist jedoch darüber hinaus keine Angabe im Sinne einer quantitativen Korrelation zwischen Ausmaß der Verminderung des venösen Blutflusses und Erhöhung des Thromboserisikos möglich. Für die Praxis ist es jedoch ausreichend zu wissen, dass Reduktionen des venösen Blutstroms wenn möglich vermieden bzw. gering gehalten werden sollten. Zur Erreichung dieses Ziels ist es notwendig,

- ruhigstellende Verbände bzw. Hilfsmittel nur bei unbedingter Indikation zu verwenden,

- strenge Anforderungen an konstruktive Merkmale der ruhigstellenden Verbände zu stellen, um z.B. Druckstellen, die zur Einengung von Leitvenen führen, zu vermeiden,

- wenn möglich, ruhigstellende Hilfsmittel einzusetzen, die dem Patienten thromboseprophylaktische physikalische Maßnahmen erlauben, und

- die Indikation von wirksamen Antithrombotika im Falle einer gelenkübergreifenden Gipsruhigstellung großzügig zu stellen.

7.1 Mediko-legale Fallstricke

Die Thematik der unterlassenen oder falsch durchgeführten Thromboembolieprophylaxe und die Fehlinterpretation von klinischen Symptomen im Falle einer manifesten Thrombose gewinnt zunehmend an medizin-rechtlicher Bedeutung und betrifft gleichermaßen stationär und ambulant versorgte Patienten. Als häufigste mediko-legale Fallstricke haben sich aus gutachterlicher Sicht in der Vergangenheit folgende Situationen erwiesen:

- falsche Risikoeinschätzung,

- inadäquate Prophylaxe (z.B. die Dosis der Prophylaxe wird als zu gering oder die Prophylaxedauer als zu kurz angesehen),

- unzureichende Thrombosediagnostik (z.B. im Falle einer aufgetretenen Thrombose sei keine objektive Diagnostik erfolgt oder die klinische Symptomatologie einer tiefen Beinvenenthrombose sei fehlgedeutet worden),

- unzureichende Thrombosebehandlung,

- unzureichende Aufklärung (z.B. eine Aufklärung über Risiken, Nebenwirkungen und alternative Behandlungsmaßnahmen sei nicht oder nur unzureichend erfolgt).

Die Vielfalt der aufgezeigten mediko-legalen Fallstricke bietet Anlass genug, die ärztliche Vorgehensweise im Klinikalltag zu überdenken, jeweils die medizinischen Inhalte von Leitlinien zu überprüfen und im Falle eines veränderten Kenntnisstandes bezüglich des Risikos venöser Thromboembolien oder verbesserter Möglichkeiten einer Prophylaxe die gesicherten Erkenntnisse in die klinische Routine einzubeziehen. Andererseits sollten Empfehlungen von Fachgesellschaften und Definitionen von medizinischen Standards nicht zu eng formuliert werden, um dem Arzt im Einzelfall einen ausreichend breiten Entscheidungskorridor für eine adäquate Nutzen-/Risiko-Abwägung im Einzelfall zu belassen.

8 Offene Fragen

8.1 Thromboseprophylaxe in der Fußchirurgie

Zur Inzidenz thromboembolischer Ereignisse in der Fußchirurgie gibt es nur vage Angaben und deshalb auch keine klare Stellungnahme oder offizielle Empfehlung einer Fachgesellschaft. Die Arbeitsgruppe von MIZEL et al. hat in einer prospektiven multizentrischen Studie Untersuchungen zur Häufigkeit klinisch mani-

fester Thrombosen in der Fuß- und Sprungge-
lenkchirurgie durchgeführt [16]. Die Autoren
beschreiben sechs klinisch manifeste thromboembolische Ereignisse bei 2733 Patienten mit
operativen Eingriffen am Fuß oder Sprungge-
lenk, entsprechend einer Inzidenz von 0,22 %.
In diesem Zusammenhang ist jedoch erwähnenswert, dass kein routinemäßiges Thrombo-
sesuchverfahren wie in anderen Studien zur Er-
mittlung der Thromboseinzidenzen eingesetzt
wurde. Geht man davon aus, dass deshalb nur
ca. 20 % der sonst möglicherweise nachweisbaren Thrombosen diagnostiziert wurden, ist
die Thromboserate immer noch sehr gering,
und man würde somit diese Patienten in die
Niedrig-Risiko-Gruppe einordnen. Als besondere Risikofaktoren wurden von MIZEL et al.
eine unvollständige Belastbarkeit sowie eine
postoperative Immobilisation beschrieben.

Es empfiehlt sich, die Risikoabschätzung unter
Berücksichtigung expositioneller und dispositioneller Risikofaktoren vorzunehmen und bei
Patienten mit einem mittleren Thromboserisiko eine medikamentöse Prophylaxe durchzuführen. Wegen eines besseren Nutzen-/Risiko-
Profils sollte hierbei vorzugsweise niedermolekulares Heparin anstelle von herkömmlichem
Heparin eingesetzt werden. Zur Dauer der
Prophylaxe können angesichts der unzurei-
chenden Datenlage keine verbindlichen Empfehlungen ausgesprochen werden. Bei einer
Mobilisation der Patienten in einem Vorfußent-
lastungsschuh und in Abwesenheit thrombo-
philer Risikofaktoren wird eine medikamentöse Prophylaxe üblicherweise nicht länger als
ca. zehn Tage praktiziert.

8.2 Indikation der Prophylaxe bei Teilbelastung

Die Indikationsstellung einer Thromboseprophylaxe bei Teilbelastung ist wegen der
Schwierigkeit der Übertragbarkeit der an klar
definierten Patientenpopulationen gewonnenen Studienergebnisse auf den Einzelfall mit
offenen Fragen verbunden. Es gibt deshalb
hierzu auch keine aus nationalen und interna-

tionalen Leitlinien ableitbaren Empfehlungen.
Individuelle Faktoren, wie besondere Schmerz-
haftigkeit oder eingeschränkte Mobilität und
Belastbarkeit können im Einzelfall und bei
Nutzen-/Risiko-Abwägung zu einer verlängerten oder auch verkürzten Prophylaxedauer
führen.

9 Fazit

- Die Indikationsstellung einer Thromboembolieprophylaxe erfolgt unter Berücksichtigung expositioneller und dispositioneller
  Risikofaktoren.

- Hierbei hat sich eine Einteilung der Patienten nach klinischen Gesichtspunkten in drei
  Risikokategorien (niedrig, mittel, hoch) bewährt.

- Für Patienten mit einem niedrigen Thromboembolierisiko ist die Datenlage für eine
  generelle Empfehlung einer medikamentösen Prophylaxe unzureichend; eine sorgsa-
  me Nutzen-/Risiko-Abwägung ist für diese
  Risikokategorie besonders wichtig.

- Patienten mit mittlerem oder hohem
  Thromboembolierisiko sollten jedoch unbedingt eine medikamentöse Prophylaxe erhalten.

- Zur Frage der Dauer einer medikamentösen
  Prophylaxe gibt es jedoch nur für Patienten
  mit Hüftgelenkersatzoperationen, Hüftfrakturen und malignomchirurgischen Eingriffen eine ausreichend gesicherte Datenlage; bei diesen Patienten sollte eine postoperative medikamentöse Prophylaxe für vier
  bis fünf Wochen in Erwägung gezogen werden. Verbindliche Angaben zu Art und Dauer von physikalischen Prophylaxemaßnah-
  men gibt es nicht.

- Für Patienten mit mittlerem Risiko, z.B.
  nach arthroskopisch durchgeführten Eingriffen oder Ruhigstellung der unteren Extremität nach einem Trauma, kann die Frage

der optimalen Dauer für diese Patienten nicht allgemein verbindlich beantwortet werden. Sie richtet sich nach Art und Umfang des operativen Eingriffs und der nachfolgenden Mobilität des Patienten.

- Aus gutachterlicher Sicht erscheinen eine sorgfältige Risikoabschätzung, eine adäquate Patientenaufklärung und entsprechende Dokumentation besonders wichtig.

10 Weiterführende Literatur

[1] Agu O, Hamilton G, Baker D: Graduated compression stockings in the prevention of venous thromboembolism. Br J Surg 86 (1999) 992–1004. [EBM III]

[2] Bertina RM, Koeleman BP, Koster T, Rosendaal FR, Dirven RJ, de Ronde H, van der Velden PA, Reitsma PH: Mutation in blood coagulation factor V associated with resistance to activated protein C. Nature 369 (1994) 64–67. [EBM Ib]

[3] Bertina RM, Reitsma PH, Rosendaal FR, Vandenbroucke JP: Resistance to activated protein C and factor V Leiden as risk factor for venous thrombosis. Thromb Haemost 74 (1995) 449–453. [EBM Ib]

[4] Dahl OE, Aspelin T, Arnesen H, Seljeflot I, Kierulf P, Ruyter R, Lyberg T: Increased activation of coagulation and formation of late deep venous thrombosis following discontinuation of thromboprophylaxis after hip replacement surgery. Thromb Res 80 (1995) 299–306. [EBM IIa]

[5] Dahl OE, Gudmundsen TE, Haukeland L: Late occuring clinical deep vein thrombosis in joint-operated patients. Acta Orthop Scand 71 (2000) 47–50. [EBM IIb]

[6] Dahlbäck B, Carlsson M, Svensson PJ: Familial thrombosis due to a previously unrecognized mechanism characterized by poor anticoagulant response to activated protein C: Prediction of a cofactor to activated protein C. Proc Natl Acad Sci USA 90 (1993) 1004–1008. [EBM Ib]

[7] Eriksson BI, Agnelli G, Cohen AT, Dahl OE, Mouret P, Rosencher N, Eskilson C, Nylander I, Frison L, Ogren M; METHRO III Study Group: Direct thrombin inhibitor melagatran followed by oral ximelagatran in comparison with enoxaparin for prevention of venous thromboembolism after total hip or knee replacement. Thromb Haemost 89 (2003) 288–296. [EBM Ib]

[8] Eriksson BI: Clinical experience of melagatran/ximelagatran in major orthopaedic surgery. Thromb Res 109 (Suppl.) (2003) S23–29. [EBM Ib]

[9] Eriksson BI, Lassen MR: Pentasaccharide in Hip-Fracture Surgery Plus Investigators: Duration of prophylaxis against venous thromboembolism with Fondaparinux after hip fracture surgery: a multicenter, randomised, placebo-controlled, double-blind study. Arch Int Med 163 (2003) 1337–1342. [EBM Ib]

[10] Geerts WH, Heit JA, Clagett GP et al.: Prevention of venous thromboembolism. Chest 119 (2001) 132–175. [EBM Ia]

[11] Gustafsson D, Elg M: The pharmacodynamics and pharmacokinetics of the oral direct thrombin inhibitor ximelagatran and its active metabolite melagatran: a mini-review. Thromb Res 109 (2003) S9–15. [EBM IIa]

[12] Hirsh J, Warkentin TE, Shaughnessy SG et al.: Heparin and Low-Molecular-Weight Heparin. Chest 119 (Suppl. 1) (2001) 64S–94S3. [EBM Ia]

[13] Hull RD, Pineo GF: Extended prophylaxis against venous thromboembolism following total hip and knee replacement. Haemostasis 29 Suppl. 1 (1999) 23–31. [EBM Ia]

[14] Leitlinie zu rückenmarknahen Regionalanästhesien und Thromboembolieprophylaxe/Antikoagulation. Anästhesiologie und Intensivmedizin 44 (2003) 218–230. [EBM III]

[15] Leitlinie zur stationären und ambulanten Thromboembolieprophylaxe in der Chirurgie und der perioperativen Medizin. AWMF-Leitlinien-Register Nr. 003/001. [EBM IV]

[16] Mizel MS, Temple HAT, Michelson JD: Thromboembolism after foot and ankle surgery. A multicenter study. Clin Orthop 348 (1998) 180–185. [EBM III]

[17] Turpie AG, Bauer KA, Eriksson BI, Lassen MR: Fondaparinux vs enoxaparin for the prevention of venous thromboembolism in major orthopedic surgery: a meta-analysis of 4 randomized double-blind studies. Arch Intern Med 162 (2002) 1833–1840. [EBM Ia]

[18] Ulsenheimer K: Rechtliche Aspekte bei der Prophylaxe und Therapie der venösen Thrombose. Chirurg BDC 4 (2001) 104–110. [EBM IV]

[19] Virchow R: Phlogose und Thrombose im Gefäßsystem. Gesammelte Abhandlungen zur wissenschaftlichen Medicin. von Meininger III, Berlin (1856) 458–635. [EBM III]

[20] Warkentin TE, Elavathil LJ, Hayward CP et al.: The pathogenesis of venous limb gangrene

associated with heparin-induced thrombocy-topenia. Ann Intern Med 127 (1997) 804–812. [EBM IIb]

[21] Wells PS, Lensing AWA, Hirsh J: Graduated compression stockings in the prevention of postoperative venous thromboembolism. A meta-analysis. Arch intern Med 154 (1996) 67–72. [EBM Ia]

[22] Wilson D, Cooke EA, McNally MA, Wilson HK, Yeates A, Mollan RA: Changes in coagulability as measured by thrombelastography following surgery for proximal femoral fracture. Injury 32 (2001) 765–770. [EBM IIa]

XIX Was gibt es Neues im Qualitäts-management?

M. Ziegler und A. Ekkernkamp

1 Änderungen im Sozial-gesetzbuch V

Mit dem Gesundheits-Modernisierungs-Gesetz sowie anderen Gesetzesänderungen wurden zum 1. Januar 2004 zahlreiche Regelungen in die Sozialgesetzgebung eingeführt bzw. bestehende Regelungen erweitert, die darauf abzielen, die Qualität der medizinischen Versorgung zu verbessern.

1.1 Verpflichtung zur Fortbildung

1.1.1 Niedergelassene Vertragsärzte

In § 95 SGB V wird bestimmt, dass die Kassenärztliche Bundesvereinigung den Umfang der von Vertragsärzten zu erbringenden Fortbildung regeln muss. Alle Vertragsärzte müssen alle fünf Jahre in entsprechendem Umfang die Teilnahme an Weiterbildungsmaßnahmen nachweisen. Ohne diesen Nachweis muss die Kassenärztliche Vereinigung für die Zeit bis zur Erfüllung der Fortbildungsverpflichtung für die nächsten vier Quartale die Honorare um 10 %, für die folgenden vier Quartale um 25 % kürzen. Anschließend soll die Zulassung entzogen werden.

Vertragsärzte, die am 30.6.2004 bereits zugelassen sind, haben den Nachweis erstmals bis zum 30.6.2009 zu erbringen.

Der Nachweis absolvierter Fortbildungen kann durch Fortbildungszertifikate der Ärztekammern erbracht werden.

1.1.2 Fachärzte im Krankenhaus

In § 137 Abs. 2 wird dem neu geschaffenen „Gemeinsamen Bundesausschuss" die Verpflichtung auferlegt, „Mindestanforderungen an die ... im Abstand von fünf Jahren zu erfüllenden Fortbildungspflichten der Fachärzte" in zugelassenen Krankenhäusern festzulegen.

1.2 Der Gemeinsame Bundesaus-schuss

Der Gemeinsame Bundesausschuss löst die bisherigen durch das SGB V begründeten Ausschüsse ab.

In § 91 des SGB V heißt es:

Die Kassenärztlichen Bundesvereinigungen, die Deutsche Krankenhausgesellschaft, die Bundesverbände der Krankenkassen, die Bundesknappschaft und die Verbände der Ersatzkassen bilden einen Gemeinsamen Bundesausschuss. Der Gemeinsame Bundesausschuss ist rechtsfähig.

Der Gemeinsame Bundesausschuss besteht aus einem unparteiischen Vorsitzenden, zwei weiteren unparteiischen Mitgliedern, vier Vertretern der Kassenärztlichen Bundesvereinigung, einem Vertreter der Kassenzahnärztlichen Bundesvereinigung, vier Vertretern der Deutschen Krankenhausgesellschaft, drei Vertretern der Ortskrankenkassen, zwei Vertretern der Ersatzkassen, je einem Vertreter der Betriebskrankenkassen, der Innungskrankenkassen, der landwirtschaftlichen Krankenkassen und der Knappschaftlichen Krankenversicherung. (...)

Dem Gemeinsamen Bundesausschuss wird durch das SGB V neben der schon erwähnten Ausgestaltung der Fortbildungsverpflichtung für Krankenhausärzte eine Vielzahl von Aufgaben übertragen, u.a.:

- Erstellen von Richtlinien für Gesundheitsuntersuchungen zur Früherkennung von Krankheiten (§ 25)

- Zulassung von nicht verschreibungspflichtigen Arzneimitteln, die zur Behandlung schwerwiegender Erkrankungen als Therapiestandard gelten, zur Anwendung bei diesen Erkrankungen (erstmals bis zum 31.3.2004, § 34)

- Beschluss von Maßnahmen der Qualitätssicherung für Krankenhäuser einheitlich für alle Patienten. Dabei sind die Erfordernisse einer sektor- und berufsgruppenübergreifenden Versorgung angemessen zu berücksichtigen. Die Beschlüsse … regeln insbesondere

  1. die verpflichtenden Maßnahmen der Qualitätssicherung … sowie die grundsätzlichen Anforderungen an ein einrichtungsinternes Qualitätsmanagement,

  2. Kriterien für die indikationsbezogene Notwendigkeit und Qualität der im Rahmen der Krankenhausbehandlung durchgeführten diagnostischen und therapeutischen Leistungen, insbesondere aufwändiger medizintechnischer Leistungen; dabei sind auch Mindestanforderungen an die Strukturqualität einschließlich im Abstand von fünf Jahren zu erfüllender Fortbildungspflichten der Fachärzte und an die Ergebnisqualität festzulegen,

  3. einen Katalog planbarer Leistungen … bei denen die Qualität des Behandlungsergebnisses in besonderem Maße von der Menge der erbrachten Leistungen abhängig ist, Mindestmengen für die jeweiligen Leistungen je Arzt oder Krankenhaus und Ausnahmetatbestände,

  4. Grundsätze zur Einholung von Zweitmeinungen vor Eingriffen,

  5. Vergütungsabschläge für zugelassene Krankenhäuser, die ihre Verpflichtungen zur Qualitätssicherung nicht einhalten und

  6. Inhalt und Umfang eines im Abstand von zwei Jahren zu veröffentlichenden strukturierten Qualitätsberichts der zugelassenen Krankenhäuser, in dem der Stand der Qualitätssicherung insbesondere unter Berücksichtigung der Anforderungen nach den Nummern 1 und 2 sowie der Umsetzung der Regelungen nach Nummer 3 dargestellt wird. Der Bericht hat auch Art und Anzahl der Leistungen des Krankenhauses auszuweisen. Er ist über den in der Vereinbarung festgelegten Empfängerkreis hinaus von den Landesverbänden der Krankenkassen und den Verbänden der Ersatzkassen im Internet zu veröffentlichen. Der Bericht ist erstmals im Jahr 2005 für das Jahr 2004 zu erstellen (§ 137)

- Der Gemeinsame Bundesausschuss hat den Stand der Qualitätssicherung im Gesundheitswesen festzustellen, sich daraus ergebenden Weiterentwicklungsbedarf zu benennen, eingeführte Qualitätssicherungsmaßnahmen auf ihre Wirksamkeit hin zu bewerten und Empfehlungen für eine an einheitlichen Grundsätzen ausgerichtete sowie sektoren- und berufsgruppenübergreifende Qualitätssicherung im Gesundheitswesen einschließlich ihrer Umsetzung zu erarbeiten. Er erstellt in regelmäßigen Abständen einen Bericht über den Stand der Qualitätssicherung (§ 137b)

- Auf Antrag eines Spitzenverbandes der Krankenkassen, der Deutschen Krankenhausgesellschaft oder eines Bundesverbandes der Krankenhausträger Überprüfung von Untersuchungs- und Behandlungsmethoden, die zu Lasten der gesetzlichen Krankenkassen im Rahmen einer Krankenhausbehandlung angewandt werden oder angewandt werden sollen, daraufhin, ob sie für eine ausreichende, zweckmäßige und wirtschaftliche Versorgung der Versicherten unter Berücksichtigung des allgemein anerkannten Standes der medizinischen Erkenntnisse erforderlich sind. Ergibt die Überprüfung, dass die Methode nicht den Kriterien nach Satz 1 entspricht, erlässt der Gemeinsame Bundesausschuss eine entsprechende Richtlinie (§ 137c)

- Die an der vertragsärztlichen Versorgung teilnehmenden Ärzte dürfen neue Heilmittel nur verordnen, wenn der Gemeinsame Bundesausschuss zuvor ihren therapeutischen Nutzen anerkannt und in den Richtlinien Empfehlungen für die Sicherung der Qualität bei der Leistungserbringung abgegeben hat (§ 138)

- Gründung und Trägerschaft eines fachlich unabhängigen, rechtsfähigen, wissenschaftlichen Instituts für Qualität und Wirtschaftlichkeit im Gesundheitswesen. Hierzu kann eine Stiftung des privaten Rechts errichtet werden.
  Das Institut wird zu Fragen von grundsätzlicher Bedeutung für die Qualität und Wirtschaftlichkeit der im Rahmen der gesetzlichen Krankenversicherung erbrachten Leistungen insbesondere auf folgenden Gebieten tätig (§ 139a):

  1. Recherche, Darstellung und Bewertung des aktuellen medizinischen Wissensstandes zu diagnostischen und therapeutischen Verfahren bei ausgewählten Krankheiten,

  2. Erstellung von wissenschaftlichen Ausarbeitungen, Gutachten und Stellungnahmen zu Fragen der Qualität und Wirtschaftlichkeit der im Rahmen der gesetzlichen Krankenversicherung erbrachten Leistungen unter Berücksichtigung alters-, geschlechts- und lebenslagenspezifischer Besonderheiten,

3. Bewertungen evidenzbasierter Leitlinien für die epidemiologisch wichtigsten Krankheiten,

4. Abgabe von Empfehlungen zu Disease-Management-Programmen,

5. Bewertung des Nutzens von Arzneimitteln,

6. Bereitstellung von für alle Bürgerinnen und Bürger verständlichen allgemeinen Informationen zur Qualität und Effizienz in der Gesundheitsversorgung.

1.3 Weitere Regelungen im SGB V zur Qualität im Gesundheitswesen

Auch die übrigen sich auf Qualität der Versorgung beziehenden Abschnitte und Paragrafen des SGB V sind überarbeitet worden.

Wichtige Bestimmungen sind:

- Vertragsärzte, medizinische Versorgungszentren, zugelassene Krankenhäuser, … sind … verpflichtet,

  1. sich an einrichtungsübergreifenden Maßnahmen der Qualitätssicherung zu beteiligen, die insbesondere zum Ziel haben, die Ergebnisqualität zu verbessern und

  2. einrichtungsintern ein Qualitätsmanagement einzuführen und weiterzuentwickeln (§ 135a)

- Die Kassenärztlichen Vereinigungen haben Maßnahmen zur Förderung der Qualität der vertragsärztlichen Versorgung durchzuführen. Die Ziele und Ergebnisse dieser Qualitätssicherungsmaßnahmen sind von den Kassenärztlichen Vereinigungen zu dokumentieren und jährlich zu veröffentlichen.
  Die Kassenärztlichen Vereinigungen prüfen die Qualität der in der vertragsärztlichen Versorgung erbrachten Leistungen einschließlich der belegärztlichen Leistungen im Einzelfall durch Stichproben. … Die Ab-

sätze 1 und 2 gelten auch für die im Krankenhaus erbrachten ambulanten ärztlichen Leistungen (§ 136)

- Die Bundesregierung bestellt eine Beauftragte oder einen Beauftragten für die Belange der Patientinnen und Patienten. ... Aufgabe der beauftragten Person ist es, darauf hinzuwirken, dass die Belange von Patientinnen und Patienten besonders hinsichtlich ihrer Rechte auf umfassende und unabhängige Beratung und objektive Information durch Leistungserbringer, Kostenträger und Behörden im Gesundheitswesen und auf die Beteiligung bei Fragen der Sicherstellung der medizinischen Versorgung berücksichtigt werden. Sie setzt sich bei der Wahrnehmung dieser Aufgabe dafür ein, dass unterschiedliche Lebensbedingungen und Bedürfnisse von Frauen und Männern beachtet und in der medizinischen Versorgung sowie in der Forschung geschlechtsspezifische Aspekte berücksichtigt werden (§ 140h)

2 Bundesweite externe Qualitätssicherung

2.1 Module für das Jahr 2004

Die im letztjährigen Beitrag erwähnten Module für die Qualitätssicherung über die BQS wurden zum Teil für das Jahr 2004 ausgesetzt:

- Appendektomie
- Dekompression bei Karpaltunnelsyndrom
- Dekompression bei Ulnarisrinnensyndrom
- Knie-Schlittenprothese
- Leistenhernie
- Varizenchirurgie

Insbesondere für die Chirurgie relevante Module, die im Jahr 2004 erhoben werden, sind:

- Carotis-Rekonstruktion
- Cholezystektomie
- Hüftgelenknahe Femurfraktur
- Hüft-Totalendoprothesen-Wechsel
- Knie-Totalendoprothese
- Knie-Totalendoprothesen-Wechsel
- Totalendoprothese bei Koxarthrose

Näheres findet sich im Internet auf www.bqs-online.de.

Neu sind auch die Seiten im Internet, auf denen über die Ergebnisse der vergleichenden Qualitätssicherung informiert wird: www.bqs-outcome.de.

XX Was gibt es Neues in der Klinikhygiene?

Kein neuer Beitrag

XXI Was gibt es Neues in der Orthopädie?

Kein neuer Beitrag

XXII Was gibt es Neues in der Wundbehandlung?

S. Coerper, S. Beckert und H. D. Becker

1 Einleitung

In Deutschland hat das moderne Wundmanagement weiterhin an Bedeutung gewonnen. Das Patientenkollektiv mit schwer heilenden Wunden hat Eingang zu größeren Zentren gefunden und zahlreiche neue interdisziplinär arbeitende Wundsprechstunden konnten in den Krankenhäusern etabliert werden.

In unterschiedlichen Initiativen wird nun versucht, die Behandlung dieser Problemwunden nach gemeinsamen Standards zu organisieren, die auch durch eine wissenschaftliche Evaluation geprüft sind. So konnte im Wundnetz e.V. in unterschiedlichen Zentren eine standardisierte Behandlung dokumentiert werden. Hierfür wurde ein spezielles Wunddokumentationssystem erarbeitet. Die ersten Daten dieses auf wissenschaftlicher Basis konzipierten Netzwerkes fanden internationale Anerkennung und wurden bereits publiziert [1]. Hier konnte anhand eines großen Patientenkollektives nachgewiesen werden, dass die Compliance der Patienten, der Schweregrad und das Alter der Patienten einen entscheidenden Einfluss auf die Heilung chronischer Wunden haben.

Es wird zunehmend schwieriger, das große Angebot der Industrie auf dem hart umkämpften Markt der Wundversorgung zu werten [2], um für die Patienten eine kostengünstige und wirksame Diagnostik und Therapie festzulegen. In diesem Kapitel möchten wir die neuesten Entwicklungen auf dem Gebiet der Wundheilung darlegen, sowie einen Überblick über den aktuellen Stand der klinischen Prüfung zu geben.

Wir können immerhin 13 Studien mit dem Evidenzgrad Ib zitieren.

2 Das diabetische Fußsyndrom

Die bislang größte Untersuchung eines diabetischen Patientenkollektives mit neuropathischen Ulzera wurde von Margolis et al. publiziert [3]. Hier wurde ein Patientenkollektiv von mehr als 31.000 Patienten untersucht. Diese Patienten wurden seit 1988 in einem Netzwerk von Wundheilungszentren behandelt, welches durch die Firma Curative Technologies ursprünglich zur Vermarktung des autologen Wachstumsfaktorenkonzentrates PDWHF (Platelet Derived Wound Healing Factors) gegründet wurde. Heute werden dort Patienten mit chronischen Wunden nach festen Standards interdisziplinär behandelt und die Verläufe dokumentiert – die Wachstumsfaktoren spielen heute eine untergeordnete Rolle. Margolis et al. konnten anhand dieses großen Patientenkollektives die Wunddauer, die Wundgröße und den Schweregrad der Wunde (eigene Einteilung) als signifikante Faktoren für eine verzögerte Heilung neuropathischer Ulzera berechnen.

Die Druckentlastung neuropathischer Ulzera ist eine wesentliche Säule im Therapiekonzept. Diskutiert wird aber weiterhin die Art und Weise der Druckentlastung. Für die in den USA und in England weit verbreitete Entlastung durch einen Unterschenkelgips („total contact cast") konnte bereits in früheren Studien ein

Vorteil gegenüber eines Entlastungsschuhs gesehen werden [4]. Nun wurde eine prospektive Studie publiziert, die zeigen konnte, dass die Anlage eines Gipses mit Fensterung der Wunde zu deutlich besseren Abheilungsraten auch bei komplizierten Ulzera führt. Lediglich die Gefahr von Druckstellen ist bei bestehender Neuropathie nicht zu unterschätzen und war bei der zitierten Studie von HA VAN et al. mit 10 % recht hoch [5]. Im Gegensatz hierzu konnten ZIMNY et al. in einer kleinen Studie an 54 Patienten mit kleinen neuropathischen Ulzera zeigen, dass durch die Einlage eines Schaumstofes als Schuheinlage ähnlich gute Ergebnisse wie nach Entlastung durch einen Entlastungsschuh erzielt werden können [6].

Die Rezidivrate nach der Abheilung diabetischer Ulzera ist bekanntlich recht hoch, zwei Studien haben sich kürzlich mit diesem Thema befasst: PAOLA et al. untersuchten die Rezidivrate nach Resektion des ersten Strahls und fanden eine im Vergleich zur Literatur recht niedrige Rezidivrate (15/89 nach 16 Monaten). Die Autoren führten dies aber auf die gute und konsequente Nachsorge im Sinne einer Tertiärprävention zurück [7]. Ein sehr interessanter Ansatz ist die Verlängerung der Achillessehne zur Entlastung des Vorfußes von neuropathischen Vorfußulzera [8]. Begründet wird dieses Vorgehen durch die diabetische motorische Neuropathie, die zur Verkürzung der Sehnen am Fuß führt. Hierdurch kommt es zur leichten Spitzfußstellung und Mehrbelastung im Vorfußbereich. MUELLER et al. konnten durch die operative Verlängerung der Achillessehne im Vergleich zu einer Kontrollgruppe ohne Operation eine signifikante Reduktion der Rezidivrate nach sieben Monaten (p = 0,001) und nach zwei Jahren (p = 0,002) aufzeigen.

3 Das venöse Ulkus

Eine der wesentlichen therapeutischen Maßnahmen in der Behandlung venöser Ulzera ist zweifellos die Kompressionstherapie. Weiter-

hin unklar ist aber der Modus der Kompression. Hierzu wurde eine prospektive, kontrollierte Studie von MOFFATT et al. publiziert, welche zwei Systeme von elastischen Kompressionsverbänden verglich: Das 2-Bandagen-System (Surepress®) mit dem 4-Bandagen-System (Profore®). Hier fand sich nach zwölf Wochen eine signifikant bessere Heilungsrate nach Anlage des 4-Bandagen-Systems (p = 0,02) und auch eine deutliche Kostenreduktion nach Verwendung des 4-Bandagen-Systems, was durch die deutlich reduzierte Anzahl von Verbandwechseln mit Neuanlagen der Kompression erklärt wird [9].

Neben der Kompression wurde auch die venenchirurgische Sanierung für eine wichtige Maßnahme angesehen, die Abheilung und Rezidivrate venöser Ulzera zu beeinflussen. Hier spielt die endoskopische Dissektion der Vv. perforantes eine große Rolle (SEPS). Zwei Studien haben den Stellenwert der SEPS anhand eines großen Patientenkollektives untersucht [10, 11]: BIANCHI et al. fanden in ihrem Patientenkollektiv (n = 74) nach SEPS eine Heilungsrate von 91 % innerhalb von drei Monaten und eine Rezidivrate von 6 % nach 30 Monaten. IAFRATI et al. beobachteten nach erfolgreicher operativer Sanierung insuffizienter Venen mittels SEPS eine Heilungsrate von 74 % innerhalb von sechs Monaten und eine Rezidivrate nach fünf Jahren von 13 % (n = 51).

4 Wundverbände

Seit Jahren kommen neue Verbände auf den Markt, klinische kontrollierte Studien sind aber meist nicht zu finden. Ein gutes Beispiel ist hier ein Silber enthaltender semiokklusiver Verband z.B. Contreet® [12]. Diese Art von Verbänden sollen angeblich durch die bakterizide Wirkung des Silbers einen enormen Vorteil zu anderen Verbänden aufweisen. Hierzu wurden zahlreiche Fallberichte publiziert, auch einige experimentelle Arbeiten [13]. Eine prospektive kontrollierte Studien zu einem silberhaltigen Präparat wird gerade durchgeführt.

Im Gegensatz hierzu konnte der Proteaseregulierende Wundverband Promogran® durch weitere Studien überzeugen. Eine experimentelle Arbeit konnte zwischenzeitlich nachweisen, dass die Proteaseaktivität in Wundflüssigkeiten durch die Anwendung dieses Verbandes signifikant vermindert wird [14]. Nachdem VEVES et al. an diabetischen Ulzera die Wirkung von Promogran® aufzeigen konnten [15], liegt nun auch eine prospektive und randomisierte Studie an Patienten mit venösen Ulzera vor. VIN et al. konnten an einem Patientenkollektiv von 73 Patienten belegen, dass Promogran® zu einer signifikant schnelleren Reduktion der Wundfläche führt, wenngleich die absoluten Heilungsraten nur einen Trend zu Gunsten des Produktes aufwiesen [16].

Die Applikation eines Hydrogels scheint im Vergleich zur konventionellen Therapie die Wundheilung signifikant zu stimulieren. Dies soll in einem hydrolytischen Debridement begründet sein. Zu diesem Schluss kommt eine Metaanalyse von Smith, publiziert in der Cochrane Datenbank [17]. Große prospektive und kontrollierte Studien hierzu sind aber bislang nicht publiziert.

Eine weitere Studie hat sich mit der Frage beschäftigt, in wieweit die Wundspülung einen Einfluss auf die Wundheilung und auf die Wundinfektion haben kann. GRIFFITHS et al. haben bei 49 Patienten mit chronischen Wunden prospektiv und randomisiert die Wundspülung mit sterilem Kochsalz oder Leitungswasser vorgenommen und keinen Unterschied in den Heilungsraten oder Infektionsraten gefunden [18].

5 Physikalische Wundbehandlung

Seit vielen Jahren wird versucht, durch physikalische Methoden die Wundheilung zu beschleunigen. Zur Hydrotherapie kann nicht sehr viel Neues berichtet werden; diese Form der Wundreinigung wird weiterhin lediglich empirisch begründet, entsprechende Studien fehlen. Gleiches gilt für die Ultraschallbehandlung, auch hier konnte das pathophysiologische Prinzip der „Cavitation" mit Veränderung der Zellmembran und konsekutiv verbesserter Wundheilung klinisch nicht durch Studien bewiesen werden.

Für die elektrische Stimulation gibt es bislang eine prospektive und kontrollierte Studie an diabetischen Ulzera, publiziert von PETERS et al. [19]. Hier konnte an 40 Patienten mit diabetischen Ulzera gezeigt werden, dass die nächtliche Applikation von geringem Strom, gesteuert durch einen Mikrocomputer, im Vergleich zu einer Placebogruppe die Wundheilung signifikant stimuliert.

Die hyperbare Oxygenierung in speziellen Druckkammern ist weiterhin in Diskussion, es konnten aber zwischenzeitlich keine überzeugenden kontrollierten Studien vorgelegt werden.

Die VAC-Therapie ist in vielen Zentren Bestandteil des Therapiekonzeptes. Zahlreiche neue Fallberichte und Anwendungsbeobachtungen wurden weiter publiziert. Eine kontrollierte klinische Studie ist zwischenzeitlich von SCHERER et al. veröffentlicht worden [20]. Hier konnte bei 61 Patienten gezeigt werden, dass die VAC-Therapie die Einheilungsrate von Spalthaut signifikant verbessert. Allerdings wurde in einer weiteren kontrollierten Studie an 41 Dekubitalulzera keine signifikant verbesserte Wundheilung gefunden [21].

6 Neue moderne Wundbehandlung

Im Grunde ist der mit Wachstumsfaktoren verbundene große Enthusiasmus enttäuscht worden, denn lediglich ein Wachstumsfaktor, PDGF-BB (Regranex) konnte in kontrollierten

Studien überzeugen. Kürzlich wurde ein weiterer Wachstumsfaktor EGF (Epidermal Growth Factor) erfolgreich an diabetischen Ulzera getestet. In einer prospektiven und kontrollierten Studie von 61 Patienten führte die lokale Applikation von rhEGF (durch Spray dosiert und appliziert) in einer Dosis von 0,04 % (wt/wt) zu einer signifikant schnelleren Abheilung – Nebenwirkungen wurden nicht beobachtet [22]. In der Vergangenheit ist dieser Wachstumsfaktor ohne großen Erfolg klinisch untersucht worden und man muss sicher abwarten, ob diese neuen Ergebnisse durch weitere Studien bestätigt werden können.

Auf dem Gebiet des Tissue Engineering wurde eine weitere Studie mit dem Produkt Dermagraft® publiziert [23]. Hier werden humane Fibroblasten auf einem resorbierbaren Mesh kultiviert und kryokonserviert. In dieser großen Multicenter-Studie an 314 Patienten mit diabetischen Ulzera fand sich nach Applikation von Dermagraft® im Vergleich zur Kontrollgruppe eine signifikant höhere Heilungsrate (p = 0,023).

Als letztes möchten wir noch einen völlig neuen Ansatz zur Stimulation der Wundheilung anmerken. Seit langem ist bekannt, dass NO, ein kurzlebiges Gas, wesentliche Prozesse der Wundheilung reguliert und stimulieren kann. Eine experimentelle Arbeit wurde nun publiziert, die nachweist, dass die lokale Applikation eines Hydrogels, welches NO freisetzt, die Wundheilung bei Ratten signifikant stimuliert [24]. Es bleibt abzuwarten, in wieweit zusätzliche experimentelle Studien zu ersten klinischen Prüfungen dieses neuen Prinzips führen werden.

Literatur

[1] Coerper S, Wicke C, Pfeffer F et al.: Documentation of 7051 chronic wounds with a new computerized system within a network of wound care centers. Arch Surg (2004) (in print). [EBM III]

[2] Coerper S, Becker HD: Wundversorgung in Deutschland: Strategien zur Einführung und Sicherung kostenintensiver und nicht validierter Lokaltherapeutika. ZfW 2 (2003) 48–51. [EBM IV]

[3] Margolis DJ, Allen-Taylor L, Hofstad O, Berlin JA: Diabetic neuropathic foot ulcers: The association of wound size, wound duration and wound grade on healing. Diabetes Care 25 (2002) 1835–1839. [EBM III]

[4] Armstrong DG, Nguyen HC, Lavery LA et al.: Off-loading the diabetic foot wound. A randomized clinical trial. Diabetes Care 24 (2001) 1019–1022. [EBM Ib]

[5] Ha Van G, Siney H, Hartmann-Heurtier A et al.: Nonremovable, windowed, fibroglass cast boot in the treatment of diabetic plantar ulcers: Efficacy, safety, and compliance. Diabetes Care 26 (2003) 2848–2852. [EBM IIa]

[6] Zimny S, Schatz H, Pfohl U: The effects of applied felted foam on wound healing and healing times in the therapy of neuropathic diabetic foot ulcers. Diabet Med 20 (2003) 622–625. [EBM IIa]

[7] Paola LD, Faglia E, Caminiti M et al.: Ulcer recurrence following first ray amputation in diabetic patients. Diabetes Care 26 (2003) 1874–1878. [EBM III]

[8] Mueller MJ, Sinacore DR, Hastings MK et al.: Effect of achilles tendon lengthening on neuropathic plantar ulcers. A randomized trial. J Bone Joint Surg 85A (2003) 1436–1445. [EBM Ib]

[9] Moffatt CJ, McCullagh L, O'Connor T et al.: Randomized trial of four-layer and two-layer bandage system in the management of chronic venous ulceration. Wound Rep Reg 11 (2003) 166–171. [EBM Ib]

[10] Iafrati MD, Pare GJ, O'Donnel TF, Estes J: Is the nihilistic approach to surgical reduction of superficial and perforator vein incompetence for venous ulcer justified? J Vasc Surg 36 (2002) 1167–1174. [EBM Ib]

[11] Bianchi C, Ballard JL, Abou-Zamzam AM, Teruya TH: Subfascial endoscopic perforator vein surgery combined with saphenous vein ablation: Results and critical analysis. J Vasc Surg 38 (2003) 67–71. [EBM Ib]

[12] Landsdown AB, Jensen K, Jensen Q: Contreet Foam and Contreet Hydrocolloid: an insight into two new silver-containing dressings. J Wound Care 12 (2003) 205–210. [EBM IV]

[13] Thomas S, McCubbin P: A comparison of the antimicrobial effects of four silver-containing dressings on three organisms. J Wound Care 12 (2003) 2–7. [EBM IV]

[14] Cullen B, Smith R, McMulloch E et al.: Mechanism of action of Promogran, a protease modulating matrix, for the treatment of diabetic foot ulcers. Wound Rep Reg 10 (2002) 16–25. [EBM IIb]

[15] Veves A, Sheehan P, Pham HAT: A randomised, controlled trial of Promogran (a collagen/oxidised regenerated cellulose dressing) vs standard treatment in the management of diabetic foot ulcers. Arch Surg 137 (2002) 822–827. [EBM Ib]

[16] Vin F, Teot L, Meaume S: The healing properties of Promogran in venous leg ulcers. J Wound Care 11 (2002). [EBM Ib]

[17] Smith J: Debridement of diabetic foot ulcers. Cochrane-Database-Syst-Rev 4 (2002). [EBM Ia]

[18] Griffiths RD, Fernandez RS, Ussia CA: Is tap water a safe alternative to normal saline for wound irrigation in the community setting? J Wound Care 10 (2001) 407–411. [EBM Ib]

[19] Peters EJ, Lavery LA, Armstrong DG, Fleischli JG: Electric stimulation as an adjunct to heal diabetic foot ulcers: a randomized clinical trial. Arch Phys Med Rehabil 82 (2001) 721–725. [EBM Ib]

[20] Scherer LA, Shiver S, Chang M et al.: The vacuum assitsned closure device. A method of securing skin grafts and improving graft survival. Arch Surg 137 (2003) 930–934. [EBM Ib]

[21] Ford CN, Reinhard ER, Yeh D et al.: Interim analysis of a prospective, randomised trial of vacuum assisted closure versus healthpoint system in the management of pressure ulcers. Ann Plast Surg 49 (2002) 55–61. [EBM Ib]

[22] Tsang MW, Wong WKR, Hung CS et al.: Human Epidermal Growth Factor enhances healing of diabetic foot ulcers. Diabetes Care 26 (2003) 1856–1861. [EBM Ib]

[23] Marston WA, Hanft J, Norwood P, Pollak R: The efficacy and safety of Dermagraft in improving the healing of chronic diabetic foot ulcers. Diabetes Care 26 (2003) 1701–1705. [EBM Ib]

[24] Bohl Masters KS, Leibovich J, Belem P et al.: Effect of nitric oxide releasing poly (vinyl alcohol) hydrogel dressings on dermal wound healing in diabetic mice. Wound Rep Reg 10 (2002) 286–294. [EBM IV]

XXIII   Was gibt es Neues in der Ambulanten Chirurgie?

Kein neuer Beitrag

XXIV Was gibt es Neues in der Genetischen Chirurgie?

Kein neuer Beitrag

value

XXV   Was gibt es Neues beim Life Support?

„Advanced Trauma Life Support" (ATLS®) für Ärzte und „Systematic Prehospital Life Support" (SPLS®) erstmals in Deutschland etabliert

Chr. K. Lackner[1,2], B. Bouillon[2], A. Seekamp[2], J. A. Sturm[1,2], W. E. Mutschler[1] und AG Notfallmedizin der DGU und DGC

Es ist eine der zentralen Aufgaben von modernen Traumamanagement-Systemen bei der Behandlung von polytraumatisierten Patienten, deren Überleben nachhaltig zu sichern und durch eine zielführende multidisziplinäre Therapie ihrer Verletzungen und Verletzungsfolgen die Wiedereingliederung in Familie, Beruf und Gesellschaft zu erzielen [24, 25].

Zentrale Ziele der ersten 60 Minuten nach Trauma sind, den Patienten unverzüglich zu erreichen, mit den Methoden der präklinischen Medizin die Verletzungsschwere initial zu evaluieren und die indizierten Therapiemaßnahmen und das entsprechende einsatztaktische Vorgehen einzuleiten [14]. Danach muss der Patient ohne Verzug einer geeigneten Zielklinik zugeführt werden. Als Bindeglied zwischen der praeklinischen Rettungskette und der klinischen Phase der Schwerverletzten-Versorgung dient der Schockraum. In dieser Versorgungsphase steht das definitive Erkennen vitalbedrohlicher Verletzungen und die Durchführung adäquater medizinischer Maßnahmen nach einem prioritäten-gesteuerten Stufenplan im Vordergrund [24–26, 39–41].

Hierbei ist es genuine Aufgabe eines qualitätsgesteuerten praeklinischen und frühklinischen Traumamanagement-Systems, definierte Probleme mit konstanter Regelmäßigkeit adäquat zu lösen. Aus diversen Publikationen ist bekannt, dass man in dieser Frühphase der Schwerverletztenversorgung in besonderer Weise in der Lage ist, durch die Qualität der Entscheidungen Einfluss auf die Prognose des Patienten zu nehmen [4, 20, 28, 33, 34].

Die weitere Entwicklung einer qualitativ hohen, standardisierten präklinischen und frühen klinischen Versorgung von Traumapatienten unter Einschluss des Interhospitaltransfers in Zielkliniken der Schwerpunkt- und Maximalversorgung und Induzierung von Trauma-Netzwerken ist daher eine zentrale Aufgabe, der sich die Deutsche Gesellschaft für Unfallchirurgie als „Anwalt der Verletzten" in Partnerschaft mit zwei in Deutschland erstmalig präsentierten Fortbildungsformaten stellen wird. Damit soll auch neuen bzw. zu erwartenden Entwicklungen in der Präklinik Rechnung getragen werden.

Ab dem Jahr 2000 lässt sich im Bereich des prähospitalen Rettungsdienstes der Trend feststellen, dass die Anzahl der schweren Polytraumata tendenziell zurückgeht, jedoch der Schweregrad der Verletzungen ansteigt. Dies bedeutet für das Rettungsteam und das Schockraum-Team, dass einerseits die praktische Lernerfahrung (individuelle „case-load") zurückgeht, andererseits die Anforderungen an die Versorgungsqualität steigen [30, 31, 33].

Eine bereits laufende und ab 2004 umfassende Umstrukturierung der Krankenhauslandschaft durch die gesetzlich vorgegebene Einführung der „diagnosis related groups" (DRGs) hat auf die Verletztenversorgung in Deutschland erhebliche Auswirkung. Nach den Erfahrungen anderer Länder mit diesem pauschalierten Leistungsvergütungssystem ist zu erwarten, dass es zu einem Rückgang des flächendecken-

---

[1] Akademie der Unfallchirurgie (AUC) der Deutschen Gesellschaft für Unfallchirurgie e.V.
[2] AG Notfallmedizin der Deutschen Gesellschaft für Unfallchirurgie e.V. und der Deutschen Gesellschaft für Chirurgie e.V.

den akutmedizinischen Versorgungsangebotes im klinischen Bereich kommen wird [5, 18, 35].

Letztlich wird dies, politisch intendiert, zu einer Regionalisierung der Schwerverletzten-Versorgung in Zentren mit einem erheblich größerem Patienteneinzugsraum als bisher führen. Für die Akutversorgungskette ergibt sich daraus, dass das System wegen potentiell längerer Transportwege zu den verbleibenden Zielkliniken den Anforderungen der „golden-hour-disease" Trauma gerecht werden muss.

Nach wie vor gilt das deutsche Rettungswesen in seiner Struktur als vorbildlich und nachahmenswert. Eine permanente Aufgabe ist es aber, bei der großen Zahl jüngerer aktiver Kollegen und der sehr hohen Fluktuation innerhalb der Rettungs- und Schockraum-Teams diesen hohen Standard zu erhalten und weiter zu entwickeln. Aufbauend auf die Fachkunde Rettungswesen im präklinischen Bereich, ist es mit dem SPLS®-Konzept möglich, die Notarzt-Qualifikation beim Traumapatienten dreifach weiterzuentwickeln. Die Übernahme des ATLS®-Kursformates aus den USA ist das entsprechende Pendant im Schockraum-Bereich.

1 Advanced Trauma Life Support® (ATLS®)

Nach drei Jahren intensiver Vorbereitung wurde die Übernahme des ATLS®-Kurskonzeptes für Deutschland mit der Durchführung des Inaugurationskurses in München vom 23.02.–01.03.2003 abgeschlossen. Das ATLS®-Programm ist eine wissenschaftlich begleitete Fortbildungsmaßnahme für Ärzte, die durch die Deutsche Gesellschaft für Unfallchirurgie in Lizenz und in Partnerschaft mit dem American College of Surgeons in Deutschland durchgeführt und von der Akademie der Unfallchirurgie der DGU verantwortlich betreut wird.

1.1 ATLS®-Philosophie

ATLS® ist ein Ausbildungskonzept, das ein standardisiertes, prioritätenorientiertes Schockraummanagement von Traumapatienten lehrt. Ziele sind die schnelle und genaue Einschätzung des Zustandes des Traumapatienten (assessment), die prioritätenorientierte Behandlung *(treat first what kills first)* und die Entscheidung, ob die eigenen Ressourcen zur Behandlung ausreichen bzw. ein Transfer des Patienten notwendig ist (consider transfer). Über allem steht der Gedanke Sekundärschäden zu vermeiden *(do no further harm)*, die Zeit nicht aus den Augen zu verlieren und eine gleichbleibende Qualität der Versorgung zu sichern. Der Kurs vermittelt hierzu systematisches Wissen, Techniken, Fertigkeiten und Verhalten in Diagnostik und Therapie. Die Kurse stehen unter chirurgischer Leitung, richten sich jedoch an alle Fachrichtungen, die an der Traumaversorgung im Schockraum beteiligt sind. ATLS® wird daher auch die gemeinsame Sprache der Traumaversorgung (the common language of trauma) genannt.

Der ursprüngliche ATLS®-Kurs wurde in Anlehnung an das Advanced-Cardiac-Life-Support® (ACLS®)-Programm gestaltet, welches 1976 projektiert und in der Folge von der American Heart Association übernommen wurde [9, 10, 42].

Auf dieser Grundlage definierte und spezifizierte Paul E. Collicott in Auburn, Nebraska im Jahr 1978, nach zwei Jahren intensiver Entwicklungs- und Forschungsarbeit, das „Advanced-Trauma-Life-Support (ATLS®)" Kursformat als weltweit erstes systematisches Trainingsprogramm zum Traumamanagement [10–12].

Die Einführung des Programmes begann zwei Jahre später, als ein Kollege von Dr. Collicott, James Steiner und seine Familie bei einem Flugzeugabsturz schwer verletzt wurden [10, 42].

ATLS® wurde durch das Committee on Trauma (COT) des American College of Surgeons (ACS) landesweit und anschließend internatio-

nal etabliert [6]. In vielen Weiterbildungspro-
grammen in Nordamerika ist der Kurs inzwischen integraler Bestandteil der Weiterbildung
aller an der Traumaversorgung beteiligten
Fachrichtungen [8].

ATLS® ist Teil der „Continuous Medical Education (CME)" Programme.

Die Grundintention der ATLS®-Initiative war
es, Krankenhäusern jeder Versorgungsstufe
eine Leitlinie zur bestmöglichen Trauma-The-
rapie an die Hand zu geben, um damit für den
Patienten die „Gunst" der „Golden-Hour" optimal zu nutzen [42].

Jeder Chirurg und jeder am akutklinischen
Management von schwerverletzten Patienten
beteiligte Arzt sollte einen ATLS©-Kurs absolviert haben.

25 Jahre nach Einführung ist dieser Kurs weltweit einer der Eckpfeiler der modernen Unfall-
versorgung. Inzwischen wurden mehr als
350.000 Ärzte in 22.000 Kursen in 43 Ländern
nach diesem Konzept ausgebildet. Es wird regelmäßig unter internationaler Beteiligung wissenschaftlich überprüft und weiterentwickelt
[6].

Eine Vielzahl von wissenschaftlichen Untersuchungen belegten den Ausbildungswert und die
Auswirkungen des Kurses auf das Traumamanagement der ATLS®-Kursteilnehmer [1–3, 8,
15, 19, 43]. Die erfolgreiche/repetitive Absolvierung eines ATLS®-Kurses fördert beim einzelnen Anwender das Verständnis für die
grundliegenden Prinzipien des initialen Trau-
mamangements und hält es aufrecht. [1–3, 8,
15, 19, 42].

Amerikanische Assistenzärzte gaben an, dass
die erfolgreiche Absolvierung von ATLS®-Kur-
sen sie persönlich in der Wahl ihrer Fachrichtung, hin zur Trauma-Medizin, beeinflusst hat.
Sie konstatieren weiter, dass der Kurs auch Anlass war, die Interaktion mit den jeweiligen
Oberärzten in der Tagesroutine zu intensivie-
ren sowie die Kommunikation und fachliche

Auseinandersetzung zu trauma-assoziierten
Themenkreisen anhaltend zu verbessern [13].

Dies veranlasste eine ganze Reihe von Kursab-
solventen, sich in der Folge als ATLS®-Kurs-In-
struktoren oder -Kursdirektoren zu engagieren
[8, 19, 42].

1.2 ATLS®-Ausbildungskonzept

ATLS® ist ein Ausbildungskonzept, das ein
standardisiertes, prioritätenorientiertes Schockraummanagement von Verletzten lehrt. Ziele
sind die schnelle und genaue Einschätzung des
Patienten, die Prioritäten-orientierende Stabilisierung der Vitalfunktionen, die Organisation
primärer und sekundärer Maßnahmen und das
Qualitätsmanagement. Der Kurs vermittelt hierzu systematisch Wissen, Techniken, Fertigkeiten
und Verhalten in Diagnostik und Therapie.

1.2.1 Advanced Trauma Life Support©-Kurs
für Ärzte (ATLS©-Provider Course for
Physicians)
– Struktur und Inhalte –

1.2.1.1 Kursziel/Lernziel

Der ATLS®-Anwenderkurs vermittelt aner-
kannte diagnostische und therapeutische Strategien. In systematisierter Weise werden dem
Arzt klare Leitlinien und Methoden der frühklinischen Einschätzung und Diagnostik sowie
Akutbehandlung von schwerstverletzten Patienten, mit Schwerpunkt in der ersten Stunde,
dargeboten.

1.2.1.2 Zielgruppe

Der ATLS®-Anwenderkurs richtet sich an alle
Ärzte, die an der akut-klinischen Versorgung
von schweren Verletzungen beteiligt sind. Die
Inhalte sind auf Ärzte der Grund- und Regelversorgung ebenso abgestimmt wie auf ärztliche Mitarbeiter aus Kliniken der Schwerpunkt-
und Maximalversorgung. Die Teilnehmerzahl
ist pro Kurs streng auf 16 Ärzte limitiert.

1.2.1.3 Kursinhalt

Der ATLS®-Anwenderkurs richtet sich an alle Ärzte, die an der akuten klinischen Versorgung von Traumapatienten beteiligt sind. Die Inhalte sind auf Ärzte der Grund- und Regelversorgung ebenso abgestimmt wie auf ärztliche Mitarbeiter aus Kliniken der Schwerpunkt- und Maximalversorgung. Die Teilnehmerzahl ist pro Kurs streng auf 16 Ärzte limitiert, die Anzahl der Instruktoren beträgt mindestens vier.

Der ATLS®-Anwenderkurs ist ein 2,5-tägiger Kurs. Er umfasst zwölf Unterrichtseinheiten von der Erstuntersuchung bis zum Transfer des Patienten und besteht aus theoretischen und praktischen Teilen. Zur Kursvorbereitung muss der Teilnehmer das ATLS®-Manual (460 Seiten) durcharbeiten. Als Kontrolle wird vor Beginn des Kurses ein Multiple-Choice-Test durchgeführt. Der Kurs beginnt am ersten Tag mit dem Schwerpunkt initialer diagnostischer Block (initial assessment) und lebensrettenden klinischen Sofortmaßnahmen. Wissen wird in Übersichtsvorträgen in Seminarform präsentiert und diskutiert. Untersuchungstechniken und diagnostische Abläufe werden in „skills stations" und Falldiskussionen trainiert. Chirurgische Techniken wie Thoraxdrainagen, Tracheotomie, Perikardiozentese, Peritoneallavage und Thorakotomie werden an Simulationsmodellen oder im Tiermodell erlernt. Der zweite Tag vertieft die Systematik der Organdiagnostik (secondary survey) theoretisch in kurzen Vorträgen und praktisch in „skills stations". In Falldiskussionen, Röntgendemonstrationen und Untersuchungen von Simulationspatienten wird besonders auf die Systematik der Diagnostik und die Ableitung weiterer diagnostischer oder therapeutischer Maßnahmen Wert gelegt. Am dritten Tag wird das gesamte theoretische und praktische Wissen an komplexen Simulationspatienten trainiert und später geprüft, ergänzt durch einen Multiple-Choice-Test mit 40 Fragen der mit 80 % richtig beantworteter Fragen bestanden wird.

Schlagwortartig, nach dem ATLS®-Manual zusammengefasst wird geboten:

- zeiteffektiver und zielführender diagnostischer Block

- zeitorientierte und prioritätengestützte Stabilisierung des Patienten

- Feststellung und Durchführung der akutklinischen Erfordernisse in Diagnose und Therapie

- Entscheidung und Einleitung des Interhospitaltransfer

- Qualitätsmanagement und Qualitätsentwicklung in der akutklinischen Traumaversorung

Nach erfolgreichem Absolvieren des Kurses sind die Teilnehmer in der Lage:

- Das Konzept und die Grundprinzipien der akutklinischen Erstversorgung zu demonstrieren

- Prioritätengesteuerte Maßnahmen im Trauma-Management einzuleiten und durchzuführen

- Behandlungsstrategien der akutklinischen Traumaversorgung der ersten Stunde einzuleiten, durchzuführen, Probleme einzuschätzen und zu beheben

- Akutlebensbedrohliche Zustände zu erkennen und zu behandeln

Tab. 1: Kurs-Inhalte des Advanced Trauma Life Support©-Kurs für Ärzte

Kursinhalte	Praktische Übungsstationen
• akutklinische Erstmaßnahmen • Management der oberen Luftwege • Schock-Therapie • Thorax-Trauma • Abdominal-Trauma • Schädel-Hirn-Trauma • HWS- und LWS-Trauma • Extremitäten-Trauma • Verbrennungen und Thermische Verletzungen • Maßnahmen zur Stabilisierung • Pädiatrisches Trauma • Trauma in der Schwangerschaft	Jeweils 1 Instruktor pro Kursteilnehmer • Chirurgische Fertigkeiten • Cricothyroidotomie • Peritoneal Lavage • Pericardiocentese • Thoraxfunktion • Thoraxdrainage • Mini-Thoracotomie • Venae Sektio • Intubation • Volumen- und Schocktherapie • Schädel-Hirn-Trauma • Diagnose- und akutklinische Therapie • Extremitäten-Immobilisation • Wirbelsäulen-Immobilisation • Diagnose von Roentgenbefunden • Praxistest • Fallszenarien *Viele praktische Übungen finden an z.T. speziell für den ATLS®-Kurs entworfenen Übungsmodellen statt.* *(Das in USA etablierte ATLS®-Tiermodell wird in den deutschen Kursen nicht angewendet werden)*

1.2.2 ATLS®-Instruktorenkurs für Ärzte

1.2.2.1 Kursinhalte

Der ATLS®-Instruktorenkurs richtet sich an Ärzte, die erfolgreich einen ATLS®-Provider-Kurs absolviert haben.

Der ATLS®-Instruktorenkurs ist ein systematischer ATLS® „Teach the Teacher-Kurs". Er bereitet potentielle Ausbilder auf ihre Aufgaben im ATLS-Anwenderkurs vor und schließt mit einer Prüfung ab. Voraussetzung zur Teilnahme ist das erfolgreiche bestehen eines ATLS-Anwenderkurses innerhalb des letzten Jahres. Die maximale Teilnehmerzahl beträgt neun, die Zahl der Ausbilder mindestens vier.

Der ATLS-Instruktorenkurs ist ein 1,5-tägiger Kurs, in dem vor allem pädagogische Inhalte gelehrt werden. Organisiert wird der Kurs durch den ATLS®-Educator, der besondere pädagogische Qualifikationen erworben hat. Zur Vorbereitung erhält der Teilnehmer ein Manu-al (960 Seiten) sowie ein Thema über das er ein Kurzreferat von 5 Minuten mit maximal fünf Diapositiven halten soll. Es werden theoretische Grundlagen einer guten Lehre in Kurzvorträgen vermittelt. Anschließend halten die Teilnehmer ihr Kurzreferat, das auf Video aufgezeichnet und in der Gruppe im Hinblick auf pädagogische Aspekte diskutiert wird. Es werden weiterhin das Lehren an „skills stations" oder Simulationspatienten gelehrt und trainiert, wobei die Teilnehmer in die Rolle des Instruktors schlüpfen und die Instruktoren die Rolle des Auszubildenden einnehmen.

Anschließend werden wiederum pädagogische Lernziele diskutiert und überprüft. Die Leistung der Teilnehmer wird an jeder Station systematisch überprüft und bewertet. Wer diesen Kurs erfolgreich absolviert ist „Instructor Candidate" und hat nun ein Jahr Zeit, um bei einem ATLS®-Anwenderkurs unter Anleitung zu unterrichten. Erst wenn diese Hürde genommen ist erhält der Kandidat den Status eines Instruktors, der für vier Jahre gültig ist. Innerhalb dieser Zeit muss der Instruktor an vier Kursen als Instruktor gelehrt haben und nach vier Jahren muss jeder Instruktor einen schriftlichen Test absolvieren, den er mit 80 % erfolgreich beantworteter Fragen bestehen muss.

1.2.2.2 Zugangsvoraussetzungen gemäß der Vorgaben des American College of Surgeons

An einem Instruktorenkurs sind nur Ärzte teilnahmeberechtigt, in deren Ländern ein ATLS®-Programm des American College of Surgeons eingeführt und etabliert ist. Weiter ist die erfolgreiche Absolvierung eines ATLS®-Provider-Kurses, der nicht länger als zwei Jahre zurückliegt, mit Demonstration von Instruktorenpotential zum Abschluss des Kurses nachzuweisen. Die Teilnahme muss vom National ATLS®-Course-Director und vom National ATLS®-Course-Coordinator unterstützt werden.

Tab. 2: Kursinhalte ATLS®-Instruktorenkurs
Der eintägige Instruktorenkurs besteht aus der Demonstration einer Reihe von Methoden der Didaktik und Kurskomponenten des standardisierten ATLS®-Programmes:

- Kursdesign und Lernstrategien
- Vortragstechnik im Rahmen der ATLS®-Seminare „Microteaching Sessions", „Gruppendiskussion", „Triage Szenarios und fallbasierte Patientensimulation"
- Durchführung einer ATLS®-Übungs-Station
- Darstellung der ATLS®-Unterrichts und Lehrformate
- Chirurgische Fertigkeiten
- Praktikum chirurgische Fertigkeiten
- Zusammenfassung und Abschlusstestats

1.2.3 ATLS® Inaugurationskurs in Deutschland

Nach einer dreijährigen arbeitsintensiven Vorlaufphase, die maßgeblich von Mitgliedern der AG Notfallmedizin der Deutschen Gesellschaft für Unfallchirurgie (DGU) und ihrem Vorsitzenden Prof. Dr. J. Sturm sowie dem Leiter der

Akademie der Unfallchirurgie Prof. Dr. W. Mutschler geleistet wurde, fand der ATLS-Inaugurationskurs vom 23.02.–01.03.2003 in München statt.

Die Kursverantwortung lag bei dem ATLS Subcommittee des American College of Surgeons vertreten durch Dr. B. Krantz (International Course Director). Die Kursorganisation erfolgte durch Prof. Dr. C. Lackner (München) in enger Kooperation mit Prof. Dr. B. Bouillon (Köln) und dem ATLS® International Coordinator Mrs. Irvene Hughes.

Um die Bedeutung dieses Kurskonzeptes zu unterstreichen, wurde die International Faculty von Herrn Prof. Dr. Siebert, dem Präsidenten der Deutschen Gesellschaft für Unfallchirurgie (DGU) und Herrn Prof. Dr. Haas, dem Präsidenten der Deutschen Gesellschaft für Chirurgie (DGC) begrüßt. Weitere Gäste waren der Generalsekretär der DGU Prof. Dr. Rüter, der 1. Stellvertretende Präsident der DGU Prof. Dr. Rehm, Herr Prof. D. Becker als Vertreter des German Chapter des American College of Surgeons, Herr Anding vom Bayerischen Innenministerium sowie Prof. Dr. Sturm und Prof. Dr. Mutschler als Vorsitzende des ATLS®-Programms der DGU.

Die International Faculty setzte sich aus namhaften ATLS®-Instruktoren der USA (Dr. Krantz, Dr. Parks, Dr. Collicott, Dr. Kaufmann, Prof. Dr. Doto), den Niederlanden (Dr. D. Meeuwis, Rita Hermanns) und den sieben deutschen „Instructor Candidates" (Prof. Dr. Bouillon, Prof. Dr. Lackner, Dr. Kanz, Prof. Dr. Seekamp, Dr. Hentsch, Dr. Walcher, Dr. Fischbacher) zusammen. Letztere hatten bereits im April 2002 den ATLS®-Anwender- und -Instruktorenkurs in Columbia/ USA erfolgreich absolviert.

Welche Perspektiven eröffnet ATLS® in Deutschland?

ATLS® ist ein in 42 Ländern etabliertes und standardisiertes Konzept zur klinischen Frühversorgung von Traumapatienten. Damit eröffnet sich auch für Deutschland die Möglichkeit, das Schockraummanagement von Traumapatienten fach- und kliniksübergreifend zu standardisieren. ATLS® ist ein interdisziplinäres, grenzenüberschreitendes Kursformat. Egal in welche Klinik ein Notarzt den Traumapatienten transportiert, egal in welcher Klinik ein Chirurg, Unfallchirurg, Neurochirurg, Anästhesist oder Radiologe am frühen Traumamanagement beteiligt ist, das Konzept und die Sprache sind immer gleich: ATLS®.

Neben der Vermittlung von Wissen, ist vor allem das pädagogische Konzept des problemorientierten Lernens innovativ.

ATLS® legt den Schwerpunkt auf den Transfer des vermittelten Wissens in konkrete Handlungsabläufe am Patienten. In einer Zeit von „high tech medicine" führt ATLS® den Teilnehmer zunächst wieder an eine sorgfältige klinische Untersuchung mit prioritätenorientierten diagnostischen und therapeutischen Konsequenzen zurück. Es werden klare Handlungsabläufe fast nach „Drillcode" geübt und die Wichtigkeit einer permanenten Reevaluation des klinischen Zustandes betont. ATLS® lehrt den Teilnehmer laut zu denken um Denkabläufe transparent zu machen und ermöglicht so den Instruktoren, falls notwendig, modulierend einzugreifen.

Damit könnte ATLS® ein Modell für zukünftige Fortbildungskurse in der Chirurgie sein.

Zur Zeit haben im Rahmen des neuen ATLS®-Programms in Deutschland 25 Teilnehmer den ATLS®-Anwenderkurs und 16 den ATLS®-Instruktorenkurs erfolgreich absolviert. In diesem Jahr sind drei weitere ATLS® Anwenderkurse in Köln, Berlin und München sowie ein ATLS®-Instruktorenkurs in München geplant.

Weitere Informationen zu ATLS®, Kursorten, Ansprechpartnern und Anmeldemöglichkeiten finden sich im Internet unter www.atls.de.

2 Systematic Prehospital Life Support® (SPLS®)

Aus Umfragen unter Notfallmedizinern ist bekannt, dass Defizite zwischen theoretischem Kenntnisstand und der Fähigkeit zur praktischen Umsetzung und Problemlösung empfunden werden [21]. Dies gilt vor allem für die Situation an der Einsatzstelle, an der das Notfallteam auf sich allein gestellt ist. Auch für die Schnittstelle zwischen Rettungsdienst und Schockraumteam in der Zielklinik werden häufig Probleme angegeben. [29]

Gleich welcher Art sie sind, führen Probleme zu veränderten Prozessabläufen und sind messbar als Zeitverzug und haben nach neueren Erkenntnissen sogar negative prognostische Relevanz [7, 16, 22, 23, 33, 37]. Durch entsprechende Trainingsmaßnahmen können sie allerdings nach Art, Umfang und Auswirkung positiv beeinflusst (oder reduziert) werden.

2.1 SPLS®-Philosophie

Der Begriff SPLS© steht für „Systematic Prehospital Life Support©" und repräsentiert eine Initiative der Deutschen Gesellschaft für Unfallchirurgie (DGU) mit dem Ziel, die präklinische Versorgung von Traumapatienten zu optimieren. Die Abkürzung SPLS© hat hierbei eine durchaus gewollte Ähnlichkeit mit dem Begriff ATLS©.

Im Gegensatz zu den USA bietet das deutsche Rettungssystem die Möglichkeit, dass der verunfallte Patient schon direkt am Unfallort (not-)ärztlich versorgt werden kann.

Trotz einer technisch hervorragend ausgerüsteten Rettungslogistik und hoch qualifiziertem Rettungsdienst und notärztlichem Personal erscheint die Versorgung von Unfallpatienten in manchen Fällen dem Anspruch einer adäquaten Notfallversorgung nicht regelhaft gerecht zu werden. Dies kann die unterschiedlichsten Teilaspekte der Versorgung betreffen und reicht von der Fehleinschätzung der Verletzung, über die Unterlassung oder fehlerhafte Durchführung von Notfallmaßnahmen bis hin zur Einlieferung des Patienten in eine nicht geeignete Klinik mit einem inadäquaten Transportmittel [27, 36].

Eine intensive Diskussion in den Arbeitsgemeinschaften Notfallmedizin und Polytrauma der DGU über die Ursachen dieser Schwachstellen legt die Vermutung nahe, dass die erforderlichen Techniken und Entscheidungsabläufe zwar den einzelnen Anwendern bekannt sind und auch weitgehend beherrscht werden, dass diese aber situationsabhängig nicht komplett umgesetzt werden.

Dieses Phänomen ist auch in nicht-medizinischen Bereichen bekannt [17, 44], in denen Situationen mit vergleichbarem Fehlerpotential auftreten können. Genannt sei hier die Luft- und Raumfahrtindustrie, in welcher der „Human Factor" schon lange als potentieller Risikofaktor identifiziert wurde [38].

Das Risikopotential des „Human factor" repräsentiert eine Parallelität zwischen Notfallmedizin und Luftfahrt [38]. Die Ausbildungsziele beider Bereiche sind gut vergleichbar. Geht es in der Luftfahrt darum, die Maschine in der Luft zu halten nach dem Motto „first fly the aircraft", so geht es in der Notfallmedizin darum, den Patienten ohne Verzögerung unter adäquater Versorgung der definitiven Versorgung zuzuführen. Auf den besonderen Stellenwert der Teamwork wurde erst vor kurzem hingewiesen [32].

In der bisherigen Ausbildung der Notärzte lag der Schwerpunkt in der Vermittlung theoretischen Wissens und dessen Anwendung in individuellen und weniger team-bezogenen praktischen Übungen.

Vor diesem Hintergrund hat es sich die Arbeitsgemeinschaft Notfallmedizin der DGU zum Ziel erklärt, ein Ausbildungskonzept für den Notfallmediziner zu entwickeln, welches den „Human factor" (Aspekte der Kognitiven Psychologie) mit berücksichtigt und letztlich

den Ablauf einer notärztlichen Behandlung im Team unterrichtet [17, 44].

Hier kann das in der Luftfahrtindustrie bereits bewährte Crew-Resource-Management (CRM)-Training eine wertvolle Hilfestellung sein.

2.2 SPLS®-Ausbildungskonzept

SPLS® befasst sich mit den notärztlichen Tätigkeiten und Fähigkeiten in dem Behandlungsabschnitt vom Unfallort bis zur Klinikaufnahme. Der Kurs kombiniert manuelle und technische Fähigkeiten auf hohem Niveau mit einer Ausbildung zur Beherrschung von Stresssituationen, zur Teamkommunikation und zur Personalführung unter den Extrembedingungen der präklinischen Versorgung.

In standardisierter Weise werden sowohl technische situative Fertigkeiten, als auch der prozesshafte Ablauf unvorhergesehenen Ereignisses dargestellt und in realitätsnahen Szenarien, unter Anleitung von speziell ausgebildeten Instruktoren, in kleinen Gruppen trainiert.

Ähnlich wie im ATLS®-Kurs werden Feedback- und Qualitätssicherungsmaßnahmen eingebaut. Vorausgesetzt wird eine Ausbildung zum Notarzt und praktische Erfahrung in der Notfallmedizin.

Wesentlicher Bestandteil des Kurses ist die Arbeit in Gruppen von max. vier Teilnehmern. Die Szenarien müssen jeweils als Gruppe durchlaufen werden, wobei die Gruppenmitglieder abwechselnd die Rolle des Verantwortlichen übernehmen. Anschließend wird der Behandlungsablauf in einer Diskussion aufgearbeitet.

Als Ziel des Programms wird ein positives Lernerlebnis auf Seiten der Teilnehmer angestrebt. Die individuelle Wertschöpfung für den einzelnen Kursteilnehmer soll darin bestehen, dass er im Rahmen einer so real als möglich dargestellten Situation in der Entscheidungsfindung, in der Durchführung der ihm bekannten Methoden und in der Organisation handlungssicherer wird.

Tab. 3: Zentrale SPLS©-Kursthemen sind:

- Zeiteffektive und prioritätengesteuerte Behandlungsstrategien der prähospitalen Traumaversorgung der ersten Stunde
- Problemeinschätzung und zielführendes Management kritischer Ereignisse
- praxisnahe Traumaversorgung am Modell / Simulationsprogramme von notfallchirurgischen Maßnahmen und Fertigkeiten in realitätsnahen Unfallszenarios
- Prähospitales Akutmanagement spezieller Einzelverletzungen
- Ablaufmanagement und Transportorganisation in realitätsnahen Übungssituationen
- Schnittstellentraining Rettungsdienst → Zielklinik
- Einsatzkommunikation, Informationsfluss, Fehlervermeidungsstrategien

Alle Kursthemen werden behandelt unter dem Gesichtspunkt der Verbesserung und Verknüpfung von organisatorischen Fertigkeiten (z.B. kontinuierliche Lagebeurteilung, Entschlussfassung, Ressourcenmanagement (Zeit und Personen), Führungs- und Kontrollfunktion), persönliche Fertigkeiten (Introspektionsfähigkeit, Situational Awareness, Antizipation, Stressmanagement, Kommunikationsfähigkeit etc.) und notärztliche Fertigkeiten (algorithmierte Notfallbehandlung und Maßnahmendurchführung, notfallmedizinisches Wissen).

Primäre SPLS©-Zielpersonen sind alle notärztlich und akutmedizinisch tätigen Ärzte.

Den Ausbildungsinhalten nach ist der SPLS©-Kurs zwischen dem Fachkundenachweis bzw. der Zusatzbezeichnung „Arzt im Rettungsdienst" und dem Kurs „Leitender Notarzt" anzusiedeln. Der Fachkundenachweis bzw. die Zusatzbezeichnung sind Voraussetzung für die Teilnahme am SPLS©-Kurs. Aspekte eines Massenanfalls von Verletzten, wie beim Kurs „Leitenden Notarzt" werden bewusst nicht behandelt.

2.3 Fazit SPLS©-Kursthemen

Der SPLS©-Kurs festigt die persönliche Handlungssicherheit des Notarztes. Dies wird durch ein gezieltes Training der Schwerpunkte „Notärztliche Fertigkeiten", „Organisatorische Fähigkeiten" und Aspekten der „Human Factors" erreicht. Der Teilnehmer erlernt, diese Inhalte situativ angepasst zu gewichten sowie zeitgerecht und verantwortlich einzusetzen.

Tab. 4: SPLS©-Implementierungsgruppe

SPLS©-Steuerungsteam:
Prof. Dr. J.A. Sturm Detmold
Prof. Dr. W.E. Mutschler, München
SPLS©-Projektgruppe:
Prof. Dr. A. Seekamp (verantwortlich), Homburg
Prof. Dr. Chr. K. Lackner, München
Dr. M. Bayeff-Filloff, Rosenheim
PD Dr. A. Beck, Ulm
Prof. Dr. B. Bouillon, Köln

Literatur

[1]   Ali J, Cohen R, Reznick R: Demonstration of acquisition of trauma management skills by senior medical students completing the ATLS Program. J Trauma 38 (1995) 687–691.

[2]   Ali J et al.: Comparison of performance 2 years after the old and new (interactive) ATLS courses. J Surg Res 97 (2001) 71–75.

[3]   Ali J et al.: Cognitive and attitudinal impact of the Advanced Trauma Life Support program in a developing country. J Trauma 36 (1994) 695–702.

[4]   Asensio JA et al.: Trauma: a systematic approach to management. Am Fam Physician 38 (1988) 97–112.

[5]   Baraff LJ, Cameron JM, Sekhon R: Direct costs of emergency medical care: a diagnosis-based case-mix classification system. Ann Emerg Med 20 (1991) 1–7.

[6]   Bell RM, Krantz BE, Weigelt JA: ATLS: a foundation for trauma training. Ann Emerg Med 34 (1999) 233–237.

[7]   Bledsoe BE: The Golden Hour: fact or fiction? Emerg Med Serv 31 (2002) 105.

[8]   Campbell B et al.: What do trainees think about advanced trauma life support (ATLS)? Ann R Coll Surg Engl 82 (2000) 263–267.

[9]   Carveth SW et al.: Training in advanced cardiac life support. Jama 235 (1976) 2311–2315.

[10] Collicott PE: Advanced Trauma Life Support (ATLS): past, present, future – 16th Stone Lecture, American Trauma Society. J Trauma 33 (1992) 749–753.

[11] Collicott PE: Advanced trauma life support course, an improvement in rural trauma care. Nebr Med J 64 (1979) 279–280.

[12] Collicott PE, Hughes I: Training in advanced trauma life support. Jama 243 (1980) 1156–1159.

[13] Esposito TJ, Copass MK, Maier RV: Analysis of surgical participation in the Advanced Trauma Life Support course. What are the goals and are we meeting them? Arch Surg 127 (1992) 721–725; discussion 726.

[14] Frank J, Marzi I, Mutschler W: Schockraummanagement des Polytraumas. Zentralbl Chir 121 (1996) 943–949.

[15] Gautam V, Heyworth J: A method to measure the value of formal training in trauma management: comparison between ATLS and induction courses. Injury 26 (1995) 253–255.

[16] Heckbert SR et al.: Outcome after hemorrhagic shock in trauma patients. J Trauma 45 (1998) 545–549.

[17] Helmreich RL: On error management: lessons from aviation. BMJ 320 (2000) 781–785.

[18] Jacobs LM, Schwartz RJ: The impact of prospective reimbursement on trauma centers. An alternative payment plan. Arch Surg 121 (1986) 479–483.

[19] Kennedy DW, Gentleman D: The ATLS course, a survey of 228 ATLS providers. Emerg Med J 18 (2001) 55–58.

[20] Koenig KL: Quo vadis: „scoop and run,“ „stay and treat,“ or „treat and street“? Acad Emerg Med 2 (1995) 477–479.

[21] Lackner CK: Evidence-based-medicine. Notfall- und Rettungsmedizin 1 (1998) 228–236.

[22] Lerner EB, Moscati RM: The golden hour: scientific fact or medical „urban legend“? Acad Emerg Med 8 (2001) 758–760.

[23] Liberman M, Mulder D, Sampalis J: Advanced or basic life support for trauma: meta-analysis and critical review of the literature. J Trauma 49 (2000) 584–599.

[24] Mutschler W, Marzi I: Polytraumamanagement. Zentralbl Chir 121 (1996) 895.

[25] Mutschler W, Marzi I, Ziegenfuss T: Perspektiven der Polytraumaversorgung. Zentralbl Chir 121 (1996) 979–984.

[26] Nast-Kolb D et al.: An algorithm for management of shock in polytrauma. Unfallchirurg 97 (1994) 292–302.

[27] Regel G et al.: Muß der verunfallte Patient vor dem Notarzt geschützt werden? Unfallchirurg 101 (1998) 160–175.

[28] Regel G et al.: Prehospital care, importance of early intervention on outcome. Acta Anaesthesiol Scand Suppl 110 (1997) 71–76.

[29] Ruchholtz S et al.: Frühletalität beim Polytrauma. Eine kritische Analyse vermeidbarer Fehler. Unfallchirurg 97 (1994) 285–291.

[30] Ruchholtz S et al.: Das Traumaregister der AG ‚Polytrauma‘ der D.G.U. als Grundlage des Qualitätsmanagements in der Schwerverletztenversorgung. Langenbecks Arch Chir Suppl Kongressbd 114 (1997) 1265–1267.

[31] Ruchholtz S et al.: Der polytraumatisierte Patient, Triage und Versorgungsprioritäten. Anasthesiol Intensivmed Notfallmed Schmerzther 34 Suppl 1 (1999) S6–S12.

[32] Ruppert M: „das Notfallteam“: Der Stellenwert des „Teams“ in der Notfallrettung. Notfall- und Rettungsmedizin 4 (2001) 189–191.

[33] Sampalis JS et al.: Trauma care regionalization: a process-outcome evaluation. J Trauma 46 (1999) 565–579; discussion 579–581.

[34] Schou J: Major interventions in the field stabilization of trauma patients: what is possible? Eur J Emerg Med 3 (1996) 221–224.

[35] Schwab CW et al.: DRG reimbursement for trauma: the demise of the trauma center (the use of ISS grouping as an early predictor of total hospital cost). J Trauma 28 (1988) 939–946.

[36] Seekamp A, Tscherne H: Muß der verunfallte Patient vor dem Notarzt geschützt werden? Unfallchirurg 101 (1998) 159.

[37] Sethi D et al.: Advanced trauma life support training for ambulance crews. Cochrane Database Syst Rev 2 (2001) CD003109.

[38] Sexton JB, Thomas EJ, Helmreich RL: Error, stress, and teamwork in medicine and aviation: cross sectional surveys. BMJ 320 (2000) 745–749.

[39] Sturm J: Polytrauma und Versorgungsstruktur. Zentralbl Chir 124 (1999) 1030–1035.

[40] Sturm JA: Polytrauma und Krankenhausstrukturen. Langenbecks Arch Chir Suppl Kongressbd 114 (1997) 123–129.

[41] Tscherne H: Trauma care delivery, the german experience. Acta Anaesthesiol Belg 38 (1987) 255–256.

[42] Weldon C: ATLS Training – a novel approach. Bulletin of the American College of Surgeons April (2002) 15–19.

[43] Williams MJ, Lockey AS, Culshaw MC: Improved trauma management with advanced trauma life support (ATLS) training. J Accid Emerg Med 14 (1997) 81–83.

[44] Wu AW: Medical error: the second victim. The doctor who makes the mistake needs help too. BMJ 320 (2000) 726–727.

XXVI Was gibt es Neues in der Stomachirurgie?

H. Denecke

Stomaprobleme sind nach wie vor häufig, scheinen aber tendenziell abzunehmen. Zumindest nehmen offensichtlich die operations- und korrekturbedürftigen Komplikationen ab.

Dennoch beeinträchtigt eine jegliche Komplikation, die die rasche und hygienisch einwandfreie Versorgung eines Stoma behindert oder verzögert, als somatischer Auslöser das Lebensgefühl des Stomaträgers. Trotz der operationstechnischen Möglichkeiten, beispielsweise beim Rektumkarzinom durch lokale Exzision und interspinktäre Resektionen die Kontinenz zu erhalten [1], ist derzeit noch mit einer Rate von immerhin bis zu 27% dauerhafter endständiger Kolostomien zu rechnen [2].

Von der Qualität des angelegten Stomas sind die Lebensqualität, die soziale Einbindung und die Teilnahme am gesellschaftlichen Leben stark abhängig [3]. Mit peristomalen Komplikationen ist bei etwa 50% der angelegten Stomata zu rechnen [4]. Peristomale Hautreizungen, Haftungsprobleme, diätetische Einschränkungen, Stomaretraktion, Prolaps und Parastomiehernien behindern erheblich. Dies impliziert die Notwendigkeit sorgfältiger chirurgischer Technik sowie sachkundiger Stomabetreuung, und zwar für alle Stomatypen und Stomalokalisationen [5].

Risikofaktoren für eine erhöhte Komplikationsrate werden unterschiedlich beurteilt. Unter Notfallbedingungen wurde eine ungünstige Positionierung signifikant häufiger gefunden, Adipositas und Diabetes waren ebenso Risikofaktoren [4]. In einer zweiten, sehr großen retrospektiven Studie war die Komplikationsrate unter Notfallbedingungen nur für die Ileosto-

mie erhöht [6]. In einer über drei Jahre beobachteten Patientengruppe waren entzündliche Darmerkrankungen und Adipositas signifikante Risikofaktoren, Notfallindikation, Divertikulitis, Geschlecht und Stomatyp dagegen keine [5]. In den genannten Arbeiten lagen die Komplikationsraten zwischen 25 und 50%. Diese Zahlen unterstreichen, wie wichtig die operationstechnischen Kenntnisse schon für Chirurgen in der Weiterbildung sind, die die Stomaanlage tatsächlich durchführen. Auch passager angelegte doppelläufige Stomata werden zu 5 bis 15% nicht wie geplant zurückverlegt und werden über die Dauer von Jahren zu versorgen sein [7, 8]. In noch höherem Prozentsatz werden Stomata bei Hartmann-Situationen nicht reanastomosiert. Gerade jüngere Chirurgen werden sich unter notfallmäßiger Indikation eher zu einem solchen Eingriff entschließen und müssen eine korrekte Stoma-Anlage beherrschen. Auch wenn die Position des Stoma durch Stomatherapeuten angezeichnet wird, sollte der Operateur unbedingt selbst die Bauchdeckenverhältnisse (z.B. adipös, erschlafft) in Augenschein nehmen. Besser, er nimmt die Kennzeichnung selbst vor und kann damit Verschiebungen in den Haut-Subkutis-Faszienschichten beurteilen, die mit Stehen, Sitzen und der unphysiologisch „überstreckten" Rückenlage auf dem Op.-Tisch auftreten. Die richtigen Positionierungen sind hinreichend beschrieben [9, 10, 11, 12, 13, 14].

Die postoperative Versorgungs-Beratung scheint in den ersten drei bis sechs Monaten besonders wichtig zu sein [15]. Wir halten die Irrigation für die günstigste Maßnahme zur Stuhlregulation. Mit ihr können auch Probleme wie peristomale Lazeration, Akanthose und Undichtigkeiten behandelt werden. Volumina von 500 bis 1500 ml führen in Einlaufzeiten von 2,5 und 5 Minuten unter Schwerkraft-Irrigation zu einer Kolonmotilität mit genügend hohen Entleerungsdrücken und gutem Entleerungsverhalten [16]. Die Anwendung einer Irrigationspumpe lieferte keine besseren Ergebnisse.

Irrigations- und Evakuationdysfunktionen können offensichtlich durch eine erstmals vorgestellte Kolontransport-Szintigraphie diagnostiziert und evaluiert werden [17].

1   Lebensqualität

Bei aller Einschränkung der Lebensqualität gelingt einem Stomaträger die Adaptation auf ein gut funktionierendes endständiges Stoma erstaunlich gut im Vergleich zu rektumresezierten Patienten [18]. Die Tumorangst hat nach drei Jahren deutlich abgenommen. In beiden Therapiegruppen verbleiben aber auch auf längere Dauer Patienten mit einem bereits frühpostoperativ erhöhten Angst-Score, die auch im weiteren Verlauf Beängstigung und psychosoziale Adaptation nur ungenügend bewältigen und besonderer Betreuung und Führung bedürfen [19]. Diese Situation war durch das Stoma unbeeinflusst. Dennoch geht in die empfundene Bewältigung eines Stoma sicher eine subjektive Anpassungsreaktion mit ein. Entsprechend ergab sich eine signifikante Verbesserung der Lebensqualität nach Rückverlagerung allerdings doppelläufiger Ileostomata [20]. Immerhin wird diese aber bei nahezu einem Drittel der rektumresezierten Patienten durch Defäkations- und Inkontinenzprobleme unterschiedlicher Ausprägung bleibend und zum Teil deutlich eingeschränkt. Diese Problematik sollte insbesondere bei tiefen Resektionen und intersphinktären Anastomosen stärker beachtet und in der Indikationsstellung berücksichtigt werden [1].

2   Antiperistaltisches Segment

Bei endständiger Ileostomie wurde über eine deutlich verbesserte Funktion nach Interposition eines antiperistaltischen Segmentes berichtet [21]. Der Bericht enthält eine nur kleine Fallzahlen in zwei Vergleichsgruppen, die Studie ist aber präzise und gut dokumentiert durchgeführt. Das antiperistaltische Segment sollte in einer Länge von 25 cm nicht als Interposition, sondern endständig und stomaformierend angesetzt sein.

3   Antegrade Irrigationsbehandlung

Auch der Bericht von KATANAGI et al. über erfolgreiche Stuhlregulation durch antegrade Irrigationsbehandlung ist erwähnenswert [22]. Er betrifft ebenfalls nur eine sehr kleine Patientenzahl, ist aber interessant als klinische Bestätigung experimenteller Vorstudien [23]. Das erforderliche Spülvolumen wird offensichtlich geringer, und die Darmentleerung tritt rascher und vollständiger ein als nach retrograder Spülbehandlung. Die Spülung wird bei diesem Verfahren über eine kontinente, in die Zökumwand invaginierte und an der rechten unteren Bauchdecke angelegte Appendikostomie durchgeführt. Die Appendikostomie bleibt auch über die Dauer katheterisierfähig und wird offensichtlich gut toleriert. Das Verfahren ist in der Kinderchirurgie zur Behandlung nicht beherrschbarer Inkontinenz bekannt und wurde von MALONE eingeführt [24, 25].

In der Erwachsenenchirurgie wurde es mit unterschiedlichem Erfolg bei schwerer Kolon-Obstipation und „stool-outlet"-Obstruktion eingesetzt [26, 27].

4 „Kontinente" Ileostomie

In einer ausführlichen Arbeit wurde der gegenwärtige Stand zu Indikation und Technik der kontinenten Ileostomie nach KOCK dargestellt [28]. Die Technik dieser Stomaanlage wurde nicht zuletzt auch durch die Autoren inzwischen so weit verbessert, dass die pouch-spezifischen Komplikationen bei 21 operierten Patienten nur noch 5 % betrugen. Das „nipple-slipping" als häufigste Komplikation kann durch doppelte Klammernahtreihen sicher und dauerhaft verhindert werden. Insgesamt wird ein Krankengut von 73 Patienten mit einer Beobachtungszeit von zwölf Jahren übersehen. Am günstigsten liegen die Ergebnisse bei denjenigen Patienten, bei denen eine Ileostomie zur Kock´schen Tasche konvertiert wurde. Damit kann bei entzündlicher Grunderkrankung der Krankheitsverlauf zunächst abgewartet und nach besserer Beurteilbarkeit zur kontinenten Ileostomie konvertiert werden. Aus psychosozialen Gründen schließen die Autoren auch bei M. Crohn-Patienten eine Konversion zur Kock'schen Tasche nicht mehr aus. Nur bei einem Patienten (2,4 %) wurde im gesamten Beobachtungszeitraum die Kock´sche Tasche wieder aufgehoben. Die funktionellen Ergebnisse liegen bei der zuletzt entwickelten Technik zur Fixation des Auslassventils so günstig, dass bei keinem Patient der Wunsch nach einer ileo-analen Anschlussoperation bestand. LEPISTÖ et al. sehen ebenfalls die hohe Rate des „nipple-slipping" nach Anwendung der Stapler-Technik auch als Korrekturoperation deutlich niedriger geworden [29]. Die Kontinenz nach ileo-analer Pouch-Anastomose ist bei diesen Autoren aber im Vergleich günstiger. Insgesamt sollte die Anlage einer kontinenten Kock-Pouch-Ileostomie erfahrenen Operateuren vorbehalten sein.

5 Laparoskopische Stoma-Anlage

Die laparoskopische Stoma-Anlage hat inzwischen ihren festen Platz in der operativen Verfahrenswahl gefunden. Es entfällt das Risiko einer Narbenhernie im Bereich des abdominalen Zugangs [30, 31]. Die Indikation besteht dann, wenn die Stoma-Anlage das alleinige Operationsziel ist [32]. Vorteile sind niedrige Morbidität und Mortalität, schnelle Rekonvaleszenz und kurze Hospitalisierungsdauer [14, 33]. Zur Behandlung schwer abheilender Druckulzera oder deren Rezidivprophylaxe bei Querschnittsgelähmten oder chronisch bettlägerigen Patienten sollte eine solche Indikation großzügig gestellt werden [34, 35].

6 Parastomale Hernie

Für das Auftreten einer parastomalen Hernie ist sicher der primär gewählte Durchmesser der Durchtrittsstelle wichtig [9, 10, 36, 37]. Nicht nur das Laplace-Gesetz ist zu berücksichtigen [10], sondern auch die Tatsache, dass zwischen der Faszienlücke und dem durchtretenden, zusammengefallenen Darm eine möglichst geringe Differenz verbleiben soll. Sicher ist hilfreich, wenn sich der Operateur nicht an der anatomisch sehr variablen Zwei-Fingerbreite, sondern am präzisen Maß von nur 3 cm orientiert. Wenn so vorgegangen wird, wird das angelegte Stoma für einen durchschnittlich großen Finger einlegbar sein [9]. KASPERK zitiert: „... dass eine geringe Zyanose und ein leichtes Ödem des Stomas in der frühpostoperativen Phase zeigt, dass eine ausreichend kleine Stomaapertur gewählt wurde" [10].

Die Rate der Parastomiehernien ist nach wie vor hoch. Es werden Inzidenzen von bis zu 25 % nach Ileostomie und bis zu 55 % nach Kolostomie berichtet [38]. Nicht alle Parastomiehernien sind korrekturpflichtig. Eine solche Indikation besteht nur für diejenigen, die die

Stuhlregulation behindern [9, 10]. Im Prinzip stehen drei Korrekturverfahren zur Verfügung [10, 13, 39]:

- der lokale direkte Bruchlückenverschluss, der peristomal und transabdominal durchgeführt werden kann

- die Stoma-Relokation, ebenfalls peristomal oder transabdominal durchführbar

- der lokale Bruchlückenverschluss mit alloplastischem Material (Augmentation peritoneal, präperitoneal oder suprafaszial).

Die höchste Rezidivrate besteht offensichtlich nach direktem Hernienverschluss [10, 39]. Die Relokation in einen kontralateralen Quadranten erscheint sicherer und für den Patienten gut zu versorgen [40]. Auch für dieses Verfahren wird eine Rezidivrate angegeben, die mit derjenigen der Zugangslaparotomie bis zu 40 % beträgt [41]. Mit der Relokation in genügendem Abstand gelingt – falls erforderlich – nach unserer Erfahrung die Neuanlage eines optimierten Stomas am besten. Schwache Bauchwandverhältnisse können dabei schon primär augmentiert werden.

Der Trend geht zum Hernienverschluss unter Zuhilfenahme alloplastischer Netzaugmentation. Die befürchtete hohe Infektrate bei Anwesenheit offener Darmlumina ist nicht eingetreten. Sie liegt bei etwa 5 % in einer kleineren Serie [42]. Darüber hinaus zwingt die Infektion im alloplastischen Material nicht unbedingt zu dessen Entfernung, sie kann in der Regel konservativ beherrscht werden. Mit einem erneuten Rezidiv muss aber auch nach Bauchwandaugmentation noch in bis zu 26 % gerechnet werden [42], dazu kommt das Hernierungspotential der Laparotomienarbe.

STEELE et al. führen den Bruchlückenverschluss mit Polypropylen-Netz durch und sehen nach 51 Monaten eine primäre Erfolgsrate von 74 %, nach nochmaligen Korrektureingriffen schließlich eine solche von 86 %; dies unabhängig davon, ob das Netz sub- oder suprafaszial implantiert wurde [42]. Das Stoma wurde exzidiert und neu eingesetzt. Infekte, Fisteln und Prolaps konnten konservativ beherrscht werden. Kein Netz musste exstirpiert werden. Die Arbeitsgruppe um BEART belässt das Stoma in situ, nimmt den Faszienverschluss transabdominal vor, und verwendet zur Argumentation elastischeres Polytetraethylen [37]. Die Durchtrittsstelle im Netz wurde sternförmig inzidiert, die Lefzen an den Darm fixiert, der Durchmesser der Inzision betrug 3 cm. Ähnlich gehen andere Autoren vor [10, 43]. An kleinen Patientenzahlen ergibt dieses Verfahren eine geringe Rezidivrate und erscheint auch mit unterschiedlichen Implantaten nahezu infektfrei [10, 39, 43]. Ein Bewertungsvergleich der verwendeten Materialien, der über technische Kriterien wie Elastizität oder Oberflächenglätte hinausgeht, ist aus den berichteten Patientenzahlen und dem niedrigen Evidenzgrad der vorliegenden Beobachtungsstudien nicht möglich. Für die Wahl des Implantates soll bedacht werden, dass Polypropylen nicht nur besondere Gewebereaktionen hervorruft, sondern sich auch an der Exzisionsstelle dilatativ verändern kann [44].

Kontrovers diskutiert wird die Tatsache, auf welcher Bauchwandschicht das Netz implantiert werden soll, nämlich peritoneal, präperitoneal oder suprafaszial. Werden Arrosionen oder Adhäsionen befürchtet, empfiehlt sich die Präperitonealisierung oder die Verwendung oberflächenglatten Materials. Von anderen Autoren wird dieses Problem nicht gesehen. Eine lokale Fibrinapplikation könnte eventuell die Arrosionsgefahr vermindern. Wenn über eine mediane Laparotomie eingegangen wird, kann der Bruchlückenverschluss nicht nur alleine von der Abdominalhöhle aus bewerkstelligt, sondern das peritoneal angelegte Netz auch zum Schutz der medianen Laparotomie mitverwandt werden.

7 Protektive Stomata

Zwei randomisierte Studien vergleichen das doppelläufige Ileostoma mit der Transversostomie. Sie kommen zu unterschiedlichen Ergebnissen. EDWARDS et al. zeigen in einer 1-Zentrum-Studie zur Protektion tiefer Rektumresektionen eine signifikant höhere Komplikationsrate der Transversostomie (16 % Fistel, Prolaps und parastomale Hernie, 16 % Narbenhernien nach Verschluss) bei fehlenden Komplikationen der Ileostomie auf [45].

Bei operationstechnisch vergleichbaren Zeiten und Schwierigkeitsgraden favorisieren die Autoren die Ileostomie.

GOOSZEN et al. finden in einer 5-Zentren-Studie eine stomabezogene Mortalität von 8 % für die Ileostomie (Anlage und Verschluss), eine Prolaps-Rate von 42 % für die Transversostomie und eine gering höhere Rate anderer Stomakomplikationen für die Ileostomie [7]. Bezüglich der Indikation lagen der Studie Rektumresektionen, Divertikulitiden sowie Notfalleingriffe am linken Kolon zugrunde. Die Autoren halten eine Ileostomie für weniger effizient zur Darmentlastung; 15 % der angelegten Stomata verblieben dauerhaft.

In einer großen retrospektiven Serie lag die stomabezogene Mortalität nach Ileostomaverschluss bei 0,5 % (1/213), die Komplikationsrate bei 13 %, die operationspflichtigen Komplikationen bei 3,3 %. Wegen einer Narbenhernie nach Stomaverschluss musste in 2,3 % re-operiert werden [46].

Wir favorisieren mit anderen Autoren die protektive Ileostomie. Von Vorteil ist die optimale Stomapositionierung. Die häufigere Stuhlfrequenz bereitet heute keine größeren Schwierigkeiten als diejenige bei Transversum-Kolostoma [3, 47]. Für Notfallindikationen am linken Kolon wählen wir mit anderen Autoren die Hartmann-Situation, wenn keine primäre Anastomose in Frage kommt.

Auf die Notwendigkeit, ein primär angelegtes Stoma länger belassen müssen, sollte in der präoperativen Aufklärung hingewiesen werden. In bis zu 15 % wird eine protektive Stuhldeviation als Dauerlösung bestehen bleiben [7, 8].

8 Stoma-Rückverlagerung

Nicht nur die Anlage schützender Stomata, sondern auch der Rückverlagerungseingriff ist mit einer Komplikationsrate verbunden, die nicht vernachlässigt werden darf. SAKAI et al. fanden nach Ileostoma-Rückverlagerung eine Komplikationsrate von 6,3 %, nach Rückverlagerung von Querkolon-Stomata eine Komplikationsrate von 10 %. Sie schlossen auf gleiche Sicherheit der Rückverlagerung [48]. RULLIER et al. fanden die Morbidität nach Rückverlagerung doppelläufiger Kolostomien gegenüber solcher von Ileostomien signifikant höher (34 % versus 12 %) [49]. Auch die Inzidenz postoperativer Narbenhernien wurde nach Kolostomie-Verschluss höher gefunden als nach Verschluss eines Ileostoma (16 % versus 0 %) [45]. Diese Zahlen bestätigen den Trend zum Ileostoma für die Protektion tiefer Anastomosen im anorektalen Bereich.

Unterschiedliche Techniken werden für den Verschluss der Darmschenkel angegeben [50]. Ob nach Anfrischung mit direkt mit querer Naht verschlossen wird, ob kurzstreckig reseziert wird oder ob der Verschluss mit Seit-Seit-Anastomose erfolgen soll, wird demnach am günstigsten nach den lokalen Verhältnissen (z.B. Durchtrittsstrecke, Vernarbung, Fixation der Stomaschenkel) entschieden [9, 50].

Eine Hautadaptation durch zirkuläre, subdermal gelegte Raffnaht soll die oberflächliche Wundinfekt-Rate deutlich verringern [51]. Wir exzidieren das Stoma quer-ovalär und verschließen primär.

Die Aufhebung einer Hartmann-Situation durch Re-Anastomosierung bedeutet selbstverständlich einen ungleich höheren operativen Aufwand. Die Freipräparation des Rektumstumpfes kann durch peranal eingelegtes Rektoskop, Dilatator oder Lichtquelle leichter dargestellt werden. Wir versuchen bei der Erstoperation, den Rektumstumpf links präsakral mit zwei bis drei Nähten zu fixieren, um einem Zurückweichen entgegenzuwirken.

Am günstigsten wird die Re-Anastomosierung mit Stapler-Anastomose durchgeführt. Hierzu muss am Abschluss des Rektumstumpfes nur ein entsprechendes Areal freigelegt werden. Spannungsfreiheit soll unbedingt gewährleistet sein, und wird wenn notwendig, durch Mobilisation des linken Kolon oder der linken Flexur erreicht.

Überwiegend wird für den Rückverlagerungs-Zeitpunkt ein Intervall von etwa zwölf Wochen angegeben [50]; dies gilt für doppelläufige, wie für endständige Stomata.

Die Rückverlagerung doppelläufiger Ileostomien ist offensichtlich schon früh-postoperativ (10–12 Tage) möglich, wenn bei guter Kondition kein Anhalt für ein Infektgeschehen besteht [52], oder die anorektale Anastomose als röntgenologisch intakt befunden wird [53].

Literatur

[1] Hohenberger W, Bittorf B: Quality of life after rectal excision. Colorect Dis 5 (2003) 214. [EBM IV]

[2] Marusch F, Koch A, Schmidt U et al.: Stellenwert der Rektumexstirpation im Therapiekonzept beim tiefsitzenden Rektumkarzinom. Chirurg 74 (2003) 341. [EBM IV]

[3] Gooszen AW, Geelkerken RH, Hermanns J et al.: Quality of life with a temporary stoma: ileostomy vs. colostomy. Dis Col Rect 43 (2000) 650. [EBM Ib]

[4] Arumugam PJ, Beran L, Macdonald L et al.: A prospective audit of stomas-analysis of risk factors and complications and their management. Colorect Dis 5 (2003) 49. [EBM III]

[5] Duchesne JC, Wang YZ, Weintraub SL et al.: Stoma complications: a multivariate analysis. Am Surgeon 68 (2002) 961. [EBM III]

[6] Del Pino A, Cintron JR, Orsa CP et al.: Enterostomal complication: are emergently created enterostomas at greater risk? Am Surg 63 (1997) 653. [EBM III]

[7] Gooszen AW, Geelkerken RH, Hermans J et al.: Temporary decompression after colorectal surgery: randomised comparison of loop ileostomy and loop colostomy. Br J Surg 85 (1998) 76. [EBM Ib]

[8] Bailey CMH, Wheeler JMD, Birks M, Farouk R: The incidence and causes of permanent stoma after anterior resection. Colorectal Dis 5 (2003) 331. [EBM III]

[9] Barras JP, Denecke H: Anus praeter. In: Denecke H, Reichart B, Muhr G (Hrsg.): Saegesser – Spezielle chirurgische Therapie. 11. Aufl. Huber (1996) 558. [EBM IV]

[10] Kasperk R, Willis S, Klinge U, Schumpelick V: Update Narbenhernie: Parastomale Hernie. Chirurg 73 (2002) 895. [EBM IV]

[11] Falkenberg B, Lippert H: Endständige Stomata. Chirurg 70 (1999) 643. [EBM IV]

[12] Timmermann W, Thiede A: Anlagemöglichkeiten des Enterostomas Zentralbl. Chir 124 (Suppl. 2) (1999) 1. [EBM IV]

[13] MacKeigan JM: Stomas. In: Nicholls RJ, Dozois RR (eds.): Surgery of the Colon and Rectum. Churchill Livingstone (1997) 879. [EBM IV]

[14] Schlemminger R, Neufang T, Leister I, Becker H: Laparoskopische Stomaanlage. Chirurg 70 (1999) 656. [EBM IV]

[15] Marquis P, Marred A, Jambon B: Quality of life in patients with stomas: the Montreux Study. Ostomy/wound Management 49 (2003) 48. [EBM III]

[16] Gattuso JM, Kamm MA, Myers C et al.: Effect of different infusion regimens on colonic motility and efficacy of colostomy irrigation Br J Surg 83 (1996) 1459. [EBM IIb]

[17] Christensen J, Olsen N, Krogh K, Laurberg S: Scintigraphic assessment of colostomy irrigation. Colorectal Dis 4 (2002) 326. [EBM III]

[18] Jess P, Christiansen J, Bech P: Quality of life after anterior resection versus abdominoperineal extirpation for rectal cancer. Scand J Gastroenterol 37 (2002) 1201. [EBM IIa]

[19] Bekkers MJ, van Knippenberg FC, van Dulmen AM et al.: Survival and psychosocial adjustment to stoma surgery and nonstoma bowel resection: a 4-year follow-up. J psychosom Res 42 (1997) 235. [EBM IIa]

[20] Camilleri-Brennan J, Steele RJC: Prospective analysis of quality of life after reversal of a defunctioning loop ileostomy. Colorect Dis 4 (2002) 167. [EBM III]

[21] Oh N, Kaug J, Soug G, Sim M: Antiperistaltic ileostomy long terminal ileal segment. Dis Col Rect 42 (1999) 1330. [EBM Ib]

[22] Kotanagi H, Koyama K, Sato Y, Takahashi K: Appendicostomy irrigation for facilitating colonic evacuation in colostomy patients Dis Col Rect 41 (1998) 1050. [EBM IIb]

[23] O'Bichere A, Scibbons P, Doré C et al.: Experimental study of faecal continence and colostomy irrigation. Br J Surg 87 (2000) 902. [EBM IIb]

[24]   Malone PS, Curry JJ, Osborne A: The ante-
       grade continence enema procedure why, when
       and how? World J Urol 16 (1998) 274.
       [EBM IV]

[25]   Dick AC, McCallion WA, Brown S, Boston
       VE: Antegrade colonic enemas Br J Surg 83
       (1996) 642. [EBM IV]

[26]   Hill J, Stott S, MacLennan J: Antegrade ene-
       mas for the treatment of severe idiopathic con-
       stipation. Br J Surg 81 (1994) 1490. [EBM III]

[27]   Hughes SF, Williams NS: Antegrade enemas
       for the treatment of severe idiopathic constipa-
       tion (letter) Br J Surg 82 (1995) 564. [EBM IV]

[28]   Ecker KW: Die kontinente Ileostomie: Gegen-
       wärtige Indikationen, Vorgehensweisen und
       Ergebnisse. Chirurg 70 (1999) 635. [EBM IV]

[29]   Lepistö A, Järvinen HJ: Durability of kock
       continent ileostomy. Dis Col Rect 46 (2003)
       925. [EBM IV]

[30]   Oliveira L, Reissman P, Nogueras J, Wexner
       SD: Laparoscopic creation of stomas. Surg En-
       dosc 11 (1997) 19. [EBM IV]

[31]   Bass Wilturns K, Ludwig KA: Minimally inva-
       sive stomas. Clin Col Rect Surg 15 (2002) 223.
       [EBM IV]

[32]   Marusch F, Koch A, Kube R, Gastinger I: La-
       paroskopische Stomaanlage – eine ideale Ein-
       zelindikation in der minimal-invasiven Chirur-
       gie. Chirurg 70 (1999) 785. [EBM IV]

[33]   Schwandner O, Schildeck TH, Bruch HP: Sto-
       ma creation for fecal diversion: is the laparo-
       scopic technique appropiate? Int J Colorectal
       Dis 13 (1998) 251. [EBM IV]

[34]   Fuente S, Levin S, Reynolds JD et al.: Selective
       stoma construction improves outcomes in
       medically intractable pressure. Dis Col Rect
       46 (2003) 1525. [EBM III]

[35]   Craven ML, Etchells J: A review of outcome of
       stoma surgery on spinal cord injured patients.
       J Advan Nursing 27 (1998) 922. [EBM IV]

[36]   Winkler R: Stomatherapie. Thieme (1993).
       [EBM IV]

[37]   Hofstetter WL, Vukasin P, Ortega AE et al.:
       New Technique for mesh repair of paracolos-
       tomy hernias. Dis Col Rectl 41 (1998) 1054.
       [EBM III]

[38]   Andivot T, Bail JP, Chio F et al.: Les complica-
       tions des colostomies. Suivi de 500 patients co-
       lostomisés.; Complications of colostomies.
       Follow-up study of 500 colostomized patients.
       Ann Chir 50 (1996) 252. [EBM III]

[39]   Fischer F, Bruch JP, Roblick U et al.: Stoma
       complications – surgical repair; Stomakomp-
       likationen – Korrekturverfahren. Coloproctol-
       ogy 25 (2003) 79. [EBM IV]

[40]   Gordon Ph, Rolstad BS, Bubrick MP: Intesti-
       nal stomas. In: Gordon Ph, Nivatvongs S

[41]   (eds.): Principles and practice of Surgery for
       the Colon, Rectum and Anus. 2nd ldt. Qual
       Med Publ (1999) 1117. [EBM IV]

[41]   Cheung MT, Chia NH, Chin WY: Surgical
       treatment of parastomal hernia complicating
       sigmoid colostomies. Dis Col Rect 44 (2001)
       266. [EBM III]

[42]   Steele SR, Lee P, Martin MJ et al.: Is parastom-
       al hernia repair with polypropylene mesh safe?
       Am J Surg 185 (2003) 436. [EBM III]

[43]   Stelzner S, Hellmich G, Ludwig K: Die Versor-
       gung der Parastomiehernie nach Sugarbaker.
       Zentralbl Chir 124 (Suppl. 2) (1999) 13.
       [EBM III]

[44]   Moisidis E, Curiskis JJ, Brooke-Coroden GL:
       Improving the reinforcement of parastomal
       tissues with Warlex mesh; Labarotory study
       identifying solutions to thomal aperture
       distartion. Dis Col Rect 53 (2000) 55.
       [EBM IIb]

[45]   Edwards DP, Leppington-Clarks A, Sexton R
       et al.: Stoma-related complications are more
       frequent after transverse colostomy than loop
       ileostomy: a prospective randomised clinical
       trial. Br J Surg 88 (2001) 360. [EBM Ib]

[46]   Hallböök O, Matthiessen P, Leinsköld T et al.:
       Safety of the temporary loop ileostomy. Color-
       ectal Dis 4 (2002) 361. [EBM III]

[47]   Silva MA, Ratnayake G, Deen KJ: Quality of
       life of stoma patients: Temporary ileostomy
       versus colostomy. World J Surg 27 (2003)
       421. [EBM IIa]

[48]   Sakai Y, Nelson H, Larson D, Maidl L,
       Young-Fadok T, Ilstrup D: Temporary trans-
       verse colostomy vs loop ileostomy in diver-
       sion; a casematched study. Arch Surg 136
       (2001) 338. [EBM III]

[49]   Rullier E, le Toux N, Laurent C, Garrelon JL,
       Parneix M, Saric C: Loop ileostomy versus
       loop colostomy for defunctioning low anasto-
       moses during rectal cancer surgery. World J
       Surg 25 (2001) 277. [EBM IIb]

[50]   Shellito PC: Complications of abdominal sto-
       ma surgery. Dis Col Rect 41 (1998) 1562.
       [EBM III]

[51]   Sutton CD, Williams N, Marshall LJ, Lloyd G,
       Thomas WM: A technique for wound closure
       that minimizes sepsis after stoma closure.
       ANZ J Surg 72 (2002) 766. [EBM III]

[52]   Jordi-Galais P, Turrin N, Tresallet C, Ngyen-
       Thanh Y, Chigot JP, Menegaux F: Fermeture
       précoce des stomies du grêle. Gastroenterol
       clin biol 27 (2003) 697. [EBM IIb]

[53]   Bakx R, Busch OS, van Geldere D, Bemelman
       WA, Slors JF, van Lanschott JJ: Feasibility of
       early cloure of loop ileostomies; a pilot study.
       Dis Col Rect 46 (2003) 1680. [EBM III]

XXVII   Was gibt es Neues in der chirurgischen Weiter- und Fortbildung?

J. ANSORG

„Und so muss denn der Arzt sein Leben lang Herz und Hand, Verstand und Charakter fortbilden, damit er ein Ganzes werde und als solcher dem Kranken gegenübertreten kann, der selbst als Ganzer genommen werden will."

Johann Wolfgang v. Goethe an den Arzt Christoph Wilhelm Hufeland

1   Einführung

Jeder Mediziner schließt das Studium der Humanmedizin (**Ausbildung**), das in Verantwortung des Staates liegt, mit dem Staatsexamen ab. Daran schließt sich eine variable Phase der **Weiterbildung** zum Facharzt und ggf. einer Schwerpunktqualifikation an. Fähigkeiten und Fertigkeiten, die während der Weiterbildung erworben werden sollen, sind in der Musterweiterbildungsordnung festgeschrieben, die länderbezogen modifiziert werden kann. Die Qualifikation wird in einer Facharztprüfung vor der Landesärztekammer nachgewiesen.

Die chirurgische Weiterbildung zum Facharzt und Schwerpunkt nahm bisher ca. zehn Jahre in Anspruch. Durch Wegfall des AiP und die Novellierung der Musterweiterbildungsordnung wird sich diese Weiterbildungsphase formal auf sechs Jahre verkürzen.

Die Zeit der fachärztlichen Tätigkeit bis zum Rentenalter beträgt in der Regel 30 bis 35 Jahre. Während dieser Phase spezialisierter chirurgischer Tätigkeit wird der Facharzt durch die Berufsordnung verpflichtet, sich „in dem Umfange fortzubilden, wie es zur Erhaltung und

Entwicklung der zu seiner Berufsausübung erforderlichen Fachkenntnisse notwendig ist". (§ 4 der Musterberufsordnung). Rasanter medizinisch-technischer Fortschritt, Spezialisierungsdruck durch DRGs und Mindestmengen, Standardisierung durch Leitlinien und EBM sowie die Forderungen nach höherer Effizienz und Transparenz in der medizinischen Versorgung zwingen den Facharzt ohnehin, sich ständig fortzubilden. **Fortbildung** ist in diesem Kontext für die Mehrheit der Fachärzte selbstverständlich.

In Anlehnung an internationale Entwicklungen sowie die breite Diskussion ärztlicher Behandlungsfehler in den Massenmedien forderten Politik, Kostenträger und Patientenvertreter in den vergangenen Jahren zunehmend den periodischen Nachweis ärztlicher Kompetenz zur Sicherung und Verbesserung der Versorgungsqualität. Obwohl die Ärzteschaft dieser Forderung mit Einführung eines freiwilligen Fortbildungszertifikates seit 1999 entgegen kam, wurde kontinuierliche ärztliche Fortbildung am 1. Januar 2004 erstmals zur gesetzlichen Pflicht für alle Fachärzte in Praxis und Klinik. Eine turnusmäßige Überprüfung der ärztlichen Kompetenz, wie sie in Nordamerika und einigen europäischen Ländern praktiziert wird, ist in der Berufsordnung nicht vorgesehen.

Jeder Arzt hat seine Fortbildungsaktivitäten persönlich nachzuweisen. Bei Verletzung der Fortbildungspflicht drohen Sanktionen des Staates und seiner Körperschaften. Der Gesetzgeber bindet Krankenhausträger und Selbstverwaltung bewusst in die Verantwortung ein und fördert so einen Wandel in der ärztlichen Fortbildung. Diese entwickelt sich von der Privat-

Tab. 1: Medizinische Aus-, Weiter- und Fortbildung ab 2005*

	Periode	Dauer	Rechtsrahmen	Organe
Ausbildung	Studium	~ 6 Jahre	Approbationsordnung	Staat
Weiterbildung	Zeit bis zum Facharzt/ Schwerpunkt	~ 6 Jahre	Weiterbildungsordnung	BÄK/LÄK Berufsverband Wiss. FG
Fortbildung	Fachärztliche Berufstätigkeit bis zur Rente	30–35 Jahre	Berufsordnung	BÄK/LÄK Berufsverband Wiss. FG

* nach Inkrafttreten der novellierten Weiterbildungsordnung und Abschaffung des AiP
BÄK – Bundesärztekammer, LÄK – Landesärztekammern, wiss. FG – wissenschaftliche Fachgesellschaften

angelegenheit des einzelnen Arztes zum Teil der Unternehmensstrategie von Krankenhäusern und Praxen.

Vor diesem Hintergrund ist es an der Zeit, Fortbildungspflicht als Chance zu begreifen, vorhandene Aktivitäten zu kommunizieren und eine neue Kultur der ärztlichen Fortbildung zu entwickeln. Sie stärkt Kompetenz und Leistungsfähigkeit von Praxen und Kliniken, führt zu einer gewissen Marktbereinigung und stärkt das Vertrauen der Patienten in unsere Tätigkeit.

2 Chirurgische Weiterbildung

Die Weiterbildungsordnung regelt die Spezialisierung der Ärzte nach dem Medizinstudium. Dies erfolgt im Rahmen einer mehrjährigen Berufstätigkeit unter Anleitung von Ärzten, die zur Weiterbildung befugt sind. Nach erfolgreichem Abschluss einer Prüfung vor der zuständigen Landesärztekammer sind Ärzte berechtigt, die Facharztbezeichnung zu führen.

2.1 Neue Weiterbildungsordnung 2003

Der 106. Deutsche Ärztetag in Köln hat im Mai 2003 die neue (Muster-) Weiterbildungsordnung verabschiedet, die von den Landesärztekammern umgesetzt werden muss [1]. Solange dies noch nicht geschehen ist, gelten die in Landesrecht umgesetzten Bestimmungen der (Muster-) Weiterbildungsordnung von 1992. Es wird allgemein erwartet, dass die neue Weiterbildungsordnung ab 01.01.2005 in allen Landesärztekammern umgesetzt ist.

Der Katalog für das neue Gebiet Chirurgie wurde durch die gemeinsame Weiterbildungskommission des Berufsverbandes der Deutschen Chirurgen, der Deutschen Gesellschaft für Chirurgie und den chirurgischen Fachgesellschaften erarbeitet. Unter großem persönlichen Einsatz des ehemaligen Präsidenten des BDC, Prof. Dr. Jens Witte, gingen im Gebiet Chirurgie die acht chirurgischen Schwerpunkte auf. Der Schwerpunkt Unfallchirurgie und der Facharzt für Orthopädie wurden zum gemeinsamen Facharzt Orthopädie/Unfallchirurgie bzw. Unfallchirurgie/Orthopädie vereint [2].

Die Chirurgische Weiterbildung wurde mit der neuen Weiterbildungsordnung europäischen Vorgaben der UEMS (Vereinigung der europäischen Facharztorganisationen) angepasst und neu strukturiert. Einem zweijährigen „common trunk", der sogenannten Basischirurgie, folgt ein frei wählbares Jahr in einer assoziierten Disziplin bevor der chirurgische Assistenzarzt eine dreijährige fachspezifische Weiterbildung in einer der acht chirurgischen Säulen aufnimmt.

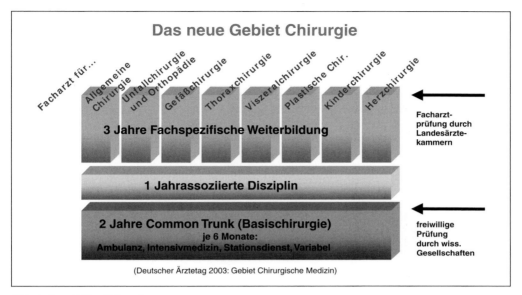

Abb. 1: Das Gebiet Chirurgie

Die chirurgische Weiterbildung wird mit der Facharztprüfung zu einer von acht chirurgischen Facharztqualifikationen abgeschlossen, wobei der Kollege die Qualifikation eines Facharztes für Allgemeine Chirurgie, Gefäßchirurgie, Unfallchirurgie/Orthopädie, Viszeralchirurgie usw. erwirbt.

Die neue Weiterbildungsordnung trägt europäischen Vorgaben sowie der wachsenden Spezialisierung im Gebiet der Chirurgie Rechnung. Die Weiterbildungszeit zu einem der acht Fachärzte für Chirurgie wird um durchschnittlich drei bis vier Jahre verkürzt. Die Schwerpunktweiterbildung beginnt bereits nach dem Common Trunk.

Da nicht mehr alle Krankenhäuser die komplette Weiterbildung zum Facharzt anbieten können, wird zukünftigen chirurgischen Assistenten eine höhere Flexibilität abverlangt werden. Bei der Suche nach einer geeigneten Weiterbildungsstelle unterstützt sie z.B. die Assistententauschbörse des Berufsverbandes der Deutschen Chirurgen, die einen befristeten

Stellentausch zur Komplettierung der Weiterbildung ermöglicht.

2.2 Basischirurgie (Common Trunk)

Ab 2005 beginnt die chirurgische Weiterbildung mit der zweijährigen Basischirurgie. In dieser Phase sollen gemeinsame Grundlagen chirurgischer Tätigkeit erworben werden. Dazu rotieren junge Kollegen für je sechs Monate durch die Notaufnahme, die Intensivstation und sollen für weitere sechs Monate die Stationsarbeit kennen lernen. Weitere sechs Monate können variabel abgeleistet werden, wobei erstmals die Tätigkeit in einer chirurgischen Praxis möglich ist.

Die basischirurgische Weiterbildung kann mit einer freiwilligen Prüfung durch eine chirurgische Fachgesellschaft abgeschlossen werden. Diese Prüfung wird bei knapper werdenden Weiterbildungsplätzen für die Schwerpunktweiterbildung an Bedeutung gewinnen. Ein würdiger Rahmen für diese Prüfungen sind die

Jahreskongresse der Fachgesellschaften und der Chirurgentag.

2.3 Assoziiertes Jahr

Während der fachspezifischen Weiterbildung kann die Tätigkeit in einem assoziierten Fachgebiet oder in der Forschung als Weiterbildungszeit anerkannt werden. Das assoziierte Jahr trägt der zunehmenden interdisziplinären Zusammenarbeit in modernen Klinikabteilungen Rechnung („Center of Competence").

Für die meisten Facharztqualifikationen ist die Tätigkeit in einer assoziierten Disziplin ein optionales Angebot. Sinnvolle Kombinationen sind z.B. für Thoraxchirurgen die Tätigkeit in einer pulmonologischen Abteilung, für Viszeralchirurgen die Arbeit in einer gastroenterologischen Abteilung und für Herzchirurgen ein Jahr Kardiologie. Die chirurgischen Fachgesellschaften werden entsprechende Empfehlungen formulieren.

Zur Pflicht wird die Tätigkeit in einer assoziierten Disziplin für künftige Kinderchirurgen, die für ein Jahr in der Pädiatrie arbeiten werden.

2.4 Chirurgische Schwerpunkte

Der zweite Teil der chirurgischen Weiterbildung entspricht der früheren Weiterbildung in einem der acht chirurgischen Schwerpunkte. Den universellen Facharzt alter Prägung wird es zukünftig nicht mehr geben. Er wird durch eine (oder mehrere) der acht neuen Facharztqualifikationen ersetzt, wobei der Facharzt für Allgemeinchirurgie der bisherigen Facharztqualifikation am ehesten entspricht.

Neu ist der Facharzt für Unfallchirurgie/Orthopädie bzw. Orthopädie/Unfallchirurgie (beide Bezeichnungen sind erlaubt). In Partnerschaft und Gleichberechtigung wurden in der neuen Weiterbildungsordnung die ehemals getrennten Fächer Orthopädie und Unfallchirurgie zusammengeführt. Ein Traumatologe ist in den meisten Ländern der „Orthopaedic Surgeon", den es nun auch in Deutschland geben wird.

In vielen Schwerpunkten werden ein Teil der Tätigkeit in einem anderen chirurgischen Schwerpunkt sowie eine insgesamt zwölfmonatige ambulante Tätigkeit anerkannt. Die Weiterbildung im Gebiet Chirurgie wird mit einer der acht Facharztqualifikationen abgeschlossen:

- Facharzt für Allgemeinchirurgie
- Facharzt für Orthopädie und Unfallchirurgie
- Facharzt für Gefäßchirurgie
- Facharzt für Viszeralchirurgie
- Facharzt für Thoraxchirurgie
- Facharzt für Plastische Chirurgie
- Facharzt für Herzchirurgie
- Facharzt für Kinderchirurgie

2.5 Zusatz-Weiterbildungen

In einigen Schwerpunkten können nach der Facharztweiterbildung Zusatzqualifikationen erworben werden. Das gilt insbesondere im gemeinsamen Fach Orthopädie und Unfallchirurgie. Die neue Musterweiterbildungsordnung weist folgende Zusatzweiterbildungen für Chirurgen aus:

- Handchirurgie
- Kinder-Orthopädie
- Orthopädische Rheumatologie
- Spezielle Orthopädische Chirurgie
- Spezielle Unfallchirurgie
- Phlebologie
- Proktologie
- Spezielle Chirurgische Onkologie

3 Fortbildung

Die Halbwertzeit des medizinischen Wissens beträgt heute ca. fünf Jahre. Rein theoretisch ist das relevante Wissen nach 32 Jahren fachärztlicher Berufstätigkeit also auf etwas mehr als 3 % geschrumpft. Diese Hochrechnung wird der Realität sicher nicht gerecht. Trotzdem ist es undenkbar, dass ein Chirurg nach bestandener Facharztprüfung bis zum Ende seiner Berufstätigkeit praktiziert, ohne regelmäßig sein Fachwissen zu aktualisieren, die tägliche Arbeit kritisch zu reflektieren sowie operative und diagnostische Fertigkeiten zu verfeinern und neue zu erlernen.

Ziel medizinischer Fortbildung ist der Erhalt und die Erweiterung ärztlicher Kompetenz nach Abschluss der Weiterbildung. Sie wird getriggert durch den wachsenden Spezialisierungs- und Standardisierungsdruck in Medizin und Gesundheitssystem, den medizinisch-technischen Fortschritt und die steigenden Qualitätsansprüche von Patienten und Kostenträgern.

Kontinuierliche Fortbildung beschleunigt den Transfer von wissenschaftlichen Erkenntnissen und Innovationen aus der Forschung in die Praxis (CME = Continuing Medical Education). Hinzu kommt die Entwicklung nichtmedizinischer Fähigkeiten, sog. „soft skills", zur Bewältigung des administrativen Berufsalltages sowie von Forschung und Lehre. In dieser erweiterten Definition beinhaltet medizinische Fortbildung neben der Vermittlung von Fachwissen und Fertigkeiten die Entwicklung von Management- und Führungsqualitäten sowie die Vervollkommnung sozialer Kompetenz und kommunikativer Fähigkeiten (CPD = Continuing Professional Development).

Definition ärztlicher Kompetenz

- wissenschaftlich-medizinisches Fachwissen
- persönliche ärztliche Erfahrung
- persönliche Haltung gegenüber Kollegen und Patienten

- Selbstreflexion und Leistungsanalyse der eigenen Behandlungsmethoden
- Arzt als Anwalt der Patienten
- Kommunikative Kompetenz gegenüber Patienten und Kollegen
- Managementkompetenz in Klinik und Praxis

In diesem Kontext trägt kontinuierliche Fortbildung wesentlich zum Erhalt und der Verbesserung einer hohen medizinischen Versorgungsqualität bei.

Um diesem Anspruch gerecht zu werden, ist ein Umdenken bei den Akteuren im Gesundheitssystem erforderlich. Weiter- und Fortbildung entwickelt sich von der Privatangelegenheit des einzelnen Arztes zur gemeinsamen Aufgabe von vor- und nachgeordneten (Team-) Ärzten sowie Krankenhaus- und Kostenträgern. Gut ausgebildetes und motiviertes ärztliches Personal wird zum Wettbewerbsfaktor im Krankenhaus, ärztliche Weiter- und Fortbildung zu einem wichtigen Teil der Unternehmensstrategie.

3.1 Gesetzliche Vorgaben

3.1.1 Berufsordnung

Bisher regelte die ärztliche Berufsordnung die medizinische Fortbildung und Qualitätssicherung auf freiwilliger Basis:

„Ärztinnen und Ärzte, die ihren Beruf ausüben, sind von der Berufsordnung her verpflichtet, sich in dem Umfange fortzubilden, wie es zur Erhaltung und Entwicklung der zu ihrer Berufsausübung erforderlichen Fachkenntnisse notwendig ist. Ärztinnen und Ärzte müssen ihre Fortbildung gegenüber der Ärztekammer in geeigneter Form nachweisen können [§ 4 der (Muster-)Berufsordnung]. Durch ein Fortbildungszertifikat wird den Ärztinnen und Ärzten die Möglichkeit gegeben, ihre regelmäßige Fortbildung als Bestandteil einer Qualitätssicherungsmaßnahme [§ 5 der (Muster-)Berufsordnung] zu dokumentieren." [3]

Für die große Mehrheit unserer Kollegen ist es selbstverständlich, sich regelmäßig fortzubilden. Gerade in einem Fachgebiet wie der Chirurgie, die durch permanente technische und therapeutische Innovationen geprägt wird, ist kontinuierliche Fortbildung erforderlich, um den wachsenden Ansprüchen einer qualitativ hochwertigen Patientenversorgung gerecht zu werden. Man denke z.B. an die Einführung minimalinvasiver Operationstechniken oder multimodaler Therapiekonzepte bei kolorektalen Tumoren in den vergangenen 15 Jahren.

3.1.2 Fortbildungspflicht für niedergelassene Fachärzte

Mit Inkrafttreten des Gesundheitssystem-Modernisierungsgesetzes (GMG) am 1. Januar 2004 wurde die kontinuierliche medizinische Fortbildung zur Pflicht für Fachärzte in Niederlassung und Klinik.

Für niedergelassene Kollegen regelt § 95d SGB V die Pflicht zur Fortbildung. Vertragsärzte sind verpflichtet, ihre Fortbildungsaktivitäten ab dem 30.06.2004 in 5-jährigen Intervallen gegenüber der Kassenärztlichen Vereinigung nachzuweisen.

Fehlende Fortbildungsnachweise werden durch stufenweise Honorarkürzung sanktioniert. Nach zwei Jahren sind die KVen verpflichtet, den Entzug der Kassenzulassung des betreffenden Arztes zu beantragen. Dadurch avanciert Fortbildung zum Bestandteil des Zulassungsrechtes für Kassenärzte.

Es ist zu erwarten, dass die Kassenärztliche Vereinigung das Freiwillige Fortbildungszertifikat der Ärztekammern als Fortbildungsnachweis akzeptieren wird.

3.1.3 Fortbildungspflicht für Krankenhausärzte

Für Klinikärzte regelt § 137 SGB V die Pflicht zur Fortbildung und definiert sie als essentiellen Bestandteil der Qualitätssicherung.

Kommt das Krankenhaus seiner Verantwortung für Qualitätssicherung und die Fortbildung seiner Mitarbeiter nicht nach, werden im Gesetz negative Auswirkungen auf die Vergütung bis zur Kündigung des Versorgungsauftrages angedroht. Fortbildung avanciert also auch im stationären Sektor zum Bestandteil des Zulassungsrechts.

Dieser Paragraph schreibt nicht nur die Pflicht zur Fortbildung für Krankenhausärzte vor, er überträgt erstmals die Verantwortung für Qualitätssicherung und kontinuierliche medizinische Fortbildung dem Krankenhausträger.

3.2 Fortbildungszertifikat

Der 102. Deutsche Ärztetag 1999 in Cottbus hat sich für die Einführung des Modellprojektes „Freiwilliges Fortbildungszertifikat der Ärztekammern" ausgesprochen.

Nachdem alle Ärztekammern Erfahrungen mit den Modellprojekten zum freiwilligen Fortbildungszertifikat gesammelt haben, hat der Deutsche Senat für ärztliche Fortbildung der Bundesärztekammer einheitliche Bewertungskriterien formuliert, die vom 106. Deutschen Ärztetages 2003 in Köln verabschiedet wurden. Der einheitliche Bewertungsmaßstab ist für alle Landesärztekammern bindend und gewährleistet endlich die gegenseitige Anerkennung von Fortbildungspunkten über Kammergrenzen hinweg [4–6].

Fortbildungsveranstaltungen, die den einheitlichen Kriterien entsprechen (Tabelle 2), werden von der zuständigen Landesärztekammer zertifiziert. Jeder Teilnehmer einer zertifizierten Fortbildungsveranstaltung erhält eine Teilnahmebescheinigung mit der erreichten Anzahl an Fortbildungspunkten (CME-Punkte).

Pro Jahr soll jeder Arzt 50 Fortbildungspunkte sammeln. Im Abstand von drei Jahren kann er bei seiner Ärztekammer die Ausstellung des Fortbildungszertifikates beantragen. Voraussetzung ist der Nachweis von 150 Fortbildungspunkten. Das Fortbildungszertifikat ist

Fortbildungspflicht niedergelassene Fachärzte
§ 95d – Pflicht zur ärztlichen Fortbildung

(1) Der Vertragsarzt ist verpflichtet, sich in dem Umfang fachlich fortzubilden, wie es zur Erhaltung und Fortentwicklung der zu seiner Berufsausübung in der vertragsärztlichen Versorgung erforderlichen Fachkenntnisse notwendig ist. Die Fortbildungsinhalte müssen dem aktuellen Stand der wissenschaftlichen Erkenntnisse auf dem Gebiet der Medizin, Zahnmedizin oder Psychotherapie entsprechen. Sie müssen frei von wirtschaftlichen Interessen sein.

(2) Der Nachweis über die Fortbildung kann durch Fortbildungszertifikate der Kammern der Ärzte, der Zahnärzte sowie der Psychologischen Psychotherapeuten und Kinder- und Jugendlichenpsychotherapeuten erbracht werden. Andere Fortbildungszertifikate müssen den Kriterien entsprechen, die die jeweilige Arbeitsgemeinschaft der Kammern dieser Berufe auf Bundesebene aufgestellt hat. In Ausnahmefällen kann die Übereinstimmung der Fortbildung mit den Anforderungen nach Absatz 1 Sätze 2 und 3 auch durch sonstige Nachweise erbracht werden; die Einzelheiten werden von den Kassenärztlichen Bundesvereinigungen nach Absatz 6 Satz 1 geregelt.

(3) Ein Vertragsarzt hat alle fünf Jahre gegenüber der Kassenärztlichen Vereinigung den Nachweis zu erbringen, dass er in dem zurückliegenden Fünfjahreszeitraum seiner Fortbildungspflicht nach Absatz 1 nachgekommen ist; für die Zeit des Ruhens der Zulassung ist die Frist unterbrochen. Endet die bisherige Zulassung infolge Wegzugs des Vertragsarztes aus dem Bezirk seines Vertragsarztsitzes, läuft die bisherige Frist weiter. Vertragsärzte, die am 30. Juni 2004 bereits zugelassen sind, haben den Nachweis nach Satz 1 erstmals mit am 30. Juni 2009 zu erbringen. Erbringt ein Vertragsarzt den Fortbildungsnachweis nicht oder nicht vollständig, ist die Kassenärztliche Vereinigung verpflichtet, das an ihn zu zahlende Honorar aus der Vergütung vertragsärztlicher Tätigkeit für die ersten vier Quartale, die auf den Fünfjahreszeitraum folgen, um 10 vom Hundert zu kürzen, ab dem darauf folgenden Quartal um 25 vom Hundert. Ein Vertragsarzt kann die für den Fünfjahreszeitraum festgelegte Fortbildung binnen zwei Jahren ganz oder teilweise nachholen; die nachgeholte Fortbildung wird auf den folgenden Fünfjahreszeitraum nicht angerechnet. Die Honorarkürzung endet nach Ablauf des Quartals, in dem der vollständige Fortbildungsnachweis erbracht wird. Erbringt ein Vertragsarzt den Fortbildungsnachweis nicht spätestens zwei Jahre nach Ablauf des Fünfjahreszeitraums, soll die Kassenärztliche Vereinigung unverzüglich gegenüber dem Zulassungsausschuss einen Antrag auf Entziehung der Zulassung stellen. Wird die Zulassungsentziehung ausnahmsweise abgelehnt, endet die Honorarkürzung nach Ablauf des Quartals, in dem der Vertragsarzt den vollständigen Fortbildungsnachweis des folgenden Fünfjahreszeitraums erbringt.

(4) Absatz 1 und 3 gilt für ermächtigte Ärzte entsprechend.

(5) Absatz 1 und 2 gilt entsprechend für angestellte Ärzte eines medizinischen Versorgungszentrums oder eines Vertragsarztes. Den Fortbildungsnachweis nach Absatz 3 für die von ihm angestellten Ärzte führt das medizinische Versorgungszentrum oder der Vertragsarzt. Übt ein angestellter Arzt die Beschäftigung länger als drei Monate nicht aus, ist die Kassenärztliche Vereinigung auf Antrag den Fünfjahreszeitraum um die Fehlzeiten zu verlängern. Absatz 3 Satz 2 bis 7 und 9 gilt entsprechend mit der Maßgabe, dass das Honorar des medizinischen Versorgungszentrums oder des Vertragsarztes gekürzt wird. Die Honorarkürzung endet auch dann, wenn der Kassenärztlichen Vereinigung die Beendigung des Beschäftigungsverhältnisses nachgewiesen wird, nach Ablauf des Quartals, in dem das Beschäftigungsverhältnis endet. Besteht das Beschäftigungsverhältnis fort und hat das zugelassene medizinische Versorgungszentrum oder der Vertragsarzt nicht spätestens zwei Jahre nach Ablauf des Fünfjahreszeitraums für einen angestellten Arzt den Fortbildungsnachweis erbracht, soll die Kassenärztliche Vereinigung, unverzüglich gegenüber dem Zulassungsausschuss einen Antrag auf Widerruf der Genehmigung der Anstellung stellen.

(6) Die Kassenärztlichen Bundesvereinigungen regeln im Einvernehmen mit den zuständigen Arbeitsgemeinschaft der Kammern auf Bundesebene den angemessenen Umfang der im Fünfjahreszeitraum notwendigen Fortbildung sowie das Verfahren des Fortbildungsnachweises und der Honorarkürzung. Es ist insbesondere festzulegen, in welchen Fällen Vertragsärzte bereits vor Ablauf des Fünfjahreszeitraums Anspruch auf eine schriftliche Anerkennung abgeleisteter Fortbildung haben. Die Regelungen sind für die Kassenärztlichen Vereinigungen verbindlich.

Fortbildungspflicht für Klinikfachärzte
§ 137 SGB V – Qualitätssicherung bei zugelassenen Krankenhäusern

(1) Der Gemeinsame Bundesausschuss beschließt unter Beteiligung des Verbandes der privaten Krankenversicherung, der Bundesärztekammer sowie der Berufsorganisationen der Krankenpflegeberufe Maßnahmen der Qualitätssicherung für nach § 108 zugelassene Krankenhäuser einheitlich für alle Patienten. Dabei
sind die Erfordernisse einer sektor- und berufsgruppenübergreifenden Versorgung angemessen zu berücksichtigen. Die Beschlüsse nach Satz 1 regeln insbesondere

1. die verpflichtenden Maßnahmen der Qualitätssicherung nach § 135a Abs. 2 sowie die grundsätzlichen
   Anforderungen an ein einrichtungsinternes Qualitätsmanagement,
2. Kriterien für die indikationsbezogene Notwendigkeit und Qualität der im Rahmen der Krankenhausbehandlung durchgeführten diagnostischen und therapeutischen Leistungen, insbesondere aufwändiger
   medizintechnischer Leistungen; dabei sind auch Mindestanforderungen an die Strukturqualität einschließlich im Abstand von fünf Jahren zu erfüllender Fortbildungspflichten der Fachärzte und an die
   Ergebnisqualität festzulegen,
3. einen Katalog planbarer Leistungen nach den §§ 17 und 17b des Krankenhausfinanzierungsgesetzes, bei
   denen die Qualität des Behandlungsergebnisses in besonderem Maße von der Menge der erbrachten
   Leistungen abhängig ist, Mindestmengen für die jeweiligen Leistungen je Arzt oder Krankenhaus und
   Ausnahmetatbestände,
4. Grundsätze zur Einholung von Zweitmeinungen vor Eingriffen,
5. Vergütungsabschläge für zugelassene Krankenhäuser, die ihre Verpflichtungen zur Qualitätssicherung
   nicht einhalten und
6. Inhalt und Umfang eines im Abstand von zwei Jahren zu veröffentlichenden strukturierten Qualitätsberichts der zugelassenen Krankenhäuser, in dem der Stand der Qualitätssicherung insbesondere unter Berücksichtigung der Anforderungen nach den Nummern 1 und 2 sowie der Umsetzung der Regelungen
   nach Nummer 3 dargestellt wird. Der Bericht hat auch Art und Anzahl der Leistungen des Krankenhauses auszuweisen. Er ist über den in der Vereinbarung festgelegten Empfängerkreis hinaus von den Landesverbänden der Krankenkassen und den Verbänden der Ersatzkassen im Internet zu veröffentlichen.
   Der Bericht ist erstmals im Jahr 2005 für das Jahr 2004 zu erstellen.

Wenn die nach Satz 3 Nr. 3 erforderliche Mindestmenge bei planbaren Leistungen voraussichtlich nicht
erreicht wird, dürfen ab dem Jahr 2004 entsprechende Leistungen nicht erbracht werden. Die für die Kran-
kenhausplanung zuständige Landesbehörde kann Leistungen aus dem Katalog nach Satz 3 Nr. 3 bestimmen, bei denen die Anwendung von Satz 4 die Sicherstellung einer flächendeckenden Versorgung der Bevölkerung gefährden könnte; sie entscheidet auf Antrag des Krankenhauses bei diesen Leistungen über die
Nichtanwendung von Satz 4. Zum Zwecke der Erhöhung von Transparenz und Qualität der stationären
Versorgung können die Kassenärztlichen Vereinigungen und die Krankenkassen und ihre Verbände die
Vertragsärzte und die Versicherten auf der Basis der Qualitätsberichte nach Nummer 6 auch vergleichend
über die Qualitätsmerkmale der Krankenhäuser informieren und Empfehlungen aussprechen.
(2) Die Beschlüsse nach Absatz 1 sind für zugelassene Krankenhäuser unmittelbar verbindlich. Sie haben
Vorrang vor Verträgen nach § 112 Abs. 1, soweit diese keine ergänzenden Regelungen zur Qualitätssicherung enthalten. Verträge zur Qualitätssicherung nach § 112 Abs. 1 gelten bis zum Abschluss von Verein-
barungen nach Absatz 1 fort.

---

für drei Jahre gültig, in denen der Kollege erneut 150 Punkte sammelt, um ein Folgezertifi-
kat zu beantragen.

Die Anpassung des 3-Jahres-Intervalls der Ärztekammern an den im GMG festgelegten 5-
Jahres-Zeitraum des Fortbildungsnachweises
wird zwischen Bundesärztekammer und Kas-
senärztlicher Vereinigung diskutiert [5].

3.3 Fortbildungsaktivitäten

Das Fortbildungszertifikat sieht für verschiedene Fortbildungsaktivitäten einheitliche Bewertungskriterien vor, die für alle Landesärztekammern bindend sein sollen. Es ist das Ver-
dienst des Senats für ärztliche Fortbildung bei
der Bundesärztekammer, diesen Katalog in Anlehnung an internationale Standards ausgear-
beitet und mit den Landesärztekammern abgestimmt zu haben. Die einheitliche Bewertung

von Fortbildungsveranstaltungen ist Grundlage für die bundesweite Anerkennung von Fortbildungspunkten im föderalen System der Landesärztekammern.

Die Grundeinheit der Fortbildungsaktivitäten ist der Fortbildungspunkt (CME-Punkt). Dieser entspricht in Deutschland einer akademischen Stunde (45 Minuten). International üblich werden 60 Minuten in einen Credit-Point umgerechnet (Europa, USA, Kanada). Durch aktive Einbeziehung der Teilnehmer (z.B. Workshops, OP-Kurse), Diskussionen und Lernerfolgskontrollen können Zusatzpunkte vergeben werden.

Tab. 2: Fortbildungsaktivitäten und Bewertungskriterien

Kategorie A:	**Vortrag und Diskussion:** 1 Punkt pro Fortbildungsstunde maximal 8 Punkte pro Tag	z.B. BDC-Seminare
Kategorie B:	**mehrtägige Kongresse im In- und Ausland:** 3 Punkte pro 1/2 Tag bzw. 6 Punkte pro Tag innerhalb der Kategorie B werden maximal 60 Punkte in drei Jahren anerkannt	z.B. Chirurgenkongress und Chirurgentag
Kategorie C:	**Fortbildung mit konzeptionell vorgesehener Beteiligung jedes einzelnen Teilnehmers:** z.B. Workshop, Arbeitsgruppen, Qualitätszirkel, Balintgruppen, Kleingruppenarbeit, Supervision, Fallkonferenzen, Literaturkonferenzen, praktische Übungen 1 Punkt pro Fortbildungsstunde 1 Zusatzpunkt pro Veranstaltung bis zu 4 Stunden, max. 2 Zusatzpunkte pro Tag	z.B. AO-Kurs, Laparoskopie-Kurse u.a. OP-Kurse
Lernerfolgskontrolle in Kategorien A–C: 1 Zusatzpunkt		
Kategorie D:	**Strukturierte interaktive Fortbildung:** Printmedien, Online-Medien und audiovisuelle Medien mit Auswertung des Lernerfolgs. 1 Punkt pro Übungseinheit innerhalb der Kategorie D werden maximal 60 Punkte in drei Jahren anerkannt	z.B. Fachzeitschriften oder eLearning im [eCME-Center.org]
Kategorie E:	**Selbststudium:** z.B. Fachliteratur und Fachbücher innerhalb der Kategorie E werden 30 Punkte für drei Jahre anerkannt	z.B. Abo „Der Chirurg"
Kategorie F:	**Autoren, Referenten und Moderatoren:** 1 Punkt pro Beitrag zusätzlich zu den Punkten der Teilnehmer innerhalb der Kategorie F werden maximal 30 Punkte in drei Jahren anerkannt	z.B. Referenten auf BDC-Seminaren oder dem Chirurgentag
Kategorie G:	**Hospitationen:** 1 Punkt pro Stunde maximal 8 Punkte pro Tag innerhalb der Kategorie G werden maximal 60 Punkte in drei Jahren anerkannt	z.B. BDC-Seminare für Niedergelassene Chirurgen mit Krankenhaushospitation

Die Bewertung interaktiver Fortbildung wurde im Vergleich zu früheren Richtlinien angehoben. Sie genießt heute dieselbe Anerkennung wie Kongressbesuche.

Kriterien und Bepunktung sind leicht verständlich. Die geforderte Mindestzahl von 50 Punkten ist erreichbar. Rechnet man die üblichen Fortbildungsaktivitäten eines Jahres zusammen, wird klar, dass sich niemand vor dem Fortbildungszertifikat der Landesärztekammern, sondern höchstens vor den zusätzlichen bürokratischen Hürden zu fürchten braucht.

Durch Besuch des Chirurgenkongresses oder Chirurgentages (10–15 Punkte), Selbststudium (10 Punkte) und interaktive Fortbildung (20 Punkte, z.B. eLearning-System des BDC) kann jeder Chirurg bereits ca. 40 Fortbildungspunkte pro Jahr sammeln. Besucht er zusätzlich einen Operationskurs, ein BDC-Seminar, einen monatlichen Qualitätszirkel oder hospitiert er bei einem Kollegen, ist der Pflicht zur Fortbildung formal genüge getan.

3.4 Perspektiven – von CME zu CPD

Die Frage nach Wirksamkeit und Effizienz medizinischer Fortbildung wird durch das Sammeln von Punkten (und damit durch das Fortbildungszertifikat generell) nicht beantwortet. Hinzu kommt, dass ein Fortbildungsnachweis allein keinen Anhaltspunkt dafür liefert, ob der Inhalt der Fortbildung für die eigene Praxis relevant ist und ob die Teilnehmer erworbenes Wissen in ihrer täglichen Praxis umsetzen [7]. Empfehlungen für eine fachgebietsbezogene Fortbildung existieren bei den Kammern bisher nicht. Es ist Aufgabe der Berufsverbände und wissenschaftlichen Fachgesellschaften, entsprechende Kataloge zu erstellen und eine fachbezogene Wichtung der Fortbildung bei den Kammern einzufordern.

Definiert man die Verbesserung der täglichen praktischen Tätigkeit („practice improvement") als Ziel medizinischer Fortbildung, ist eine Erweiterung des Fortbildungsbegriffes so

wie eine Anpassung der Fortbildungsaktivitäten und -inhalte an das Tätigkeitsprofil des einzelnen Arztes erforderlich („CPD – continuing professional development"). Diese Entwicklung ist in einigen europäischen Ländern und in Nordamerika schon weit fortgeschritten und schließt zum Teil die Pflicht nach regelmäßiger Darlegung der ärztlichen Kompetenz ein („Rezertifizierung") [8, 9].

Diese Entwicklung kann und wird vor deutschen Grenzen nicht Halt machen. Zwar ist nicht zu erwarten, dass der Gesetzgeber in den kommenden zwei bis drei Jahren die Fortbildungsrichtlinien verschärfen wird. Aber er wird die Entwicklung sehr genau beobachten und erwarten, dass die Ärzteschaft selbst Verfahren zu Kompetenzdarlegung entwickelt. Dies sollten alle Verantwortlichen in Ärztekammern, Berufsverbänden und Fachgesellschaften als Chance begreifen, die heute eine „Rezertifizierung" als Schreckgespenst an die Wand malen.

Die überwältigende Mehrheit der chirurgischen Fachärzte braucht weder die Dokumentation ihrer Fortbildungsaktivitäten (Fortbildungszertifikat) noch die systematische Darlegung ihrer Kompetenz zu fürchten.

Schrecklich wird ein periodischer Kompetenznachweis erst, wann er vom Gesetzgeber diktiert und ohne ärztlichen Sachverstand umgesetzt wird. In einer Entschließung aus 2002 hat die Gesundheitsministerkonferenz der Länder (GMK) festgestellt:

„Nach allgemein akzeptierter Erkenntnis ist die ärztliche Fortbildung zwar eine notwendige, aber für sich allein keine hinreichende Voraussetzung für kompetentes ärztliches Handeln ... Für das Ziel der Darlegung einer hohen ärztlichen Kompetenz ist die Frage von Fortbildungszertifikaten nachrangig."

Das Interesse von Politik und Öffentlichkeit an einem objektiven Kompetenznachweis praktizierender Fachärzte wird nicht nachlassen.

Die ärztliche Selbstverwaltung ist aufgerufen, objektive Systeme zu Kompetenzerhalt und

Kompetenzdarlegung zu entwickeln, bevor sie ihr aufgezwungen werden [10]. Wir haben die Chance, den allgemein hohen Qualitätsstandard im deutschen Gesundheitssystem zu objektivieren und zu kommunizieren, Defizite in Eigenverantwortung abzustellen und die von außen geführte Diskussion über Qualitätsmängel mit Fakten zu widerlegen.

4 Europäische Rahmenbedingungen

Mit den Römischen Verträgen von 1956 wird jedem EU-Bürger das Recht auf freie Niederlassung in allen EU-Staaten eingeräumt. Die damit verbundene Freiheit zur Ausübung des erlernten Berufes impliziert die gegenseitige Anerkennung erworbener Qualifikationen. Anerkennungspflicht besteht für alle Abschlüsse vor staatlichen Institutionen und Körperschaften.

Für die Medizin bedeutet das die Pflicht zur Anerkennung von Approbation und Facharztqualifikation in allen EU-Staaten. Schwerpunkt- und Zusatzqualifikationen sowie Fortbildungszertifikate werden nicht automatisch anerkannt und müssen im Gastland regelhaft erneut belegt werden.

4.1 Weiterbildung

Obwohl die EU die Anerkennung der Facharztqualifikation verbindlich vorschreibt, bestehen keine einheitlichen Normen zur Vergabe des Facharzttitels. Die Weiterbildungskataloge sind Länderrecht und variieren so stark, dass die gegenseitige automatische Anerkennung aus rein fachlichen Gründen eigentlich abzulehnen wäre.

So kann man in einigen EU-Staaten Chirurg werden, ohne eine einzige Operation selbstständig durchgeführt zu haben, während Kollegen in anderen Staaten 700 bis 800 Eingriffe nachweisen müssen (Tabelle 3). Auch die Weiterbildungszeit variiert stark (zwischen 5 und 7 Jahren).

Die UEMS (Vereinigung der europäischen Facharztorganisationen) hat diese Missstände erkannt und Konzepte zur Harmonisierung der Weiterbildung in Europa erarbeitet. Gemeinsame Empfehlungen für die Anpassung nationaler Weiterbildungskataloge wurden durch die Fachsektionen (Boards) der UEMS entwickelt und über die Europäische Kommission, der die

Tab. 3: Mindestanzahl an chirurgischen Eingriffen für die Facharztqualifikation Chirurgie (1998)

Eingriffe an:	Österreich	Deutschland	Niederlande	Belgien
Kopf/Hals	20	15	-	20
Brust/Brustwand	50	20	80	70
Bauchwand/Bauchhöhle	200	127	280	280
Stütz-/Bewegungssystem	100	175	100	100
Gefäß-/Nervensystem	30	25	100	100
Urologie/Gynäkologie	–	–	40	50
Sonstige	–	–	150	130
Summe	400	362	750	750

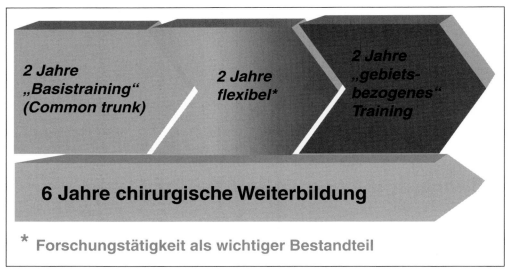

2 Jahre
„Basistraining"
(Common trunk)

2 Jahre
flexibel*

2 Jahre
„gebiets-
bezogenes"
Training

6 Jahre chirurgische Weiterbildung

* Forschungstätigkeit als wichtiger Bestandteil

Abb. 2: Chirurgische Weiterbildung in Europa. Empfehlungen der UEMS/EBS vom September 1999

UEMS unmittelbar zugeordnet ist, an alle EU-Mitgliedsstaaten weiter geleitet [11].

Das European Board of Surgery (EBS) und die UEMS Section of Surgery, der Prof. Dr. Jens Witte bis zu seinem Tod im vergangenen Jahr als Präsident vorstand, hat Weiterbildungsempfehlungen für das Gebiet Chirurgie entwickelt (Abbildung 2). Diese wurden in wesentlichen Teilen (Common Trunk, flexible Phase und fachspezifische Weiterbildung) mit der neuen (Muster-)Weiterbildungsordnung 2003 in deutsches Recht umgesetzt. Die neue deutsche Weiterbildungsordnung für Chirurgie ist damit der modernste und an europäische Anforderungen adaptierte Rahmen zur Erlangung der chirurgischen Facharztqualifikation.

Bei Empfehlungen zur Änderung nationaler Weiterbildungsordnungen hat es das European Board of Surgery nicht belassen. Seit 1996 beteiligt es sich aktiv an der Harmonisierung des Facharztstandards und bietet freiwillige europäische Facharztprüfungen an [12]. Diese EBSQ-Prüfungen (European Board of Surgery Qualification) finden jährlich in verschiedenen chirurgischen Schwerpunkten statt (Abbildung 3).

Das EBSQ-Zertifikat genießt in den großen chirurgischen Kliniken Europas hohes Ansehen, seine Träger gelten als qualifizierte Experten europäischen Maßstabs. Es ist verständlich, dass vor diesem Hintergrund das Interesse an EBSQ-Prüfungen in Ländern mit „niedrigem" Weiterbildungsniveau am größten ist. Die Kollegen erlangen mit dem EBSQ-Siegel besondere nationale und internationale Anerkennung.

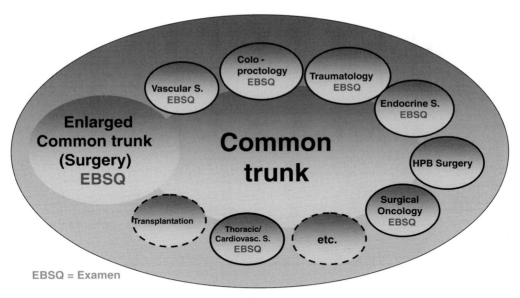

Abb. 3: EBSQ-Facharztexamina (European Board of Surgery Qualification)

4.2 „Dublin Declaration" und „Charter on Continuing Medical Education (CME)"

CME (Continuing Medical Education) als klassische Form medizinischer Fortbildung besteht aus der kontinuierlichen Auffrischung und Erweiterung von Fachwissen und technischen Fähigkeiten, die die Ausübung des ärztlichen Berufes nach den höchsten Standards des Fachgebietes garantieren.

Bereits 1993 in der „Dublin Declaration" sowie 1994 in der „Charter on Continuing Medical Education (CME)" der UEMS wurden Inhalte und Ziele kontinuierlicher medizinischer Fortbildung definiert sowie Empfehlungen zu deren Organisation gegeben [13]. CME basierte 1993/94 vorrangig auf Freiwilligkeit bzw. ethischer Pflicht des Arztes, wurde in den Folgejahren in vielen europäischen Ländern aber zur Pflicht.

Mit dem Entschluss zur verbindlichen Einführung eines Fortbildungszertifikates sowie einheitlicher Bewertungskriterien für Fortbildungsveranstaltungen wurde die Charta im Jahr 2003 in Deutschland weitgehend umgesetzt.

Die zentrale Forderung nach einer (einzigen) nationalen Institution, die CME-Aktivitäten koordiniert und professionell begleitet, bleibt jedoch bis heute unerfüllt. Der Senat für ärztliche Fortbildung bei der Bundesärztekammer ist zwar kompetent, aufgrund der föderalen Autonomie der Landesärztekammern aber nicht autorisiert, auf europäischer Ebene als Verhandlungspartner zu agieren.

Dies führt unter anderem zu Problemen bei der gegenseitigen Anerkennung von Fortbildungspunkten. Als Clearning-Stelle für europäische Fortbildungsveranstaltungen wurde 1999 die EACCME (European Accreditation Council for CME) gegründet [14]. Über ein Abkommen mit der AMA (American Medical Association) ist die EACCME seit zwei Jahren auch in der Lage, Fortbildungspunkte amerikanischer

Kongresse anzuerkennen und in Landesrecht umzusetzen.

Einzige Voraussetzung für die Nutzung der EACCME-Credits, ist die Existenz einer nationalen Fortbildungsinstitution, die die Richtlinien der EACCME akzeptiert und für deren nationale Einhaltung sorgt [15]. Da es eine solche Organisation z.B. in Deutschland und Spanien nicht gibt, haben Veranstalter und Ärzte dieser Länder nach wie vor Schwierigkeiten, internationale Fortbildungspunkte anerkannt zu bekommen.

Um diese und weitere bürokratische Hürden zu umgehen, fordern große europäische Fachgesellschaften, wie z.B. die Kardiologen und Onkologen, seit Jahren die Akkreditierung ihrer Akademien als Fortbildungsinstitute nach amerikanischem Vorbild. Einige Gesellschaften haben eigene Akkreditierungs- und Zertifizierungssysteme sowie Fortbildungs- und Qualitätssiegel etabliert, um die nationale und europäische Fortbildungsbürokratie zu umgehen.

4.3 „Basel Declaration on Continuing Professional Development (CPD)"

CPD (Continuing Professional Development) ist definiert als das Fortbildungsinstrument der Aktualisierung, Entwicklung und Erweiterung, mit dem Ärzte Wissen, Fähigkeiten und Einstellungen erwerben, die in ihrem Arbeitsleben erforderlich sind. Ziel der CPD ist es, alle Aspekte der Leistung eines praktizierenden Facharztes in seiner Arbeit zu verbessern. Sie berücksichtigt das persönliche Tätigkeitsprofil des Arztes (z.B. chirurgische Tätigkeit am Patienten + Forschung + Lehre + Administration) und die Entwicklung von Führungs- und Managementfähigkeiten, die zur Bewältigung des ärztlichen Berufsalltages immer dringender erforderlich sind.

2001 erweiterte die UEMS den Begriff der ärztlichen Fortbildung in der „Basel Declaration" zum „Continuing Professional Development (CPD)". Sie ist der Überzeugung, dass CPD für die Gewährleistung hoher Qualitätsstandards in der ärztlichen Praxis unerlässlich ist [16]. CPD geht weit über die Vermittlung von medizinischem Fachwissen (CME) hinaus und baut auf die gut entwickelte Tradition des lebenslangen Lernens im Arztberuf auf. Für den Arzt hat CPD den praktischen Vorteil, dass alle seine Fortbildungsaktivitäten, auch die nicht-medizinischen, Anerkennung finden.

Ziel von CPD ist die Entwicklung und der Erhalt ärztlicher Kompetenz in allen Aspekten der Tätigkeit. Sie umfasst neben den klassischen Formen der Wissensvermittlung deshalb auch die Entwicklung von sogenannten „softskills", Führungsqualitäten und Fähigkeiten zur Bewältigung des administrativen Alltages.

In einigen europäischen Staaten sowie in Nordamerika beinhaltet CPD auch die Kompetenzdarlegung in Form von Assessment- und Peer-Review-Verfahren (Tabelle 4). Am Ende dieser Überprüfung ärztlicher Kompetenz steht nicht nur ein Zertifikat, sondern praktische Empfehlungen zur Verbesserung der eigenen Leistungsfähigkeit. Gerade niedergelassene Ärzte schätzen dieses Feedback von Fachkollegen sehr.

Aufgrund des Drucks der (Fach-)Ärzteschaft sowie der Öffentlichkeit kann davon ausgegangen werden, dass der Übergang von CME zu CPD in Deutschland sehr viel rascher einsetzen wird, als die Einführung von CME. Die Arbeitsgemeinschaft wissenschaftlich-medizinischer Fachgesellschaften (AWMF) hat diese Aufgabe bereits erkannt und in ihrem Kommentar zum GMG-Entwurf am 12.09.2003 konstatiert:

„Herkömmliche Fortbildungsmaßnahmen haben sich bisher allein als wenig effektiv erwiesen, dieses Ziel [Continuous Quality Improvement] zu erreichen. Die AWMF schlägt daher vor, innovative Fortbildungsverfahren mit geeigneten Prüfmechanismen zum Kompetenzerhalt (Continuing Professional Development, „Rezertifizierung") unter Berücksichtigung der Erfahrungen aus den USA, Kanada und an-

Continuing Medical Education	Continuing Professional Development
▶ *Expansion of academic knowledge and skills*	▶ *Updating, developing and enhancing how doctors apply the knowledge, skills and attitudes required in their working lives* ▶ *Focus on practice improvement*
• Fachwissen • Fähigkeiten • Fertigkeiten	• Kompetenzentwicklung = **CME** + Persönliche und soziale Fähigkeiten + Selbstreflexion, Performanceanalyse + Kommunikation + Organisation und Führung + (Qualitäts-) Management + IT-Kompetenz

Abb. 4: Moderne medizinische Fortbildung: Von CME zu CPD

deren europäischen Ländern zu entwickeln und nach Prüfung ihrer Praktikabilität einzusetzen." [17]

Tab. 4: Staaten mit verbindlichen Rezertifizierungs- und Kompetenzerhaltungsverfahren

- Großbritannien
- Niederlande
- Norwegen
- Kroatien
- USA
- Kanada
- Australien

5 Zusammenfassung

Mit der Verabschiedung der neuen Weiterbildungsordnung für das Gebiet der Chirurgie hat der Deutsche Ärztetag 2003 europäische Empfehlungen in deutsches Recht umgesetzt. Dieser Rahmen wird von den chirurgisch-wissenschaftlichen Fachgesellschaften und dem Berufsverband der Deutschen Chirurgen mit strukturierten Inhalten gefüllt werden, um in Deutschland moderne und zukunftsorientierte chirurgische Weiterbildung anzubieten und die Attraktivität der chirurgischen Tätigkeit wieder zu erhöhen.

Der medizinischen Fortbildung wird vom deutschen Gesetzgeber ein hoher Stellenwert beigemessen, was im Interesse von Ärzten und Patienten ist. Die Verantwortung für Fortbildung und Qualitätsmanagement wird bewusst auf eine breite Basis gestellt. Sie betrifft Ärzte und ihre Körperschaften ebenso, wie Kostenträger und Krankenhäuser. Es liegt in den Händen der Selbstverwaltung, den gesetzlichen Rahmen aktiv und kreativ auszugestalten. Wie im Gesundheitssystem üblich ist auch beim Fortbildungs- und Qualitätsmanagement zu erwarten, dass bei Versagen der Selbstverwaltung der Staat seine Forderungen mittels Ersatzvornahme durchsetzen wird.

Dass solche Alleingänge den Wünschen und Zielen der Akteure im Gesundheitssystem selten gerecht werden, ist (auch dem Gesetzgeber) bekannt und sollte alle Beteiligten motivieren, Fortbildungspflicht als Chance zu begreifen. Kammern, kassenärztliche Vereinigung, Berufsverbände und wissenschaftliche Fachgesellschaften haben die Aufgabe, einheitliche und erfüllbare Fortbildungsempfehlungen herauszugeben und ärztliche Kompetenz systematisch darzulegen.

Entwicklungen in Europa und Nordamerika können als Richtschnur dienen. Fortbildung und Versorgungsqualität sollten transparent nach außen kommuniziert werden, um Kostenträger und Politik von der hohen Qualität chirurgischer Versorgung zu überzeugen und das Vertrauen unserer Patienten zu stärken.

Literatur

[1] Bundesärztekammer: (Muster-)Weiterbildungsordnung gemäß Beschluss 106. Deutscher Ärztetag 2003 in Köln. (2003) 27–43. http://www.bundesaerztekammer.de/30/Weiterbildung/22MWBO/

[2] Witte J: Aktueller Stand der zukünftigen Weiterbildungsstruktur für das neu geschaffene Gebiet Chirurgie. Der Chirurg BDC 18 (2002) M286–M288.

[3] Bundesärztekammer: (Muster-) Berufsordnung für die deutschen Ärztinnen und Ärzte – MBO-Ä 1997 –, geändert durch Beschlüsse des 106. Deutschen Ärztetages 2003 in Köln. (2003) 9f. http://www.bundesaerztekammer.de/30/Berufsordnung/10Mbo/

[4] Eckel H; Engelbrecht J: Ärztliche Fortbildung heute. Dtsch Arztebl (1998) A 141–142.

[5] Eckel H; Engelbrecht J: Ärztliche Fortbildung heute. Überarbeitete Fassung (2004). http://www.bundesaerztekammer.de/30/Fortbildung/10Fort.html

[6] Bundesärztekammer: Empfehlungen zur ärztlichen Fortbildung. 2. überarbeitete Auflage (2003). http://www.bundesaerztekammer.de/30/Richtlinien/Empfidx/EmpfFortb.pdf

[7] Davis D, O'Brien MA, Freemantle N et al: Impact of formal continuing medical education: Do conferences, workshops, rounds and other continuing education activities change physician behavior or healthcare outcomes? JAMA 282 (1999) 867–874.

[8] Lanier DC, Roland M, Burstin H et al.: Doctor performance and public accountability. Lancet 362 (2003) 1404–1407.

[9] Wasserman SI, Kimball HR, Duffy FD: Recertification in internal medicine: a program of continuous professional development. Task Force on Recertification. Ann Intern Med 133 (2000) 202–208.

[10] Weidringer JW, Koch H, Engelbrecht J et al.: Reglementierte Fortbildung: Keine Garantie für eine bessere Versorgung. Dtsch Ärztebl (2003) A976–980.

[11] UEMS Policy: Proposals for Classification and Training Durations of Specialties registered in Doctor's Directives. (1996). http://www.uems.be/6policy.htm

[12] The European Board of Surgery Qualification (EBSQ): Weitere Informationen unter http://www.uemssurg.org/ebsq.html (2003).

[13] UEMS: Charter on continuing medical education of medical specialists in the European Union. (1994). http://www.uems.be/zzcme.htm

[14] UEMS: European Accreditation Council for Continuing Medical Education. (2002). http://www.uems.be/d-0217-e.htm

[15] UEMS: Criteria for international accreditation of CME. (1999). http://www.uems.be/d-9908-e.htm

[16] UEMS: Basel Declaration – UEMS policy on continuing professional development. (2001). http://www.uems.be/d-0120-e.htm

[17] AWMF: Stellungnahme der AWMF zur Umsetzung des „Eckpunktepapiers" der Bundestagsfraktionen von SPD, CDU/CSU und Bündnis 90/Die Grünen zur Gesundheitsreform. (2003). http://www.uni-duesseldorf.de/AWMF/dokument/awmf-stellungnahme_eckpunktepapier.pdf

Gesamtstichwortverzeichnis

Das vorliegende Stichwortverzeichnis ermöglicht, Sachthemen gezielt aufzufinden. Dabei sind sowohl die Stichworte des Grundwerks (Ausgabe 1999) als auch der Jahresbände 2000, 2001, 2002, 2003 und 2004 berücksichtigt und entsprechend gekennzeichnet, so dass der Leser über den Zugriff zu der gesamten Information aller bereits erschienenen Jahresbände verfügen kann. Zu jedem Haupt- und Nebenstichwort werden das Kapitel, das Veröffentlichungsjahr sowie die Seitenzahl aufgeführt:
I/99, 9 = Kapitel I, Jahresband 1999, Seite 9;
IV/00, 2 = Kapitel IV, Jahresband 2000, Seite 2.
Auf diese Weise sind sowohl ein schneller Überblick zur Aktualität des jeweiligen Stichwortes möglich, als auch das leichte Auffinden innerhalb der Jahresbände 1999 bis 2004.

C

COPD siehe „chronisch obstruktive Lungenerkrankung (COPD)"
COPERNICUS-Studie   V–2/02, 3
Corox-Sonde   VI/02, 8
Corpora cavernosa recti   IV/99, 20
Cortisolspiegel   II/02, 14
Cortison-Substitution   II/04, 14
– septischer Schock   II/04, 14
Cowden's Disease   XXIV–3/03, 2
COX 2-Hemmer   XVII/04, 10
COX-1   XVII/03, 1,   XVII/03, 2
COX-2   XVII/03, 1,   XVII/03, 2
COX-2-Hemmer, selektive   XVII/03, 3, 4, 5, 6;
   XXI/03, 8
– Beeinflussung der Nierenfunktion   XVII/03, 4
– Effektivität   XVII/03, 3
– gastrointestinales Verträglichkeitsprofil   XVII/03, 3
– kardiovaskuläres Sicherheitsprofil   XVII/03, 4
– Knochenheilung   XVII/03, 5
– nach abdominalen Eingriffen   XVII/03, 4
– nach Spondylodese   XVII/03, 4
– orthopädischen Eingriffen   XVII/03, 4
– Relevanz für die balanzierte postoperative Analgesie
   XVII/03, 6
– Sicherheit   XVII/03, 3
– Wundheilung   XVII/03, 5
Cox-Maze-III-Operation   VI/04, 7
Cox-Maze-Operation   VI/04, 6
CPAP-Atmung   II/04, 19
CPD   XXVII/04, 10,   XXVII/04, 15
CRASH-Multizenterstudie   XII/03, 10, 11, 12
Crohn-Fisteln   X/00, 6
– akute Entzündungsphase   X/00, 7
– Anti-FNF-alpha-Antikörper   X/00, 7, 8
– Fadendrainage   X/00, 7
– Hughes-Cardiff Klassifikation   X/00, 6
– Inkontinenz   X/00, 6, 7
– Läppchenplastik   X/00, 7
– Muskelinterposition (M. gracilis)   X/00, 7
– rektovaginale Fistel   X/00, 7
– spontane Heilungsrate   X/00, 7
– Stomas bei der Crohn-Fistelchirurgie   X/00, 8
– Transanal Sleeve Advancement Flap (TSAF)   X/00, 7
– Verschiebelappenplastik   X/00, 7
Crohn-Patienten   X/01, 1
Cronkhite-Canada-Syndrom   XXIV–3/03, 2
CRT-System   VI/02, 3
CT   XV/00, 9
– dreidimensionales   XV/00, 9
CT-Kolographie   X/01, 4
Cul-de-Sac-Syndrom   X/99, 14, 19
Cultivated epithelial autografts (CEA)   III/03, 8
Cumarin   XVII/00, 23
Cushing-Syndrom   XIII/99, 31; XIII/00, 11;
   XIII/03, 10
– subklinisches   XIII/00, 10
CXC-Rezeptor 2   II/04, 7

Cyclooxigenasehemmer, unselektive (NSAIDs)
   XVII/04, 9
Cyclooxygenase-2-Inhibitoren, selektive   XVII/03, 1
Cyclosporin   V–2/03, 4
Cyclosporin A   IV/99, 30; IV/00, 1, 5; V–2/00, 3;
   V–2/02, 7; IV/03, 1, 8, 13, 14, 15, 16; IV/04, 2, 7, 10,
   V–2/04, 3, 4
– area under the curve   IV/00, 1
– Bioverfügbarkeit   IV/99, 31
– Calcineurin   IV/99, 30
– Cyclophyllin   IV/99, 30
– Lebertransplantation   IV/99, 31
– Lymphozytenproliferation   IV/99, 31
– Mikroemulsion (Neoral)   IV/99, 31
– Monitorig   IV/00, 1
„cytokin release"-Syndrom   IV/99, 34
Cytomegalie-Virus   V–1/00, 2; V–1/03, 3, 4;
   V–2/03, 6
– CMV-Hyperimmunglobulin   V–1/03, 4
– präemptive CMV-Therapie   V–1/03, 4
Cytostase-Therapie, intraperitoneale   X/99, 9

D

D2-Lymphadenektomie   IX/00, 6
Daclizumab   IV/03, 8, 17
Danaparoid-Natrium   VI/99, 4; XVII/00, 23
Darmabschnitt, aganglionärer   XIV/99, 6
Darmatonie, postoperative   X/99, 18
Darmdekontamination, selektive   XII/99, 20; IV/03, 4
Darmerkrankungen
– chronisch-entzündliche   X/99, 10
– entzündliche   X/02, 4
– Colitis ulcerosa   X/02, 4
– Morbus Crohn   X/02, 4
Darmischämie   XII/99, 20
Darmtumore
– Adenome   X/02, 4
– kolorektales Karzinom   X/02, 4
– lokoregionäres Rezidiv   X/02, 4
Daumen- oder Fingerersatz   XV/01, 3
Debridement   XXII/03, 1; XV/03, 7
Defäkographie   X/01, 1
Defektchirurgie   I/02, 9
Defekte   XV/00, 7
– Fuß   XV/00, 7
– Unterschenkel   XV/00, 7
Defibrillator   VI/99, 48
– Implantation   VI/99, 60
Dekontamination
– intestinale   II/03, 4
– orale   II/02, 4
Dekubitalulzera   XXII/03, 5, 6; XXIII/03, 2
Delay   XV/00, 3
delirante Bewusstseinsstörung   II/02, 18
Delirien, postoperative   VII/03, 14

H

I

M

N

P

Q

Fragen zur CME-Zertifizierung zu den Kapiteln II–XXVI

Es können alle, keine oder einzelne Antworten – alleine oder in Kombination – richtig sein (z.B. *nur a* oder *a und c* oder *b, d, e* etc.)

II Was gibt es Neues in der Intensivmedizin?
W. H. HARTL, P. RITTLER und
K.-W. JAUCH

1) Die enterale Immunonutrition ist heute fester Bestandteil der Ernährung des kritisch kranken Patienten (A), weil das dabei zugeführte Arginin vor schwerem Mehrfachorganversagen schützt (B).

a) nur Aussage A ist richtig
b) nur Aussage B ist richtig
c) Aussage A und B sind richtig, Verknüpfung falsch
d) Aussage A und B sind richtig, Verknüpfung richtig
e) Aussage A, B und Verknüpfung sind falsch

2) In den letzten 20 Jahren hat sich die Letalität der Sepsis erhöht (A), weil die Inzidenz der Sepsis in den letzten 20 Jahren deutlich zunahm (B).

a) nur Aussage A ist richtig
b) nur Aussage B ist richtig
c) Aussage A und B sind richtig, Verknüpfung falsch
d) Aussage A und B sind richtig, Verknüpfung richtig
e) Aussage A, B und Verknüpfung sind falsch

3) Die selektive Darmdekontamination ist heute fester Bestandteil der Therapie des kritisch kranken Patienten (A), weil die selektive Darmdekontamination die Inzidenz von MRSA auf der Intensivstation deutlich erhöht.

a) nur Aussage A ist richtig
b) nur Aussage B ist richtig
c) Aussage A und B sind richtig, Verknüpfung falsch
d) Aussage A und B sind richtig, Verknüpfung richtig
e) Aussage A, B und Verknüpfung sind falsch

4) Pro qualitätsadaptiertes gewonnenes Lebensjahr fallen unter Therapie mit Xigris® bei septischen Patienten etwa folgende Kosten an:

a) 5000 Euro
b) 15.000 Euro
c) 50.000 Euro
d) 100.000 Euro
e) 500.000 Euro.

5) Der Einsatz eines Pulmonaliskatheters bei einem chirurgischen Hochrisikokollektiv (älter als 60 Jahre, ASA-Score Grad III oder IV) reduziert die postoperative Letalität signifikant (A), weil mittels Pulmonaliskatheter ein genaueres Kreislaufmonitoring als mittels zentralem Venenkatheter möglich ist (B).

a) nur Aussage A ist richtig
b) nur Aussage B ist richtig
c) Aussage A und B sind richtig, Verknüpfung falsch

d) Aussage A und B sind richtig, Verknüpfung richtig

e) Aussage A, B und Verknüpfung sind falsch

III Was gibt es Neues in der Verbrennungs-medizin?

M. Przybilski und G. Germann

6) **Das Stevens-Johnson-Syndrom**

1. ist grundsätzlich eine lebensbedrohliche Erkrankung.
2. erfordert eine rasche Immobilisierung, um epidermale Verluste möglichst gering zu halten.
3. geht mit einem Flüssigkeitsbedarf wie bei ausgedehnten Verbrennungen einher.
4. heilt meistens narbig ab.
   a) nur Aussage 1 ist richtig
   b) nur Aussage 1 und 3 sind richtig
   c) nur Aussage 1, 3, und 4 sind richtig
   d) nur Aussage 2 und 3 sind richtig
   e) keine der Aussagen ist richtig

7) **Bei einer TEN**

a) ist bei ausgedehntem Befund eine prophylaktische Antibiose indiziert.
b) Hat sich die Gabe von hochdosierten Steroiden in fortgeschrittenen Stadien bewährt.
c) kann es noch nach Jahren zu Nagelwachstumsstörungen kommen.
d) kommt bei gesteigertem Flüssigkeitsbedarf ein „fluid overload" fast nie vor.
e) sind histologische Probeentnahmen obsolet.

8) **Verbrennungen 2. Grades**

a) heilen grundsätzlich ohne Narben und ohne Pigmentstörungen ab.
b) werden niemals transplantationspflichtig.

c) erfordern eine frühzeitige krankengymnastische Beübung zur Kontrakturprophylaxe.
d) sind nur oberflächlich und daher wenig infektionsgefährdet.
e) führen im Gegensatz zu Verbrennungen 3. Grades auch bei flächiger Ausdehnung nicht zu einem Flüssigkeits- und Eiweißverlust.

9) **Bei einer Verbrennung von 30 % der KOF sind folgende Maßnahmen sinnvoll:**

1. adäquate Schmerztherapie
2. Flüssigkeitstherapie nach der Parkland-Formel
3. in jedem Fall die sofortige endotracheale Intubation und maschinelle Beatmung x
4. 20-minütige Kaltwassertherapie mit einer Wassertemperatur < 5 °C
   a) nur Aussage 1 ist richtig
   b) nur Aussage 1 und 2 sind richtig
   c) nur Aussage 1 und 4 sind richtig
   d) nur Aussage 1, 2 und 4 sind richtig
   e) alle Aussagen sind richtig

10) **Welche der folgenden Antworten ist richtig?**

a) Ein erhöhtes CoHb sowie Ruß in den Atemwegen sind beweisend für ein Inhalationstrauma, auch wenn sich der Unfall nicht in einem geschlossenen Raum ereignete.
b) Bei zirkulären Extremitätenverbrennungen sollte regelmäßig fasziotomiert werden.
c) Am Unfallort sollte der Volumenersatz bevorzugt mit HAES erfolgen.
d) Inhalative Corticosteroide sind bei Verdacht auf Inhalationstrauma das Mittel der Wahl.
e) Die Substitution von Albumin ist im Rahmen der präklinischen Versorgung Schwerbrandverletzter nicht erforderlich.

IV Was gibt es Neues in der Transplantationschirurgie?

U. T. Hopt und O. Drognitz

11) Welche der folgenden Aussagen ist/sind falsch?

a) Bei immunologisch stabilen lebertransplantierten Patienten können die Glukokortikoide unter kontrollierten Bedingungen ohne Erhöhung des Abstoßungsrisikos vollständig ausgeschlichen werden.

b) Eine völlig steroidfreie Immunsuppression ist bei lebertransplantierten Patienten von Beginn an möglich.

c) Sirolimus ist bei lebertransplantierten Patienten als Basisimmunsuppressivum hoch effektiv.

d) Bei Patienten mit primärer Hepatitis C-Infektion kann keine Hepatitis C-Reinfektion der Transplantatleber durch medikamentöse Prophylaxe sicher verhindert werden.

e) Eine Leberretransplantion stellt unter günstigen Voraussetzungen ein effektives Therapieverfahren mit exzellenten Spätergebnissen dar.

12) Welche der folgenden Aussagen ist/sind falsch?

a) Die Leberlebendspende wird am häufigsten in Asien durchgeführt wegen des dort bestehenden Mangels an hirntoten Organspendern.

b) Bei Entnahme des rechten Leberlappens besteht ein signifikantes Morbiditätsrisiko für den Leberlebendspender.

c) Das Mortalitätsrisiko für den Leberlebendspender (rechter Leberlappen) beträgt in westlichen Ländern 0,2 bis 0,8 %.

d) Die Leberlebendspende wird an vielen Transplantationszentren nur in sehr geringer Frequenz durchgeführt.

e) Die Leberlebendspende ist nicht geeignet für Patienten mit einem hepatozellulären nicht resektablen Leberzellkarzinom.

13) Welche der folgenden Aussagen ist/sind falsch?

a) Daclizumab eignet sich sehr gut zur Antikörperinduktionstherapie bei der Pankreastransplantation.

b) Sirolimus ist aufgrund seines Nebenwirkungsprofils als Immunsuppressivum für Patienten mit einer Pankreastransplantation nicht indiziert.

c) Erhöhtes Körpergewicht beim jungen Spender, eine non-heart-beating-Situation und eine erhöhte Serumamylase stellen keine Kontraindikation für eine Pankreasspende dar.

d) Die Pankreastransplantation und die Inselzelltransplantation führen beide zu einer Verbesserung des Langzeitüberlebens von nierentransplantierten Typ-1-Diabetikern.

e) Ein funktionierendes Inselzelltransplantat, das nicht zur Insulinfreiheit führt, kann eine Verbesserung der metabolischen Stabilität der Patienten bewirken.

14) Welche der folgenden Aussagen ist/sind falsch?

a) Bei nierentransplantierten Patienten führt ein Wechsel von Cyclosporin A auf Tacrolimus bei Auftreten der ersten Abstoßungsreaktion zu einer Reduktion der weiteren Abstoßungsinzidenz.

b) Bei nierentransplantierten Patienten mit primärem ATN als Basisimmunsuppressivum im Vergleich zu Cyclosporin A führt Tacrolimus zu einem signifikant besseren 3-Jahres-Transplantatüberleben.

c) Unter Therapie mit Tacrolimus tritt langfristig eine deutlich geringere interstitielle Fibrose im Nierentransplantat auf als bei der Gabe von Cyclosporin A.

d) Bei Wechsel von Cyclosporin A auf Tacrolimus bleibt der Framingham-Risikoscore unverändert.

e) Die Kombination von Tacrolimus und Sirolimus ist hinsichtlich der immunsuppressiven Wirkung sehr effektiv. Ein großer Prozentsatz dieser Patienten entwickelt jedoch eine behandlungsbedürftige Hypercholesterinämie.

15) **Welche der folgenden Aussagen ist/sind falsch?**

a) Der dopplersonographische Widerstandsindex in Nierentransplantaten ist ein exzellenter prädiktiver Parameter für die Langzeitfunktion.

b) Das Auftreten einer chronischen Abstoßungsreaktion zeigt sich schon sehr frühzeitig an einer veränderten Genexpression in Protokollbiopsien von Nierentransplantaten.

c) Ein akutes Nierenversagen lässt sich molekularbiologisch nicht von einer akuten Abstoßungsreaktion unterscheiden.

d) Bei einer Abstoßungsreaktion ist das Vorliegen von CD-20-positiven B-Zell-Infiltraten in der transplantierten Niere mit einer hohen Inzidenz an Glukokortikosteroidresistenz und einer sehr schlechten Langzeitprognose vergesellschaftet.

e) Eine prophylaktische Gabe von Fluvastatin hat bei nierentransplantierten Patienten mit geringem kardivaskulärem Risiko nur einen sehr begrenzten Nutzen.

V–1 Was gibt es Neues in der Lungen- und Herz-Lungen-Transplantation?

H. Treede und H. Reichenspurner

16) **Welche der folgenden Aussagen ist/sind falsch?**

a) Die Inzidenz der obliterativen Bronchiolitis nach Lungentransplantation kann durch antiproliferativ wirksame Immunsuppressiva gesenkt werden.

b) Therapie mit Cyclosporin A nach Lungentransplantation führt zu einer erhöhten Inzidenz arterieller Hypertonie.

c) Patienten die mit Tacrolimus behandelt werden entwickeln häufiger einen insulinpflichtigen Diabetes mellitus als Cyclosporin behandelte Patienten.

d) Tacrolimus geht im Vergleich mit Cyclosporin mit einem signifikant verbesserten Überleben einher.

e) Sowohl Tacrolimus als auch Cxyclosporin wirken über eine Calcineurin-Inhibition.

17) **Welche der folgenden Aussagen ist/sind richtig?**

a) Die bronchiale Anastomose muss grundsätzlich mit Einzelknopfnähten genäht werden, um eine spätere Dehiszenzbildung zu vermeiden.

b) Durch Bronchoskopie kann jede bronchiale Anastomoseninsuffizienz sicher diagnostiziert werden.

c) Eine bronchiale Anastomoseninsuffizienz kann eine letale Komplikation nach Lungentransplantation darstellen.

d) De novo-Therapie mit Rapamycin hat keinen Einfluss auf die bronchiale Wundheilung.

e) Bronchiale Anastomoseninsuffizienzen sind allein durch fehlerhafte Nahttechniken begründet.

18) **Durch Ausweitung der Spenderkriterien kann eine höhere Rate erfolgreicher Lungentransplantationen erzielt werden (Aussage I) weil röntgenologisch nachgewiesene pulmonale Infiltrate keinen Einfluss auf die Qualität der Spenderlunge haben (Aussage II).**

a) Aussage I und II sind falsch

b) Aussage I ist falsch, Aussage II ist richtig

c) Aussage I ist richtig, Aussage II ist falsch

d) Aussage I ist richtig, Aussage II ist richtig, Verknüpfung ist falsch

e) Aussage I ist richtig, Aussage II ist richtig, Verknüpfung ist richtig

19) Rapamycin wirkt immunsuppressiv durch

a) Eingriff in den Purinstoffwechsel der Lymphozyten
b) Inhibition der lymphozytären Proliferation nach Antigenpräsentation
c) Verdrängung von Cyclosporin von seinem Rezeptor
d) Beschleunigung des Zellzyklus in der G1 Phase
e) Antagonisierung der Histaminausschüttung

20) Niereninsuffizienz nach Lungentransplantation ist Folge von

a) der Gabe nephrotoxischer Calcineurininhibitoren
b) erniedrigten Rapamycinspiegeln im Vollblut
c) verzögerter renaler Elimination von MMF
d) irreversibler Nierenschädigung durch den operativen Eingriff
e) Steroidbolustherapien bei akuter Transplantatabstoßung

V–2 Was gibt es neues in der Herztransplantation

B. M. MEISER und M. WEIS

21) Was ist kein Prognose-Parameter, der bei einem herzinsuffizienten Patienten die Indikation für eine Herztransplantation anzeigt?

a) komplexe ventrikuläre Arrhythmien
b) linksventrikulärer enddyastolischer Durchmesser (LVEDD) > 75 mm
c) Cardiac-Index < 2 L/min/m^2
d) Ejektionsfraktion (EF) < 40 %
e) maximale O$_2$-Aufnahme < 10–14 ml/kg/min

22) Welche Veränderungen sind bei der Umstellung der Immunsuppression von Cyclosporin auf Tacrolimus im Langzeitverlauf nach Herztransplantation nicht zu erwarten?

a) verminderte Inzidenz von Abstoßungsreaktion
b) weniger Quilty B-Befunde in der Biopsie
c) weniger maligne Erkrankungen
d) Reduktion der Cholesterinwerte
e) Reduktion des systemischen Blutdrucks

23) Welches ist die klassische „Hochrisikokonstellation" im Bezug auf CMV-Infektionen nach Herztransplantation?

a) Seropositiver Spender, seropositiver Empfänger
b) Seronegativer Spender, seropositiver Empfänger
c) Seropositiver Spender, seronegativer Empfänger
d) Seronegativer Spender, seronegativer Empfänger
e) Alle Konstellationen haben das gleiche Risiko

24) Welche der folgenden Faktoren gehören nicht zu den Hauptrisikofaktoren, die die Mortalität innerhalb des ersten Jahres nach Transplantation beeinflussen?

a) zugrundeliegende Erkrankungen
b) Spendergeschlecht
c) Beatmungszeit
d) postoperative Katecholamingabe
e) postoperative Dialyse

25) Welche der folgenden Medikamente konnten auch in randomisierten Langzeitstudien die Inzidenz der Transplantatvaskulopathie senken und zu einem signifikant verbesserten Überleben führen?

a) Antihypertensiva
b) Betablocker
c) Vitamin E
d) HMG CoA Reduktase Hemmer
e) Folsäure

VI Was gibt es Neues in der Herzchirurgie?

E. P. Bauer und W.-P. Klövekorn

26) Welche der folgenden Aussagen ist/sind richtig?

a) Es gibt randomisierte Studien, welche die Resultate nach OPCAB beziehungsweise On-pump Chirurgie vergleichen.

b) Es gibt keine randomisierten Studien, welche die Resultate nach OPCAB beziehungsweise On-pump Chirurgie vergleichen.

c) Der Vorteil der Off-pump Chirurgie besteht darin, dass weniger Schlaganfälle auftreten

d) Mit den Stabilsatoren können nicht alle Koronararterien ruhiggestellt werden

e) Die Off-pump Chirurgie ist möglicherweise teurer.

27) Welche der folgenden Aussagen ist/sind richtig?

a) Proximale maschinelle Anastomosen zwischen Venengraft und Aorta sind technisch perfekter als von Hand genähte.

b) Proximale maschinelle Anastomosen zwischen Venengraft und Aorta sind im Langzeitverlauf schlechter als von Hand genähte.

c) Distale maschinelle Anastomosen zwischen Venen und Koronararterien sind nicht möglich.

d) Proximale maschinelle Anastomosen zwischen Venengraft und Aorta sind im Langzeitverlauf besser als von Hand genähte.

28) Welche der folgenden Aussagen ist/sind falsch?

a) Die therapeutische Angiogenese wurde in klinische Versuchen untersucht.

b) VEGF ist ein angiogenetischer Faktor, welcher intrakoronar appliziert werden kann.

c) FGF-2 hat keine angiogenetische Wirkung.

d) Die zentrale Rolle des angiogenetischen Prozesses übernehmen Endothelzellen.

e) Die Transplantation von Skelettmuskelzellen in eine Infarktnarbe kann zur Verbesserung der Kontraktion führen.

29) Therapieresistentes symptomatisches Vorhofflimmern

a) wird durch die Maze-III-Operation in über 90 % der Fälle kuriert.

b) kann durch Kryotherapie geheilt werden.

c) muss immer chirurgisch angegangen werden.

d) kann durch Radiofrequenzenergie abladiert werden.

30) Welche Methode ist keine chirurgische Therapie der dilatativen Kardiomypathie?

a) Herztransplantation

b) Myocor

c) Acorn

d) CardioVAD

e) CardioSupport

VIII Was gibt es Neues in der Thoraxchirurgie?

H. Dienemann

31) Welche der folgenden Aussagen ist/sind richtig?

a) Die FEV 1 korreliert annähernd mit der Schwere des Empyhsems.

b) Die freie Gehstrecke ist ungeeignet zur Abschätzung des Emphysemgrades.

c) Bei einem arteriellen PO_2 von über 60 mmHg ist ein schweres Emphysem ausgeschlossen.

d) Mehr als 50 Prozent aller Emphysematiker kommen für eine Volumenreduktion in Frage.

e) Die Lungenvolumenreduktion hat die Lungentransplantation zur Behandlung des Lungenemphysems ersetzt.

32) Die Lungenvolumenreduktion

a) wird vorteilhaft über Sternotomie ausgeführt.

b) ist nur bei Patienten unter 50 Jahren indiziert.

c) hat eine vernachlässigbare Morbidität und Letalität.

d) wirkt sich vor allem subjektiv positiv aus.

e) kommt ausschließlich bei diffusen Emphysemformen zum Einsatz.

33) Von der Lungenvolumenreduktion profitieren

a) Patienten mit oberlappenbetontem Emphysem und guter Ausgangsfunktion.

b) Patienten mit oberlappenbetontem Emphysem und schlechter Ausgangsfunktion.

c) Patienten mit unterlappenbetontem Emphysem und schlechter Ausgangsfunktion.

d) Patienten mit unterlappenbetontem Emphysem und guter Ausgangsfunktion.

e) Antwort b und c sind richtig.

34) Welche der folgenden Aussagen ist/sind richtig?

a) Die Mediastinoskopie hat bezüglich des Nachweises einer Lymphknoteninfiltration der erreichbaren Stationen eine Sensitivität von etwa 90 % (Bronchialkarzinom).

b) Die Positronen-Emissions-Tomographie hat sich zur Charakterisierung mediastinaler Lymphknoten bei Bronchialkarzinom als Routineverfahren durchgesetzt.

c) Mediastinale Lymphknoten mit einem Durchmesser von unter einem Zentimeter sind grundsätzlich als tumorfrei einzustufen.

d) Angesichts eines peripheren Bronchialkarzinoms unter drei Zentimeter im Durchmesser ist die mediastinale Lymphknotendissektion verzichtbar.

e) Das infrakarinale Lymphknotenkompartiment (Nr. 7) ist mediastinoskopisch erreichbar.

35) Welche der folgenden Aussagen trifft/treffen zu?

a) Die postoperative Nachblutung stellt die absolut häufigste Komplikation nach thoraxchirurgischen Eingriffen dar.

b) Eine häufige und typische Komplikation nach lungenchirurgischen Eingriffen ist die Tachyarrhythmie.

c) Die prophylaktische postoperative Digoxingabe kann die Wahrscheinlichkeit einer postoperativen Tachyarrhythmie bei Vorhofflimmern deutlich senken.

d) Der postoperative Myokard-Reinfarkt ist mit einer Letalität von bis zu 70 % belastet.

e) Die gefürchtetste kardiale Komplikation nach lungenchirurgischen Eingriffen ist das Lungenödem aufgrund einer Letalität von bis zu 100 %.

IX Was gibt es Neues in der Gastro-intestinalen, Hepatobiliären und Pankreaschirurgie?

A. ULRICH, W. HARTWIG, Y. KULU, B. SCHMIED, M.W. BÜCHLER und K. Z'GRAGGEN

36) Im Vergleich zur transthorakalen Resektion ist die transhiatale Resektion eines Adenokarzinoms des gastro-ösophagealen Übergangs durch folgende Aussagen gekennzeichnet:

A. Die transhiatale Resektion ermöglicht eine ausgedehntere Lymphadenektomie

B. Die transhiatale Resektion besitzt eine geringere perioperative Morbidität

C. Die transhiatale Resektion besitzt eine höhere perioperative Mortalität

D. Die transthorakale Resektion geht mit einem signifikant schlechteren Langzeitüberleben einher

    a) Alle Aussagen sind richtig
    b) Alle Aussagen sind falsch
    c) Aussage A und B sind richtig, Aussage C und D sind falsch
    d) Aussage A und B sind falsch, Aussage C und D sind richtig

37) Welche Aussage zur Therapie der gastroösophagealen Refluxkrankheit ist richtig?

a) endoluminale Therapieverfahren, wie z.B. das Stretta-Verfahren, konnten in randomisierten Studien einen deutlichen Vorteil im Langzeitverlauf (Einnahme von Protenpumpenhemmern, Refluxbeschwerden) gegenüber der operativen Therapie mittels laparoskopischer Fundoplikatio zeigen.

b) Beim Stretta-Verfahren wird mittels Laserapplikation knapp oberhalb des gastroösophagealen Übergangs eine Tonisierung des Ösophagussphinkters erzielt.

c) Die typischen postoperativen Beschwerden nach Fundoplikatio (Dysphagie, postprandiale „Gas-bloat" Probleme) scheinen bei der totalen Fundoplikatio ausgeprägter zu sein als nach Semifundoplikatio.

d) Die Semifundoplikatio erzielt eine signifikant bessere Refluxkontrolle als die totale Fundoplikatio

38) Welche Aussage zur Bildung eines Jejunumpouches nach Gastrektomie ist falsch?

a) Die Bildung eines Jejunumpouches geht mit einer signifikant höheren perioperativen Morbidität und Mortalität einher.

b) In der frühen postoperativen Phase nach Gastrektomie kommt es sowohl mit als auch ohne Pouch zur Gewichtsabnahme.

c) Patienten mit Jejunumpouch haben kurz- und mittelfristig eine bessere Lebensqualität, welche unter anderem durch eine größere Essenskapazität gekennzeichnet ist.

d) Die kurz- und mittelfristigen Vorteile des Jejunumpouches gegenüber der Rekonstruktion nach Y-Roux relativieren sich im Langzeitverlauf.

39) Welche der folgenden Aussagen zur Chirurgie bei Lebermetastasen trifft zu?

a) Die Resektion von Lebermetastasen ist in der Regel nur einmal möglich, wobei die Höhe des CEA Wertes kein prädiktiver Parameter ist.

b) Die synchrone Resektion von Lebermetastasen bei einem kolorektalen Karzinom gilt als Kontraindikation.

c) Gut differenzierte metastasierende Tumoren können im Falle einer möglichen R0 Resektion synchron angegangen werden.

d) Lebermetastasen können wiederholt angegangen werden, wobei jedoch das Langzeitüberleben auch mit einem multimodalen Konzept deutlich abnimmt.

40) Welche Aussage bezüglich laparoskopischer Chirurgie der Gallenblase trifft nicht zu?

a) Strikturen der Gallengänge nach laparoskopischer Cholezystektomie sind häufig Folge einer unkontrollierten Wärmeausbreitung bei Elektrokauterisation.

b) Die häufigsten Gallenwegsverletzungen kommen durch visuelle Wahrnehmungsfehler zustande, Unerfahrenheit, und technisches Versagen spielen eine Nebenrolle.

c) Mit einer perioperativen Antibiotikaprophylaxe kann die septisch bedingte Morbidität signifikant gesenkt werden.

d) Mit der diagnostischen Laparoskopie zur Beurteilung hepatobiliärer Tumore kann jedem 5. Patienten eine Laparotomie erspart werden.

41) Welches der folgenden Verfahren wird häufig präoperativ zur Vergrösserung des residuellen Leberparechyms nach Tumorchirurgie herbeigezogen?

a) Selektive Portalvenenembolisation der tumorbefallenen Seite
b) Selektive Portalvenenenbolisation der nicht tumorbefallenen Seite
c) Selektive Induktion eines Budd-Chiari durch Embolisation der Lebervenen der nicht tumorbetroffenen Seite
d) Transarterielle Chemoembolisation
e) Keine der obgenannten Möglichkeiten

42) Welche Aussage über die <u>radikale</u> Pancreaticoduodenektomie (mit ausgedehnter Resektion retroperitonealer Lymphknoten) und Standard-Pancreaticoduodenektomie ist falsch?

a) Die Morbidität der radikalen Pancreaticoduodenektomie ist gegenüber der Standardoperation erhöht.
b) Die Mortalität der beiden Verfahren ist vergleichbar.
c) Das Überleben nach radikaler Operation ist deutlich verlängert.
d) Die Überlebenszeit wird durch die Wahl des Operationsverfahrens nicht beeinflusst.

43) Welche Aussage über die frühzeitige enterale Ernährung bei akuter nekrotisierender Pankreatitis ist falsch?

a) Die Krankenhausverweildauer ist bei der enteralen Ernährung deutlich länger.
b) Die Kosten der enteralen Ernährung sind niedriger als die der parenteralen Ernährung.
c) Nach einer Cochrane-Analyse ergibt sich ein Vorteil der enteralen Ernährung bezüglich der Krankenhausverweildauer.

44) Welches Chemotherapeutikum gilt derzeit als der „Gold-Standard" in der Therapie des inoperablen Pankreaskarzinoms?

a) Gemcitabine
b) Irinotecan
c) Capezitabine
d) Onyx-015
e) Glufosfamide

X Was gibt es Neues in der kolorektalen Chirurgie?

F. Fischer, L. Mirow, H. P. Bruch und T. H. K. Schiedeck

45) Welche Aussage(n) zur virtuellen Coloskopie ist (sind) zutreffend?

I. Die Diagnose extraluminaler, intraabdomineller Veränderungen ist ohne Zeitverzug möglich.
II. Die Sensitivität des Pneumocolon-CT bezüglich Polypen > 6mm entspricht der Sensitivität der Coloskopie.
III. Das Pneumocolon-CT erlaubt das klinische Staging des colorektalen Karzinoms unabhängig von Stenosen.
IV. Bei einer Stenose ist das Pneumocolon-CT nicht durchführbar.
V. Bezüglich des colorektalen Karzinoms besitzt das Pneumocolon-CT eine Sensitivität von bis zu 97%.
    a) Alle Aussagen sind richtig.
    b) Aussagen I, und II sind richtig.
    c) Aussagen I, II, III sind richtig
    d) Aussagen I, II, III und V sind richtig.
    e) Aussagen I, II, und IV sind richtig.

46) Welche der folgenden Aussagen zur operativen Therapie der Slow-Transit-Constipation ist/sindfalsch?

a) Die primäre Therapie der Slow-Transit-Constipation ist konservativ.
b) Der Anteil der Patienten, die sich einer Operation unterziehen, ist hoch.
c) Die postoperative Zufriedenheit der Patienten ist hoch.
d) Im Langzeitverlauf kann sich postoperativ ein Ileus entwickeln.

e) Die Rate einer persistierenden postoperativen Obstipation eher niedrig.

47) Welche der folgenden Aussagen zur analen Inkontinenz ist/sind falsch?

a) Das Biofeedback besitzt eine Erfolgsrate von durchschnittlich 75–80 % bei analer Inkontinenz.

b) Inkontinenzdiagnostik beinhaltet u. a. die transanale Endosonographie.

c) Das Ausmaß einer Sphinkterläsion korreliert immer mit dem Ausmaß klinischer Symptome.

d) Frauen nach Zangengeburt besitzen eine höhere Inzidenz einer Sphinkterläsion als Frauen nach unkomplizierter vaginaler Entbindung.

e) Bei der Inkontinenzdiagnostik sollten auch Defäkationsstörungen erkannt werden.

48) Welche der folgenden Aussagen zum Rektumkarzinom ist/sind richtig?

a) Die intraoperative Schonung der autonomen Nerven des Plexus hypogastricus reduziert das Auftreten postoperativer, funktioneller Störungen nicht.

b) Die präoperative Radiatio bietet im Vergleich zur postoperativen Radiatio keine Vorteile.

c) Die postoperative Radiatio besitzt keinen negativen Effekt bezüglich der anorektalen Funktion.

d) Durch die präoperative Radiatio wird die Bestrahlung des Neorektums vermieden und damit möglichen Funktionseinschränkungen entgegengetreten.

e) Multimodale Therapiekonzepte haben keinen Einfluss auf die Rezidivrate beim Rektumkarzinom.

49) Welche der folgenden Aussagen zur laparoskopischen Chirurgie ist/sind nicht zutreffend?

a) Vorteile der laparoskopischen Technik im Vergleich zu konventionellen Verfahren sind bessere kosmetische Resultate,

Schmerzreduktion oder geringere Beeinflussung der pulmonalen und gastrointestinalen Funktion.

b) Besonders bei Morbus Crohn bieten laparoskopische Verfahren Vorteile, da die Patienten im Verlauf mit mehreren Operationen rechnen müssen.

c) Neuere Untersuchungen zeigen, dass mit laparoskopischen Verfahren ähnliche onkologische Resultate erreicht werden können wie nach konventionellen Verfahren.

d) Bei laparoskopischen Verfahren ist das Risiko von Port-Site-Metastasen erhöht.

e) Mit neuen Trainingsmethoden könnte die Lernkurve bei laparoskopischen Verfahren verkürzt werden.

XI Was gibt es Neues in der chirurgischen Onkologie?

S. PISTORIUS, D. OCKERT und H. D. SAEGER

50) Die meisten Studien zur neoadjuvanten Therapie des Ösophaguskarzinoms zeigen

a) keine Verbesserung der Überlebensrate durch die neoadjuvante Behandlung.

b) eine Verbesserung der Überlebensrate durch die neoadjuvante Behandlung.

c) dass nur die Responder auch hinsichtlich ihrer Prognose von der neoadjuvanten Behandlung profitieren.

d) keine Verbesserung der Morbidität und Mortalität.

51) Die neoadjuvante Therapie bei Patienten mit Magenkarzinom

a) ist mittlerweile Standard in der multimodalen Therapie.

b) führt lediglich zu einer geringen Verbesserung der Prognose.

c) bedarf weiterer prospektiv randomisierter Studien.

d) ist generell nicht zu empfehlen.

52) Laparoskopische Rektumresektionen sind

a) bezüglich der Mortalität und Morbidität gleichwertig mit konventionellen Verfahren.

b) aufgrund der potentiellen Gefahr von Lymphknoten-MET generell abzulehnen.

c) Standard der onkologischen Resektion.

d) kostengünstiger.

53) In der palliativen Therapie des metastasierten kolorektalen Karzinoms

a) gibt es keine neuen Wirksubstanzen.

b) gewinnen sogenannte „targeted compounds" zunehmende Bedeutung.

c) ist die Datenlage bezüglich der Anwendung von Irinotecan als gesichert anzusehen.

d) ist ein deutlicher Durchbruch durch den Einsatz der Gentherapie gelungen.

54) Bei Patienten mit Pankreaskopfkarzinom

a) ist hohes Alter a priori eine Kontraindikation zur onkologischen Resektion.

b) ist die Pfortaderinfiltration eine Kontraindikation zur Resektion.

c) ist die Behandlung an „high volume" Zentren anzustreben.

d) ist eine neoadjuvante Behandlung indiziert.

55) Bei Patienten mit resektablen Lebermetastasen kolorektaler Karzinome ist

a) die Indikation zur Hochfrequenzthermoablation (HiTT) zu prüfen.

b) primär die Indikation zur Resektion zu überprüfen.

c) nur die Kombination von palliativer Chemotherapie und HiTT wirksam.

d) in allen Fällen eine neoadjuvante Chemotherapie vor Resektion indiziert.

56) Bei Patienten mit fortgeschrittenen oder metastasierten gastrointestinalen Stromatumoren (GIST)

a) ist eine palliative Chemotherapie indiziert.

b) eine Therapie mit Imatinib gerechtfertigt.

c) gibt es zur Zeit keine wirksamen Präparate.

d) sollten an einem Zentrum betreut werden.

XII Was gibt es Neues in der Unfallchirurgie?

P. F. STAHEL, S. KRASNICI und W. ERTEL

57) Der „klassische" Gammanagel

a) ist indiziert zur Versorgung instabiler Frakturen des proximalen Femurs.

b) erfordert kein Aufbohren der Markhöhle.

c) garantiert die Ausreißfestigkeit durch eine zusätzliche Antirotationsschraube.

d) ist mit einer geringeren Rate pulmonaler Komplikationen assoziiert, im Vergleich zu PFN und DHS.

58) Welche der folgenden Aussagen zum Konzept der Spiralklinge sist/sind korrekt?

a) Ihr Einsatz erfordert im Gegensatz zur DHS eine exakte anatomische Reposition der Fraktur.

b) Die vereinfachte Technik des Einschlagens der PFNA-Schenkelhalsklinge führt zu verkürzten Operationszeiten.

c) Vermittelt eine erhöhte Ausreißfestigkeit in osteoporotischem Knochen im Vergleich zu konventionellen Schenkelhalsschrauben.

d) Erfordert eine zusätzliche Antirotationskomponente zur Sicherung der Rotationsstabilität.

59) Die posttraumatische Sepsis

a) wird durch LPS und pro-inflammatorische Zytokine wie IL-18 moduliert.

b) stellt die häufigste Todesursache nach Trauma dar.

c) hat eine verbesserte Prognose durch Behandlung mit aktiviertem Protein C.

d) hat eine verbesserte Prognose bei Patienten mit einem Genpolymorphismus für LPS-bindendes Protein.

60) Psychische Reaktionen auf ein Trauma

a) sind sehr selten.
b) erfordern eine frühzeitige Diagnosestellung und Therapie.
c) werden in ihrem Ausmaß durch genetische Prädisposition beeinflusst.
d) werden pharmakologisch mit Serotonin-Wiederaufnahme-Hemmern behandelt.

XIII Was gibt es Neues in der Endokrinen Chirurgie?

O. Gimm, J. Ukkat, M. Brauck-hoff, K. Lorenz und H. Dralle

61) Um die Hypoparathyreoidismusrate nach bilateraler Thyreoidektomie zu senken

a) sollte die Ligatur der A. thyreoidea inferior eher peripher als zentral erfolgen.
b) sollte auf eine Darstellung des Nervus laryngeus recurrens verzichtet werden.
c) sollten mindestens 2 Nebenschilddrüsen dargestellt und erhalten werden.
d) sollte das Neuromonitoring eingesetzt werden.

62) Welche der folgenden Aussagen bezüglich des Fusionsgens PAX/PPAR ist/sind richtig?

a) Es ist bisher nur bei follikulären Schilddrüsenkarzinomen nachgewiesen.
b) Es ist bisher nur bei follikulären Schilddrüsenadenomen nachgewiesen.
c) Es ist bisher sowohl bei follikulären Schilddrüsenkarzinomen als auch -adenomen nachgewiesen.

d) Es kann sicher zwischen Schilddrüsenkarzinomen und -adenomen unterscheiden.

63) Welche der folgenden Aussagen bezüglich der Anwendung des rekombinanten humanen TSH (rhTSH) in der Nachsorge differenzierter Schilddrüsenkarzinome ist/sind korrekt?

a) Mit seiner Hilfe kann sicher zwischen dem Nachweis von Rezidiven und Metastasen unterschieden werden.
b) Bei Vorhandensein eines Residualtumors ist der rhTSH-stimulierte Thyreoglobulin-Wert sehr häufig > 2 µg/l.
c) Bei einem rhTSH-stimulierten Thyreoglobulin-Wert < 1 µg/l sollte auf eine routinemäßige Ganzkörperszintigraphie verzichtet werden.
d) Es spielt in der Klinik keine Rolle.

64) Der Parathormonschnellassay

a) findet in der Klinik keine Anwendung mehr.
b) wird nur zur intraoperativen Erfolgskontrolle bei primärem Hyperparathyreoidismus angewandt.
c) kann auch zur Voraussage für eine postoperative Hypokalzämie nach Nebenschilddrüsenoperation angewandt werden.
d) kann auch zur Voraussage für eine postoperative Hypokalzämie nach Schilddrüsenoperation angewandt werden.

65) Der Insulinomschnellassay

a) ermöglicht eine intraoperative Erfolgskontrolle bei Operationen von Insulinomen.
b) ermöglicht auch bei Vorliegen einer Nesidioblastose eine zuverlässige intraoperative Aussage über den Operationserfolg.
c) hat in der Klinik bereits den Stellenwert des Parathormonschnellassays.
d) hat in der Klinik noch nicht den Stellenwert des Parathormonschnellassays.

XIV Was gibt es Neues in der Kinderchirurgie?

B. M. URE, N. K. JESCH und
A. M. HOLSCHNEIDER

66) Die Langzeit-totalparenterale Ernährung kann

a) zu einer Erhöhung der bakteriellen Translokation führen.

b) eine Verminderung der Zytokinproduktion durch Monozyten zur Folge haben.

c) weit über Therapieende hinaus negative Auswirkungen auf den neurologischen Status der Patienten haben.

d) die Genexpression intraepithelialer Lymphozyten nicht beeinflussen.

67) Für die minimal invasive Kinderchirurgie gilt:

a) Die hämodynamischen Auswirkungen bei der Laparoskopie sind geringer ausgeprägt, wenn der intraperitoneale Druck unter dem zentralvenösen Druck liegt.

b) Nach minimal invasiver Trichterbrustkorrektur sind deutlich mehr Patienten mit dem kosmetischen Ergebnis zufrieden als nach konventioneller Therapie.

c) Die minimal invasive Operationstechnik kann sowohl bei kurzstreckiger Ösophagusatresie zur primären Anastomose als auch bei langstreckiger Atresie, z.B. zum Magenhochzug, erfolgreich eingesetzt werden.

d) Bereits bei Säuglingen wird die minimal invasive Methode sowohl intraperitoneal, als auch retroperitoneal oder intrathorakal eingesetzt.

68) Bei der nekrotisierenden Enterokolitis

a) geht nachgewiesene „Luft in der Pfortader" mit einer hohen Sensitivität für die Diagnose einher.

b) liegt die Überlebensrate bei Kindern mit einem Geburtsgewicht von mehr als 1000 g bei 91 %.

c) gilt eine Therapie mit Indomethacin als Risikofaktor.

d) zeigt eine Studie, dass die Laparotomie gegenüber der Einlage einer peritonealen Drainage keinen Vorteil aufweist.

69) Für die Gallengangatresie gilt:

a) Eine zusätzliche Steroidtherapie nach Kasai-Operation führt zu einer Reduktion der Lebertransplantationen im ersten postoperativen Jahr.

b) Eine antirefluxive Klappe der ausgeschalteten Roux-Y-Schlinge zur Cholangitisprophylaxe ist im Rahmen jeder Kasai-Operation zu empfehlen.

c) Ein erhöhter Endothelin-1 Spiegel spricht gegen eine progressive Leberfibrose.

d) Methotrexat könnte in der Zukunft auch in der Behandlung der Gallengangatresie eine weitere Therapieverbesserung darstellen.

70) Welche der folgenden Aussagen trifft/treffen zu?

a) Mehr als die Hälfte der Patienten überleben die ersten fünf Jahre nach Lungentransplantation.

b) Experimentelle Daten weisen darauf hin, dass moderate Hyperthermie zu einer Reduktion des Ischämie-Reperfusions-Schadens führt.

c) Bei Patienten mit stumpfen Bauchtrauma zählt die Bestimmung des Serum-Lipase-Wertes zur Standard-Diagnostik.

d) Die verbesserte Überlebensrate bei Patienten mit kongenitaler Zwerchfellhernie ist auf die Einführung der Trachealokklusion als Therapieoption zurückzuführen.

XV Was gibt es Neues in der Plastischen Chirurgie?

S. Langer, L. Steinsträsser, H. U. Steinau und H. H. Homann

71) Ein Perforator-Lappen

1. wird nach dem Muskel benannt, der den Lappen bildet.
2. ist immer ein freier Lappen.
3. wird durch das Gefäß benannt, welches den Lappen versorgt.
   a) Aussage 1 und 2 sind richtig
   b) Aussage 1 und 3 sind richtig
   c) Aussage 3 ist richtig
   d) keine Aussage ist richtig
   e) alle Aussagen sind richtig

72) Brustprothesen

1. verursachen Brustkrebs.
2. verhindern die Diagnose von Brustkrebs.
3. müssen nach fünf Jahren gewechselt werden.
   a) Aussage 1 und 2 sind richtig
   b) Aussage 1 und 3 sind richtig
   c) Aussage 3 ist richtig
   d) keine Aussage ist richtig
   e) alle Aussagen sind richtig

73) Nach einer kosmetischen Brustvergrößerung

1. muss alle sechs Monate eine Mammographie durchgeführt werden.
2. sind die Patientinnen erhöht suizidgefährdet.
3. erhöhen sich die Ausgaben des Gesundheitswesens für Vorsorgeuntersuchungen.
   a) Aussage 1 und 2 sind richtig
   b) Aussage 1 und 3 sind richtig
   c) Aussage 3 ist richtig
   d) keine Aussage ist richtig
   e) alle Aussagen sind richtig

XVII Was gibt es Neues in der postoperativen Schmerztherapie?

M. Steinberger und A. Beyer

74) An welchen Stellen im nozizeptiven Nervensystem können nach heutiger Vorstellung Sensibilisierungsvorgänge stattfinden?

a) im Bereich der Rückenmarkneurone
b) entlang des Verlaufs der Axone sensibler Nervenfasern
c) in der Peripherie an den sog. Nozizeptoren
d) an allen Stellen, an denen Interaktionen zwischen immunkompetenten Zellen und Neuronen stattfinden können

75) Welche Formulierung beschreibt den Begriff „balancierte Analgesie" am besten?

a) Analgetika werden stets nach Bedarf verabreicht, um eine möglichst symptomorientierte Dosierung zu erhalten.
b) Es werden äquipotente Dosierungen verschiedener Analgetika eingesetzt.
c) Verschiedene analgetische Wirkprinzipien werden kombiniert, um bei minimalen Nebenwirkungen maximalen Synergismus zu erzielen.
d) man verwendet möglichst ausschließlich zentral wirksame Analgetika in individueller Dosierung.

76) Nach einer neueren Analyse wird die Häufigkeit chronischer postoperativer Schmerzen nach Mastektomie angegeben mit

a) 15–34 %
b) 20–43 %
c) 8–23 %
d) 13–68 %

77) **Mögliche Vorteile der COX 2-Hemmer in der perioperativen Schmerztherapie im Vergleich zu herkömmlichen NSAIDs sind z.B.:**

a) fehlende Thrombozytenaggregationshemmung
b) fehlende Nephrotoxizität
c) geringere Rate an gastrointestinalen Komplikationen
d) längere Wirkdauer

78) **Welche der folgenden Aussagen ist/sind richtig?**

Dextromethorphan
a) besitzt eine gute analgetische Wirksamkeit.
b) ist ein Antagonist am NMDA-Rezeptor.
c) sollte routinemäßig perioperativ eingesetzt werden.
d) besitzt ausgeprägte psychomimetische Nebenwirkungen.

79) **Welche der folgenden Aussagen ist/sind falsch?**

a) In der perioperativen Schmerztherapie spielen auch psychologische Faktoren eine wesentliche Rolle.
b) Ein engmaschiges standardisiertes Monitoring der Schmerzintensität hilft, postoperative Komplikationen zu erkennen.
c) Die intraoperative Infiltration des Wundgebietes mit Lokalanästhetika ist eine wirksame aber eher selten angewandte Technik zur perioperativen Schmerztherapie.
d) Kühlung hat keinen Effekt auf periphere Sensibilisierungsvorgänge.
e) Goldstandard der unmittelbaren postoperativen Schmerztherapie bei größeren Eingriffen ist die intravenöse PCA mit Opioiden.

80) **Zu den insbesondere postoperativ unerwünschten Wirkungen der Opioide gehören:**

a) Sedierung

b) Diarrhoe
c) Atemdepression
d) Blasenentleerungsstörungen
e) Senkung des Skelettmuskeltonus

XVIII Was gibt Neues in der Thromboembolieprophylaxe?
S. Haas

81) **Wie hoch ist das Thromboembolierisiko bei Patienten nach Hüftfraktur ohne prophylaktische Maßnahmen?**

a) 10 bis 20 %
b) 20 bis 30 %
c) 30 bis 40 %
d) 40 % bis 50 %
e) > 50 %

82) **Das individuelle Thromboserisiko wird bestimmt durch:**

a) starkes Rauchen
b) expositionelle und dispositionelle Risikofaktoren
c) Blutdruck des Patienten
d) die Dauer der Hospitalisierung
e) Aktivierung der Blutgerinnung

83) **Eine physikalische Thromboseprophylaxe mit Kompressionsstrümpfen ist**

a) nutzlos.
b) bei Einsatz einer medikamentösen Prophylaxe nicht nötig.
c) sinnvoll, wenn Strümpfe mit graduiertem Andruck verwendet werden.
d) nur sinnvoll, wenn Oberschenkelstrümpfe verwendet werden.
e) bei allen Patienten anwendbar.

84) **Eine medikamentöse Thromboseprophylaxe mit unfraktioniertem Heparin**

a) ist nur wirksam, wenn sie in aPTT-kontrollierter Dosierung verabreicht wird.

b) ist nur in der Allgemeinchirurgie einsetzbar.

c) wird in neuesten Leitlinien nicht mehr empfohlen.

d) führt zu unverhältnismäßig starken Blutungen.

e) in Form von zwei- bis dreimal täglichen Verabreichungen bis zu einer Tagesdosis von 15.000 IE subkutan gilt als etabliertes Verfahren bei Patienten mit einem mittleren Thromboserisiko.

85) Niedermolekulare Heparine

a) haben ein geringeres Nebenwirkungsprofil als unfraktioniertes Heparin.

b) sind alle gleich.

c) können auch im Falle einer Heparin-induzierten Thrombozytopenie verabreicht werden.

d) können per os verabreicht werden.

e) dürfen nicht bei rückenmarknaher Anästhesie verabreicht werden.

86) Eine medikamentöse Thromboseprophylaxe mit Pentasaccharid (Fondaparinux)

a) kann nur im Krankenhaus angewendet werden.

b) ist auf eine 8 bis 10-tägige Anwendung begrenzt.

c) hat in klinischen Studien im Vergleich zu niedermolekularem Heparin niedrigere Thromboseraten bei großen unfallchirurgischen und orthopädischen Eingriffen erbracht.

d) wird immer präoperativ begonnen.

e) kann auch bei schwerer Niereninsuffizienz verabreicht werden.

87) Die Kombination einer Thromboseprophylaxe mit niedermolekularen Heparinen und verschiedenen Formen der rückenmarknahen Anästhesie ist

a) kontraindiziert.

b) nur bei Patienten mit einem niedrigen Thromboserisiko erlaubt.

c) nur bei Patienten mit hohem Thromboserisiko erlaubt.

d) möglich unter Einhalten gewisser Zeitintervalle zwischen Verabreichung der Prophylaxe und Anlage der Anästhesie bzw. Entfernung eines Epiduralkatheters.

e) nur bei jüngeren Patienten erlaubt.

88) Die Heparin-induzierte Thrombozytopenie Typ II ist

a) eine immunallergische Reaktion, bei der Antikörper gegen Heparin gebildet werden.

b) eine immunallergische Reaktion, bei der Antikörper gegen Plättchenfaktor 4 gebildet werden.

c) eine immunallergische Reaktion, bei der Antikörper gegen einen Komplex aus Heparin und Plättchenfaktor 4 gebildet werden.

d) harmlos.

e) eine häufige Nebenwirkung.

89) Die immunallergische Form der Heparin-induzierten Thrombozytopenie

a) kann unter niedermolekularem Heparin nicht auftreten.

b) erfordert eine alternative Antikoagulation mit Hirudin oder Danaparoid.

c) tritt erst ab dem 14. Tag der Heparinbehandlung auf.

d) tritt immer in den ersten 5 Tagen der Heparinbehandlung auf .

e) kann nicht wiederholt auftreten.

90) Zur Prävention schwerwiegender Folgereaktionen einer HIT Typ II

a) sind regelmäßige Thrombozytenzahlkontrollen sinnlos.

b) wird eine tägliche Thrombozytenzahlkontrolle empfohlen.

c) wird eine Thrombozytenzahlkontrolle zwischen dem 5. und 10. Tag der Heparinanwendung empfohlen.

d) wird empfohlen, bei allen Patienten mit längerfristiger Heparingabe Antikörper bestimmen zu lassen.
e) wird die Gabe von Thrombozytenfunktionshemmern empfohlen.

91) Eine medikamentöse Thromboseprophylaxe

a) sollte immer bei der Entlassung der Patienten aus der stationären Behandlung beendet werden.
b) sollte bei Patienten mit hohem Thromboembolierisiko eventuell poststationär fortgeführt werden.
c) ist nur erforderlich, so lange der Patient bettlägerig ist.
d) ist bei ambulanten Patienten kontraindiziert.
e) kann auch mit Aspirin durchgeführt werden.

XXII Was gibt es Neues in der Wundbehandlung?

S. COERPER, S. BECKERT und H.D. BECKER

92) Welche Wachstumsfaktoren sind bislang erfolgreich zur Behandlung chronischer Wunden klinisch getestet worden?

a) IGF-I und IGF-II
b) TGFβ1 und TGFβ2
c) PDGF-BB und EGF
d) kein Wachstumsfaktor
e) VEGF

93) Welche Art der Kompressionsbehandlung scheint die effektivste und kostengünstigste zu sein?

a) Kompressionsverband mit 2 Binden
b) Kompressionsverband mit 4 Binden
c) Kompressionsstrumpf
d) Pneumatische Kompression

94) Welche lokale Wundbehandlung ist am wenigsten effektiv?

a) die feuchte Wundbehandlung
b) die trockene Wundbehandlung
c) Larventherapie
d) Behandlung mit Hydrogelen
e) Vakuumtherapie

95) Welcher Faktor hat nach neuesten Untersuchungen keinen Einfluss auf die Heilung chronischer Wunden?

a) Patientencompliance
b) Wundgrad
c) Alter
d) Wundgröße

96) Welche lokal eingesetzten Verfahren sind nicht klinisch erfolgreich getestet?

a) Promogran
b) Regranex
c) Contreet
d) Hydrogel

XXVI Was gibt es Neues in der Stomachirurgie?

H. DENECKE

97) Welche(r) der angeführten Faktoren ist/sind (ein) deutliche(r) Risikofaktor(en) für Stomakomplikationen?

a) Notfall-Indikation
b) Adipositas
c) männliche Bauchdeckenkonfiguration
d) Divertikulitis
e) präoperative Radiatio im kleinen Becken

98) Die beste Stuhlregulierung wird erzielt durch

a) Diät
b) Laxanzien-Medikation
c) Irrigationsbehandlung

d) konvexe Beutelversorgung

e) Einschränkung der Flüssigkeitszufuhr

99) Wie weit sollte der Durchmesser des Fasziendurchtrittes für ein enständiges Stoma sein?

a) zwei Querfinger breit

b) 2 bis 3 cm

c) 5 cm

d) der Stärke des subkutanen Fettes angepasst

e) der Stärke des Kolonschenkels angepasst

100) Welche der folgenden Aussagen ist/sind richtig?

a) Eine parastomale Hernie ist immer eine Indikation zum Bruchlückenverschluss.

b) Eine parastomale Hernie wird durch konvexes Beutelsystem behandelt.

c) Eine parastomale Hernie wird korrigiert, wenn die Stuhlregulation behindert ist.

d) Eine parastomale Hernie wird immer konservativ behandelt.

e) Eine parastomale Hernie wird ab einem Lebensalter von 77 Jahren nicht mehr operativ behandelt.

101) Die Rückverlagerung einer protektiven Ileostomie/ Kolostomie sollte voraussichtlich durchgeführt werden:

a) nach 1 Jahr

b) nach 6 Monaten

c) nach 3 Monaten

d) nach 3 Monaten, bei primärer Anastomosenheilung evtl. früher

e) besser später als 1 Jahr

102) Die Skelettierung des zuführenden Kolonschenkels eines endständigen Stoma

a) muss subtil auf eine Strecke von 5 cm durchgeführt werden

b) soll bis auf einen Randsaum für die mukokutanen Nähte unterbleiben

c) sollte der subkutanen Strecke angepasst werden

d) soll ab Peritonealniveau erfolgen

e) wird nur bei adipöser Bauchdecke durchgeführt

103) Bei eingetretener Stoma-Frühnekrose

a) muss sofort die abdominale Stoma-Korrektur erfolgen

b) muss nur bei peritonealer Symptomatik sofort re-operiert werden

c) kann bei fehlender peritonealer Symptomatik abgewartet und die Retraktion 6–12 Wochen später korrigiert werden

d) muss die sofortige Irrigations-Behandlung einsetzen

e) muss eine Stoma-Relokation erfolgen